침, 뜸 21일만에 끝내기

침, 뜸 21일만에 끝내기

초판 1쇄 인쇄   2010년 08월 13일
초판 1쇄 발행   2010년 08월 20일

지은이 | 안승열
펴낸이 | 손형국
펴낸곳 | (주)에세이퍼블리싱
출판등록 | 2004. 12. 1(제315-2008-022호)
주소 | 서울특별시 강서구 방화3동 316-3 한국계량계측회관 102호
홈페이지 | www.book.co.kr
전화번호 | (02)3159-9638~40
팩스 | (02)3159-9637

ISBN 978-89-6023-408-6 03510

이 책의 판권은 지은이와 (주)에세이퍼블리싱에 있습니다.
내용의 일부와 전부를 무단 전재하거나 복제를 금합니다.

침과 뜸은 경락에서 비롯된다

침, 뜸 21일만에 끝내기

| 에세이 작가총서 304 |
글 松岩 安承烈 · 사진 박종섭

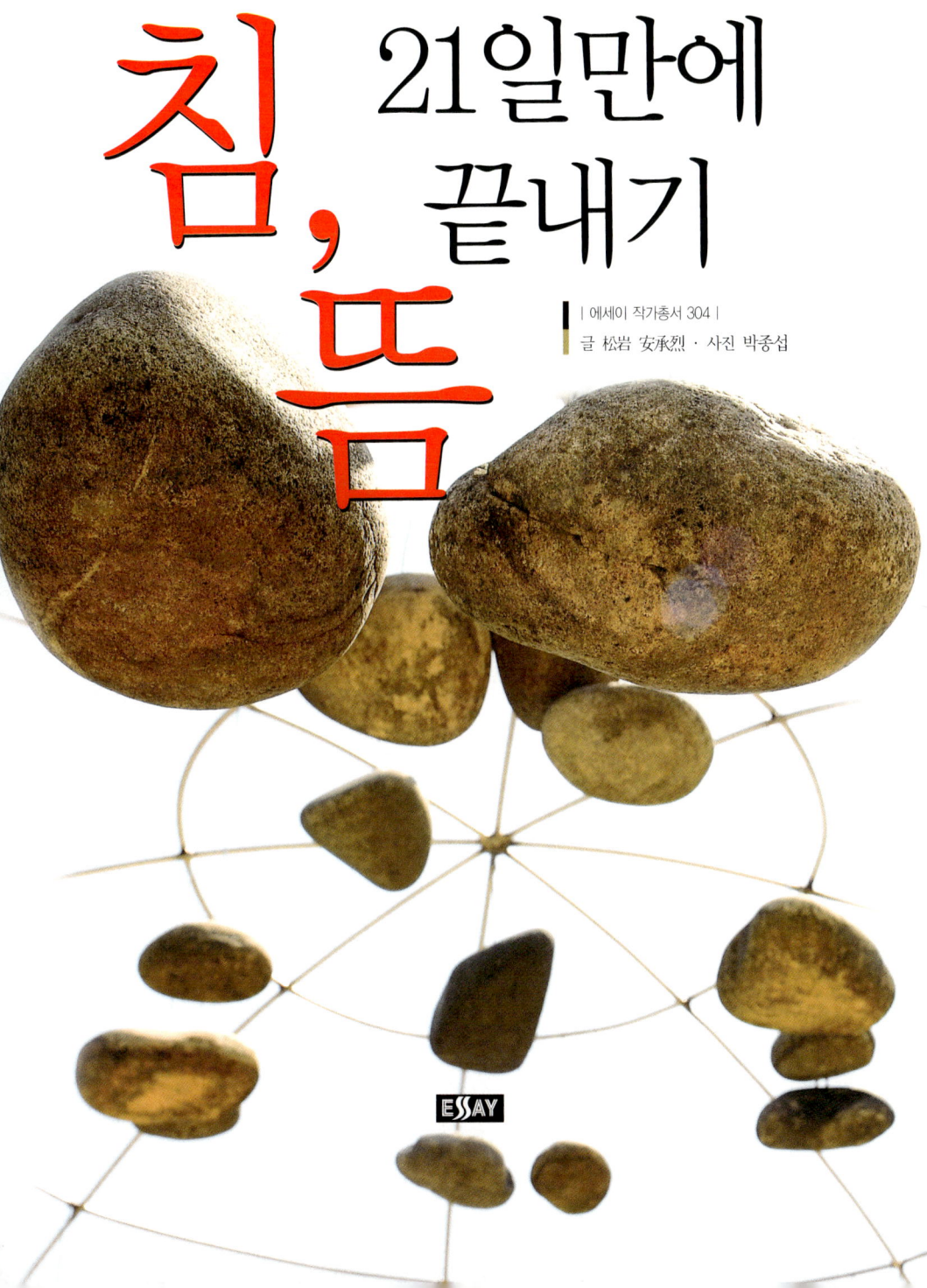

시작하면서

　안효주 요리사는 초밥의 왕, 초밥의 달인으로 불린다. 그가 만든 초밥 하나의 밥알 개수는 250개. 여성의 경우는 180개 정도로 만들어지며 그 밥알 사이로 하늘이 보이는 것이 제일 맛있다고 한다. 아마도 초밥에 우주를 담고자 하는지도 모르겠다. 나는 2010년이 가기 전에 마라톤 완주를 꼭 한번 해보고 싶다. 그래서 아침마다 한강에서 조깅을 시작했다. 몸에 배어 있는 못된 습관과 땀을 짜내고 있다. 달리다 보면 전날 먹었던 초밥의 밥알 사이로 하늘이 보일 듯하고 내 몸의 세포 사이로 하늘빛이 스며듦을 느껴보고 싶다.

　PC가 세상을 지배하기 전에는 정보를 찾아다녔지만 요즘은 정보가 나를 찾아온다. 월급으로 받던 임금도 주급으로 받으며 배 속에 있는 태아에게 MP3로 외국어 교육을 시킨다. 우리의 성미가 급하기 급한가 보다.

　피아노를 산다고 누구나 피아니스트가 되는 것이 아니듯이 침구서적을 본다고 누구나 의자(醫者)가 되는 것도 아니다. 우리의 할머니의 할머니가 그랬듯이 할머니 손은 지금도 약손이다. 나는 슬하에 2녀 1남을 두었다. 21세기에 합리적인 구성이다. 그중에서 유독 경민(큰딸)이가 손이 맵다. 침 공부를 가르치고 싶은 충동을 느껴 왔다. 그러나 몇 년을 공부한 사람도 어려운 공부를 할 수 있을까? 대학생인 경민이가 포기하지 않고 마지막 단원까지 할 수 있도록 하기 위해 문장을 고치고 재편집해서 본서가 탄생하게 되었다. 본서에는 몇 가지 특징이 있다. 활자에 익숙하지 못한 사람은 400여 장의 사진작가의 작품을 감상하시라. 한자(漢字)에 울렁증이 있어도 걱정하지 마시라. 해석과 주를 달았다. 해부학에 약하다고 겁먹지 마시라. 각 경혈마다 근처에 있는 근육의 위치와 작용을 알기 쉽게 풀이했다. 또한 전체적인 내용을 간략하게 하여 싫증나지 않게 하였다.

그래도 어려우시다면 서점을 돌아보시라. 결국은 이곳으로 와서 본서를 들고 있는 자신을 발견하게 되리라.

자! 이제 교본을 펴서 보도록 한다.

제1주차는 처음부터 무조건 읽어라. 암기하려는 생각은 아직은 하지 마시라. 네 개의 경락을 한 단원으로 묶었다. 일주일이면 2~3독을 할 수 있을 것이다. 이제 입에서 혈명이 조금씩 익숙해진다. 새로 짓는 아파트 이름 외우듯이 술술 나오도록 읽고 또 읽자!

제2주차는 경락의 흐름을 파악하라. 독맥과 임맥, 12정경맥을 파악하시라. 독맥과 임맥은 인체를 형성하는 뼈대를 이루는 기둥과 같다면 기둥 속에 들어 있는 철근과 같은 것이 12정경맥이다. 12정경맥에 소속된 경혈 이름이 암기되었다면 2주차까지는 완성이다.

제3주차는 조그마한 인체 모형에 혈명이 새겨진 것을 준비하라. 지금까지 암기한 혈명을 12가지의 경맥선을 보면서 혈명의 점을 하나하나 확인하라. 그 모형에 찍힌 점을 확인하면서 자신의 몸에 펜으로 표시하라. 초밥의 밥알 같은 세포 사이에 경혈이 존재함을 느껴야 한다. 마지막으로 총론 부분을 여러 번 읽어야 한다. 텔레비전 건강프로에서 경락에 관한 내용이 귀에 들리기 시작했다면 강력한 약(藥)손이 장착된 것이다.

명심하시라! 모든 것은 곧 익숙해진다.

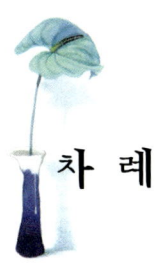

차 례

1단원 경락의 조성 ... 17

2단원 수혈의 위치 정하는 방법 ... 19

1) 골도분촌법(骨度分寸法) ... 19
2) 체표표지법(體表標識法) ... 21
3) 수지비량법(手指比量法) ... 22
   (1) 중지동신촌법(中指同身寸法) / 22
   (2) 모지동신촌법(拇指同身寸法) / 22
   (3) 횡지동신촌법(橫指同身寸法) / 22
   (4) 간편취혈법(簡便取穴法) / 23

3단원 경락수혈 각론 ... 25

01 임맥(CV, Conception Vessel) ... 25
1. 순행(循行) ... 26
2. 병후(病候) ... 26
   (1) 회음(會陰) CV 1 / 26
   (2) 곡골(曲骨) CV 2 / 28
   (3) 중극(中極) CV 3 / 29
   (4) 관원(關元) CV 4 / 30
   (5) 석문(石門) CV 5 / 31
   (6) 기해(氣海) CV 6 / 32
   (7) 음교(陰交) CV 7 / 33
   (8) 신궐(神闕) CV 8 / 34
   (9) 수분(水分) CV 9 / 35
   (10) 하완(下脘) CV 10 / 36
   (11) 건리(建里) CV 11 / 37
   (12) 중완(中脘) CV 12 / 38
   (13) 상완(上脘) CV 13 / 39
   (14) 거궐(巨闕) CV 14 / 40

(15) 구미(鳩尾) CV 15 / 41　　(16) 중정(中庭) CV 16 / 42
　　(17) 전중(膻中) CV 17 / 43　　(18) 옥당(玉堂) CV 18 / 44
　　(19) 자궁(紫宮) CV 19 / 45　　(20) 화개(華蓋) CV 20 / 46
　　(21) 선기(璇璣) CV 21 / 47　　(22) 천돌(天突) CV 22 / 48
　　(23) 염천(廉泉) CV 23 / 49　　(24) 승장(承漿) CV 24 / 50
　마무리 ··· 50

02 독맥(GV, Governor Vessel) ················· 51
　1. 순행(循行) ··· 52
　2. 병후(病候) ··· 52
　3. 수혈(腧穴) ··· 53
　　(1) 장강(長强) GV 1 / 53　　(2) 요유(腰兪) GV 2 / 54
　　(3) 요양관(腰陽關) GV 3 / 55　　(4) 명문(命門) GV 4 / 56
　　(5) 현추(懸樞) GV 5 / 57　　(6) 척중(脊中) GV 6 / 58
　　(7) 중추(中樞) GV 7 / 59　　(8) 근축(筋縮) GV 8 / 60
　　(9) 지양(至陽) GV 9 / 61　　(10) 영대(靈臺) GV 10 / 62
　　(11) 신도(神道) GV 11 / 63　　(12) 신주(身柱) GV 12 / 64
　　(13) 도도(陶道) GV 13 / 65　　(14) 대추(大椎) GV 14 / 66
　　(15) 아문(瘂門) GV 15 / 67　　(16) 풍부(風府) GV 16 / 68
　　(17) 뇌호(腦戶) GV 17 / 69　　(18) 강간(強間) GV 18 / 70
　　(19) 후정(後頂) GV 19 / 71　　(20) 백회(百會) GV 20 / 71
　　(21) 전정(前頂) GV 21 / 73　　(22) 신회(顖會) GV 22 / 74
　　(23) 상성(上星) GV 23 / 74　　(24) 신정(神庭) GV 24 / 75
　　(25) 소료(素髎) GV 25 / 76　　(26) 수구(水溝) GV 26 / 77
　　(27) 태단(兌端) GV 27 / 78　　(28) 은교(齦交) GV 28 / 78
　마무리 ··· 79

03 수태음폐경(LU, Lung Meridian) ················· 80
　1. 순행(循行) ··· 80
　2. 병후(病候) ··· 81
　3. 수혈(腧穴) ··· 82
　　(1) 중부(中府) LU 1 / 82　　(2) 운문(雲門) LU 2 / 83
　　(3) 천부(天府) LU 3 / 84　　(4) 협백(俠白) LU 4 / 85
　　(5) 척택(尺澤) LU 5 / 86　　(6) 공최(孔最) LU 6 / 87
　　(7) 열결(列缺) LU 7 / 88　　(8) 경거(經渠) LU 8 / 90
　　(9) 태연(太淵) LU 9 / 91　　(10) 어제(魚際) LU 10 / 92

(11) 소상(少商) LU 11 / 93
　마무리 ·· 94

04 수양명대장경(LI, Large Intestine Meridian) ············ 95
　1. 순행(循行) ·· 96
　2. 병후(病候) ·· 96
　3. 수혈(腧穴) ·· 97
　　(1) 상양(商陽) LI 1 / 97　　　(2) 이간(二間) LI 2 / 98
　　(3) 삼간(三間) LI 3 / 100　　(4) 합곡(合谷) LI 4 / 101
　　(5) 양계(陽谿) LI / 102　　　(6) 편력(偏歷) LI 6 / 103
　　(7) 온류(溫溜) LI 7 / 104　　(8) 하렴(下廉) LI 8 / 105
　　(9) 상렴(上廉) LI 9 / 106　　(10) 수삼리(手三里) LI 10 / 107
　　(11) 곡지(曲池) LI 11 / 108　(12) 주료(肘髎) LI 12 / 109
　　(13) 수오리(手五里) LI 13 / 110　(14) 비노(臂臑) LI 14 / 111
　　(15) 견우(肩髃) LI 15 / 112　(16) 거골(巨骨) LI 16 / 113
　　(17) 천정(天鼎) LI 17 / 114　(18) 부돌(扶突) LI 18 / 115
　　(19) 화료(禾髎) LI 19 / 116　(20) 영향(迎香) LI 20 / 117
　마무리 ·· 118

05 족양명위경(ST, Stomach Meridian) ························ 119
　1. 순행(循行) ·· 120
　2. 병후(病候) ·· 121
　3. 수혈(腧穴) ·· 122
　　(1) 승읍(承泣) ST 1 / 122　　(2) 사백(四白) ST 2 / 123
　　(3) 거료(巨髎) ST 3 / 124　　(4) 지창(地倉) ST 4 / 125
　　(5) 대영(大迎) ST 5 / 126　　(6) 협거(頰車) ST 6 / 127
　　(7) 하관(下關) ST 7 / 128　　(8) 두유(頭維) ST 8 / 129
　　(9) 인영(人迎) ST 9 / 130　　(10) 수돌(水突) ST 10 / 131
　　(11) 기사(氣舍) ST 11 / 132　(12) 결분(缺盆) / 133
　　(13) 기호(氣戶) ST 13 / 134　(14) 고방(庫房) ST 14 / 135
　　(15) 옥예(屋翳) ST 15 / 136　(16) 응창(膺窓) ST 16 / 137
　　(17) 유중(乳中) ST 17 / 138　(18) 유근(乳根) ST 18 / 138
　　(19) 불용(不容) ST 19 / 139　(20) 승만(承滿) ST 20 / 141
　　(21) 양문(梁門) ST 21 / 141　(22) 관문(關門) ST 22 / 142
　　(23) 태을(太乙) ST 23 / 143　(24) 활육문(滑肉門) ST 24 / 144
　　(25) 천추(天樞) ST 25 / 145　(26) 외릉(外陵) ST 26 / 146

(27) 대거(大巨) ST 27 / 146　　(28) 수도(水道) ST 28 / 147
　(29) 귀래(歸來) ST 29 / 148　　(30) 기충(氣衝) ST 30 / 149
　(31) 비관(髀關) ST 31 / 150　　(32) 복토(伏兎) ST 32 / 151
　(33) 음시(陰市) ST 33 / 152　　(34) 양구(梁丘) ST 34 / 153
　(35) 독비(犢鼻) ST 35 / 154　　(36) 족삼리(足三里) ST 36 / 154
　(37) 상거허(上巨虛) ST 37 / 156　(38) 조구(條口) ST 38 / 157
　(39) 하거허(下巨虛) ST 39 / 158　(40) 풍륭(豊隆) ST 40 / 159
　(41) 해계(解谿) ST 41 / 160　　(42) 충양(衝陽) ST 42 / 161
　(43) 함곡(陷谷) ST 43 / 162　　(44) 내정(內庭) ST 44 / 163
　(45) 여태(厲兌) ST 45 / 164
　마무리 ·· 164

06 족태음비경(SP, Spleen Meridian) ············ 166

  1. 순행(循行) ··· 167
  2. 병후(病候) ··· 167
  3. 수혈(腧穴) ··· 168
　(1) 은백(隱白) SP 1 / 168　　(2) 대도(大都) SP 2 / 169
　(3) 태백(太白) SP 3 / 170　　(4) 공손(公孫) SP 4 / 171
　(5) 상구(商丘) SP 5 / 172　　(6) 삼음교(三陰交) SP 6 / 173
　(7) 누곡(漏谷) SP 7 / 174　　(8) 지기(地機) SP 8 / 175
　(9) 음릉천(陰陵泉) SP 9 / 176　(10) 혈해(血海) SP 10 / 177
　(11) 기문(箕門) SP 11 / 178　　(12) 충문(衝門) SP 12 / 179
　(13) 부사(府舍) SP 13 / 180　　(14) 복결(腹結) SP 14 / 181
　(15) 대횡(大橫) SP 15 / 182　　(16) 복애(腹哀) SP 16 / 183
　(17) 식두(食竇) SP 17 / 184　　(18) 천계(天谿) SP 18 / 185
　(19) 흉향(胸鄕) SP 19 / 186　　(20) 주영(周榮) SP 20 / 187
　(21) 대포(大包) SP 21 / 188
　마무리 ·· 189
　경락과 대화하는 방법! ··· 190

07 수소음심경(HT, Heart Meridian) ············ 191

  1. 순행(循行) ··· 191
  2. 병후(病候) ··· 192
  3. 수혈(腧穴) ··· 193
　(1) 극천(極泉) HT 1 / 193　　(2) 청령(靑靈) HT 2 / 194
　(3) 소해(少海) HT 3 / 194　　(4) 영도(靈道) HT 4 / 196

(5) 통리(通里) HT 5 / 196　　　(6) 음극(陰郄) HT 6 / 197
　　　(7) 신문(神門) HT 7 / 199　　　(8) 소부(少府) HT 8 / 200
　　　(9) 소충(少衝) HT 9 / 201
　　마무리 ··· 202

08 수태양소장경(SI, Small Intestine Meridian) ·············· 203
　　1. 순행(循行) ·· 204
　　2. 병후(病候) ·· 204
　　3. 수혈(腧穴) ·· 205
　　　(1) 소택(少澤) SI 1 / 205　　　(2) 전곡(前谷) SI 2 / 206
　　　(3) 후계(後谿) SI 3 / 207　　　(4) 완골(腕骨) SI 4 / 208
　　　(5) 양곡(陽谷) SI 5 / 209　　　(6) 양로(養老) SI 6 / 210
　　　(7) 지정(支正) SI 7 / 211　　　(8) 소해(小海) SI 8 / 212
　　　(9) 견정(肩貞) SI 9 / 213　　　(10) 노유(臑兪) SI 10 / 214
　　　(11) 천종(天宗) SI 11 / 215　　　(12) 병풍(秉風) / 216
　　　(13) 곡원(曲垣) SI 13 / 217　　　(14) 견외유(肩外兪) SI 14 / 218
　　　(15) 견중유(肩中兪) SI 15 / 219　　　(16) 천창(天窓) SI 16 / 219
　　　(17) 천용(天容) SI 17 / 220　　　(18) 관료(顴髎) SI 18 / 221
　　　(19) 청궁(聽宮) SI 19 / 222
　　마무리 ··· 223

09 족태양방광경(BL, Bladder Meridian) ······················ 224
　　1. 순행(循行) ·· 224
　　2. 병후(病候) ·· 225
　　3. 수혈(腧穴) ·· 226
　　　(1) 정명(睛明) BL 1 / 226　　　(2) 찬죽(攢竹) BL 2 / 227
　　　(3) 미충(眉衝) BL 3 / 228　　　(4) 곡차(曲差) BL 4 / 229
　　　(5) 오처(五處) BL 5 / 230　　　(6) 승광(承光) BL 6 / 230
　　　(7) 통천(通天) BL 7 / 231　　　(8) 낙각(絡却) BL 8 / 232
　　　(9) 옥침(玉枕) BL 9 / 233　　　(10) 천주(天柱) BL 10 / 234
　　　(11) 대저(大杼) BL 11 / 235　　　(12) 풍문(風門) BL 12 / 236
　　　(13) 폐유(肺兪) BL 13 / 238　　　(14) 궐음유(厥陰兪) BL 14 / 238
　　　(15) 심유(心兪) BL 15 / 239　　　(16) 독유(督兪) BL 16 / 240
　　　(17) 격유(膈兪) BL 17 / 241　　　(18) 간유(肝兪) BL 18 / 242
　　　(19) 담유(膽兪) BL 19 / 242　　　(20) 비유(脾兪) BL 20 / 243
　　　(21) 위유(胃兪) BL 21 / 244　　　(22) 삼초유(三焦兪) BL 22 / 245

(23) 신유(腎兪) BL 23 / 246
(24) 기해유(氣海兪) BL 24 / 247
(25) 대장유(大腸兪) BL 25 / 247
(26) 관원유(關元兪) BL 26 / 248
(27) 소장유(小腸兪) BL 27 / 249
(28) 방광유(膀胱兪) BL 28 / 250
(29) 중려유(中膂兪) BL 29 / 250
(30) 백환유(白環兪) BL 30 / 251
(31) 상료(上髎) BL 31 / 252
(32) 차료(次髎) BL 32 / 253
(33) 중료(中髎) BL 33 / 254
(34) 하료(下髎) BL 34 / 255
(35) 회양(會陽) BL 35 / 256
(36) 승부(承扶) BL 36 / 257
(37) 은문(殷門) BL 37 / 258
(38) 부극(浮郄) BL 38 / 258
(39) 위양(委陽) BL 39 / 259
(40) 위중(委中) BL 40 / 260
(41) 부분(附分) BL 41 / 261
(42) 백호(魄戶) BL 42 / 262
(43) 고황(膏肓) BL 43 / 263
(44) 신당(神堂) BL 44 / 264
(45) 의희(譩譆) BL 45 / 265
(46) 격관(膈關) BL 46 / 266
(47) 혼문(魂門) BL 47 / 266
(48) 양강(陽綱) BL 48 / 267
(49) 의사(意舍) BL 49 / 268
(50) 위창(胃倉) BL 50 / 269
(51) 황문(肓門) BL 51 / 270
(52) 지실(志室) BL 52 / 271
(53) 포황(胞肓) BL 53 / 272
(54) 질변(秩邊) BL 54 / 272
(55) 합양(合陽) BL 55 / 273
(56) 승근(承筋) BL 56 / 274
(57) 승산(承山) BL 57 / 275
(58) 비양(飛陽) BL 58 / 276
(59) 부양(跗陽) BL 59 / 277
(60) 곤륜(崑崙) BL 60 / 277
(61) 복삼(僕參) BL 61 / 278
(62) 신맥(申脈) BL 62 / 279
(63) 금문(金門) BL 63 / 280
(64) 경골(京骨) BL 64 / 281
(65) 속골(束骨) BL 65 / 282
(66) 족통곡(足通谷) BL 66 / 283
(67) 지음(至陰) BL 67 / 283

마무리 ··· 284

10 족소음신경(KI, Kidney Meridian) ················· 286
  1. 순행(循行) ··· 287
  2. 병후(病候) ··· 287
  3. 수혈(腧穴) ··· 288

(1) 용천(湧泉) KI 1 / 288
(2) 연곡(然谷) KI 2 / 289
(3) 태계(太谿) KI 3 / 290
(4) 대종(大鍾) KI 4 / 291
(5) 수천(水泉) KI 5 / 292
(6) 조해(照海) KI 6 / 292
(7) 복류(腹留) KI 7 / 293
(8) 교신(交信) KI 8 / 294
(9) 축빈(築賓) KI 9 / 295
(10) 음곡(陰谷) KI 10 / 296
(11) 횡골(橫骨) KI 11 / 297
(12) 대혁(大赫) KI 12 / 298
(13) 기혈(氣穴) KI 13 / 299
(14) 사만(四滿) KI 14 / 300
(15) 중주(中注) KI 15 / 301
(16) 황유(肓兪) KI 16 / 302

(17) 상곡(商曲) KI 17 / 303　　(18) 석관(石關) KI 18 / 304
(19) 음도(陰都) KI 19 / 304　　(20) 복통곡(腹通谷) KI 20 / 305
(21) 유문(幽門) KI 21 / 306　　(22) 보랑(步廊) KI 22 / 307
(23) 신봉(神封) KI 23 / 308　　(24) 영허(靈墟) KI 24 / 308
(25) 신장(神藏) KI 25 / 310　　(26) 욱중(彧中) KI 26 / 310
(27) 유부(俞府) KI 27 / 311

　마무리 ·· 312
　반환점 ·· 312

11 수궐음심포경(PC, Pericardium Meridian) ········· 313
　1. 순행(循行) ·· 314
　2. 병후(病候) ·· 314
　3. 수혈(腧穴) ·· 315
(1) 천지(天池) PC 1 / 315　　(2) 천천(天泉) PC 2 / 316
(3) 곡택(曲澤) PC 3 / 317　　(4) 극문(郄門) PC 4 / 318
(5) 간사(間使) PC 5 / 318　　(6) 내관(內關) PC 6 / 319
(7) 태릉(太陵) PC 7 / 321　　(8) 노궁(勞宮) PC 8 / 322
(9) 중충(中衝) PC 9 / 322

　마무리 ·· 323

12 수소양삼초경(TE, Triple Energizer Meridian) ········· 324
　1. 순행(循行) ·· 325
　2. 병후(病候) ·· 325
　3. 수혈(腧穴) ·· 326
(1) 관충(關衝) TE 1 / 326　　(2) 액문(液門) TE 2 / 327
(3) 중저(中渚) TE 3 / 328　　(4) 양지(陽池) TE 4 / 329
(5) 외관(外關) TE 5 / 329　　(6) 지구(支溝) TE 6 / 330
(7) 회종(會宗) TE 7 / 331　　(8) 삼양락(三陽絡) TE 8 / 332
(9) 사독(四瀆) TE 9 / 333　　(10) 천정(天井) TE 10 / 333
(11) 청냉연(淸冷淵) TE 11 / 335　　(12) 소락(消濼) TE 12 / 335
(13) 노회(臑會) TE 13 / 336　　(14) 견료(肩髎) TE 14 / 337
(15) 천료(天髎) TE 15 / 338　　(16) 천유(天牖) TE 16 / 338
(17) 예풍(翳風) TE 17 / 339　　(18) 계맥(瘈脈) TE 18 / 340
(19) 노식(顱息) TE 19 / 341　　(20) 각손(角孫) TE 20 / 341
(21) 이문(耳門) TE 21 / 342　　(22) 화료(和髎) TE 22 / 343
(23) 사죽공(絲竹空) TE 23 / 344

마무리 ·· 345

13 족소양담경(GB, Gall Bladder Meridian) ·········· 346
　　1. 순행(循行) ·· 347
　　2. 병후(病候) ·· 348
　　3. 수혈(腧穴) ·· 349

　　　(1) 동자료(瞳子髎) GB 1 / 349　　(2) 청회(聽會) GB 2 / 350
　　　(3) 상관(上關) GB 3 / 350　　　　(4) 함염(頷厭) GB 4 / 352
　　　(5) 현로(懸顱) GB 5 / 352　　　　(6) 현리(懸釐) GB 6 / 353
　　　(7) 곡빈(曲鬢) GB 7 / 354　　　　(8) 솔곡(率谷) GB 8 / 355
　　　(9) 천충(天衝) GB 9 / 355　　　 (10) 부백(浮白) GB 10 / 356
　　　(11) 두규음(頭竅陰) GB 11 / 357　(12) 완골(完骨) GB 12 / 358
　　　(13) 본신(本神) GB 13 / 358　　　(14) 양백(陽白) GB 14 / 359
　　　(15) 두임읍(頭臨泣) GB 15 / 360　(16) 목창(目窓) GB 16 / 361
　　　(17) 정영(正營) GB 17 / 362　　　(18) 승령(承靈) GB 18 / 363
　　　(19) 뇌공(腦空) GB 19 / 363　　　(20) 풍지(風池) GB 20 / 364
　　　(21) 견정(肩井) GB 21 / 365　　　(22) 연액(淵液) GB 22 / 366
　　　(23) 첩근(輒筋) GB 23 / 367　　　(24) 일월(日月) GB 24 / 368
　　　(25) 경문(京門) GB 25 / 369　　　(26) 대맥(帶脈) GB 26 / 370
　　　(27) 오추(五樞) GB 27 / 371　　　(28) 유도(維道) GB 28 / 371
　　　(29) 거료(居髎) GB 29 / 372　　　(30) 환도(環跳) GB 30 / 373
　　　(31) 풍시(風市) GB 31 / 374　　　(32) 중독(中瀆) GB 32 / 375
　　　(33) 슬양관(膝陽關) GB 33 / 376　(34) 양릉천(陽陵泉) GB 34 / 376
　　　(35) 양교(陽交) GB 35 / 378　　　(36) 외구(外丘) GB 36 / 378
　　　(37) 광명(光明) GB 37 / 379　　　(38) 양보(陽輔) GB 38 / 380
　　　(39) 현종(懸鍾) GB 39 / 381　　　(40) 구허(丘墟) GB 40 / 382
　　　(41) 족임읍(足臨泣) GB 41 / 382　(42) 지오회(地五會) GB 42 / 384
　　　(43) 협계(俠谿) GB 43 / 384　　　(44) 족규음(足竅陰) GB 44 / 385

　　마무리 ·· 386

14 족궐음간경(LR, Liver Meridian) ···················· 387
　　1. 순행(循行) ·· 388
　　2. 병후(病候) ·· 388
　　3. 수혈(腧穴) ·· 389

　　　(1) 대돈(大敦) LR 1 / 389　　　　(2) 행간(行間) LR 2 / 390
　　　(3) 태충(太衝) LR 3 / 391　　　　(4) 중봉(中封) LR 4 / 392

(5) 여구(蠡溝) LR 5 / 392　　　(6) 중도(中都) LR 6 / 393
(7) 슬관(膝關) LR 7 / 394　　　(8) 곡천(曲泉) LR 8 / 395
(9) 음포(陰包) LR 9 / 396　　　(10) 족오리(足五里) LR 10 / 396
(11) 음렴(陰廉) LR 11 / 397　　(12) 급맥(急脈) LR 12 / 398
(13) 장문(章門) LR 13 / 399　　(14) 기문(期門) LR 14 / 400
　마무리 ··· 401

4단원　경락(經絡)의 분류　　　403

1. 경맥(經脈)의 이름 ·· 403
2. 경락의 분포규율 ·· 404
1) 경맥의 배치 ··· 404
2) 경맥(經脈)과 개합추(開闔樞) ··· 405
3) 경맥(經脈)과 기혈다소(氣血多少) ·· 406
3. 기경팔맥(奇經八脈) ·· 407
1) 기경팔맥의 정의 ··· 407
2) 기경팔맥과 기항지부(奇恒之腑)의 관계 ·· 408
3) 기경팔맥(奇經八脈)의 작용 ··· 408
　(1) 십이정경맥(十二正經脈)을 서로 연계 또는 소통시키는 작용 / 408
　(2) 십이정경맥(十二正經脈)을 분류하고 조합하며 주도하는 작용 / 409
　(3) 십이정경맥의 기능을 보충하고 생명활동의 필수물질인 영위기혈(營衛
　　　氣血)을 조절하는 작용 / 411
4) 기경팔맥의 종류 ··· 411
　(1) 독맥(督脈) / 411　　　　　　(2) 임맥(任脈) / 411
　(3) 충맥(衝脈) / 412　　　　　　(4) 대맥(帶脈) / 412
　(5) 음교맥(陰蹻脈) / 413　　　　(6) 양교맥(陽蹻脈) / 413
　(7) 음유맥(陰維脈) / 413　　　　(8) 양유맥(陽維脈) / 414

5단원 특정혈(特定穴) 415

1. 오유혈(五俞穴) ··· 415
   - (1) 정혈(井穴) / 415
   - (2) 형혈(滎穴) / 415
   - (3) 유혈(俞穴) / 416
   - (4) 경혈(經穴) / 416
   - (5) 합혈(合穴) / 416
2. 팔회혈(八會穴) ··· 416
3. 요혈 ·· 417

6단원 임상 응용 419

1) 시동병(是動病)과 소생병(所生病) ·· 419
2) 경락(經絡)의 속성 ·· 419
   - (1) 일률성(一律性) / 420
   - (2) 표리성(表裏性) / 420
   - (3) 동질성(同質性) / 421
   - (4) 동시성(同時性) / 422
3) 음경(陰經) · 양경(陽經)의 성격 ·· 423
4) 12경근(經筋) ·· 424
   - (1) 족태양근(足太陽筋) / 424
   - (2) 족소양근(足少陽筋) / 425
   - (3) 족양명근(足陽明筋) / 425
   - (4) 족태음근(足太陰筋) / 425
   - (5) 족소음근(足少陰筋) / 426
   - (6) 족궐음근(足厥陰筋) / 426
   - (7) 수태양근(手太陽筋) / 426
   - (8) 수소양근(手少陽筋) / 427
   - (9) 수양명근(手陽明筋) / 427
   - (10) 수태음근(手太陰筋) / 427
   - (11) 수심주근(手心主筋) / 427
   - (12) 수소음근(手少陰筋) / 428

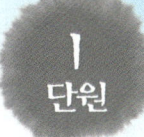

경락의 조성

[십이정경맥(十二正經脈)의 분류]

```
手 ─ 陰 ─ 太陰 ─ 肺經
         少陰 ─ 心經
         厥陰 ─ 心包經
     陽 ─ 太陽 ─ 小腸經
         陽明 ─ 大腸經
         少陽 ─ 三焦經
足 ─ 陰 ─ 太陰 ─ 脾經
         少陰 ─ 腎經
         厥陰 ─ 肝經
     陽 ─ 太陽 ─ 膀胱經
         陽明 ─ 胃經
         少陽 ─ 膽經
```

십이정경맥(十二正經脈)은 이렇게 '십이장부(十二臟腑)'와 직접 관련이 있으며 음경(陰經)과 양경(陽經)은 서로 배우(配偶) 관계(關係)에 있으므로 하나의 통일체를 이루는 경락체계 안에서도 가장 중요한 위치를 차지한다. 따라서 12경맥을 정경(正經)이라고 부른다. 이에 비하여 기경팔맥(奇經八脈)은 상호간에 음양(陰陽)의 배우(配偶) 관계가 없다.

2단원
수혈의 위치 정하는 방법

12경락의 명칭을 익혔다면 각 수혈의 위치를 결정해야 한다. 이를 취혈이라고 한다. 취혈의 정확함은 치료효과에 직접적으로 영향이 있으며 간혹 잘못된 취혈 자세로 위치를 선정하여 자침하는 경우가 있다.

상용되는 취혈법으로는 골도분촌법(骨度分寸法), 체표표지법(體表標識法), 수지비량법(手指比量法), 간이취혈법(簡易取穴法) 등이 있다.

1) 골도분촌법(骨度分寸法)

골도법은 황제내경의 영추 골도편에 기록되어 있는 취혈의 지침이다. 신체의 몇몇 중요 부위를 약간수로 등분하여 정해놓은 것이며 각 등분 단위를 촌(寸)으로 호칭한다. 이 寸, 分은 실제 사용되는 경척(鯨尺)과는 다르다.(㎝와는 개념이 전혀 다르다.)

골절을 주요 표지로 전신 각 부분의 대소와 길이를 측량하며. 이 촌수를 비례 환산하여 위치를 정하는 표준으로 하고 그 부위를 나누어 취하는 촌수의 길이는 환자 본인의 체형에 의거한다. 남녀노소와 키가 크고 작고, 살찌고 여윈 것을 불구하고 모두 부동한 길이와 넓이로 환산하여 수혈의 위치를 정하는 표준으로 한다.

[골도분촌표]

부위	기지점(起止點)	절량분촌 (折量分寸)
두면부	전발제정중 ~ 후발제정중 (이마의 머리가 나기시작하는 선에서 뒷목의 머리털이 끝나는 지점까지)	12촌
	미간(인당) ~ 전발제정중 (눈썹 사이 한가운데에서 머리털 시작 지점까지)	3촌
	제7경추극돌(대추) ~ 후발제정중 (7경추부터 뒷머리털 시작 지점까지)	3촌
	액각(두유)지간 (이마 양쪽끝의 각진곳의 사이)	9촌
	양유돌지간 (뒷목쪽에서 귀뒤의 튀어나온 뼈 사이)	
흉복협부	기골(岐骨) ~ 제중	8촌
	제중 ~ 치골연합상연(곡골)	5촌
	양유두지간 (젖꼭지 사이)	8촌
	액와정점(극천) ~ 제11늑골단(장문) 겨드랑이 중앙부터 제11늑골까지	12촌
배요부	견갑골내연 ~ 후정중선 (견갑골 중간 안쪽에서 척추까지)	3촌
	견봉외연 ~ 후정중선	8촌
상지부(팔)	액횡문 ~ 주횡문(평주첨) (겨드랑이에서 팔꿈치까지)	9촌
	주횡문 ~ 완횡문 (팔꿈치에서 손목까지)	12촌
하지부 (다리)	경골내측과하방 ~ 내과첨 (무릎에서 안쪽 복숭아뼈까지)	13촌
	고골대전자 ~ 괵횡문 (대퇴골 시작부터 무릎까지)	19촌
	둔횡문 ~ 괵횡문 (엉덩이의 가장 낮은 지점에서 무릎까지)	14촌
	괵횡문 ~ 외과첨 (무릎 중앙에서 바깥쪽 복숭아뼈까지)	16촌

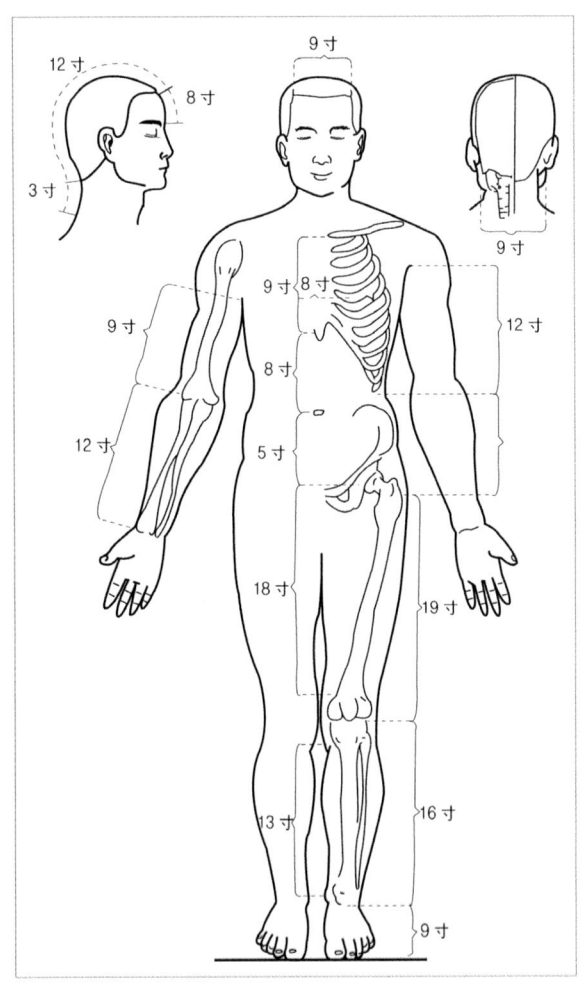

2) 체표표지법(體表標識法)

고정표지와 활동표지 두 가지로 나눈다. 고정표지는 오관, 모발, 손톱, 발톱, 젖꼭지, 배꼽, 골절이 튀어나오거나 들어간 곳, 근육이 튀어나온 곳 등의 특징을 이용하여 취혈표지로 하는 것이다. 활동표지는 관절, 근육, 피부의 활동으로 나타나는 구멍 사이, 오목한 곳, 주름 등을 이용하여 취혈표지로 하는 것이다.

3) 수지비량법(手指比量法)

수지비량은 분부절촌의 기초에서 손가락으로 재어 취혈하는 방법이다. 일명 '지촌법'이라고도 한다. 사람의 손가락과 신체 기타 부분에 일정한 비례가 있는데 취혈 시에는 환자 본인의 손가락을 표준으로 하므로 동신촌이라고도 한다.

(1) 중지동신촌법(中指同身寸法)

중지의 길이를 일촌으로 하였다. 환자의 중지를 굽혔을 때 중간관절 내측 두 가로선의 끝 사이를 일촌으로 한다. 이러한 방법은 사지, 척추 등허리의 횡촌환산에 사용한다.

(2) 모지동신촌법(拇指同身寸法)

중지의 제일 관절을 일촌으로 하고 길이가 고르지 않은 자는 모지의 첫 관절 가로를 일촌으로 한다.

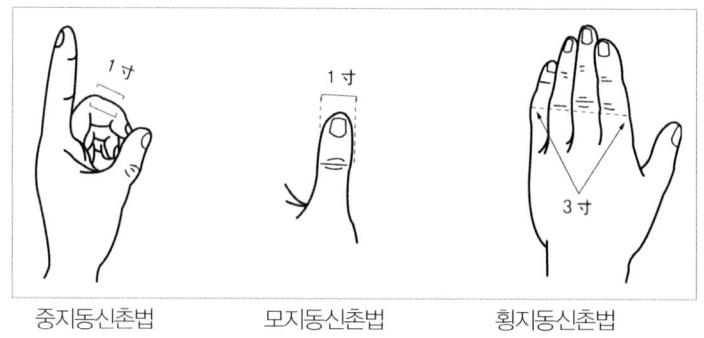

중지동신촌법   모지동신촌법   횡지동신촌법

(3) 횡지동신촌법(橫指同身寸法)

일명 '일부법'이라고 한다. 식지, 중지, 무명지, 소지를 합하여 사횡지를 일부라 한 것이다. 이는 네 손가락을 합하여 중지의 둘째 관절을 표준으로 하여 사지의 가로를 삼촌으로 한다. 이법은 하지, 하복부, 등허리의 횡촌에 사용한다. 수지비량법은 골도 규정의 기초 위에서 운용하며 지촌으로 전신 각부를 재지 말아야 한다.

(4) 간편취혈법(簡便取穴法)

간편하고 찾기 쉬운 취혈 방법이다. 예를 들면 열결혈은 좌우 두 손 엄지와 둘째손가락을 벌려 교차한 후 한 손의 식지를 다른 한 손목 두드러진 뼈 중간 위에 올려놓으면 식지 끝의 오목한 곳이 본혈이다. 또 노궁혈은 주먹을 쥐어 중지 끝이 손바닥 제일 가로 무늬에 닿는 오목한 곳이 본혈이다. 풍시혈은 똑바로 서서 두 손을 자연스럽게 내리면 고골 외측 중지가 닿는 곳이 본혈이다. 이외에 어깨를 내리고 팔굽을 굽혀 장문혈을 취하고 뒤 귀각에서 곧게 올라가서 연결된 선의 중간점에서 백회혈을 취한다. 이러한 간편취혈법은 임상 중에서 총결되어온 것이다.

3단원
경락수혈 각론

　임맥과 독맥은 기경팔맥 중의 경맥이지만 신체 전면과 후면의 취혈의 기준이 되므로 12정경맥인 수태음폐경부터 시작하지 않았다. 지하철 1호선을 보면 현재는 연장되어 구간이 길어졌지만 의정부에서 구로를 거쳐 인천과 수원으로 갈라진다. 하나이면서 둘이고 둘이면서 하나인 것이 임맥과 독맥이다.

01 임맥(CV, Conception Vessel)

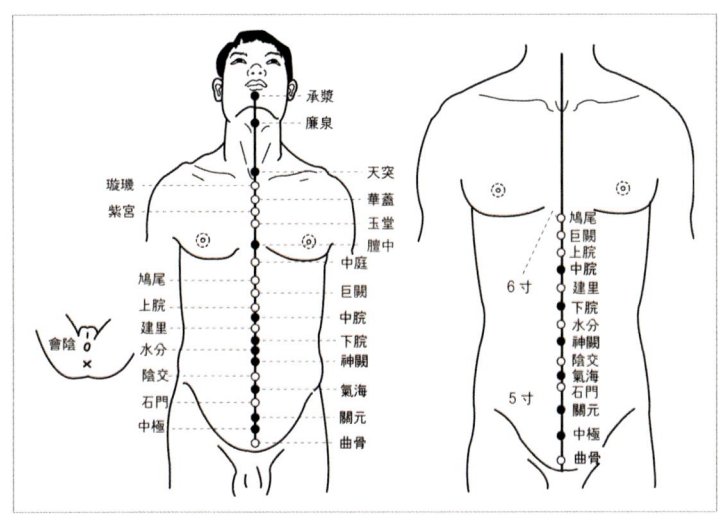

1 순행(循行)

가슴, 복부 정중에서 순행되며 포중에서 시작되어 아래로 두음 사이에서 나와 위의 음모부에 와서 복부 속을 따라 관원에 상행되어 인후부에 도달되며 상행되어 아래턱 입술구에 이르러 입, 면부를 따라 눈 아래에 진입된다. 상행되는 분지는 충맥과 함께 포중에서 회음을 따라 등허리 척수 속으로 들어간다.

2 병후(病候)

맥기가 실조되면 산기, 백대하, 월경이상, 불임, 소변불리, 유뇨, 유정, 외생식기 통증, 아랫배가 배꼽 주위를 돌아 아픈 증상, 허리, 등허리가 당기어 펴고 굽히지 못하는 증상.

(1) 회음(會陰) CV 1 – 異名: 下極, 金門, 平翳, 海底, 下陰別

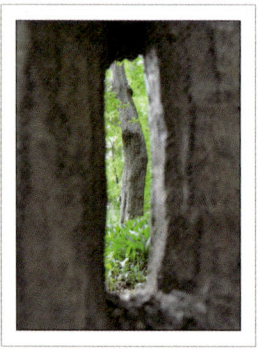

利下焦 溫經絡
하초를 돕고 경락을 따뜻하게 한다.

[명명(命名)] 회음혈(會陰穴)은 임맥(任脈), 독맥(督脈), 충맥(衝脈)이 전음(前陰)과 후음간(後陰間)에서 교회(交會)하는 곳에 있기 때문에 지어진 명칭이다. 또한 회음부(會陰部)에 있어서 명명(命名)되었다.

[취혈(取穴)] 회음부 정중이며 남성은 항문과 음낭 사이이고 여성은 항문과 음순 뒤의 연합 사이에서 취혈한다.

[침향(鍼響)] 산(酸), 통감(痛感)이 생식기와 골반 속으로 방산한다.

[적응증(適應症)] 졸사, 대소변불리, 치질, 월경이상, 유정, 음부 소양, 자궁탈수, 정신병, 경풍, 간질병.

[배혈(配穴)] 탈항에는 백회, 대장유, 승산. 소아경풍에는 신주혈을 배합한다. 노년기에 항문과 방광의 괄약근의 이완으로 방뇨, 방분과 급만성 림병(淋病)에 좋다.

[조작] 위로 향하여 저골과 평행으로 0.5~1寸 사자(斜刺)한다. 뜸 금지이다. 치질의 자침은 측와위로 장강(長强)혈로부터 미골 전면을 따라 심자(약 1촌 6푼)하여 유침한다.

[비고] 독맥의 락혈(絡穴)이다. <奇經八脈考>: 독맥, 족태양, 소음의 회(會)이다.

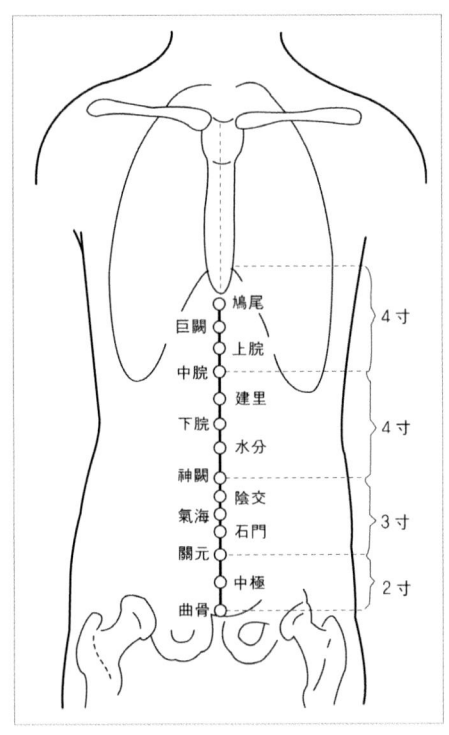

(2) 곡골(曲骨) CV 2 - 異名: 四骨, 屈骨, 屈骨端, 尿胞

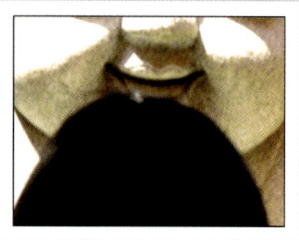

培保元氣 利下焦
신장의 원기를 돕고 하초를 이롭게 한다.

[명명(命名)] 곡(曲)은 '굽는다, 구부린다'는 뜻이다. 골(骨)은 뼈, 따라서 곡골(曲骨)은 굽은 뼈이고 치골결합처(恥骨結合處), 즉 치골궁(恥骨弓)을 가리킨다. 치골궁의 위에 위치하기 때문에 곡골이라고 부른다. 곡골[恥骨弓]은 횡골(橫骨)이라고도 부른다. 이것은 하복부 피부상(下腹部皮膚上)을 손끝으로 만지면 바로 치골(恥骨)이 옆으로 뻗어 나와 있는 듯 느껴지기 때문에 붙여진 명칭이다.

[취혈(取穴)] 반듯하게 누워서 복부 정중선 배꼽 아래 오촌이며, 중극 아래 일촌, 치골연합상연의 오목한 곳에 취혈한다.

[침향(鍼響)] 산(酸), 통감(痛感)이 생식기와 하복으로 방산한다.

[적응증(適應症)] 소변불리, 유뇨, 유정, 양위, 월경이상, 월경통, 대하

[배혈(配穴)] 소변불리에는 삼음교, 중극, 신유와 배합하고, 양위, 유정에는 관원, 귀래와 배합한다. 뇨도 이상 시는 침첨을 하향 자입한다.

[조작] 0.5~1寸 직자(直刺)한다. 속에 방광이 있으므로 배뇨 후에 자침하고 임산부는 금침이다. 뜸을 뜰 수 있다.

[비고] <甲乙> 임맥 족궐음의 회(會)이다.

(3) 중극(中極) CV 3 - 異名: 玉泉, 氣原, 氣魚

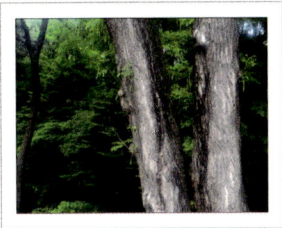

培元助氣化 調血室 溫精宮 淸利濕熱 利膀胱 理下焦
원기를 보태어 기화작용을 돕고 자궁의 기능을 조절하며 신장에 열이 있는 것을 치료하고 습열을 맑히며 방광을 이롭게 하여 하초를 조리한다.

[명명(命名)] 중(中)은 내(內), 가운데, 맞음, 극(極)은 극치, 거리의 끝과 끝, 다하다, 극진하다, 끝나다, 용마루 등의 뜻이 있다. 여기에서는 복부(腹部)에서 임맥(任脈)이 경락(經絡)과 교회(交會)하는 곳에 있는 중요혈(重要穴)이라는 뜻이 된다.

[취혈(取穴)] 반듯하게 누워서 복부 정중선 배꼽 아래 사촌이며, 관원 아래 일촌, 치골연합상연 위의 일촌 오목한 곳에 취혈한다.

[침향(鍼響)] 산(酸), 통감(痛感)이 생식기와 하복으로 방산한다.

[적응증(適應症)] 소변불리, 유뇨, 양위, 조설, 유정, 적백대하, 월경이상, 기능성 자궁출혈, 자궁근종, 자궁탈수

[배혈(配穴)] 월경통에는 신유, 합곡, 삼음교와 배합하고 자궁하수는 자궁, 삼음교과 배합한다.

[조작] 0.5~1寸 직자(直刺)한다. 속에 방광이 있으므로 배뇨 후에 자침하고 임산부는 신중하게 자입한다. 뜸을 뜰 수 있다.

[비고] 방광의 모혈이다. <갑을>: 족삼음, 임맥의 회이다.

(4) 관원(關元) CV 4

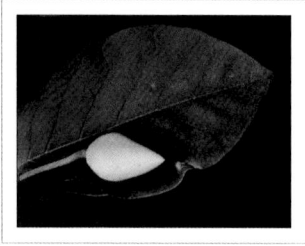

培腎固本 補益元氣 回陽固脫 溫調血 室精宮
祛除寒濕陰冷 分淸別濁 調元散邪
신장을 도와 본을 지키고 신양을 수렴하여 누정을 막고 혈을 따뜻하게 하고 한습음냉을 제거하고 청탁을 분별하고 원기를 조절하여 사기를 없앤다.

[명명(命名)] 관(關)은 문빗장, 관문(關門), 폐(閉)하다 등의 뜻이고, 원(元)은 사람(儿)의 윗(二)자리에 있는 우두머리를 가리키는 글자이며, 나아가 으뜸, 근원(根元), 두(頭), 량(良), 시초(始初)를 뜻한다. 여기에서는 원기(元氣), 원양(元陽) 등의 뜻으로 쓰였다. 따라서 관원(關元)은 양기(陽氣)의 원(元)인 원기(元氣)에 관여(關與)하는 중요혈(重要穴)임을 뜻한다. 관원은 별명(別名)을 단전(丹田)이라고 부른다. 단전은 정신(精神)을 장(藏)하는 곳이며, 일반적으로 뇌(腦)를 상단전(上丹田)이라 하고 관원을 하단전(下丹田)이라고 한다. 그리고 심장(心臟)은 중단전(中丹田)이라고 칭한다. '단(丹)'은 적색(赤色)을 말하며, 적(赤)은 심(心)에 속(屬)한다.

[취혈(取穴)] 반듯하게 누워서 복부 정중선 배꼽 아래 삼촌이며, 석문 아래 일촌에서 취혈한다.

[침향(鍼響)] 산(酸), 통감(痛感)이 생식기와 하복과 허리로 방산한다.

[적응증(適應症)] 설사, 이질, 탈항, 소변불리, 유뇨, 양위, 유정, 적백대하, 월경이상, 기능성 자궁출혈, 중풍 탈증

[배혈(配穴)] 뇨폐, 유뇨, 유정, 양위, 월경이상은 신유, 삼음교, 족삼리를 배합하고 복통, 설사는 대장유, 천추, 족삼리를 배합한다. 부인 하복병, 산후복통, 인공유산 후유증 등에는 뜸이 신효하다.

[조작] 아래 방향으로 0.5~1寸 사자(斜刺)한다. 임산부는 신중하게 자입한다. 뜸을 뜰 수 있다.

[비고] 소장의 모혈(募穴)이다. <素問>: 충맥은 관원에서 시작한다. <甲乙>: 족삼음, 임맥의 회(會)이다.

(5) 석문(石門) CV 5

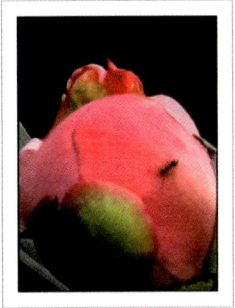

調營血 利膀胱
생리가 고르지 못할 때 혈분을 조절하고 방광을 이롭게 한다.

[명명(命名)] 석(石)은 언덕(厂) 밑에 굴러 떨어진 돌덩이(口) 모양의 글자이며, 돌, 암석, 견고함, 큰 저울 등의 뜻이 있다. 문(門)은 병사(病邪)가 출입(出入)하는 곳을 가리킨다. 따라서 석문(石門)이라는 것은 골반 내(骨盤內)의 부인과 질환(婦人科疾患)이나 소화기 질환(消化器疾患)의 경우, 이 부위(部位)에 단단한 응어리가 나타난다는 뜻에서 명명(命名)된 것이다.

[취혈(取穴)] 반듯하게 누워서 복부 정중선 배꼽 아래, 기해혈 아래 반촌에서 취혈한다.

[침향(鍼響)] 산(酸), 통감(痛感)이 생식기와 하복과 허리로 방산한다.

[적응증(適應症)] 경폐, 대하, 기능성 자궁출혈, 소변불리, 복통, 수종, 설사, 산기

[배혈(配穴)] 산기는 중극, 귀래를 배합하고 노폐, 유뇨, 기능성 자궁출혈, 월경이상, 월경통에는 삼초유, 관원, 삼음교를 배합한다. 고전에는 금침, 금구이다. 불임증이 온다고 했다.

[조작] 아래 방향으로 0.5~1寸 사자(斜刺)한다. 임산부는 신중하게 자입한다. 뜸을 뜰 수 있다.

[비고] 삼초의 모혈(募穴)이다.

(6) 기해(氣海) CV 6 - 異名: 丹田, 映丁, 肓之原, 下氣海

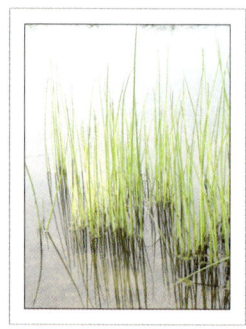

調氣盆元 培腎補虛 和營血理經帶 溫下焦 祛濕振陽 固精
신장의 원기를 보하고 혈을 조화시켜 생리와 대하를 조절하고 하초를 따뜻하게 하고 습을 제거하고 정을 간직한다.

[명명(命名)] 기해(氣海)라는 것은 원기(原氣)의 해(海)라는 뜻이고, 원기의 변동(變動)이 집중(集中)하는 혈(穴)임을 나타내고 있다. 원기의 충실(充實)은 모든 병(病)의 치유를 촉진시키고 원기의 결핍은 전신(全身)에 영향을 끼쳐 제병(諸病)의 치유를 지연시킨다. 따라서 기해혈(氣海穴)을 조정하는 것이 질병(疾病) 회복(恢復)에 대단히 중요하다.

[취혈(取穴)] 반듯하게 누워서 복부 정중선 배꼽 아래 일촌 반이며 음교 아래 반촌에서 취혈한다.

[침향(鍼響)] 산(酸), 통감(痛感)이 생식기와 하복과 허리로 방산한다.

[적응증(適應症)] 복창, 위하수, 유정, 양위, 수종, 월경이상, 경폐, 대하, 산기, 설사, 변비, 중풍 탈증

[배혈(配穴)] 요폐는 삼음교와 배합하고 복창은 중완, 천추와 배합하고 자궁탈수는 삼음교와 배합한다. 다리 안쪽이 아플 때와 급성맹장염 진통혈이다.

[조작] 아래 방향으로 0.5~1寸 사자(斜刺)한다. 임산부는 신중하게 자입한다. 뜸을 뜰 수 있다.

[비고] <靈樞>: 황지원(肓之原)은 발앙(脖胦)에서 나온다.

(7) 음교(陰交) CV 7 - 異名: 丹田, 橫戶, 少關

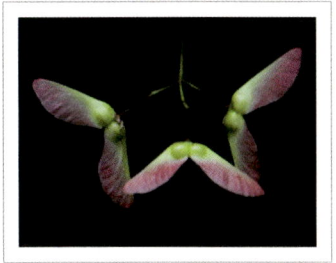

助胃虛原
위장을 도와 허약한 원기를 돕는다.

[명명(命名)] 음(陰)은 음맥(陰脈)을 가리킨다. 교(交)는 사귀다, 합한다, 섞인다는 뜻. 따라서 음교(陰交)는 임맥(任脈), 충맥(衝脈), 신경(腎經)이 교회(交會)하는 곳이라는 뜻이다.

[취혈(取穴)] 반듯하게 누워서 복부 정중선 배꼽 아래 일촌이며, 기해혈 위의 반촌에서 취혈한다.

[침향(鍼響)] 산(酸), 통감(痛感)이 생식기와 하복과 허리로 방산한다.

[적응증(適應症)] 제주 위통, 복창만, 설사, 산기, 소변불리, 기능성 자궁출혈, 대하

[배혈(配穴)] 제주 위통과 복창만은 천추와 배합하고, 기능성 자궁출혈은 자궁, 삼음교, 기해와 배합한다.

[조작] 아래 방향으로 0.5~1寸 사자(斜刺)한다. 임산부는 신중하게 자입한다. 뜸을 뜰 수 있다. 남자 하복이 냉하여 고환에 통증이 있고, 여자는 생리통, 좌골신경통에 신효하다.

[비고] <甲乙>: 임맥, 기충의 회(會)이다.

(8) 신궐(神闕) CV 8 – 異名: 臍中, 氣舍, 關陰, 維會, 命帶, 氣合

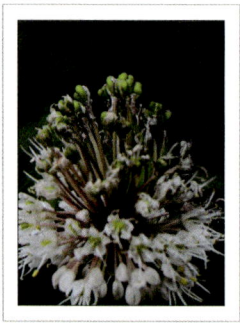

溫通元氣 勞厥固脫 運腸胃氣機 化寒濕積滯(원기를 통하게 하여 허로로 탈정한 것을 막고 위와 장을 운행하고 한습적체를 없앤다.)

[명명(命名)] 신(神)은 귀신, 신령(神靈), 혼백, 마음으로 영묘불가사의(靈妙不可思議)한 것이라는 뜻. 신(神)은 심(心)에 장(藏)한다. 궐(闕)은 문(門), 궁문(宮門), 결(缺), 과오, 결핍, 만듦, 허물, 도(道) 등의 뜻이다. 이 경우는 문(門)을 가리킨다. 따라서 신궐(神闕)은 신(腎, 精)과 심(心, 神)의 정기(精氣)가 출입(出入)하는 문호(門戶)라는 뜻이 있다.

[취혈(取穴)] 복부 배꼽 중앙이며 상 일촌은 수분혈, 아래 일촌은 음교혈이다.

[적응증(適應症)] 구사구리, 탈항, 복통장명, 수종, 소변불리, 구토, 훈궐

[배혈(配穴)] 복통, 장명은 족삼리와 배합하고, 탈항은 장강, 기해와 배합한다. 동절이나 하절에 견디기 어려운 사람으로 식욕감퇴와 전신권태가 있을 때 뜸을 뜬다. 옛적에는 臍灸器라 하여 황토로 화덕같이 만들어 소금을 채워서 사용했다.

[조작] 구법을 사용하고 침은 쓰지 않는다. 임신부는 신중을 기한다.

(9) 수분(水分) CV 9

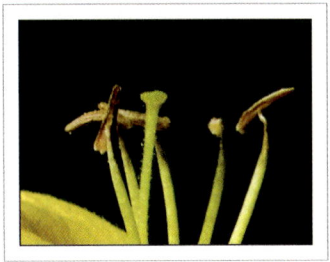

運脾土 利水濕消腫
비장의 운하 기능을 돕고 수습이 정체된 것을 없앤다.

[명명(命名)] 수분(水分)은 별명(別名)을 분수(分水)라고도 한다. 소장하구(小腸下口)에서 수(水)와 찌꺼기를 분리(分離)해 내는 곳이다. 여기에서 청탁(淸濁)을 가려 수액(水液)은 방광(膀胱)으로 들어가고 찌꺼기는 대장(大腸)으로 간다. 그래서 수분(水分)이라고 명명(命名)한 것이다. 임상(臨床)에서도 이것과 일치하여 복진상(腹診上) 부종(浮腫)을 알아내기 위해 중요하게 사용되는 혈(穴)이고, 수사성하리(水瀉性下痢)일 경우에는 이 혈위(穴位)에 압통점(壓痛點)이 나타난다.

[취혈(取穴)] 반듯하게 누워서 복부 정중선 배꼽 위의 일촌이며, 하완 아래 일촌에서 취혈한다.

[침향(鍼響)] 산(酸), 통감(痛感)이 상복부와 등으로 가고, 장이 틀어지는 듯하기도 한다.

[적응증(適應症)] 복창장명, 설사, 수종, 담연이 올라가는 증상, 소변불리

[배혈(配穴)] 장명에는 음릉천, 족삼리와 배합하고 소변불리는 관원과 배합한다. 신장염이나 복막염으로 인한 복수에 뜸뜬다. 급성 하리에도 뜸을 뜨면 신효하다.

[조작] 0.5~1寸 직자(直刺)한다. 뜸을 뜰 수 있다.

(10) 하완(下脘) CV 10

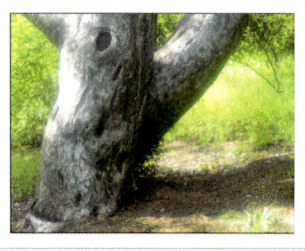

助腸胃運化 消食積氣滯
위와 장의 운하를 돕고 식체와 기체를 없앤다.

[명명(命名)] 완(脘)은 튼튼한 담장을 쌓아 완전히 보전하고 꾸민다는 완(完)과 육(肉)이 합쳐진 글자이므로 인체(人體)에서의 튼튼한 담장은 위완(胃脘)이며 위장(胃腸)을 말한다. 위상구부(胃上口部)를 상완(上脘, 噴門部), 중앙부(中央部)를 중완(中脘, 胃體部), 하구부(下口部)를 하완(下脘, 幽門部)이라고 한다.

[취혈(取穴)] 반듯하게 누워서 복부 정중선 배꼽 위의 이촌이며, 건리 아래 일촌에서 취혈한다.

[침향(鍼響)] 산(酸), 통감(痛感)이 상복부와 등으로 가고 장이 틀어지는 듯하기도 한다.

[적응증(適應症)] 위통, 복창, 구토, 딸꾹질, 소화불량, 장명, 설사

[배혈(配穴)] 소화불량은 족삼리, 위유, 사봉과 배합하고, 구토에는 중완, 내관과 배합한다. 위 무력, 위하수증에 쓴다.

[조작] 0.5~1寸 직자(直刺)한다. 뜸을 뜰 수 있다.

[비고] <甲乙>: 족태음, 임맥의 회(會)이다.

(11) 건리(建里) CV 11

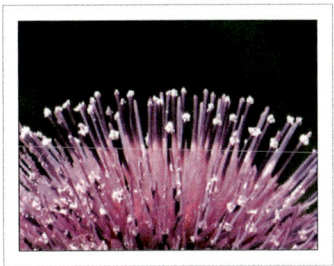

運脾理氣 和胃消積 化濕寬中(비장의 기를 조절하고 위장의 적체를 없애고 습을 제거하고 중초를 뚫는다.)

[명명(命名)] 건(建)은 백성이 지킬 도리(道理)를 붓(율[聿])으로 써서 먼(인[廴]) 데까지 알려 기강(紀綱)을 세운다는 의미이니, 다시 말해 법률(法律, 聿)을 세워 널리 천하(天下)에 행(行)한다는 뜻. 세우다, 일으킴, 둠, 엎지른다는 뜻이 있다. 리(里)는 마을, 근심하다, 거처(居處), 도정(道程), 성(星)의 뜻이 있다. 따라서 건리(建里)는 위(胃)의 하구(下口), 즉 소장(小腸)의 기시부(起始部)에 있으며, 임맥(任脈)이 지나는 길에 있다고 해석하면 그 뜻을 잘 알 수 있다.

[취혈(取穴)] 반듯하게 누워서 복부 정중선 배꼽 위의 삼촌이며, 중완 아래 일촌에서 취혈한다.

[침향(鍼響)] 산(酸), 통감(痛感)이 상복부와 등으로 가고 장이 틀어지는 듯하기도 한다.

[적응증(適應症)] 위통, 복창, 구토, 식욕부진, 수종

[배혈(配穴)] 위 통증에는 내관, 족삼리, 비유와 배합하고 수종에는 수분과 배합한다. 인체 내의 일체의 병과 위병, 반신불수, 중풍에 신효하다.

[조작] 0.5~1寸 직자(直刺)한다. 뜸을 뜰 수 있다.

(12) 중완(中脘) CV 12 - 異名: 胃脘, 上紀, 太倉, 太倉上紀, 中管

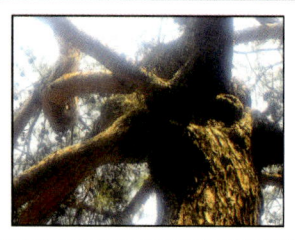

和胃氣 化濕滯 理中焦 調升降
위기를 도와 습체를 없애고 중초를 도와 위장의 승강을 조절한다.

[명명(命名)] 중(中)은 중심(中心), 중앙(中央)이라는 뜻. 완(脘)은 위장(胃腸)을 말한다. 따라서 중완(中脘)은 위(胃)의 중심부(中心部)에 있는 중요혈(重要穴)임을 표시(表示)한다. 중심부(中心部)라는 것은 해부학적(解剖學的)인 의미가 아니라 후천(後天)의 기(氣)를 생성(生成)하는 중심부(中心部)를 가리킨다.

[취혈(取穴)] 반듯하게 누워서 복부 정중선 배꼽 위의 사촌이며, 상완 아래 일촌에서 취혈한다.

[침향(鍼響)] 산(酸), 통감(痛感)이 상복부와 등으로 가고 장이 틀어지는 듯하기도 한다.

[적응증(適應症)] 위통, 복창, 구토, 딸국질, 소화불량, 감적, 황달, 장명, 설사, 천식, 정신병, 산후 혈훈, 월경이상, 적백대하

[배혈(配穴)] 위, 복부통, 식욕부진에는 공손, 내관, 족삼리와 배합하고 이질, 설사에는 곡지, 상거허와 배합한다.

[조작] 0.5~1寸 직자(直刺)한다. 뜸을 뜰 수 있다.

[비고] 위의 모혈이다. 팔회혈 중 부회이다.

(13) 상완(上脘) CV 13 - 異名: 上管, 胃管, 胃脘

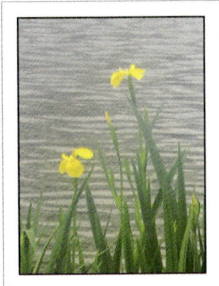

理脾胃 化痰濁 疏氣機 寧神志
비위의 담과 탁한 것을 보내어 소통시키고 신을 편하게 한다.

[명명(命名)] 상(上)은 위, 꼭대기 등의 뜻. 완(脘)은 하완(下脘), 중완(中脘)과 같이 위장(胃腸)을 말한다. 따라서 상완(上脘)은 위(胃)의 상구부(上口部)에 있는 혈(穴)이라는 의미이다.

[취혈(取穴)] 반듯하게 누워서 복부 정중선 배꼽 위의 오촌이며, 거궐 아래 일촌에서 취혈한다.

[침향(鍼響)] 산(酸), 통감(痛感)이 상복부와 등으로 가고 장이 틀어지는 듯하기도 한다.

[적응증(適應症)] 위 동통, 복창, 구토, 딸꾹질, 소화불량, 황달, 설사, 간질증

[배혈(配穴)] 위장병, 구토, 복창에는 중완, 족삼리, 내관, 천추와 배합하고 간질병에는 풍지, 풍륭, 신맥, 후계, 조해와 배합한다. 위출혈이나 급만성 위염, 궤양에는 타경의 혈을 취혈하는 원격법을 쓴다.

[조작] 아래 방향으로 0.5~1寸 사자(斜刺)한다. 뜸을 뜰 수 있다.

[비고] 임맥, 족양명, 수태양의 회이다.

(14) 거궐(巨闕) CV 14

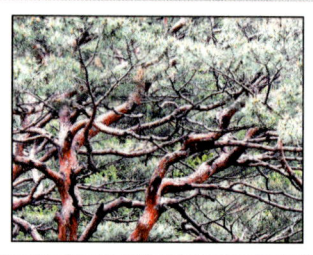

消胸膈痰凝 化中焦濕滯 清心寧神 理氣暢中
담으로 막힌 흉격을 열고 중초의 습체를 없애고 심신을 안정시키고 기를 조절하여 중초를 활발하게 한다.

[명명(命名)] 거(巨)는 심장(心臟)을 일명(一名) 거리(巨里)라고 부르듯 심장을 뜻한다. 궐(闕)은 궁성(宮城)이나 궁문(宮門) 같은 천자(天子)의 거처(居處)를 뜻한다. 따라서 거궐(巨闕)은 심장이 있는 존귀한 장소로서, 심(心)의 상태를 살피고 순환기계(循環器系)의 질환을 주관하는 중요한 혈(穴)이라는 뜻을 갖고 있다.

[취혈(取穴)] 반듯하게 누워서 복부 정중선 배꼽 위의 육촌이며, 구미 아래 일촌에서 취혈한다.

[침향(鍼響)] 산(酸), 통감(痛感)이 상하 복부로 방산한다.

[적응증(適應症)] 심통, 심계, 정신병, 간질증, 구토, 딸꾹질, 가슴팽만, 천증

[배혈(配穴)] 심통, 심계는 내관, 심유를 배합하고 간질증에는 풍지, 후계, 신맥을 배합한다. 수족 견배통에 특효가 있다. 뇌삼혈(거궐, 중완, 기해) 중 하나이다.

[조작] 아래 방향으로 0.5~1寸 사자(斜刺)한다. 뜸을 뜰 수 있다.

[비고] 심(心)의 모혈(募穴)이다.

(15) 구미(鳩尾) CV 15 - 異名: 臆前, 尾翳

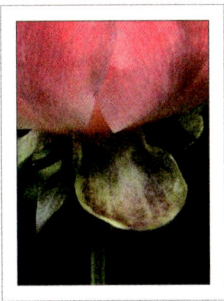

理氣機 和營血
장기를 조절하여 영혈을 조화롭게 한다.

[명명(命名)] 구미(鳩尾)는 글자 그대로 흉골검상돌기(胸骨劍狀突起)가 번미(翻尾)와 같은 모양을 나타내고 있기 때문에 명명(命名)된 것이다.

[취혈(取穴)] 반듯하게 누워서 복부 정중선 배꼽 위의 칠촌이며, 중정 아래 일촌에서 두 팔을 들고 취혈한다.

[침향(鍼響)] 산(酸), 통감(痛感)이 가슴속으로 방산한다.

[적응증(適應症)] 가슴 통증, 심계, 번심, 딸꾹질, 간질증, 위 통증, 구토, 트림

[배혈(配穴)] 심장통과 가슴 답답한 증에 중완, 풍륭과 배합하고, 간질증에는 후계, 신맥과 배합하고, 딸꾹질에는 천돌, 중완을 배합한다.

[조작] 아래 방향으로 0.5~1寸 사자(斜刺)한다. 뜸을 뜰 수 있다.

[비고] 임맥의 락혈(絡穴)이다. <靈樞>: 고립원(膏立原)은 구미(鳩尾)에서 나온다.

(16) 중정(中庭) CV 16

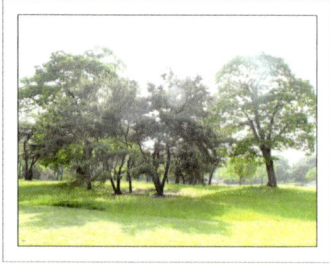

疏通經絡
경락을 소통한다.

[명명(命名)] 중(中)은 가운(家運)데, 내부, 맞히다 등의 뜻이 있다. 정(庭)은 뜰, 조정(朝廷)의 정원, 궁중(宮中), 집정(執政)하는 곳, 평(平), 격차 등의 뜻을 지니고 있다. 임맥(任脈)의 17, 18, 19혈(穴)은 각기 전중(膻中), 옥당(玉堂), 자궁(紫宮)과 같이 궁전(宮殿)의 의미를 나타내는 혈명(穴名)이라는 데서 이 혈(穴)이 중정(中庭)(心, 폐[肺]가 있는 곳의 전정[前庭]에 해당)에 해당한다는 식으로 해석하여 명명(命名)된 것으로 보인다.

[취혈(取穴)] 반듯하게 누워서 복부 정중선 제5 늑간극에 평행되며, 전중 아래 일촌 육푼이다.

[침향(鍼響)] 산(酸), 통감(痛感)이 가슴속으로 방산한다.

[적응증(適應症)] 흉복 창만, 심통, 구토, 트림, 음식이 내려가지 않는 증상, 매핵기

[배혈(配穴)] 소아의 토유는 내관과 배합하고, 인후경색은 천돌과 배합한다. 식도 경련, 음식물 불하, 구토가 그치지 않을 때 쓴다.

[조작] 0.3~0.5寸 평자(平刺)한다. 뜸을 뜰 수 있다.

(17) 전중(膻中) CV 17

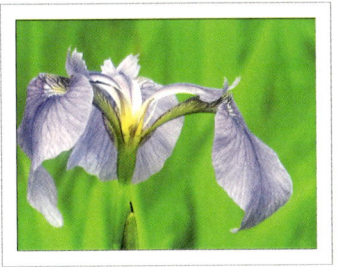

調氣降透 淸肢化痰 寬胸利膈
기를 조절하고 담을 없애고 흉격을 연다.

[명명(命名)] 전(膻)은 심장(心臟) 아래에 있는 격막(膈膜)으로서 탁(濁)한 기(氣)를 저지(沮止)하고 심장을 덮어씌우는 곳이다. 중(中)은 가운데, 내부, 맞이다 등, 즉 전중혈(膻中穴)은 양유간(兩乳間)에 있으며 심장의 중심(中心)에 해당하는 곳이며 탁기(濁氣)를 저지하고 심장을 지킨다는 뜻이 있다. 그리고 전중(膻中)은 '비릿하다'라는 뜻도 있다. 좌우양유간(左右兩乳間)에 있기 때문에 모유(母乳)의 내음이 나는 유(乳)의 가운데에 있는 혈(穴)이라는 뜻이된다.

[취혈(取穴)] 반듯이 누워서 가슴 앞 정중선 위 두 젖꼭지 사이에서 취혈한다. 제4 늑간극과 평행이다. 옥당 아래 일촌 육푼이다.

[침향(鍼響)] 산(酸), 통감(痛感)이 가슴속으로 방산한다.

[적응증(適應正)] 유방 질환, 젖 부족, 흉비, 심통, 심번, 심계, 기침, 숨가쁜 증상, 구토

[배혈(配穴)] 구토에는 중완, 기해를 배합하고, 젖 부족에는 소택, 액문을 배합하고, 흉비, 심통에는 심유, 내관과 배합한다.

[조작] 0.3~0.5寸 평자(平刺)한다. 뜸을 뜰 수 있다.

[비고] 심포의 모혈이다. 팔회혈의 회이다.

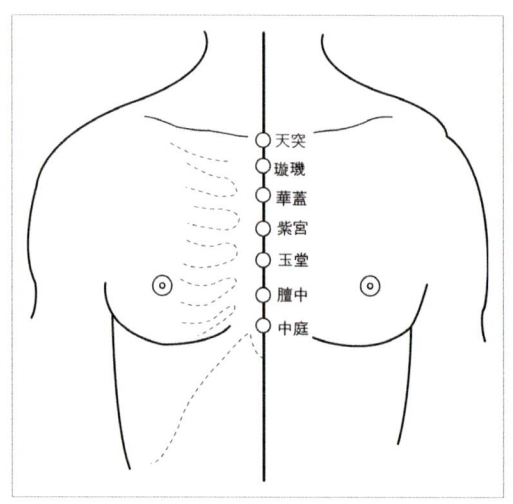

(18) 옥당(玉堂) CV 18 - 異名: 玉英

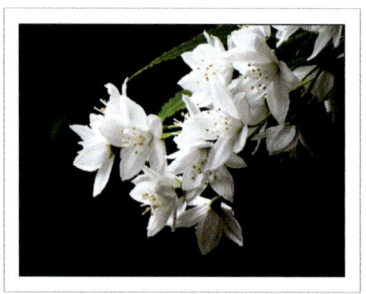

健和胃
위장의 기운을 조화롭게 한다.

[명명(命名)] 옥(玉)은 구슬을 가리키며, 또는 군주(君主)를 가리키고 천(天)이기도 하며 정신(精神)이기도 하다. 따라서 심장(心臟)을 표현하고 있다. 당(堂)은 궁전(宮殿)을 말한다. 즉, 옥당(玉堂)은 심장이 있는 궁전이라는 뜻이 된다.

[취혈(取穴)] 반듯이 누워서 가슴 앞 정중선 제3 늑간극과 평행하게 취혈한다. 자궁 아래 일촌 육푼이다.

[침향(鍼響)] 산(酸), 통감(痛感)이 가슴속으로 방산한다.

[적응증(適應症)] 기침, 숨찬 증상, 심번, 흉통, 인염, 구토, 식욕부진

[배혈(配穴)] 흉통에는 거궐, 극문을 배합하고, 인염에는 천돌, 염천과 배합한다. 호흡기질환과 식도질환에 쓴다.

[조작] 0.3~0.5寸 평자(平刺)한다. 뜸을 뜰 수 있다.

(19) 자궁(紫宮) CV 19

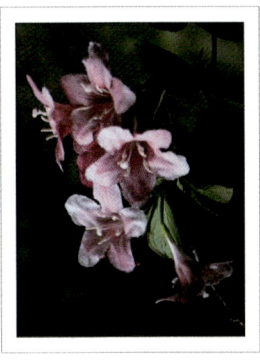

安心寧神
심장을 편안하게 하여 정신을 안정시킨다.

[명명(命名)] 자(紫)는 자줏빛. 자색(紫色)은 중국(中國)에서는 고귀(高貴)의 상징(象徵)이며 군주(君主)의 거소(居所)나 단(壇), 묘(廟) 등은 자색(紫色)을 써서 채색(彩色)하고 있다. 궁(宮)은 궁전(宮殿)으로 군자(君子)의 거소(居所)라는 뜻이다. 따라서 자궁(紫宮)은 제왕(帝王)이 있는 곳이라는 뜻으로, 심장(心臟) 위의 중요한 부위(部位)를 가리키고 있다.

[취혈(取穴)] 반듯이 누워서 가슴 앞 정중선 제2 늑간극과 평행하게 취혈한다. 화개 아래 일촌 육푼이다.

[침향(鍼響)] 산(酸), 통감(痛感)이 가슴속으로 방산한다.

[적응증(適應症)] 해수, 흉통, 인염, 인색, 구토, 딸꾹질

[배혈(配穴)] 해수천식에는 폐유, 풍문, 천돌과 배합하고, 인염, 인색에는 염천, 천돌과 배합한다. 늑막염, 해수, 식도병으로 토할 때 쓴다.

[조작] 0.3~0.5寸 평자(平刺)한다. 뜸을 뜰 수 있다.

(20) 화개(華蓋) CV 20

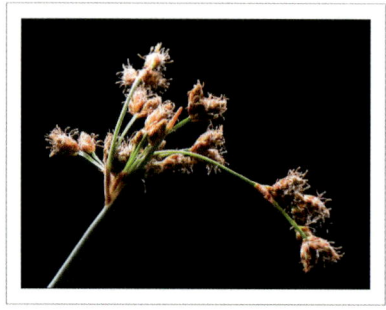

寬胸理膈
흉격을 소통한다.

[명명(命名)] 화(華)는 초(草)와 수(垂)의 의미를 지닌 글자로, 초목(艹)의 꽃이 아름답게 피어 드리워진 모양을 나타낸다. 따라서 성미(盛美)하여 화려하다는 뜻이 있으며, 꽃잎이 처진 모습을 나타낸다. 또는 폐(肺)를 가리킨다. 개(蓋)는 뚜껑, 덮어씌운다는 뜻이 있다. 따라서 화개(華蓋)는 폐(肺)의 상부(上部)에 있으며 폐를 덮어씌우는 개(蓋)와 같은 위치에 있다는 뜻이 된다.

[취혈(取穴)] 반듯이 누워서 가슴 앞 정중선 제1 늑간극과 평행하게 취혈한다. 선기 아래 일촌 육푼이다.

[침향(鍼響)] 산(酸), 통감(痛感)이 가슴속으로 방산한다.

[적응증(適應症)] 해수, 숨 가쁨, 흉협통, 인염, 인종

[배혈(配穴)] 흉협통은 지구와 배합하고, 해수, 천식에는 척택, 폐유를 배합한다.

[조작] 0.3~0.5寸 평자(平刺)한다. 뜸을 뜰 수 있다.

(21) 선기(璇璣) CV 21

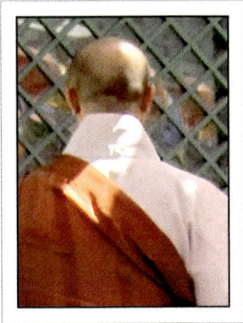

瀉胸中之氣 理和胃
가슴에 쌓인 기를 사하고 위기를 조화롭게 한다.

[명명(命名)] 선(璇)은 옥(玉)과 선(旋)이 합쳐진 글자로, 선(旋)은 장소의 깃발에 따라 군사들이 발(疋)을 돌린다는 뜻이며, 따라서 선(璇)은 가치 있는 돌을 가리킨다. 또한 선(璇)은 일종의 옥(玉)으로 보옥(寶玉)을 말하며, 옥(玉) 다음으로 아름답고 가치 있는 돌을 말한다. 기(璣)는 구슬, 둥글지 않은 보석(寶石)을 말한다. 특히 선(璇), 기(璣)라는 글자를 쓰는 이유는 대단히 고귀(高貴)하고 아름다운 주옥(珠玉)이라는 뜻이다.

[취혈(取穴)] 반듯이 누워서 가슴 앞 정중선 흉골병 중앙이며, 천돌 아래 일촌에서 취혈한다.

[침향(鍼響)] 산(酸), 통감(痛感)이 가슴속으로 방산한다.

[적응증(適應症)] 해수천식, 흉통, 인염, 인종, 소화불량

[배혈(配穴)] 인염, 인종에는 구미와 배합하고, 소화불량에는 족삼리, 사봉과 배합한다. 심장을 군으로 보았을 때 흉부의 조직은 궁궐과 같다.

[조작] 0.3~0.5寸 평자(平刺)한다. 뜸을 뜰 수 있다.

(22) 天突 CV 22 - 異名: 玉戶, 天雕

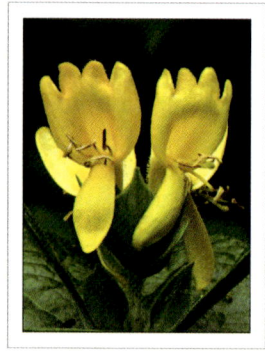

宣肺化痰 利咽開音
폐기를 퍼뜨려 담을 없애고 목을 맑게 하여 목소리를 나게 한다.

[명명(命名)] 천(天)은 하늘, 두(頭), 지고(至高)하다는 뜻이다. 경(頸)에서 위를 천(天)이라고 부른다. 돌(突)은 내밀다, 개가 구멍에서 갑자기 튀어나온다는 뜻이며, 갑자기, 뛰어 나오다, 출현(出現)하다는 뜻이다. 따라서 천돌(天突)은 지금까지 흉리(胸裏)를 순행(循行)하던 임맥(任脈)이 경부(頸部)의 오목한 곳으로 갑자기 나타나는 혈(穴)이라는 뜻이다.

[취혈(取穴)] 똑바로 앉아서 머리를 약간 뒤로 한 후 가슴 앞 정중선 선기 위의 일촌에서 취혈한다.

[침향(鍼響)] 산(酸), 통감(痛感)이 목과 가슴속으로 방산한다.

[적응증(適應症)] 기침, 딸꾹질, 인후종통, 폭음, 갑상선 기능항진, 열격, 매핵기, 코피

[배혈(配穴)] 실어에는 염천과 내관을 배합하고, 천식해수에는 척택, 전중과 배합하고, 딸꾹질에는 구미와 배합한다. 천식에 명혈이다.

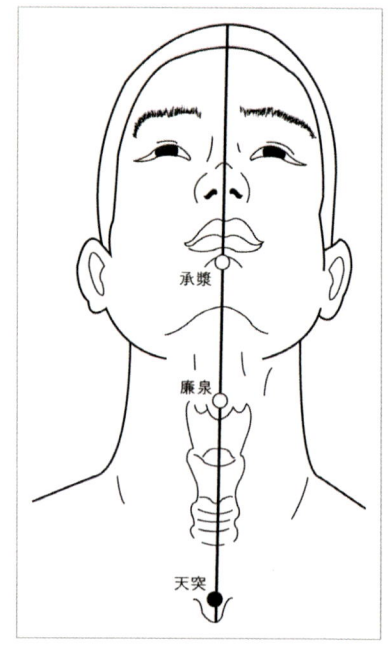

[조작] 먼저 0.2~0.3寸 직자한 후 흉골병 후연, 기관 전연을 따라 천천히 아래로 자입시키는데 0.5~1寸이다. 뜸을 뜰 수 있다.

[비고] 임맥과 음유의 회이다.

(23) 廉泉 CV 23 - 異名: 舌本, 本泄, 垂漿, 喉中

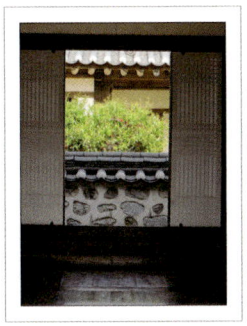

利機關 除痰氣 淸火逆
장기의 기능을 도와 담을 제거하고 화가 역하는 것을 맑힌다.

[명명(命名)] 염(廉)은 청렴, 모서리, 측변(側邊), 구석이라는 뜻이 있고, 천(泉)은 샘, 수원(水原)을 말하며 경맥유주(經脈流注)에 밀접한 자구(字句)이다. 따라서 염천(廉泉)은 하악(下顎)과 목 사이의 구석에 있으며 샘처럼 경수(經水)가 솟아나는 곳이라는 뜻을 갖는다.

[취혈(取穴)] 똑바로 앉아서 머리를 약간 뒤로 한 후 후결 상방과 설골의 하연 오목한 곳에서 취혈한다.

[침향(鍼響)] 산(酸), 통감(痛感)이 목과 혀뿌리로 방산한다.

[적응증(適應症)] 연하 곤란, 중설, 류연, 실어, 설하종통, 인염, 벙어리, 해수, 천식, 당뇨병

[배혈(配穴)] 실어는 통리, 심유와 배합하고, 인후종통에는 소상, 합곡을 배합한다.

[조작] 침 끝을 혀뿌리 방향으로 0.5~1촌 자입시키며 유침하지 않는다. 뜸을 뜰 수 있다.

(24) 承漿 CV 24

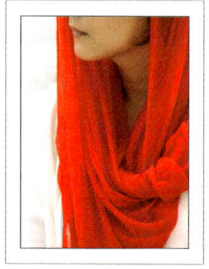

調舍陽氣機乖逆 疏口齒面目風邪
장부의 음양의 기를 조절하고 입, 치아, 얼굴의 풍사를 소통한다.

[명명(命名)] 승(承)은 하(下)에서 상(上)을 받든다는 뜻이고, 받다, 삼가 받는다는 뜻이다. 그리고 장(漿)은 미음, 액체, 즙, 꽈리, 초(酢) 등의 뜻이 있으며 여기에서는 입에서 나오는 액(液), 즉 타액(唾液)을 가리킨다. 따라서 승장(承漿)은 타액(唾液)을 아래에서 받는 위치에 있는 혈(穴)이라는 뜻이다.

[취혈(取穴)] 해순구(頦脣溝)의 정중 오목한 곳에서 취혈한다.

[침향(鍼響)] 산(酸), 통감(痛感)이 하치와 입안으로 방산한다.

[적응증(適應症)] 면 신경마비, 치통, 입과 혀가 허는 증상, 폭음, 간질병, 갓난아이가 젖을 못 빠는 증상

[배혈(配穴)] 와사증에는 태양, 하관, 지창, 협거와 배합하고, 치통에는 협거, 합곡을 배합하고, 침 흘리는 증상은 염천과 배합한다. 안면부종, 삼차신경통, 구안와사, 하치통에 신효하다.

[조작] 침 끝을 위로 향하여 0.3~0.5寸 사자(斜刺)한다. 뜸을 뜰 수 없다.

[비고] <甲乙>: 족양명, 임맥의 회(會)이다.

마무리

본경의 생리기능과 병리반응에는 기경팔맥중의 한 갈래 경맥으로서 포중에서 시작하여 복부, 가슴 정중에 순행되고 족삼음경과 중극, 관

원에서 교회되며 음유는 천돌, 염천에서 교회되고 충맥은 음교에서 교회되며 수족삼음경과 상호 연접되었고 경기가 상호 통하기 때문에 임맥은 인체의 음기를 조절한다. 따라서 음맥의 해라고 한다. 부인에게는 생양의 근본이 된다. 병리반응은 여자는 대하적취이며 남자는 칠산이 발생된다. 임맥에 소속된 경혈은 주로 간, 신, 비, 위, 심폐, 인후 및 경맥에 유관되는 장부의 병을 주치한다. 하복의 혈들은 하초병을 주치하고, 상복부의 혈은 중초병증을 주치하고 가슴의 혈들은 상초의 질병을 주치한다. 임맥의 특정 혈 중 중극은 방광의 모혈이고 관원은 소장의 모이며 석문은 삼초의 모이며 중완은 위의 모, 부회이며 거궐은 심의 모이고 구미는 임맥의 락혈이며 잔중은 심포의 모, 기회인데 각각 특수한 기능과 효과를 구유한다.

02 독맥(GV, Governor Vessel)

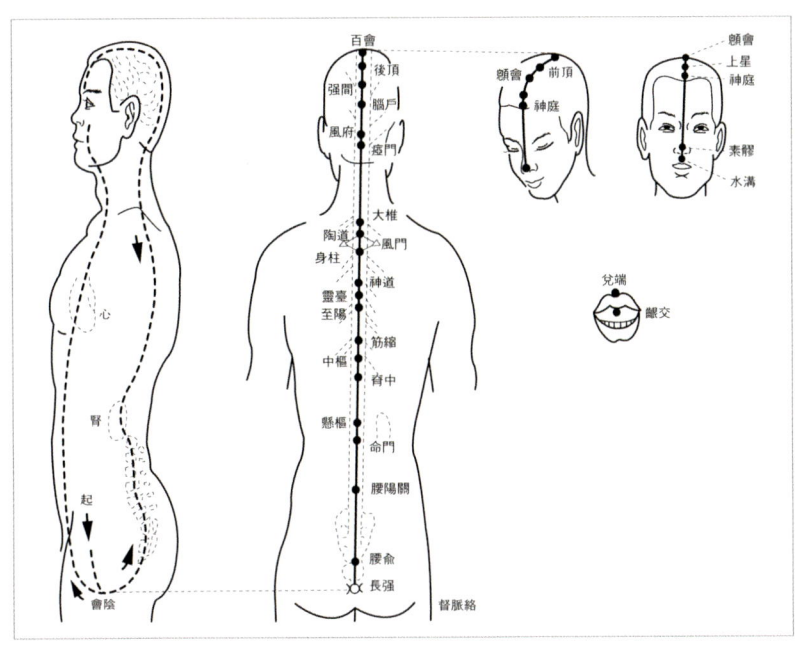

1 순행(循行)

　독맥은 등 부위 척추부에 행한다. 본경은 주간 이외에 세 개의 분지가 있다. 독맥경은 임맥경의 '회음'혈에서 일어나 미골 하단의 '장강'을 거쳐 척추 속을 따라 요부, 배부의 정중선상을 상행하여 제3흉추 극돌기 하의 '신주'에서 갈라져 방광경의 '풍문'혈로 갔다가 '도도'혈로 되돌아와서 '대추'에 이르러서는 수족의 3양경과 합쳐진다. 그리고 나서 후경부의 정중선을 상행하여 항와의 '풍부'에서 내부로 들어가 뇌를 돌아서 외후두융기 상제의 '뇌호'로 나온다. 그리하여 두부 정중선을 올라가 두정부의 '백회'에서 다시 방광경과 합쳐져서 정중선을 따라 나아가 전두 발제 중앙의 '신정'을 거쳐 전액부 및 비부의 정중선을 지나 인중을 거쳐 상악 치조 전면 중앙의 치은에 있는 '은교'를 지나 임맥의 승장과 상호 연결된다. 후행분지는 충, 임두맥과 함께 포중에서 시작되어 회음부에 나온 후, 미저골단에서 족소음 신경의 대퇴 내측 주간 및 족태양경의 맥과 상호 회합되어 척추 속을 뚫고 신에 속한다. 전행분지는 아랫배로부터 배꼽에 올라와서 위로 향하여 심을 뚫고 인후에 도달된 후 충, 임맥과 상호 회합되어 아래턱에 올라와서 입술을 감돌아 눈 아래 중앙에 이른다. 하행분지는 족태양경과 함께 눈 내각에서 시작되어 이마에 올라와서 두정부에서 교회되어 뇌에 입락하며 다시 갈라져서 목에 내려와서 견갑골 내측, 척주 양 옆을 따라 허리에 도달된 후 척주 양측의 근육에 진입되어 신과 상호 연락된다.

2 병후(病候)

　허리와 척추가 뻣뻣하며 아픈 증상, 대인의 정신병, 소아경풍, 두통, 두중, 머리가 흔들리는 증상, 기가 하복으로부터 심에 치밀어 심통, 대소변 불능, 여성 불임증, 유뇨, 륭폐, 치질 등 증상이 발생한다.

③ 수혈(腧穴)

(1) 장강(長强) GV 1 - 異名: 窮骨, 骶上, 骨骶, 氣陰郄, 龜尾, 尾翠骨, 龍爪穴, 朝天巓, 上天梯, 尾閭, 氣郄

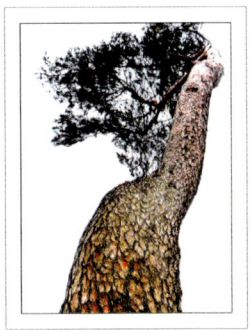

通任督 調腸府
임독맥을 통하게 하고 장부의 기능을 조절한다.

[명명(命名)] 장(長)은 수염과 머리카락이 길게 늘어뜨린 노인이 지팡이를 짚고 있는 모양을 본떠 길다, 사납다, 항시, 언제까지나, 혹은 기르다, 크다, 많다, 우두머리, 어른의 뜻이 있다. 강(强)은 강하다는 뜻. 따라서 장강(長强)은 심신을 강건(强健)하게 하고 장생(長生)시키는 혈(穴)이라는 뜻을 갖는다.

[취혈(取穴)] 무릎을 꿇고 엎드리거나 흉슬 위를 취한 후 미골 끝과 항문 연선의 중간에서 취혈한다.

[침향(鍼響)] 산(酸), 통감(痛感)이 생식기와 하복으로 방산한다.

[적응증(適應症)] 설사, 변비, 변혈, 치질, 탈항, 정신병, 간질, 허리·척추·미골 부위 동통

[배혈(配穴)] 탈항에는 백회, 대장유, 승산, 소아경풍에는 신주혈을 배합한다. 노년기에 항문과 방광의 괄약근의 이완으로 방뇨, 방분과 급만성 림병(淋病)에 좋다.

[조작] 위로 향하여 저골과 평행으로 0.5~1寸 사자(斜刺)한다. 뜸은 금지이다. 치질의 자침은 측와위로 장강(長强)혈로부터 미골 전면을 따라 심자하여(약 1촌 6푼) 유침한다.

[비고] 독맥의 락혈(絡穴)이다. <奇經八脈考>: 독맥, 족태양, 소음의 회(會)이다.

(2) 요유(腰兪) GV 2 - 異名: 背解, 髓空, 腰戶, 髓孔, 腰柱, 髓兪, 髓府

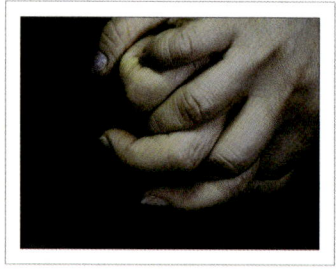

溫下焦 舒經脈 驅風濕 强腰膝
하초를 온하게 해서 경맥을 펴고 풍습을 몰아내며 허리와 무릎을 강하게 한다.

[명명(命名)] 요유(腰兪)는 요(腰)에 있는 유혈(兪穴)이라는 뜻이며, 요(腰)에서 가장 많은 사기(邪氣)가 출입(出入)하는 중요한 혈(穴)이다. 집으로 말하면 대들보에 해당하는 중요한 혈(穴)이다.

[취혈(取穴)] 엎드리거나 누워서 제21 척추 아래 저관열공처에서 취혈한다.

[침향(鍼響)] 산(酸), 통감(痛感)이 생식기와 하복으로 방산한다.

[적응증(適應症)] 설사, 유뇨, 빈뇨, 양위, 조설, 적백대하, 이명, 경공, 수족 궐냉

[배혈(配穴)] 소아감증은 침보다 구(灸)가 유효하다. 부인병, 월경부지, 치질은 관원, 상료, 차료를 배합한다.

[조작] 위로 향하여 0.5~1寸 직자(直刺)한다. 뜸을 뜰 수 있다.

(3) 요양관(腰陽關) GV 3

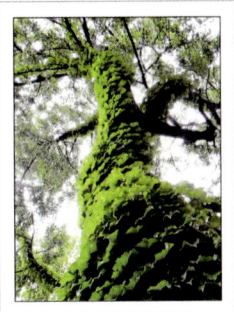

溫血室精宮 祛下焦寒濕 利腰膝
생식기와 신장을 온하게 하고 하초의 한습을 없애주며 허리와 무릎을 이롭게 한다.

[명명(命名)] 양(陽)은 태양(太陽)의 양(陽), 관(關)은 문빗장, 관문(關門)의 뜻이 있다. 인체배부(人體背部)의 혈(穴)은 모두 양(陽)이며, 양관(陽關)은 인체 하부(人體下部)에 양기(陽氣)를 인도(引導)하는 관문(關門)이다. 따라서 양기(陽氣)가 약화되어 허냉(虛冷)한 경우에 그것을 바르게 하는 주치혈(主治穴)이라는 것이다.

[취혈(取穴)] 엎드린 후 뒤 정중선 제4요추 극돌하의 오목한 곳에서 취혈한다. 목을 최대한 구부리면 요추 4, 5번 사이가 벌어진다.

[침향(鍼響)] 산(酸), 통감(痛感)이 하복과 허리로 방산되고 좌골에도 영향을 미친다.

[적응증(適應症)] 요통, 하지마비, 월경이상, 적백대하, 유정, 양위, 변혈

[배혈(配穴)] 요통, 엉덩이 동통, 좌골신경통에는 신유, 위중, 환도, 양릉천을 배합한다. 양위, 유정, 월경이상에는 관원, 차료, 삼음교를 배합한다. 허리에 힘이 없을 때, 부인 성요통 등은 구(灸)가 유효하다.

[조작] 위로 향하여 0.5~1寸 직자(直刺)한다. 뜸을 뜰 수 있다.

(4) 명문(命門) GV 4

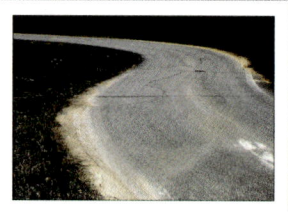

培元補腎 固精止帶 舒筋和血 疏經調氣 强健腰脊
신장을 보하여 원기를 돕고 정기를 고섭하고 혈을 조화롭게 하여 근육을 펴고 경맥을 소통하여 기를 조절하고 허리와 등을 강하게 한다.

[명명(命名)] 명문(命門)은 명(命)의 문(門)이다. 생명력(生命力)의 가장 중심(中心)이란 뜻에서 명명(命名)되었다. 신간(腎間)의 기(氣), 선천(先天)의 원기(元氣)가 명문(命門)으로 출입(出入)하여 인간의 건강을 유지하는 혈(穴)이 된다.

[취혈(取穴)] 엎드린 후 뒤 정중선 제2요추 극돌하의 오목한 곳에서 취혈한다.

[침향(鍼響)] 산(酸), 통감(痛感)이 하복과 허리, 생식기로 방산된다.

[적응증(適應症)] 요통, 하지마비, 월경이상, 적백대하, 유정, 양위, 변혈

[배혈(配穴)] 허리, 등 동통에는 신유, 환도, 위중을 배합하고, 양위, 유정, 월경이상, 적백대하에는 관원, 상·차료를 배합한다. 명문 부위가 많이 들어간 경우는 만성요통이 있다. 손발이 차거나 어린이 야뇨증에 사용한다. 어린이 심한 구토, 장출혈(腸出血), 치출혈(痔出血), 비출혈(鼻出血)에는 구(灸)가 유효하다. 신양허자(腎陽虛者)는 부자를 깔고 뜸을 뜨며 크기는 3~5분 정도 명문화(命門火)를 돕는다.

[조작] 위로 향하여 0.5~1寸 직자(直刺)한다. 뜸을 뜰 수 있다.

[비고] <영추> 십사추에서 나와서 대맥에 속한다.

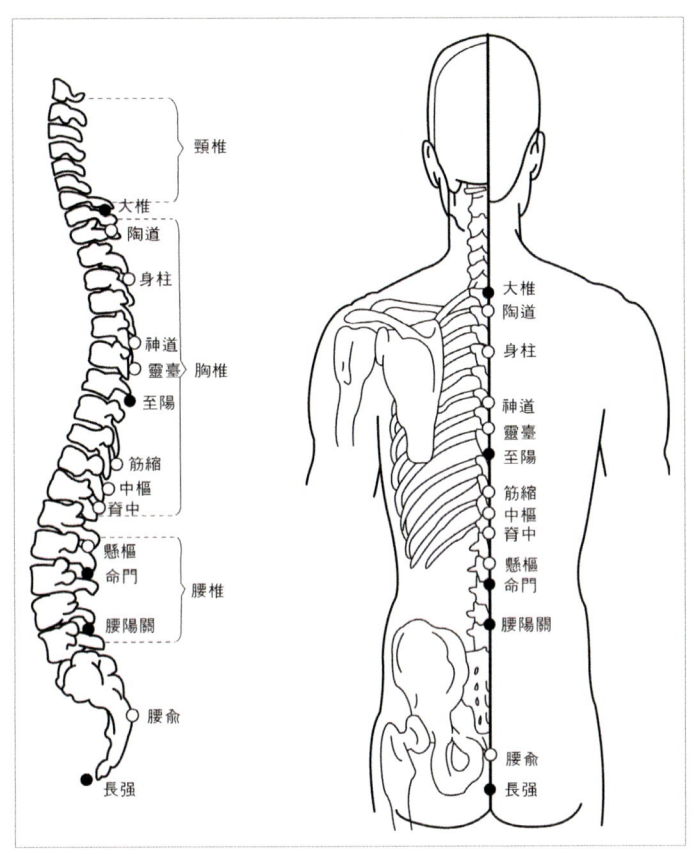

(5) 현추(懸樞) GV 5

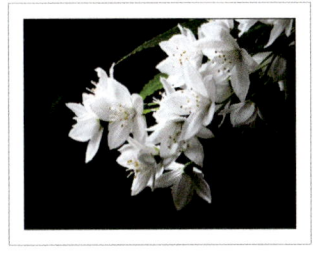

疏泄肝膽 淸肺化痰
간담을 소통시키고 폐열을 맑혀서 담을 없앤다.

[명명(命名)] 현(懸)은 모든 일은 마음(心)에 달렸다(懸)는 데서 '걸다, 매달리다'라는 뜻이 있으며, 추(樞)는 지도리, 고동, 긴요함, 나아가 중

심이 되는 중요한 부분을 가리킨다.

[취혈(取穴)] 엎드린 후 뒤 정중선 제1요추 극돌하의 오목한 곳에서 취혈한다.

[침향(鍼響)] 산(酸), 통감(痛感)이 상복부와 척추 상하로 방산된다.

[적응증(適應症)] 복창, 설사, 허리 척추가 뻣뻣한 증상, 위하수

[배혈(配穴)] 식적복창에는 천추, 중완 배합, 심한 요통 때는 앉아서 구(灸)한다.

[조작] 위로 향하여 0.5~1寸 직자(直刺)한다. 뜸을 뜰 수 있다.

(6) 척중(脊中) GV 6

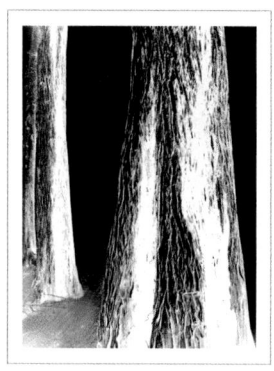

淸濕熱 祛痰活血
습열을 맑히고 담을 없애고 혈을 활발하게 한다.

[명명(命名)] 척중(脊中)은 배부(背部)의 중점(中點)에 해당하는 곳에 있기 때문에 이와 같이 불린다. 『十四經發揮』에서는 "배골(背骨)은 二十一椎, 경골(頸骨)은 三椎, 그래서 二十四椎이다."라고 하였다. 경골(頸骨)을 제(除)하면 21추(椎)이고, 척중(脊中)은 그 11추(椎)에 해당하기 때문에 배골(背骨)의 가운데라는 뜻이 된다.

[취혈(取穴)] 엎드린 후 뒤 정중선 제11흉추 극돌하의 오목한 곳에서 취혈한다.

[침향(鍼響)] 산(酸), 통감(痛感)이 상복부와 척추 상하로 방산된다.

[적응증(適應症)] 설사, 복통, 복만, 황달, 소아감적, 치질, 탈항, 대변

출혈, 간질

[배혈(配穴)] 복만, 식욕부진은 족삼리, 중완, 건리를 배합하고, 하지 무력, 마비는 중추, 명문을 배합한다.

[조작] 위로 향하여 0.5~1寸 직자(直刺)한다. 뜸을 뜰 수 있다.

(7) 중추(中樞) GV 7

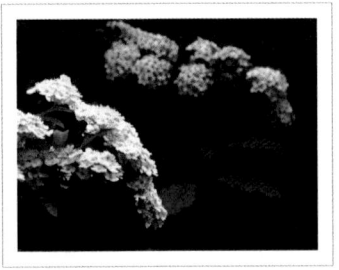

降痰氣 利濕熱
역상하는 담기를 내리고 하초습열을 내보낸다.

[명명(命名)] 인신(人身)의 배부(背部)에서 중간(中間)에 위치(位置)한 추요부(樞要部)라는 뜻으로 중추(中樞)라 한다. 즉, 배골(背骨)의 가운데에 있으면서 체력(體力)과 몸의 상태를 조절하는 역할을 담당한 혈(穴)이라는 뜻이다.

[취혈(取穴)] 엎드린 후 뒤 정중선 제10흉추 극돌하의 오목한 곳에서 취혈한다.

[침향(鍼響)] 산(酸), 통감(痛感)이 상복부와 척추 상하로 방산된다.

[적응증(適應症)] 황달, 구토, 복만, 위통, 식욕부진, 허리 척추동통

[배혈(配穴)] 복만, 식욕부진은 족삼리, 중완, 건리를 배합하고, 하지무력, 마비는 중추, 명문을 배합한다.

[조작] 위로 향하여 0.5~1寸 직자(直刺)한다. 뜸을 뜰 수 있다.

(8) 근축(筋縮) GV 8

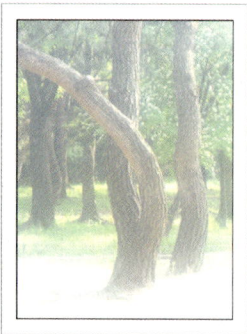

舒筋通絡
근육을 펴주고 락맥을 통하게 한다.

[명명(命名)] 근(筋)은 간(肝)에 속(屬)한다. 근(筋)은 결합직(結合織)이며, 축(縮)은 실이나 천을 물에 담갔다가 꺼내거나 잠재우면(宿) 줄어든다 하여 '오그라지다'라는 뜻이 있다.

[취혈(取穴)] 엎드린 후 뒤 정중선 제9흉추 극돌하의 오목한 곳에서 취혈한다.

[침향(鍼響)] 산(酸), 통감(痛感)이 상복부와 척추 상하로 방산된다.

[적응증(適應症)] 정신병, 경풍, 경련, 척추가 뻣뻣한 증상, 위통, 황달병, 등허리 통증

[배혈(配穴)] 현훈은 태충, 백회를 배합하고, 간질병은 인당, 구미를 배합한다. 요척통 환자는 근육이 두드러지게 편측으로 융기가 일어나는데, 이곳을 자침한다. 간장병이나 근병에 응용한다.

[조작] 위로 향하여 0.5~1寸 사자(斜刺)한다. 뜸을 뜰 수 있다.

(9) 지양(至陽) GV 9

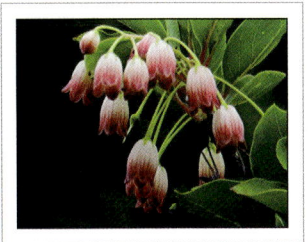

理氣機 化濕熱 寬胸膈
장기의 기를 다스려서 습열을 없애며 가슴을 편하게 한다.

[명명(命名)] 인체(人體)의 상(上)을 양(陽)이라 하고 하(下)를 음(陰)이라 한다. 그리고 第7椎에서 상(上)을 인신양(人身陽)이라고 하므로 第7椎의 지양(至陽)에서 위가 양부(陽部)가 된다. 즉, 이제부터 양(陽)에 지(至)하는 것이다. 음병(陰病)은 이곳으로부터 양(陽)으로 가고, 양병(陽病)은 음(陰)으로 간다. 따라서 지양(至陽)은 양(陽)의 증상을 제거하는 혈(穴)로서도 의의(意義)가 크며, 이것이 혈명(穴名)으로 되어 있다.

[취혈(取穴)] 엎드린 후 뒤 정중선 제7흉추 극돌하의 오목한 곳에서 취혈한다. 견갑골 하각과 상호 평행된다.

[침향(鍼響)] 산(酸), 통감(痛感)이 상복부와 척추 상하, 견갑골 속으로 방산된다.

[적응증(適應症)] 흉협창만, 신열, 복통, 황달, 천해, 척추가 뻣뻣한 증상

[배혈(配穴)] 협통은 양릉천, 일월과 배합, 위통은 내관, 족삼리를 배합한다. 위장과 긴밀한 관계이다. 부인불감증과 호흡기질환으로 식욕부진 시 사용한다.

[조작] 위로 향하여 0.5~1寸 사자(斜刺)한다. 뜸을 뜰 수 있다.

(10) 영대(靈臺) GV 10

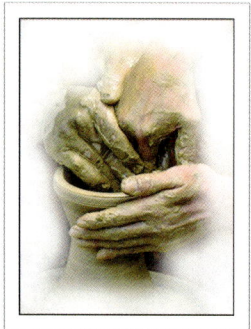

安胃寧神
위장을 안정시켜 정신을 편안하게 한다.

[명명(命名)] 영(靈)은 신령(神靈), 신(神), 진심(眞心)이라는 뜻이고, 대(臺)는 사방을 바라보기 위하여 높이 쌓은 돈대(臺) 또는 누각을 말하며, 전(轉)하여 지탱하다, 마음 등의 뜻이 있다. 즉, 영(靈)과 대(臺)는 모두 심(心)을 뜻한다. 그리고 신령(神靈)이 머무는 심장(心臟)이 있는 배골(背骨)은 第5椎이다. 영대(靈臺)는 그 第5椎를 지탱하는 第6椎 下에 있는 대(臺)라는 뜻에서 영대(靈臺)라고 명명(命名)되었다.

[취혈(取穴)] 엎드린 후 뒤 정중선 제6흉추 극돌하의 오목한 곳에서 취혈한다.

[침향(鍼響)] 산(酸), 통감(痛感)이 등과 목으로 방산된다.

[적응증(適應症)] 천해, 종기, 신열, 척추가 아프고 목이 뻣뻣함, 두통, 심장성 질환

[배혈(配穴)] 종기는 위중, 합곡과 배합하고 흉협통은 양릉천과 배합하고 간질, 학질은 도도, 내관과 배합한다. 천식, 정서불안, 우울증, 원인불명의 불면증에 특효

[조작] 위로 향하여 0.5~1寸 사자(斜刺)한다. 뜸을 뜰 수 있다.

[비고] <銅人>: 禁鍼穴이다.

(11) 신도(神道) GV 11

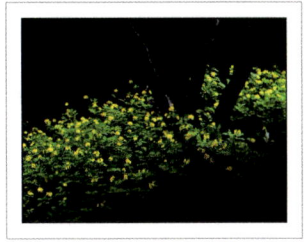

淸神祛風利氣
신을 맑히고 풍을 제거하고 기를 이롭게 한다.

[명명(命名)] 신(神)은 심장(心臟)에 머무르는 신명(神明)의 정기(精氣)를 말한다. 도(道)는 길, 통로를 말하며 신명(神明)의 정기(精氣)가 통하는 혈(穴)이라는 뜻이 혈명(穴名)이 되었다. 인간(人間)의 성격(性格)과 능력(能力), 건강은 심장(心臟)이 지배한다. 따라서 순환기계(循環器系)의 장해(障害)만이 아니라 정신기능(精神機能)을 조절하는 중요한 혈(穴)이 바로 신도(神道)이다.

[취혈(取穴)] 엎드린 후 뒤 정중선 제5흉추 극돌하의 오목한 곳에서 취혈한다.

[침향(鍼響)] 산(酸), 통감(痛感)이 흉부와 위로 목으로 방산된다.

[적응증(適應症)] 심통, 심계, 실면, 건망증, 중풍, 실어, 간질, 경련, 뇌신경쇠약

[배혈(配穴)] 심통, 심계는 심유와 배합하고, 실면, 건망증은 백회, 족삼리, 삼음교와 배합한다.

[조작] 위로 향하여 0.5~1寸 사자(斜刺)한다. 뜸을 뜰 수 있다.

(12) 신주(身柱) GV 12

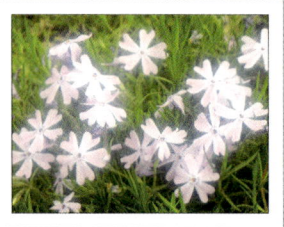

理氣降逆 祛邪退熱 淸心寧志 補肺淸營 止咳喘 和鎭靜
기를 다스려 역기하는 것을 내리고 사기와 열을 제거하고 심장의 열을 사하여 뜻을 편하게 하고 폐를 보하여 영분의 사열을 맑히고 기침과 숨찬 것이 그치고 완화된다.

[명명(命名)] 주(柱)는 집을 버티게 하고 떠받치는데 주(主)가 되는 나무(木), 즉 기둥을 뜻하며, 버티다, 괴다, 받치다, 막다의 뜻이 있다. 따라서 신주(身柱)는 신체(身體)의 주(柱), 대들보를 말한다. 가옥(家屋)은 대들보가 중심이 되어 전체를 지탱하고, 몸의 대들보는 신주(身柱)이다. 따라서 신주(身柱)는 몸의 대들보를 뜻한다.

[취혈(取穴)] 엎드린 후 뒤 정중선 제3흉추 극돌하의 오목한 곳에서 취혈한다.

[침향(鍼響)] 산(酸), 통감(痛感)이 흉부와 위로 목으로 방산된다.

[적응증(適應症)] 신열로 두통, 천해, 경궐, 정신병, 종기, 허리, 척추가 뻣뻣한 증상

[배혈(配穴)] 종기는 위중과 배합, 천해는 풍문, 전중, 열결과 배합한다. 소아의 삼리(三里)라 한다. 유아, 소아는 감기, 몸살과 체하고 놀란 것은 같은 증상을 보인다. 뇌력 부족으로 인한 어지럼증, 폐력 부족의 천식, 비장기운이 약해서 오는 탈장 등은 정기가 올라가지 못해서 생기는 병이다.

[조작] 위로 향하여 0.5~1寸 사자(斜刺)한다. 뜸을 뜰 수 있다.

(13) 도도(陶道) GV 13

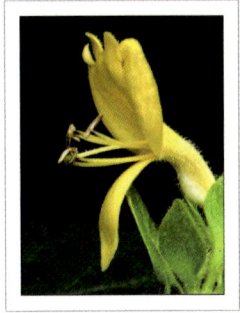

疏表邪 淸肺熱 補虛損 安神
표에 사기를 소통하고 폐열을 맑히고 허로를 보하여 정신을 안정시킨다.

[명명(命名)] 도(陶)는 연다(開)는 뜻이 있다. 도(道)는 길, 지나간다는 뜻이 있으므로 길이 열린다는 뜻이다. 즉, 독맥(督脈, 陽脈之海)의 양기(陽氣)가 발양(發揚)하는 곳이 된다. 울적(鬱積)하는 여러 양증(陽症)에 대해 길을 열어서 기(氣)를 안정시키고, 정신을 진정시키는 혈(穴)이 도도(陶道)이다.

[취혈(取穴)] 엎드린 후 뒤 정중선 제1흉추 극돌하의 오목한 곳에서 취혈한다.

[침향(鍼響)] 산(酸), 통감(痛感)이 흉부와 위로 목으로 견갑으로 방산된다.

[적응증(適應症)] 학질, 간질병, 히스테리, 머리와 목이 뻣뻣하고 통증, 척추와 등허리가 찬 증상

[배혈(配穴)] 열이 나거나 땀이 나지 않는 증상은 풍지, 합곡과 배합하고 코피, 열성병으로 두중, 현운, 뇌충혈, 고혈압 등에 사용한다. 인체의 기혈이 돌면서 발생하는 문제 등 전체적인 조화가 깨어진 데서 오는 병을 치료한다. 만성기관지염에 특효가 있다.

[조작] 위로 향하여 0.5~1寸 사자(斜刺)한다. 뜸을 뜰 수 있다.

[비고] <甲乙> 督脈, 족태양의 會이다.

(14) 대추(大椎) GV 14

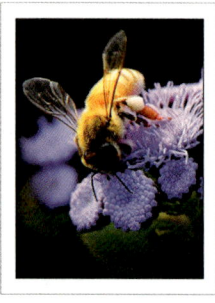

疏風散寒 解表通陽 理氣降逆 鎭靜安神與健腦
풍한을 흩어서 표를 풀어 양을 통하게 하고 역기를 다스리고 신이 안정하면 뇌가 건강해진다.

[명명(命名)] 대추(大椎)란 커다란 추골(椎骨)이란 뜻이며, 대(大)는 第一椎를 칭미(稱美)한 말이다. 대(大)는 귀(貴)하다, 위대하다, 중요하다, 추요(樞要) 같은 뜻이 있다. 때문에 대추(大椎)는 중요한 추골(椎骨)에 있는 혈(穴)이라는 뜻이 된다.

[취혈(取穴)] 엎드린 후 뒤 정중선 제7경추 극돌하의 오목한 곳에서 취혈한다.

[침향(鍼響)] 산(酸), 통감(痛感)이 흉부와 위로 목으로 견갑으로 방산된다.

[적응증(適應症)] 신열, 학질, 골증조열, 두통, 목이 뻣뻣한 증, 천해, 소아경풍, 우울증, 간질증, 더위 먹은 증상, 폐결핵, 결핵성질환의 발열, 구토나 비출혈의 지혈에 사용한다.

[배혈(配穴)] 감기로 열이 나는 증상은 곡지, 외관, 합곡, 풍지와 배합하고 소아경풍은 풍지, 수구, 후계, 신맥과 배합한다. 몸속의 열을 배출시키거나 발열, 고열, 내열로 인한 여드름 등을 없애는 해열혈이다.

[조작] 위로 향하여 0.5~1寸 사자(斜刺)한다. 뜸을 뜰 수 있다.

[비고] <甲乙> 督脈, 삼양의 會이다. 학질의 명구혈(5~6장)

(15) 아문(瘂門) GV 15

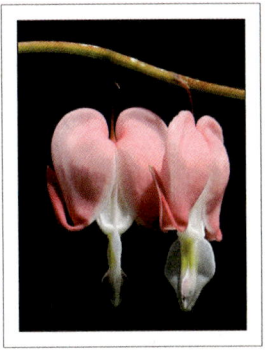

通經絡 利機關 開神竅 淸神志
맥락을 통하게 하여 기관을 이롭게 하고 신규를 열어
정신과 뜻을 맑힌다.

　[명명(命名)] 아(瘂)는 음((瘖)과 동의어(同義語)이며, 구(口)에 장해(障害)가 있어 언어(言語)를 발(發)하지 못하는 경우를 말한다. 아문(瘂門)은 언어장해(言語障害)가 있는 증상에 대해 효과를 기대할 수 있는 혈(穴)임을 뜻한다.
　[취혈(取穴)] 똑바로 앉아서 머리를 약간 숙이고 뒤 정중선 후발제 0.5寸 오목한 곳에서 취혈한다.
　[침향(鍼響)] 산(酸), 통감(痛感)이 목과 머릿속으로 방산된다.
　[적응증(適應症)] 혀가 뻣뻣하여 말을 못하는 증상, 쉰 목소리, 두통, 중풍실어, 정신병, 간질증
　[배혈(配穴)] 벙어리는 염천, 이문, 청궁, 청회, 예풍, 합곡을 배합하고, 중풍으로 인한 실어는 염천, 통리와 배합한다. 상향으로 자입하면 뇌성이고 하향이면 척근성 마비증에 쓴다.
　[조작] 똑바로 앉아서 머리를 약간 숙이고 목 근육을 느슨히 한다. 침 끝을 아래턱 방향으로 천천히 0.5~1寸 자입한다. 심자는 금한다. 뜸을 뜰 수 없다.
　[비고] <甲乙> 督脈, 양유의 會이다. 「愼灸令人瘂舌急不語」

(16) 풍부(風府) GV 16 - 異名: 舌本, 鬼枕, 鬼穴, 曹溪

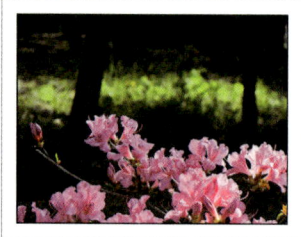

祛風邪 利機關 淸神志 泄氣火
풍사를 없애서 기관을 이롭게 하고 정신과 뜻을 맑히고 화기를 내린다.

[명명(命名)] 풍(風)은 병(病)의 원인(原因)이 되는 외사(外邪)의 한 가지인 풍(風)이다. 부(府)는 창고, 수도, 모이는 곳이라는 뜻이며, 풍사(風邪)가 이곳에 모이는 곳이라는 의의(意義)가 된다.

[취혈(取穴)] 똑바로 앉아서 머리를 약간 숙이고 뒤 정중선 후발제 1寸에서 취혈한다.

[침향(鍼響)] 산(酸), 통감(痛感)이 목과 머릿속으로 방산된다.

[적응증(適應症)] 두통, 비색, 인후종통, 현운, 코피, 중풍, 우울증, 소아경풍

[배혈(配穴)] 소아경풍은 풍지, 수구, 합곡, 태충과 배합하고, 두통은 백회태양과 배합하고, 정신병은 대추, 본신, 신주와 배합한다. 풍으로 인한 두통, 고혈압환자의 목이 땅길 때 쓴다.

[조작] 똑바로 앉아서 머리를 약간 숙이고 목 근육을 느슨히 한다. 침 끝을 아래턱 방향으로 천천히 0.5~1寸 자입한다. 상향자와 심자는 금한다. 뜸을

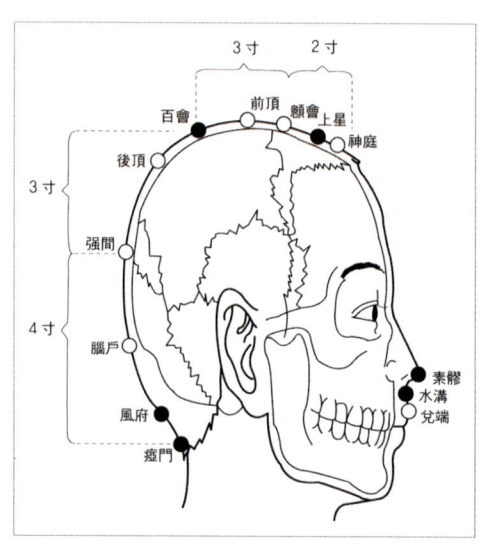

뜰 수 없다.

[비고] 督脈, 양유의 會이다.

(17) 뇌호(腦戶) GV 17 - 異名: 會額, 合顱

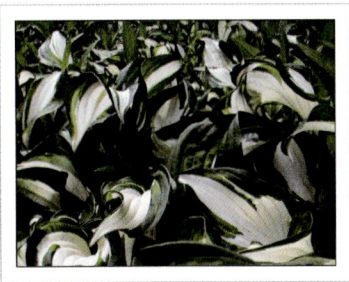

祛風邪 淸神志
풍사를 제거하여 정신과 뜻을 맑힌다.

[명명(命名)] 뇌(腦)의 호구(戶口)라는 뜻이다. 호(戶)는 외짝 문의 모양을 본떠지게 문을 뜻하는 글자로, 여기서는 뇌(腦)로 통하는 경락(經絡)의 출입구(出入口)를 말한다. 경락(經絡)은 풍부(風府)에서 들어가(入) 뇌(腦)에 속(屬)하고 뇌(腦)로 나와(출[出]) 강간(强間), 후정(後頂)에 이른다.

[취혈(取穴)] 똑바로 앉거나 엎드리며 머리 중선의 침골 저륭 상연 풍부, 강간과 1.5촌 사이 오목한 곳에서 취혈한다.

[침향(鍼響)] 산(酸), 통감(痛感)이 뒷머리와 전체로 방산된다.

[적응증(適應症)] 두통, 목이 뻣뻣한 증상, 현훈, 목황, 정신병, 간질, 삼차신경통에 의한 안면통

[배혈(配穴)] 심번은 승광, 음극과 배합한다. 면적, 두부에 통증 있을 때

[조작] 0.5~0.8寸 평자(平刺)한다. 뜸을 뜰 수 있다.

[비고] 督脈, 족태양의 會이다.

(18) 강간(强間) GV 18 - 異名: 大羽

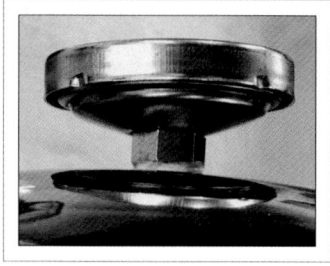

强經絡疏通
경락을 강하게 하여 소통시킨다.

[명명(命名)] 강(强)은 '강하다, 강건(强健), 나아가다'라는 뜻이 있다. 간(間)은 사이, 전(轉)하여 편안하게, 조용히, 느슨하게, 그것이 다시 전(轉)하여 유(愈), 병(病)이 유(愈)하다는 뜻이 된다. 따라서 강간(强間)은 뇌(腦)를 강건(强健)하게 하다, 건강한 뇌(腦)로 만드는 주치혈(主治穴)이라는 뜻이다.

[취혈(取穴)] 똑바로 앉거나 엎드리며 머리 중선의 후발제에서 4촌인데 뇌호와 후정과 일촌반이다. 또는 풍부와 백회 연선의 중점에서 취혈한다.

[침향(鍼響)] 산(酸), 통감(痛感)이 뒷머리와 전체로 방산된다.

[적응증(適應症)] 정신병, 간질, 눈 어지럼증, 실면, 히스테리, 현훈, 고혈압, 저혈압, 연말(延沫)

[배혈(配穴)] 심번은 승광, 음극과 배합한다. 면적, 두부에 통증 있을 때

[조작] 0.5~0.8寸 평자(平刺)한다. 뜸을 뜰 수 있다.

[비고] 督脈, 족태양의 會이다.

(19) 후정(後頂) GV 19

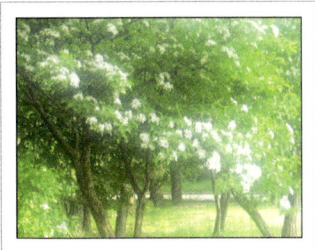

疏泄風熱
풍열로 막힌 것을 소통시킨다.

[명명(命名)] 후(後)는 뒤를 말하며 전(前)의 반대어(反對語)이다. 정(頂)은 머리(혈[頁])의 꼭대기(정[丁])인 정수리를 뜻하며, 봉우리, 정상(頂上)을 말한다. 따라서 후정(後頂)은 두정(頭頂)의 후(後)에 있는 혈(穴)이라는 뜻이 되므로 백회(百會)의 뒤에 있는 두부(頭部)의 제 증상(諸症狀)에 효과가 있는 혈(穴)이라는 뜻이 된다.

[취혈(取穴)] 똑바로 앉거나 엎드리며 머리 중선의 후발제에서 5촌 반이며 강간 백회와 일촌 반이다.

[침향(鍼響)] 산(酸), 통감(痛感)이 정수리와 머리 전체로 방산된다.

[적응증(適應症)] 두통, 현훈, 정신병, 간질병, 번심, 실면, 목이 뻣뻣한 증

[배혈(配穴)] 두통은 백회, 합곡을 배합하고, 간질병은 액문, 양보와 배합한다.

[조작] 0.5~0.8寸 평자(平刺)한다. 뜸을 뜰 수 있다.

(20) 백회(百會) GV 20

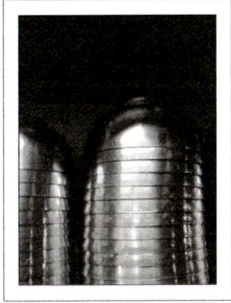

熄肝風 潛肝陽 淸神志 回陽固脫 擧陽氣下陷 淸熱開竅
간풍을 치료하여 간양이 상승하는 것을 치료하고 정신과 뜻을 맑히고 망양을 치료하여 양기가 처지는 것을 올리고 열을 맑히어 개규한다.

[명명(命名)] 백회(百會)는 독맥(督脈), 족태양방광경(足太陽膀胱經), 수소양삼초경(手少陽三焦經), 족소양담경(足少陽膽經), 족궐음간경(足厥陰肝經)의 오맥(五脈)이 합류(合流)하는 곳이다. 신체 내(身體內)의 백(百) 경맥(經脈)이 모이고 회(會)하는 데에서 백회(百會)라고 명명(命名)되어 있다.

[취혈(取穴)] 똑바로 앉아서 후발제 중선에서 7촌이며 전발제 정중에서 뒤로 오촌이며 후정 전정과 일촌 반이다.

[침향(鍼響)] 산(酸), 통감(痛感)이 정수리와 머리 전체로 방산된다.

[적응증(適應症)] 고열, 훈궐, 중풍 폐증, 반신불수, 정신병, 간질병, 히스테리, 경련, 소아급·만경풍, 이명, 이롱, 비염, 코피, 탈항, 치질, 자궁하수

[배혈(配穴)] 고열은 풍지, 대추, 곡지와 배합하고, 눈병은 풍지, 태양, 합곡, 정명과 배합하고, 코병은 풍지, 영향, 합곡과 배합하고, 탈항은 장강, 승산과 배합하고, 중풍 폐증은 용천, 풍륭, 풍지와 배합한다. 하수증은 중기가 아래로 처지고 양기가 오르지 못하여 발생한다. 자궁하수, 위하수 등

[조작] 전후좌우로 0.5~0.8寸 평자(平刺)한다. 뜸을 뜰 수 있다. 환처를 향해서 방향을 잡을 수 있다.

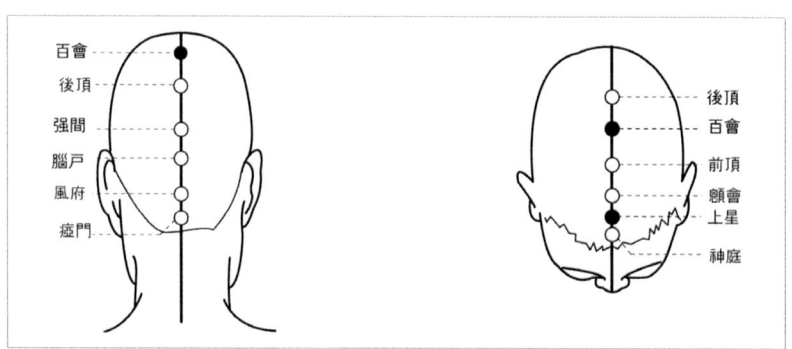

(21) 전정(前頂) GV 21

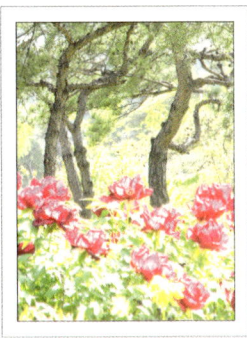

疏太陽經風熱
태양경 풍열사를 소설한다.

[명명(命名)] 전(前)은 원래 전(剪)의 의미였으나 여기서는 전(前)의 뜻으로 쓰이며, 정(頂)은 머리(頁)의 꼭대기(丁)인 정수리를 뜻한 글자이다. 따라서 전정(前頂)은 두부(頭部)의 정(頂), 백회(百會)의 전(前)에 있는 혈(穴)이라는 뜻이다. 또한 후정(後頂)에 대(對)한 전정(前頂)이라는 뜻이기도 하다.

[취혈(取穴)] 똑바로 앉아서 전발제 중선에서 뒤로 3촌 반이며 백회, 신회 사이이다.

[침향(鍼響)] 산(酸), 통감(痛感)이 정수리와 머리 전체로 방산된다.

[적응증(適應症)] 정수리 통증, 현훈, 비염, 코피, 목적종통, 간질병, 소아경풍

[배혈(配穴)] 두통은 후정, 함염과 배합하고, 소아경풍, 간질증은 장강, 계맥과 배합한다.

[조작] 0.3~0.5寸 평자(平刺)한다. 뜸을 뜰 수 있다.

(22) 신회(顖會) GV 22

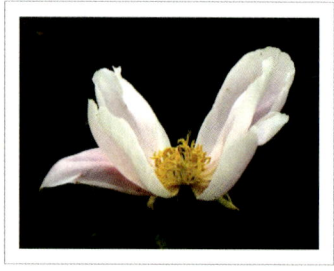

祛風散寒
풍을 제거하고 한을 흩는다.

[명명(命名)] 신(顖)은 원래 두개골(頭蓋骨)를 형상(形象)하여 뇌(腦) 위에 모(毛)가 발모(發毛)하는 형(形)이고, 회(會)는 '만나다, 모이다'라는 뜻이다. 따라서 신회(顖會)는 두골(頭骨)이 모여서 닫힌 곳이라는 뜻으로 해석할 수 있다.

[취혈(取穴)] 똑바로 앉아서 전발제 중선에서 뒤로 2촌이며 상성과 일촌, 전정과 일촌 반 사이다.

[침향(鍼響)] 산(酸), 통감(痛感)이 정수리와 머리 전체로 방산된다.

[적응증(適應症)] 두통, 현훈, 비염, 간질, 소아경풍, 우울증

[배혈(配穴)] 소아경풍, 간질은 전정, 본신, 천주와 배합하고 혈허두훈은 지구, 혈해와 배합한다.

[조작] 0.3~0.5寸 평자(平刺)한다. 소아는 금침, 금구 대인은 뜸을 뜰 수 있다.

(23) 상성(上星) GV 23

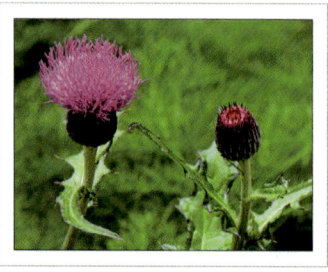

散風熱 通鼻竅
풍열을 흐트러뜨리고 코를 통하게 한다.

[명명(命名)] 상(上)은 하늘, 수령(首領), 손윗사람, 귀인(貴人), 천자(天子) 같은 뜻이 있다. 성(星)의 원자형(原字形)은 정성(晶星)으로, 밝은(정[晶]) 빛을 내는(생[生]) 별이라는 뜻이며, 이것은 천(天)의 기(氣)이고 비(鼻)로 통한다. 따라서 비(鼻)의 상방(上方)에 있으며, 비(鼻)나 목(目), 두(頭)의 증상이 시원치 않을 때, 이것을 명쾌(明快)하게 한다는 뜻으로 해석할 수 있다.

[취혈(取穴)] 똑바로 앉아서 전발제 중선에서 뒤로 1촌이며 신회와 일촌, 신정과 반촌이다.

[침향(鍼響)] 산(酸), 통감(痛感)이 정수리와 코와 얼굴로 방산된다.

[적응증(適應症)] 두통, 어지러움, 목적동통, 영풍누출, 비염, 코피, 정신병, 소아경풍

[배혈(配穴)] 코피, 코 막힘, 비염에는 영향, 합곡과 배합하고, 두통, 어지럼증은 풍지, 천주와 배합한다. 뜸을 떠서 비질환을 치료하는 명혈이다.

[조작] 0.3~0.5寸 평자(平刺)한다. 뜸을 뜰 수 있다.

(24) 신정(神庭) GV 24

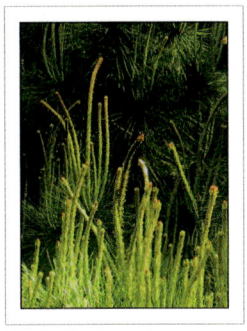

健腦寧神 散風熱 通鼻竅
뇌를 건강하게 하여 신을 편하게 하고 풍열을 흩어서 코를 통하게 한다.

[명명(命名)] 번갯불(신[申])은 신(神)이 보여준(示) 것이라는 의미로서, 여기에서는 정신(精神)의 신(神)이며, 정(庭)은 원래 비를 맞지 않게 지붕(广)을 한 조정(廷)의 작은 뜰을 뜻한 글자였으나, 여기에서는

뜰, 평평하다, 곧음 등의 뜻이 있다. 따라서 액(額)에서 발모(髮毛)로 들어가는 뜰에 해당하며 정신(精神), 정서(情緖)를 안정시키는 穴이라는 뜻으로 해석할 수 있다.

[취혈(取穴)] 똑바로 앉아서 전발제 중선에서 뒤로 0.5촌이며 상성과 반촌이다.

[침향(鍼響)] 산(酸), 통감(痛感)이 코와 얼굴로 방산된다.

[적응증(適應症)] 두통, 현훈, 목적종통, 목예, 야맹증, 코피, 비염, 우울증, 소아경풍

[배혈(配穴)] 두통, 눈병에는 상성, 정명, 전정, 태양과 배합하고, 소아경풍은 풍지, 합곡, 태충과 배합한다.

[조작] 0.3~0.5寸 평자(平刺)한다. 뜸을 뜰 수 있다.

[비고] <甲乙> 督脈과 足太陽, 陽明의 會이다.

(25) 소료(素髎) GV 25 - 異名: 準頭, 面正, 面王, 面上

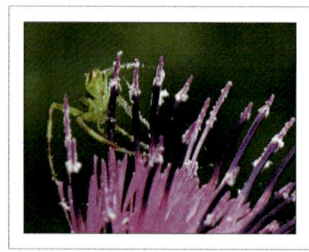

回陽救逆 開竅泄熱
망양증을 치료하고 개규하여 열을 없앤다.

[명명(命名)] 소(素)는 수(垂)와 멱(糸)을 합친 의미의 글자로 바탕, 본디, 코의 본디, 비첨(鼻尖)을 가리킨다. 료(髎)는 모서리를 말한다. 따라서 코의 가장 선단(先端)의 모서리에 있는 혈(穴)이라는 뜻이다.

[취혈(取穴)] 똑바로 앉거나 반듯이 누워서 코끝 중앙에서 취혈한다.

[침향(鍼響)] 산(酸), 통감(痛感)이 콧속과 머릿속으로 방산된다.

[적응증(適應症)] 혼궐, 비색, 코피, 비염, 비사증, 맑은 콧물 흘리는 증

[배혈(配穴)] 혼궐은 십선, 용천과 배합하고 코피, 비식육은 영향, 상

성, 합곡과 배합한다.

[조작] 0.3~0.5寸 사자(斜刺)한다.

(26) 수구(水溝) GV 26 - 異名: 人中, 鼻人中, 鬼宮, 鬼市, 鬼客廳

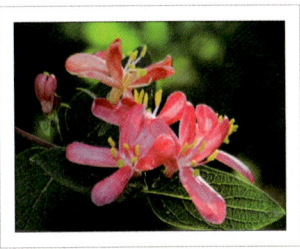

淸熱開竅 淸神志 祛風邪 消內熱 能調陰 降逆氣 鎭痛寧神 回陽救逆
열을 맑히어 개규하고 정신과 뜻을 맑히고 풍사를 없애며 내풍을 소산하면 능히 음을 조절하고 역기를 내리고 신을 편케 하여 통증을 진정시키고 망양증을 치료한다.

[명명(命名)] 수(水)는 물, 윤택, 구(溝)는 도랑, 계곡의 물이라는 뜻이고, 비수(鼻水)가 흐르는 도랑 또는 독맥(督脈)의 경수(經水)가 흐르는 구(溝)라는 뜻이다.

[취혈(取穴)] 인중구 정중선 상 삼분의 일에서 취혈한다.

[침향(鍼響)] 산(酸), 통감(痛感)이 콧속과 입 주변, 상치은으로 방산된다.

[적응증(適應症)] 혼미, 훈궐, 정신병, 간질, 급, 만경풍, 히스테리, 비색, 코피, 와사증, 당뇨병, 척추가 뻣뻣하고 아픈 증상, 요염좌

[배혈(配穴)] 혼미, 훈궐은 합곡, 십선과 배합하고, 요염좌는 위중과 배합하고, 기능성 자궁출혈은 대돈, 행간, 은백과 배합한다.

[조작] 상향자 0.3~0.5寸 사자(斜刺)한다. 뜸 금지이다.

[비고] <甲乙> 독맥, 수족양명의 회이다.

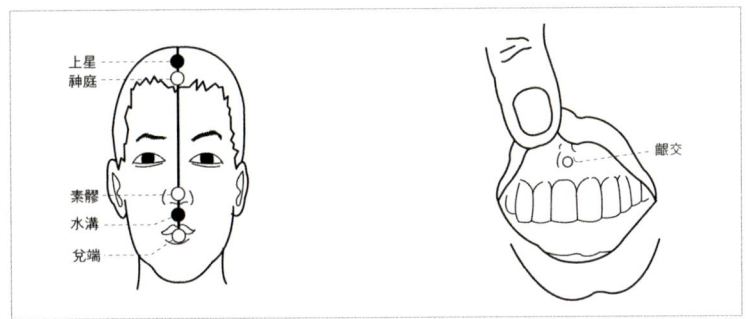

(27) 태단(兌端) GV 27

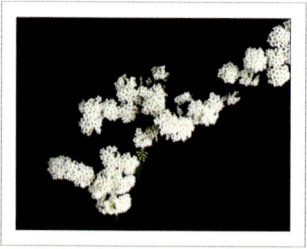

祛風冷 化濕熱
풍냉을 없애며 습열을 변화한다.

[명명(命名)] 태(兌)는 바꾸다, 단(端)은 끝이라는 뜻이다. 태단(兌端)은 입의 끝이고 상순(上脣)과 피부(皮膚)의 경계에 있는 혈(穴)이라는 뜻이다.

[취혈(取穴)] 똑바로 앉아서 머리를 들고 인중구 하단의 입술과 피부 사이 입술 상단에서 취혈한다.

[침향(鍼響)] 산(酸), 통감(痛感)이 입 주변, 콧속, 이마로 방산된다.

[적응증(適應症)] 혼미, 훈궐, 히스테리, 와사증, 비중색육, 미저골통

[배혈(配穴)] 와사증에는 목창, 정영, 이문과 배합하고, 간질은 본신과 배합한다.

[조작] 0.3~0.4寸 사자(斜刺)한다. 뜸 금지이다.

(28) 은교(齦交) GV 28

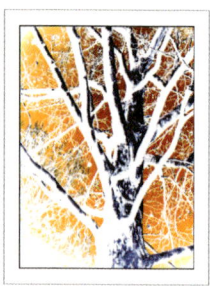

泄熱和胃
열을 없애서 위를 조화롭게 한다.

[명명(命名)] 은(齦)은 치은(齒齦)의 은(齦)으로 잇몸을 말한다. 그리고 교(交)는 '사귀다, 섞이다'라는 뜻이다. 따라서 은교(齦交)는 치근부간

(齒根部間)의 좌우교차(左右交差)하는 곳에 있는 혈(穴)이라는 뜻이다.

[취혈(取穴)] 바로 앉아서 윗입술을 들고 계대와 잇몸 사이에서 취혈한다.

[침향(鍼響)] 산(酸), 통감(痛感)이 잇몸, 입 주변, 콧속, 뒷목으로 방산된다.

[적응증(適應症)] 잇몸이 붓고 아픈 증상, 와사증, 구금불개, 구취, 잇몸에서 피나는 증, 비염, 목이 뻣뻣한 증상

[배혈(配穴)] 잇몸이 붓고 아픈 증상에는 합곡과 배합하고, 목이 뻣뻣한 증은 풍부와 배합한다.

[조작] 위로 0.2~0.3寸 사자(斜刺) 혹은 점자출혈 한다. 뜸 금지이다.

[비고] <素問> 독맥, 임맥의 회이다.

마무리

본경의 생리기능과 병리변화는 기경팔맥 중의 하나이며 복부 아래의 회음부에서 시작되어 척주 중앙을 따라 상행되며 풍부에서 뇌로 들어가서 모든 양경과 만나서 머리 꼭대기에 도달된 후 이마를 따라 콧마루에 이른 후 은교에서 끝난다. 본경은 수족 삼양경에 연계되어 전신 양경의 경기가 모두 대추에 교회되어 양맥의해라고 부른다. 주로 구급, 신열, 정신계통 질환, 척추가 뻣뻣하며 아픈 증상, 항문, 대소장의 질병을 주치한다.

옛날에 학문을 하는 데는 다섯 가지가 있다. 널리 배우고 따져 물으며, 곰곰이 생각하고 환히 분변하고 독실히 행하는 것이다.
학문의 보람은 나 자신을 궁극적으로 변화시키는 데 있다.

〈오학론〉

03 수태음폐경(LU, Lung Meridian)

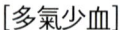

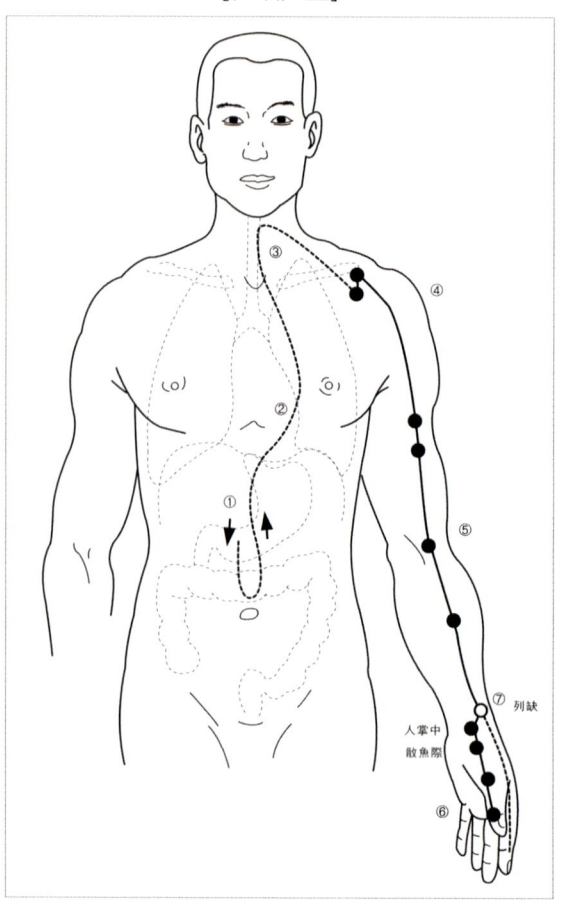

1 순행(循行)

　수태음폐경(手太陰肺經)의 순행은 중초(中焦) 위부(胃部)①에서 시작, 향하(向下)하여 표리관계(表裏關係)가 되는 대장(大腸)을 락요(絡繞)하고, 다시 대장에서 반전상행(反轉上行)②하여 위(胃)의 상구(上口)

인 분문부(噴門部)③를 연(沿)한 후 상향(上向)하여 횡격막(橫膈膜)을 통과하여 폐장(肺臟)④에 입속(入屬)한다. 다시 폐를 따라 올라가며 기관(氣管), 후두(喉頭) 및 모든 폐계(肺系)를 돌고, 후두부(後頭部)에서 횡출(橫出)⑤ 액와(腋窩) 하면(下面)⑥으로 가서 상비내측(上臂內側)을 따라 하향(下向) 수소음심경(手少陰心經)과 수궐음심포경(手厥陰心包經)의 전면(前面)으로 내려가 주와(肘窩)⑦에 이르고 전비내측요측연(前臂內側橈側緣)⑧을 따라 완후(腕后) 요골경상돌기(橈骨莖狀突起)의 내측하렴(內側下廉) 촌구(寸口)를 돌아서 수어복(水魚腹) 위 어제(魚際) 연변(緣邊)을 따라 무지(拇指) 요측(橈側)의 말단(末端)에서 끝난다. 그 일조분지(一條分支)는 완후(腕后), 즉 팔목 뒤 요골경상돌기(橈骨莖狀突起) 상방(上方)에서 분출(分出)하여 손등(手背)을 향하여 시지(示指) 요측(橈側) 말단(末端)으로 가서 수양명대장경(手陽明大腸經)과 접경(接經)된다.

2 병후(病候)

파냉발열(怕冷發熱), 무한(無汗) 혹 한출(汗出), 비색두통(鼻塞頭痛), 쇄골와부동통(鎖骨窩部疼痛), 흉통(胸痛) 혹 견배통(肩背痛), 수비냉통(手臂冷痛), 해수(咳嗽), 효천(哮喘), 기급(氣急), 흉부만민(胸部滿悶), 토담연(吐痰涎), 인후건조(咽喉乾燥), 뇨색개변(尿色改變), 심번(心煩) 혹 타혈(唾血), 수심열(手心熱), 대변당설(大便溏泄), 상지(上肢)의 폐경(肺經) 경로(經路)가 아프고 손바닥이 달아오르는 증상이 나타난다. 기(氣)가 성(盛)하여 넘치는 실증(實證)일 때는 어깨나 등이 아프고 발한, 빈뇨(頻尿)가 생긴다. 반대로 기(氣)가 부족한 허증(虛證)일 때는 어깨, 등의 통증과 한기(寒氣), 호흡곤란, 뇨 색깔의 변화 등이 나타난다. 시동병(是動病)은 폐(肺)가 팽만(膨滿)하여 숨이 차거나 기침이 나오고 쇄골상와(鎖骨上窩)의 가운데가 아프다. 또 시력장애도 생긴다. 소생병(所生病)은 기침, 천식이 생기고 입이 마르거나 가슴이 두근거리며 흉부팽만(胸部膨滿)이 일어난다.

③ 수혈(腧穴)

(1) 중부(中府) LU 1

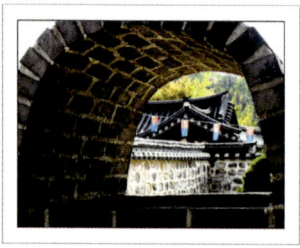

여기!
대흉근의 쇄골지를 자극한다. 심부자극 시 소흉근 증상인 견관절 전면통증과 상지 내측에 저림감이 발생할 수 있으며 대흉근의 만성적인 손상은 소흉근 액와 동맥을 폐쇄시켜 요골동맥의 혈류량을 감소시켜 맥동의 감소와 소실이 일어날 수 있다.

淸宣上焦, 疏調肺氣

[명명(命名)] 중(中)은 물건 한가운데를 작대기로 꿰뚫은 것을 가리키는데, 가운데를 맞히다, 적중하다는 뜻이고, 부(府)는 사람이나 물건이 모이는 곳을 뜻하며, 또한 밥통을 뜻한다. 폐경(肺經)이 중완(中脘)에 와 있다는 것을 가리킨다. 곧 중부(中府)란 폐에 병이 들었을 때 그 나쁜 기운이 모두 모이는 곳인데, 그것을 활을 쏘아 적중시키듯이 치료할 수 있는 혈이라는 뜻이다.

[취혈(取穴)] 어깨 앞 끝쪽에서 취혈(取穴)한다. 쇄골하연(鎖骨下緣)에 손끝을 대고 외측(外側)으로 밀고 나가면 쇄골외단(鎖骨外端)에 함요처(陷凹處)가 나타난다. 이곳이 운문(雲門)인데, 이곳에서 직하 1치(촌寸) 되는 곳이 중부(中府)이다.

[침향(鍼響)] 산(酸), 통감(痛感)이 흉부와 어깨로 방산한다.

[조작(操作)] 직자(直刺) 0.3~0.5촌 혹은 외측으로 사자 0.5촌, 내측으로 깊이 찌르지 말아야 한다. 뜸을 뜰 수 있다.

[적응증(適應症)] 해수(咳嗽), 기관지천식(氣管支喘息), 감기(感氣), 기관지염(氣管支炎), 견배통(肩背痛), 상지권상불능(上肢拳上不能), 늑간

신경통(肋間神經痛), 흉통(胸痛), 유방통(乳房痛), 인통(咽痛)

[배혈(配穴)] 팔 마비와 저릴 때, 입 안과 코 안이 잘 마를 때 운문과 배합한다.

[비고] 폐(肺)의 모혈(募穴)이다. 수족태음의 회(會)이다. 폐경(肺經)과 비경(脾經)의 교회처, 비경락(脾經絡)은 대포혈(大包穴)에서 중부혈(中府穴)로 주행(走行)한다.

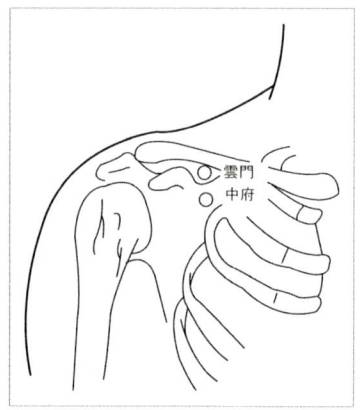

(2) 운문(雲門) LU 2

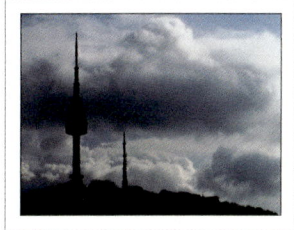

여기!
쇄골에서 상지로 가장 천층에서 견결하는 삼각근 전부섬유와의 관계를 고려한다. 전부섬유는 상지를 굴곡하는 데 큰 힘을 발휘하여 내측의 섬유는 삼각근 후부섬유의 외측이 섬유와 함께 내전을 일으키는 기능을 가지고 있다. 견관절 통증 및 연관관계 통증인 폐질환 및 상흉부의 통증과 후두통증에 연관된다.

調中氣, 和腸胃, 化積滯

[명명(命名)] 운(雲)은 구름, 안개의 기(氣), 출입하는 곳은 문이다, 인체를 3등분할 때 목 위를 하늘(천부[天府]), 목에서 배꼽까지를 사람(인부[人府]), 배꼽 아래를 땅(지부[地府])이라고 한다. 그러므로 빗장뼈는 하늘과 사람의 경계선에 있는 뼈인데 운문혈(雲門穴)은 이 빗장뼈 바로 아래에 있어 마치 구름(雲) 속에 우뚝 솟아 있는 문(門)이라는 뜻이니 하늘의 기운이 출입할 수 있는 혈인 것이다.

[취혈(取穴)] 어깨 앞 끝 쪽에서 취혈한다. 쇄골하연(鎖骨下緣)에 손끝을 대고 외측(外側)으로 나가면 쇄골외단(鎖骨外端)에 함요처(陷凹處)가 나타난다. 바로 이 함요처가 운문(雲門)이다.

[침향(鍼響)] 산(酸), 통감(痛感)이 흉부와 어깨로 방산한다.
[조작(操作)] 외측으로 사자(斜刺) 0.5寸, 내측으로 깊이 찌르지 말고, 뜸을 뜰 수 있다.
[적응증(適應症)] 기관지 확장, 폐렴, 견관절주위염(肩關節周圍炎), 상지권상불능(上肢拳上不能), 해수(咳嗽), 천식(喘息), 흉통(胸痛), 흉민(胸悶)
[배혈(配穴)] 천식에는 척택, 열결과 배합한다. 편도선 수술 시 마취혈, 가슴, 목 부위의 열에 대한 치료 혈
[비고] 침자의 깊이와 각도를 잘 파악해야 한다. 폐장의 손상을 피하기 위하여 내측으로 깊이 찌르지 말아야 한다. <甲乙>: 刺太深卽令人逆息

(3) 천부(天府) LU 3

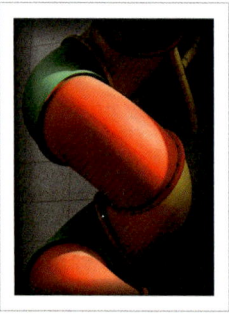

여기!
상완근을 자극한다. 주관절 근처의 상완골 골절 후의 전완의 요골신경의 폐색은 손목을 신전시키는 근육에 대한 위축 및 마비증상을 일으킬 수 있고 전완의 회외를 불가능하게 만든다.

洩肺熱 鼻衄

[명명(命名)] 하늘은 형태가 없는 가운데 생명의 기운을 우리에게 부어주고 있는데 이를 쉽게 생각하면 폐를 통하여 호흡을 하게 하는 것이고, 땅이란 형태가 있는 가운데 생명의 기운을 우리에게 주고 있는데 곧 위에서 소화되어 힘을 내게 할 수 있는 음식물 등을 걸러내고 있기 때문이다. 천부(天府)란 천(天)은 가슴에서 위쪽, 부(府)는 기가 모인다는 뜻이다.
[취혈(取穴)] 손바닥을 전면(前面)으로 향하여 팔을 늘어뜨린 자세로

취혈한다. 전액횡문단(前腋橫紋端)에서 주관절(肘關節)의 횡문상(橫紋上)에 있는 척택(尺澤)과 연결한 선(線)의 상(上) 3분의 1이 되는 곳이 천부(天府)이다. 골도법(骨度法)으로 전액횡문단에서 주횡문(肘橫紋)까지가 9寸이다. 즉, 전액횡문단에서 3寸이다.

[침향(鍼響)] 산(酸), 통감(痛感)이 팔과 어깨로 방산한다.

[조작(操作)] 직자 0.5~0.8촌, 뜸을 뜰 수 있다.

[적응증(適應症)] 영기(癭氣), 상지통(上肢痛), 견관절주위염(肩關節周圍炎), 비출혈(鼻出血), 천식(喘息), 견비통(肩臂痛)

[배혈(配穴)] 비출혈에는 합곡, 지구와 배합하고, 갑상선 기능항진증, 인종에는 노회, 기사와 배합한다.

[비고] <甲乙>: 灸卽令人逆氣, <銅人>: 灸二十七壯至百壯

(4) 협백(俠白) LU 4

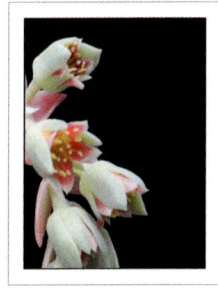

여기!
대흉근 쇄골지에 대한 힘의 요구는 쇄골부착 근육인 승모근 중부섬유와 흉쇄유돌근 쇄골지의 기본적인 힘과 연계시켜서 볼 필요가 있다. 건구증상이 있는 경우는 상지의 힘을 쓸 때 흉쇄유돌근에 무리하게 힘이 발생하고 있음을 알 수 있다.

淸熱 熄風 止痛

[명명(命名)] 협(俠)이란 사이에 두고 끼운다는 의미이며, 백(白)이란 폐(肺)를 의미하는 색이다. 폐결핵(肺結核) 미인이라고 폐결핵에 걸린 사람들의 얼굴색은 하얗게 되어 예쁘게 보이는 것이다. 폐는 백색이며 혈(穴)은 옆을 끼였기에 협백(俠白)이라 한다.

[취혈(取穴)] 천부(天府) 취혈(取穴)과 같은 요령으로 전액횡문단(前腋橫紋端)에서 4寸, 즉 천부에서 밑으로 1寸이다. 척택혈에서 위로 5寸 되는 곳인데 근육(상박이두박근[上膊二頭膊筋])의 바깥쪽에 위치한다. 손바닥을 앞으로 하여 팔을 자연스레 내린 상태에서 젖꼭지를 수평으

로 그은 선상에 있는 혈이 협백(俠白) 혈이다.

[침향(鍼響)] 산(酸), 통감(痛感)이 팔과 어깨로 방산한다.

[조작(操作)] 직자 0.5~0.8촌, 뜸을 뜰 수 있다.

[적응증(適應症)] 견관절주위염(肩關節周圍炎[五十肩]), 경완증후군(頸腕症候群), 상완내측통(上腕內側痛), 각혈(咯血), 심계항진(心悸亢進), 기관지염(氣管支炎), 천식(喘息).

[배혈(配穴)] 천식에는 공최, 척택과 배합하고, 흉배통에는 심유, 격유, 내관과 배합한다.

[비고] <甲乙>: 수태음의 別

(5) 척택(尺澤) LU 5 - 異名: 鬼堂, 鬼受

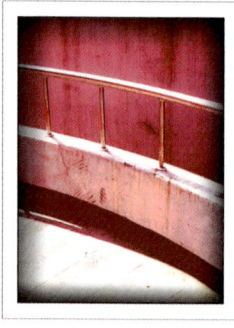

여기!
상완근과 상완요골근을 자극한다. 상완요골근의 통증은 상완외과통증 및 전완의 요골측을 따라 합곡혈 부위까지 이르는 통증이다. 중풍환자의 경우 관절이 굽혀져 신전이 어려운 경우에 사용하면 효과적이다.

泄肺炎, 降逆氣, 淸上焦之熱, 止咳平喘, 袪瘀止痛
(뜸 3~5壯)

[명명(命名)] 척(尺)이란 손목에서 팔굽까지의 길이를 말하는데 옛날에는 길이의 단위로 쓰였으며, 택(澤)이란 연못을 뜻한다.

[취혈(取穴)] 팔꿈치를 약간 구부린 자세로 취혈한다. 이 자세로 주관절횡문(肘關節橫紋) 위를 만져보면 딱딱한 힘줄, 즉 상완이두근건(上腕二頭筋腱)이 잡힌다. 이 힘줄의 외측연(外側緣, 바깥쪽)을 손끝으로 눌러보면 움푹 들어간 함요처(陷凹處)가 척택(尺澤)이다.

[침향(鍼響)] 산(酸), 통감(痛感)이 팔과 어깨로 방산한다.

[조작(操作)] 직자 0.5~0.8촌 혹 삼릉 침으로 점자 출혈시킨다. 뜸을 뜰 수 있다.

[적응증(適應症)] 해수(咳嗽), 인통(咽痛), 천식(喘息), 폐질환(肺疾患), 각혈(咯血), 조열(潮熱), 주관절내측동통(肘關節內側疼痛) 등.

[배혈(配穴)] 폐결핵은 고황과 배합하고, 흉통, 기침은 폐유, 궐음유, 지구와 배합한다. 반신불수, 고혈압, 하체의 냉감으로 가슴통증, 하체 냉감, 감기 등에는 강하게 자극한다.

[비고] 수태음경(手太陰經)의 합혈(合穴)이다.

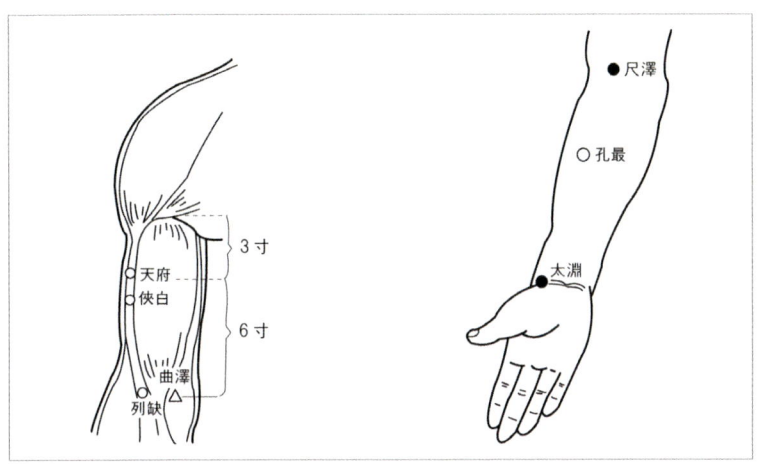

(6) 공최(孔最) LU 6

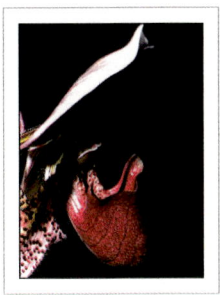

여기!

상완요골근을 자극한다. 심부 자극 시 요측수근굴근 및 회내근 장모지 굴근 등을 자극할 수 있다. 천부 자극 시는 척택혈의 증상과 유사한 질환에 응용되나 회내근이나 장모지 굴근에 대한 자극 시는 상완 내과통증이나 엄지의 굴곡 이상 등에 대한 치료를 함께 할 수 있다.

潤肺止血, 淸熱解表, 理氣降逆

[명명(命名)] 공(孔)이란 구멍, 곧 침 자리를 말하며 최(最)라는 것은 으뜸, 가장이라는 뜻이니 공최(孔最)란 폐기를 선통하는 으뜸이란 뜻

이다.

[취혈(取穴)] 전비내측(前臂內側) 앞팔 안쪽에서 취혈한다. 척택(尺澤)과 팔목 횡문요측 끝(완횡문요측단[腕橫紋橈側端])에 있는 태연(太淵)을 잇는 선상(線上)에서 척택 밑으로 5寸, 태연 위로는 7寸 되는 곳이 공최(孔最)이다. 주횡문(肘橫紋)과 완횡문(腕橫紋) 사이는 골도법(骨度法)으로 12寸이다.

[침향(鍼響)] 산(酸), 통감(痛感)이 어깨와 모지로 방산한다.

[조작(操作)] 직자(直刺) 0.5~1寸. 뜸을 뜰 수 있다.

[적응증(適應症)] 허약아(虛弱兒), 호흡기질환(呼吸器疾患), 전완통(前腕痛), 기관지염(氣管支炎), 두통(頭痛), 흉통(胸痛), 경항강통(頸項强痛), 주비통(肘臂痛), 경간(驚癎), 혈뇨(血尿), 소변이 뜨거운 감 등.

[배혈(配穴)] 천식에는 대추, 폐유, 풍문과 배합하고, 가혈은 폐유, 후계, 어제와 배합한다. 치질에는 장강, 회양혈을 배합하고 공최는 뜸을 뜬다.

[비고] 수태음경(手太陰經)의 극혈(隙穴)이다.

(7) 열결(列缺) LU 7

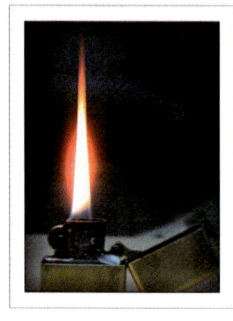

여기!
회내방형근이 자극된다. 열결혈은 자극이 강하게 발생하고 특히 만성적인 질환에 효과적이다. 회내방형근은 전완 회내의 대표적 근육으로 요골과 척골을 연결하는 점에 유의한다. 수근관절 부위의 질환치료 시 요골측 통증을 기본으로 한다.

宣疎肺熱 疏經通絡, 通利咽候胸膈
(뜸 3~5壯)

[명명(命名)] 열(列)은 펴다, 나눈다는 뜻이고, 결(缺)은 이지러진다, 깨어진다, 모자란다는 뜻이다. 열결(列缺)은 나누어 모자란다는 뜻이니 폐경(肺經)의 기가 이 열결혈(列缺穴)에서 대장경(大腸經) 쪽으로

나누어져 폐경(肺經)의 기(氣)는 모자라는 곳이라는 의미이다.

[취혈(取穴)] 팔목 안쪽에서 취혈한다. 요골경상돌기(橈骨莖狀突起) 하내방(下內方) 맥(脈)이 뛰고 있는 곳을 손끝으로 누르면 함요처(陷凹處)가 생기는데 이곳이 태연이다. 이 태연과 척택을 잇는 선상(線上)에 있다. 태연에서 위로 1.5寸 되는 곳이 열결(列缺)이다. 이곳에서도 맥이 뛰고 있다. 태연상(太淵上) 12분의 1.5에 해당된다.

[침향(鍼響)] 산(酸), 통감(痛感)이 모지로 방산한다.

[조작(操作)] 사자(斜刺) 침 끝을 팔굽으로 향하여 약간 비스듬하게 0.2~0.5촌. 뜸을 뜰 수 있다.

[적응증(適應症)] 치통(齒痛), 두통(頭痛), 두항강통(頭項强痛), 기관지염(氣管支炎), 비색(鼻塞), 안면신경마비(顔面神經麻痺)

[배혈(配穴)] 인후종통에는 조해를 배합하고, 두통, 목이 아픈 데는 후계를 배합하고, 해혈에는 족삼리, 폐유, 백로, 유근, 풍문을 배합한다. 부정맥과 두통, 경부병에 신효하다.

[비고] 수태음경(手太陰經)의 락혈(絡穴)이다. 갈라져서 양명(陽明)으로 간다. 팔맥교회혈(八脈交會穴)의 하나이며 임맥(任脈)에 통한다.

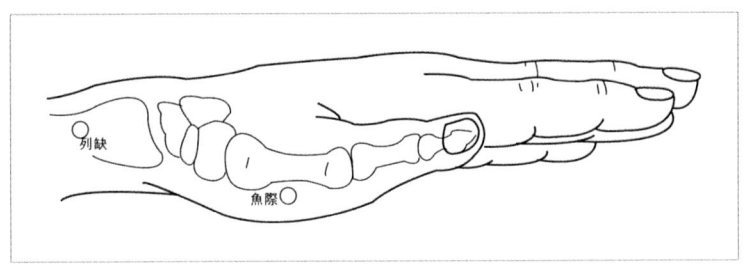

(8) 경거(經渠) LU 8

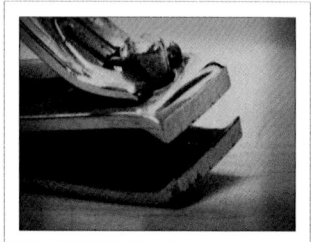

여기!
회내방형근을 자극한다. 주변의 요측 수근굴근건이나 천지굴근건, 장모지굴근건 등에 영향을 준다. 식도경련 및 유문부 경련에 활용되는 기전은 대흉근의 힘이 약할 때, 무리한 힘을 요구할 때 흉곽 하부의 자극과 함께 복부의 근육이 과부하를 받을 때 발생하므로 복부 근육의 경직이나 압통을 조사하여 연계 치료한다.

咳逆喘急, 脘痛, 手足麻痺, 淸肅上焦肺氣

[명명(命名)] 경(經)이란 기가 흐르는 길이며 거(渠)란 커다란 도랑을 말하니 경거(經渠)란 경기(經氣)가 흐르는 커다란 도랑이다.

[취혈(取穴)] 열결(列缺)과 같은 방법으로 취혈한다. 태연(太淵)에서 척택(尺澤)을 향하여 1寸, 즉 12분의 1이 되는 곳이 경거(經渠)이다. 이 곳에서도 맥(脈)이 뛰고 있다. 요골(橈骨) 위에 있다.

[침향(鍼響)] 산(酸), 통감(痛感)이 모지로 방산한다.

[조작(操作)] 직자(直刺) 0.2~0.3촌. 뜸을 뜰 수 없다.

[적응증(適應症)] 편도염(扁桃炎), 모지통(母指痛), 흉통(胸痛), 구토(嘔吐), 기관지염(氣管支炎), 인후종통(咽喉腫痛), 발열한불출(發熱汗不出), 상지(上肢痛), 팔목종통(腫痛)

[배혈(配穴)] 기침은 행간과 배합하고, 인후종통에는 합곡, 소상을 배합한다. 감기, 호흡기에서 오는 발열증, 부정맥에 쓴다.

[비고] 수태음경(手太陰經)의 경혈(經穴)이다.

(9) 태연(太淵) LU 9

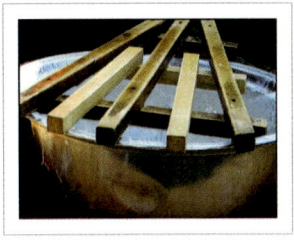

여기!
단모지외전, 신전근건을 자극한다. 건에도 경결점이 있을 수 있기 때문에 만성적으로 진행된 경우 기의 소통을 일으키는 관점이라면 태연의 자극이 전체 폐경근의 흐름에 영향을 줄 수 있다.

祛風化痰, 理肺止咳止痛, 淸肅上焦肺氣

[명명(命名)] 태(太)는 크다는 뜻이고 연(淵)은 깊은 연못이니 태연(太淵)은 사람 몸의 모든 맥이 모이는 큰 연못과 같은 곳이라는 뜻이다.

[취혈(取穴)] 팔 안쪽(前腕內側)에서 취혈한다. 팔목(엄지손가락 쪽) 위를 손끝으로 눌러보면 약간 툭 튀어나온 뼈가 만져진다. 이것이 요골경상돌기(橈骨莖狀突起)인데 뼈 안쪽에 함요처(陷凹處)가 있고 맥(脈)이 뛰고 있다. 이곳이 태연(太淵)이다. 또 이곳은 장측완횡문요측단(掌側腕橫紋橈側端)이기도 하다.

[침향(鍼響)] 산(酸), 통감(痛感)이 손바닥과 모지로 방산한다.

[조작(操作)] 요동맥을 비켜서 0.3~0.5 직자(直刺)한다. 뜸을 뜰 수 없다.

[적응증(適應症)] 수관절염(手關節炎), 류머티즘, 호흡곤란(呼吸困難), 건초염(腱鞘炎), 무맥증(無脈症), 천식(喘息), 인후통, 흉통(胸痛), 견배통(肩背痛), 완관절주위연조직질명(腕關節周圍軟組織疾病), 손바닥 열, 표저(瘭疽)

[배혈(配穴)] 해혈진한, 구혈상기에는 신문과 배합하고, 인간(咽幹)에는 어제와 배합한다. 흉중통 일체와 위장기능을 돕는다.

[비고] 수태음경(手太陰經)의 유혈(兪穴), 원혈(原穴)이다. 팔회혈 중의 맥회(脈會)이다.

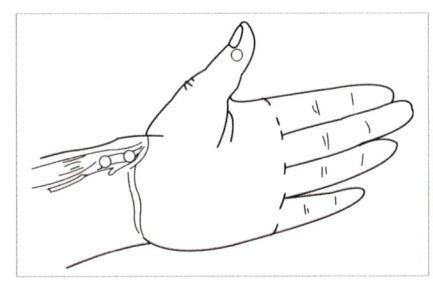

(10) 어제(魚際) LU 10

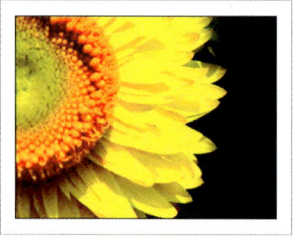

여기!
모지대립근 및 단모지외, 신전근건과 심자 시 단모지굴근의 천층, 심층을 자극한다. 등이 굽은 (Round Shoulder) 환자의 경우는 대흉근의 단축과 함께 복직근의 단축이 발생되어 있으므로 복통이나 흉통 그 외의 흉부 및 복부 관련 질환과 연계시켜 진단한다.

疏肺和胃 利咽喉 淸血熱

[명명(命名)] 어(魚)는 물고기를 뜻하니 엄지손가락 뒤 손바닥 쪽 볼록 튀어나온 부분(손두덩)이 마치 물고기의 배 부위와 닮았다고 하여 그 부위를 어복(魚腹)이라 부르며 제(際)는 산 과 산의 끝부분이 서로 맞닿는 곳을 가리키니 어제(魚際)란 물고기의 배에 닿아 있는 자리라는 뜻이다.

[취혈(取穴)] 주먹을 가볍게 쥐고 새끼손가락(小指)을 밑으로, 엄지손가락(拇指)을 위로 향한 자세로 취혈한다. 엄지손가락 쪽 손바닥뼈(제1중수골[中手骨]) 위의 손등과 손바닥의 경계선(수적백육제[手赤白肉際]) 중간점 뼈가 닿을락말락한 곳이 어제(魚際)이다. 이곳은 제1중수골 중간점이다.

[침향(鍼響)] 산(酸), 통감(痛感)이 손바닥과 모지로 방산한다.

[조작(操作)] 직자(直刺) 0.5~0.8寸. 뜸을 뜰 수 있다.

[적응증(適應症)] 모지통(母指痛), 모지 건초염(母指腱鞘炎), 감적(疳積), 발열(發熱), 인후종통(咽喉腫痛), 천식(喘息), 수완부건초염(手腕部腱鞘炎), 실음(失音), 유방염, 팔굽이 오그라드는 것

[배혈(配穴)] 각혈에는 거골, 척택을 배합하고, 인후염에는 액문과 배합하고, 기침은 열결, 소택과 배합한다. 여성이 임신했을 때는 어제맥이 심하게 뛴다.

[비고] 수태음경(手太陰經)의 형혈(滎穴)이다. <靈樞>: 위중(胃中)이

한(寒)한 즉 어제(魚際)에 청색(靑色)이 나오고, 위중(胃中)에 열(熱)이 유(有)한 즉 어제(魚際)에 적색(赤色)이 발현. 적색(赤色)이 구유(久有)하면 비(痺)가 된다.

(11) 소상(少商) LU 11 - 異名: 鬼信, 手鬼哭, 手鬼眼

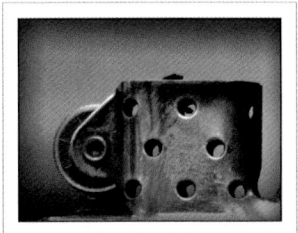

여기!
장모지굴근건을 자극한다. 모지의 굴곡을 일으키는 근육으로 글씨를 쓰거나 모지를 직업적으로 굴곡하는 사람에게서 모지관절의 통증과 함께 만성적으로 탄발모지 증상을 일으킨다. 모지의 통증은 대흉근과 직결되므로 함께 검사한다.

通經氣 淸肺逆 利咽喉 回陽救逆

[명명(命名)] 소(少)는 적다 혹은 말단을 뜻하며, 상(商)이란 오성(五聲) 중의 하나로서 오행(五行)으로는 금(金)에 속한다. 사람의 몸에서는 폐나 대장을 뜻하나 여기서는 폐를 의미한다. 그러므로 소상(少商)은 폐경(肺經)의 작은 혈 혹은 폐경의 말단에 있는 정혈(井穴)이다.

[취혈(取穴)] 무지(拇指) 손톱(指甲) 뒤쪽 모퉁이(指甲角)에서 취혈한다. 손톱 뒤의 모퉁이, 즉 지갑각(指甲角)이 두 곳인데 안쪽 모퉁이 요측지갑각(橈側指甲角)에서 부추잎 한 잎 넓이만큼 떨어진 곳이다.

[침향(鍼響)] 산(酸), 통감(痛感)이 손끝으로 방산한다.

[조작(操作)] 직자(直刺) 0.1촌 혹 점자(點刺) 출혈(出血)시킨다. 뜸을 뜰 수 있다.

[적응증(適應症)] 인통(咽痛), 감모(感冒), 중풍(中風), 혼미(昏迷), 발열(發熱), 인후종통(咽喉腫痛), 급체(急滯), 정신병, 더위 먹어 구토하는 것, 열병, 손목이나 손가락이 저린 것

[배혈(配穴)] 구토에는 노궁과 배합하고, 인후종통에는 상양과 배합하고, 단측편도선염에는 합곡, 해천과 배합한다. 열이 심하여 뇌신경에 영향이 미칠 때 하열 작용한다.

[비고] 수태음경(手太陰經)의 정혈(井穴)이다.

마무리

본 경생리기능과 병리반응은 폐(肺)에 속(屬)하고 대장(大腸)에 락(絡)하며 인후(咽喉)와 연계되고 횡격을 통과하며 외(外)로는 피모(皮毛)를 자양하고 내로는 장(臟)과 위(胃)에 영양을 주며 코에 개규한다. 폐(肺)는 금(金)에 속하며 추기(秋氣)와 통하기에 생리특징은 다기소혈(多氣少血)이며 인시(寅時)에 기혈(氣血)이 왕성하고 외사가 침습하면 가슴, 인후(咽喉), 기관(氣管), 코, 폐장(肺臟) 질환(疾患)이 발생한다. 경맥이 지나는 곳의 병을 주치하고 본경의 경혈은 모두 선폐해표(宣肺解表), 지해평천(止咳平喘)의 기능이 있다. 체표는 중부(中府)에서 시작하여 소상(少商)에서 끝나며 모(募)는 중부(中府), 락(絡)은 열결(列缺), 극(郄)은 공최(孔最), 원(原)은 태연(太淵), 유(兪)는 폐유(肺兪)에 있다. 수태음의 경락은 육경이 같은 족태음과 연계하고 개합추이론에서는 족태양방광경과 상통관계에 있음을 유의하자.

04 수양명대장경(LI, Large Intestine Meridian)

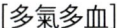
[多氣多血]

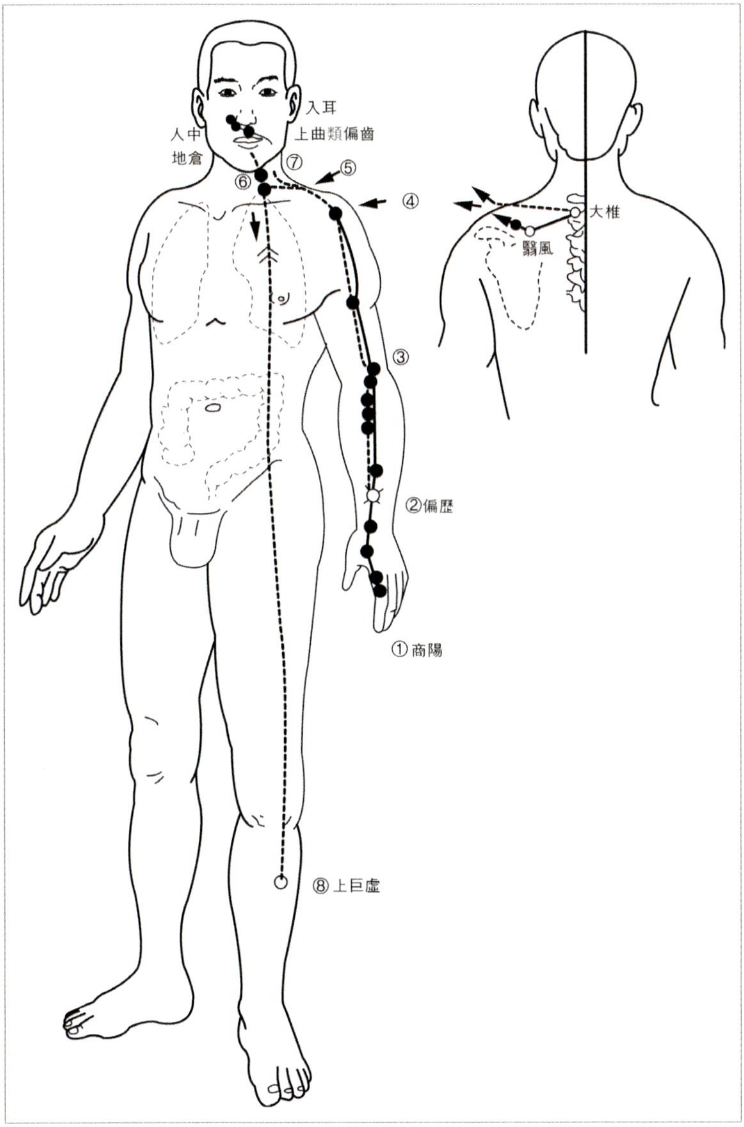

1 순행(循行)

　수양명대장의 경맥은 시지(示指)의 요측말단(橈側末端)①에서 시작하여 시지의 요측상연(橈側上緣)을 따라 첫째손가락 뼈와 둘째손가락 뼈 사이, 즉 제 1, 2중수골(中手骨) 사이의 합곡(合谷)혈②이 있는 곳을 거쳐 상향(上向) 손 속에 있는 장무지신근건(長拇指伸筋腱)과 단무지신근건(短拇指伸筋腱)의 사이를 뚫고 전완(前腕)의 바깥쪽 상연(橈側上緣)③을 따라 팔꿈치 바깥쪽으로 돌아가고④ 거기서 또 상완(上腕)의 바깥쪽 전면을 따라⑤ 견관절(肩關節)의 전상방(前上方)⑥으로 올라가⑦ 등(背)으로 뒤돌아가서 제7경추 극돌기하(第7頸椎棘突起下)에 있는 독맥(督脈)의 대추혈(大椎穴)을 교회(交會)한 후⑧ 다시 앞으로 넘어와 쇄골상와(鎖骨上窩) 위경(胃經)의 결분혈(缺盆穴)로 온다.⑨ 여기서 향하(向下)하여 체강(體腔) 속으로 들어가 폐장(肺臟)을 락요(絡繞)하고⑩ 또 횡격막(橫膈膜)을⑪ 통과하여 대장(大腸)에⑫ 입속(入屬)한다. 여기서 다시 하향(下向) 슬하(膝下)에 있는 위경(胃經)의 상거허(上巨虛)에 가서 합(合)한다. 그 일조분지(一條分支)는 쇄골상와(鎖骨上窩) 결분(缺盆)혈에서 상향(上向)하여 목, 즉 경부(頸部)에 이르고⑬ 얼굴인 면협(面頰)을⑭ 통과하여 아래 잇몸 하아상(下牙床)으로 들어간 후⑮ 다시 돌아와서 입술 모퉁이 구취순(口嘴脣)을 끼고 위경(胃經)의 지창혈(地倉穴)을 교회한 후 코 밑으로 가서 인중구(人中溝) 중앙의 인중혈(人中穴)에서 교차상회(交叉相會)하며 좌측에서 온 경맥은 우측으로 가고, 우측에서 온 경맥은 좌측으로 가며 각각 비공(鼻孔)을 끼고 상향(上向) 눈 밑의 위경(胃經) 승읍(承泣)혈에서 족양명 위경(足陽明胃經)과 접경된 후 눈(眼)으로 방산(放散)된다.

2 병후(病候)

　본 경(經)의 수혈(兪穴)은 진(津) 방면에 발생된 병증을 주치한다. 발열(發熱), 구조갈(口燥渴), 인후동통(咽喉疼痛), 비출혈(鼻出血), 치통(齒痛), 목적통(目赤痛), 경종(頸腫), 견갑급상비통(肩胛及上臂痛) 및 홍종작열(紅腫灼熱) 및 유한냉감(有寒冷感), 수지활동불편(手指活動不便), 제복부동통(臍腹部疼痛), 장명(腸鳴), 대변당설(大便溏泄) 혹 배출황색점액물(排出黃色粘液物) 시동병(是動病)은 치통이나 경부(頸部)의 종창(腫脹)이 일어난다. 소생병(所生病)은 눈이 황색(黃色)이 되고 구갈(口渴)이나 비출혈(鼻出血)이 일어나며 인후가 부어올라 아프다. 또한 상완(上腕)의 대장경맥락(大腸經脈絡)이 아프고 둘째손가락에도 통증이 와서 움직일 수 없게 된다. 경맥의 기(氣)가 실증(實證)이면 그 경로를 따라 발열이나 부종(浮腫)이 생기고 기(氣)가 허증(虛證)이면 종종 오한이 나타난다.

3 수혈(腧穴)

(1) 상양(商陽) LI 1 - 異名: 絕陽, 別陽

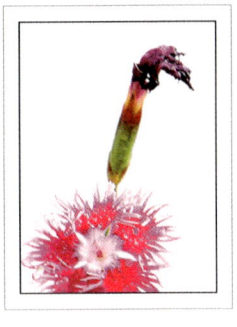

여기!
심지굴건, 총지신근건을 자극한다. 수양명경근의 주행 통로 상에 있는 흉쇄유돌근을 자극할 수 있으므로 원위부에서 자극을 전달한다.

解表退熱, 淸肺利咽, 泄熱消腫, 開竅疏闕
(뜸 1~3壯)

[명명(命名)] 상(商)이란 국악 음계의 5음(音) 중의 하나로 금(金)에 속하고 사람 몸에 있어서는 폐(肺, 음[陰]), 대장(大腸, 양[陽])을 뜻하므로 상양(商陽)이란 대장경(大腸經)에 속해있는 혈(穴)이라는 뜻이다.

[취혈(取穴)] 둘째손가락(시지[示指]) 손톱(지갑[指甲]) 위쪽 모퉁이(지갑각[指甲角])에서 취혈한다. 손톱 뒤의 모퉁이, 즉 지갑각이 두 곳인

데 안쪽 모퉁이 요측지갑각(橈側指甲角)에서 부추잎 한 잎 넓이만큼 떨어진 곳이다. 대체적으로 양경락(陽經絡)에 해당하는 정혈(井穴)은 손발톱 바깥쪽에 있고 음경락(陰經絡)에 해당하는 정혈(井穴)은 안쪽에 있는데 오직 대장경(大腸經)의 정혈(井穴)만은 양경락(陽經絡)이면서 안쪽에 있다.

[침향(鍼響)] 산(酸), 통감(痛感)이 손끝으로 방산한다.
[조작(操作)] 직자(直刺) 0.1촌 혹은 점자 출혈한다. 뜸을 뜰 수 있다.
[적응증(適應症)] 인통(咽痛), 발열(發熱), 혼미(昏迷), 시선염(顋腺炎) 이롱(耳聾), 이명(耳鳴), 청맹(靑盲), 열병에 땀이 안 날 때, 치통(齒痛)
[배혈(配穴)] 중풍혼미는 수구, 백회, 내관과 배합하고, 인후종통은 소상, 합곡과 배합한다.
[비고] 수양명대장경(手陽明大腸經)의 정혈(井穴)이다.

(2) 이간(二間) LI 2

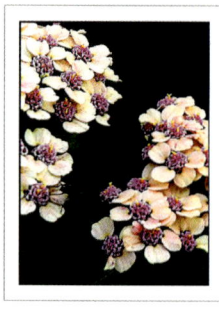

여기!
제1충양근이 심부에서 자극되고 심, 천지굴근건에 자극을 줄 수 있다. 제1충양근은 골간근의 작용 시 조화를 이루게 하는 근육으로 제1지, 제2지의 골간근의 손상 시 치료를 요하는 근육이기도 하다.

散邪熱 利咽候 淸熱消腫

[명명(命名)] 간(間)은 틈으로, 오목한 틈을 가리킨다. 둘째손가락의 말단에서 두 번째 관절 사이에 있기 때문에 이간(두 번째 사이, 二間)이라고 부르는 것이다.

[취혈(取穴)] 주먹을 가볍게 쥐고, 엄지손가락(무지[拇指])과 둘째손가락(시지[示指])을 위로 한 자세로 취혈한다. 제2 중수골(中手骨)과 둘째 손가락뼈 첫째 마디 사이의 관절 바로 앞에 함요처(陷凹處)가 있다.

[침향(鍼響)] 산(酸), 통감(痛感)이 손끝으로 방산한다.

[조작(操作)] 직자(直刺) 0.1~0.3寸, 뜸을 뜰 수 있다.

[적응증(適應症)] 맥립종(麥粒腫), 소아감충(小兒疳虫), 뱃멀미 예방, 인후종통(咽喉腫痛), 치통(齒痛), 비출혈(鼻出血), 두혼(頭昏), 안면신경마비(顔面神經痲痺), 기면(嗜眠)

[배혈(配穴)] 기면에는 삼간과 배합하고, 어린아이 해열에 명혈이다. 인후염, 치통, 비출혈에는 풍지, 완골을 배합한다.

[비고] 수양명대장경(手陽明大腸經)의 형혈(滎穴)이다.

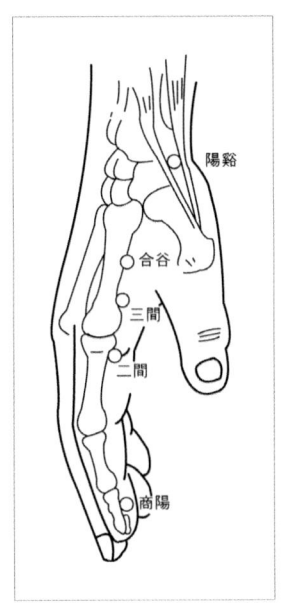

(3) 삼간(三間) LI 3

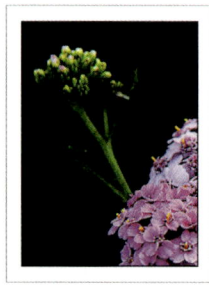

여기!
제1배측골간근이 자극된다. 심부 자입 시 심. 천지굴근건이 자극된다. 제1 배측골간근은 심지의 원위지골 관절의 통증을 일으켜 관절염으로 오진하게 하기도 하고 만성적인 과부하 시는 헤베르덴 결절이 발생하기도 한다. 통증과는 달리 식지의 요골측 측면으로 감각 이상이 발생하기도 한다.

泄邪熱 利咽喉 調腑氣散邪熱 開竅疏闕

[명명(命名)] 식지 본절 뒤의 내측 오목한 곳이고, 끝에서부터 세 번째 관절 사이에 있기 때문에 삼간(三間)이라고 부르는 것이다.

[취혈(取穴)] 주먹을 가볍게 쥐고, 엄지손가락(무지[拇指])과 둘째손가락(시지[示指])을 위로 한 자세로 취혈한다. 제2중수골(中手骨)의 엄지손가락 쪽 가장자리 중간에 손끝을 대고 가볍게 손가락 쪽으로 밀고 가면 손가락 끝이 걸리면서 움푹 들어가는 곳이 있다. 이곳이 제2 중수골소두(中手骨小頭) 후방 함요처이며 삼간이다.

[침향(鍼響)] 산(酸), 통감(痛感)이 손끝으로 방산한다.

[조작(操作)] 직자(直刺) 0.3~0.5촌, 뜸을 뜰 수 있다.

[적응증(適應症)] 탄발지(彈發指), 장지관절통(掌指關節痛), 안통(眼痛), 하치통(下齒痛), 삼차신경통(三叉神經痛), 인후종통(咽喉腫痛), 복창(腹脹)

[배혈(配穴)] 인후염에는 양계와 배합하고, 눈이 아픈 것은 후계와 배합한다. 급성 병으로 고열이 있을 때 사열로서 신효하다.

[비고] 수양명대장경(手陽明大腸經)의 유혈(兪穴)이다.

(4) 합곡(合谷) LI 4 - 異名: 虎口, 含口, 合骨

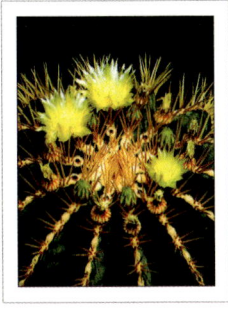

여기!
제1배측골간근과 모지내전근이 분포된다. 흉쇄유돌근 증상을 원위부에서 치료할 수 있는 혈로서, 만성복부질환에 효력이 있는 것은 흉쇄유돌근의 근력이 복부에 기초를 두고 있기 때문이다.

發表解熱, 疏風解表, 淸泄肺氣, 通降腸胃, 鎭痛安神, 通經活絡(뜸 3~5壯)

[명명(命名)] 합(合)은 합한다는 뜻이고 곡(谷)은 계곡이라는 뜻이니, 합곡이란 계곡에서 양쪽이 합해지는 그런 형상을 말한다. 엄지손가락과 둘째손가락이 서로 합하여지는 부위가 마치 계곡 같기 때문에 그런 이름이 지어졌다.

[취혈(取穴)] 엄지손가락(무지[拇指])과 둘째손가락(시지[示指])을 쫙 편 자세로 취혈한다. 제2 중수골중점(中手骨中點)과 제1중수골 사이에 약간 불룩하게 올라온 근육이 있다. 이 근육에서 약간 제2중수골 쪽을 누르면 몹시 압통이 심하다.

[침향(鍼響)] 산(酸), 통감(痛感)이 손끝으로 방산한다.

[조작(操作)] 직자(直刺) 0.5~1寸, 뜸을 뜰 수 있다.

[적응증(適應症)] 족저통(足底痛), 해수(咳嗽), 족배부종(足背浮腫), 족배염좌(足背捻挫), 두면오관부병증(頭面五官部病症), 발열(發熱), 두통(頭痛), 인후통(咽喉痛), 치통(齒痛), 감모(感冒), 안면신경마비(顔面神經麻痺), 두드러기, 체산(滯産)

[배혈(配穴)] 입술마비는 수구와 배합하고, 두드러기와 어깨, 팔의 동통은 곡지와 배합한다. 어린아이가 열이 심하고 경련을 일으킬 때는 두 주먹을 쥔다. 십선혈 대신 사용한다.

[비고] 수양명대장경(手陽明大腸經)의 원혈(原穴)이다.

(5) 양계(陽谿) LI - 異名 : 中魁

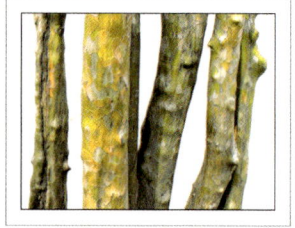

여기!
단·장모지신근, 장요측수근신근을 자극한다. 완관절 통증과 경근상의 근육통증과 연계하여 치료하고 어깨 긴장과 함께 교근의 긴장이 발생한 상태에서 손목을 신전시키고 강한 악력으로 작업 시 양계와 관련된 근육을 함께 치료한다. 치통은 교근과 함께, 인후통은 흉쇄유돌근과 함께 치료한다.

祛風泄火, 疏散陽明邪熱, 通經活絡, 寧心安神
(뜸 3~5壯)

[명명(命名)] 혈(穴)은 손등에 있으며 손등은 양이고, 계(谿)란 계곡을 말하니 엄지를 뒤로 젖히면 나타나는 홈이 마치 산에 둘러싸인 계곡과 같이 생겼기 때문에 양계(陽谿)라고 한 것이다.

[취혈(取穴)] 엄지손가락(무지[拇指])을 위로 올린 자세로 취혈한다. 손등 쪽 팔목 가로무늬(背側腕橫紋)의 엄지손가락 쪽 끝(요측단[橈側端])에 있는 두 힘줄(양근건[兩筋腱]) 중간에 움푹한 곳이 있는데 이곳이 양계(陽谿)다. 손등에는 가로무늬(횡문[橫紋])가 두 줄 있다. 취혈에는 뒤쪽 가로무늬를 기준으로 삼는다.

[침향(鍼響)] 산(酸), 통감(痛感)이 손끝, 손목, 팔로 방산한다.

[조작(操作)] 직자(直刺) 0.3~0.5寸, 뜸을 뜰 수 있다.

[적응증(適應症)] 모지통(母指痛), 건초염(腱鞘炎), 수관절통(手關節痛), 두통(頭痛), 목적(目赤), 이농(耳聾), 이명(耳鳴), 소아소화불량(小兒消化不良), 인후종통(咽喉腫痛), 간질병, 두드러기

[배혈(配穴)] 목적종통은 양곡과 배합하고, 손목 건초염은 열결, 편력과 배합한다. 모지 부자유스럽고, 좌우회전이 부자유할 때, 주먹을 힘껏 못 쥘 때, 손목을 삐었을 때 유침한 채로 운동시킨다.

[비고] 수양명대장경(手陽明大腸經)의 경혈(經穴)이다.

(6) 편력(偏歷) LI 6

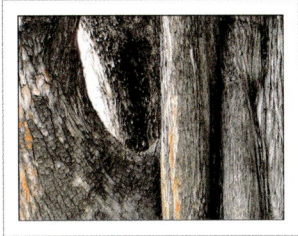

여기!!
장요측 수근신근을 자극한다. 만성적으로 요골신경에 대한 폐색 증상이나 손등에 통증이 자주 발생할 때 사용한다.

淸肺氣, 調水道, 通脈絡, 疏風解表
(뜸 3~5壯)

[명명(命名)] 편(偏)은 한쪽으로 기운다는 뜻이며 력(歷)은 넘어간다, 지나간다는 뜻이니 이 혈은 대장경의 경기(經氣)가 폐경(肺經)으로 넘어간다, 지나간다는 뜻이다.

[취혈(取穴)] 팔굽을 굽히고 곡지(曲池)와 양계(陽谿)를 연결한 선상에서 취혈한다. 양계(陽谿)혈 직상 3寸 되는 곳이 편력(偏歷)이다. 이곳은 골도법상(骨度法上) 주횡문(肘橫紋) 사이가 12寸이므로 손목에서 4분의 1이 되는 점이기도 하다.

[침향(鍼響)] 산(酸), 통감(痛感)이 손끝, 손목, 팔로 방산한다.

[조작(操作)] 직자(直刺) 혹은 사자(斜刺) 침 끝을 팔굽으로 향하여 0.5~0.8寸, 뜸을 뜰 수 있다.

[적응증(適應症)] 수관절통(手關節痛), 모지통(母指痛), 건초염(腱鞘炎), 편도선염(偏桃腺炎), 안면신경마비(顔面神經麻痺), 비출혈(鼻出血), 소변불리(小便不利), 이명(耳鳴), 전질다언(癲疾多言), 치통(齒痛)

[배혈(配穴)] 어깨와 팔의 동통, 안면신경마비는 합곡과 배합한다. 상하 치통에 쓰며, 어금니 통증에는 뜸을 뜬다.

[비고] 수양명대장경(手陽明大腸經)의 락혈(絡穴)이다.

(7) 온류(溫溜) LI 7 - 異名: 蛇頭, 逆注, 泄頭

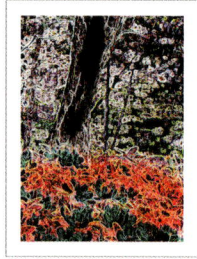

여기!
장·단요측 수근신근을 자극한다. 장·단요측 수근신근은 악력의 필수근이다. 온유지역의 경직은 오래된 경우가 많다. 침자 시 강한 자극을 필요로 한다. 손목, 손등의 통증이 급성일 경우 온유, 편력으로 쉽게 풀릴 수 있다.

淸邪熱 理腸胃

[명명(命名)] 온(溫)은 따뜻하다, 부드럽다는 뜻이고 유(溜)는 고인다는 뜻이다. 온유(溫溜)란 병이 들었을 때 경락에 머무는 사기를 따뜻하게 하여 부드럽게 한다는 뜻이다.

[취혈(取穴)] 곡지(曲池)와 양계(陽谿)를 연결한 선상에서 취혈한다. 양계 직상 5寸, 편력(偏歷) 직상 2寸 되는 곳이 온류(溫溜)이다.

[침향(鍼響)] 산(酸), 통감(痛感)이 손끝, 손목, 팔로 방산한다.

[조작(操作)] 직자(直刺) 0.5~0.8寸, 뜸을 뜰 수 있다.

[적응증(適應症)] 하치통(下齒痛), 모지완관절통(母指腕關節痛), 건초염(腱鞘炎), 두통(頭痛), 인후종통(咽喉腫痛), 장명복통(腸鳴腹痛), 견배통(肩背痛), 코피

[배혈(配穴)] 인후염은 곡지와 배합하고, 입이 헐고 혀가 붓는 것은 통리와 배합한다. 치, 인후염, 사지종, 항문병, 치병 등 합곡, 삼간과 함께 표열을 사하는 명혈이다.

[비고] 수양명대장경(手陽明大腸經)의 극혈(隙穴)이다.

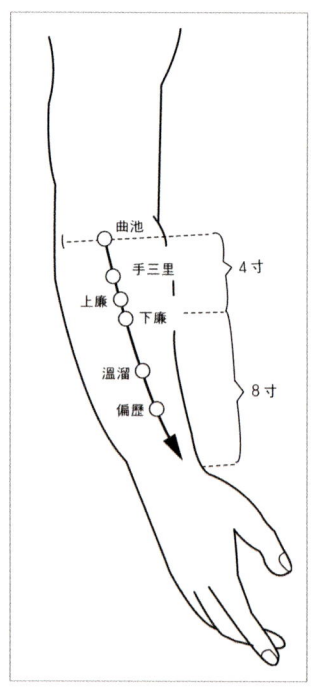

(8) 하렴(下廉) LI 8

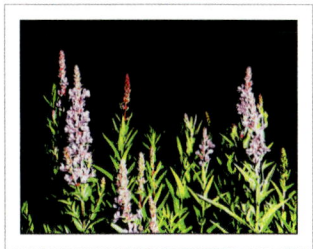

> 여기!
> 단요측 수근신근과 회외근을 자극한다. 회외근 치료는 심자한다. 대부분 손등에 통증이 내재되어 있고 요골측을 따라 저린 감이 발생한다. 회외근 손상 시는 상완외과통 증상이 심하여 전완의 회외, 회내가 어렵고 통증으로 인해 물건을 들거나 도구 사용이 어렵다.

瀉胃中之熱

[명명(命名)] 렴(廉)은 모서리라는 뜻이니 하렴(下廉)은 아래쪽 모서리에 있는 혈(穴)이라는 뜻이다.

[취혈(取穴)] 곡지(曲池)와 양계(陽谿)의 연결선상에서 취혈한다. 곡지(曲池)에서 밑으로 4寸 되는 곳이 하렴(下廉)이다. 이곳은 골도법상(骨度法上) 주횡문(肘橫紋)과 완횡문(腕橫紋) 사이가 12寸이므로 곡지(曲池)에서 밑으로 3분의 1이 되는 곳이기도 하다.

[침향(鍼響)] 산(酸), 통감(痛感)이 손끝, 위팔로 방산한다.

[조작(操作)] 직자(直刺) 0.5~0.8촌, 뜸을 뜰 수 있다.

[적응증(適應症)] 두통(頭痛), 전완통(前腕痛), 안통(目痛), 건초염(腱鞘炎), 복통(腹痛), 설사(泄瀉), 유선염(乳腺炎), 천식(喘息)

[배혈(配穴)] 팔굽, 상지불수는 곡지와 배합하고, 유선염은 소택, 전중, 어제, 소상과 배합한다.

(9) 상렴(上廉) LI 9

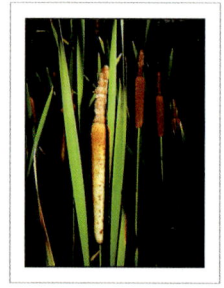

여기!
단, 장요측 수근신근이 주가 된다. 단요측 수근신근의 손상에 유의한다. 수삼리와 연계되는 경우가 많고 장요측 수근신근이 문제가 된다. 이때는 수삼리를 치료한다.

瀉胃中之熱

[명명(命名)] 렴(廉)은 모서리, 측면이라는 뜻이니 상렴(上廉)은 하렴혈(下廉穴) 위 일촌(一寸)에 있는 혈(穴)이라는 뜻이다.

[취혈(取穴)] 곡지(曲池)와 양계(陽谿) 사이에서 취혈한다. 곡지(曲池)에서 밑으로 3寸 되는 곳이 상렴(上廉)이다. 팔꿈치 주름의 바깥(엄지손가락 쪽) 연장 방향에 상완골(上腕骨)의 외측상과(外側上顆)를 만져 그 앞 하부의 근육 내에 있는 요골두(橈骨頭)를 찾는다.

[침향(鍼響)] 산(酸), 통감(痛感)이 손끝, 위팔로 방산한다.

[조작(操作)] 직자(直刺) 0.5~0.8寸, 뜸을 뜰 수 있다.

[적응증(適應症)] 요골신경통(橈骨神經痛), 반신불수(半身不隨), 편탄(偏癱), 수족마목(手足麻木), 장명복통(腸鳴腹痛), 두통(頭痛)

[배혈(配穴)] 복통, 설사는 족삼리, 하거허와 배합하고, 상지동통과 마목은 합곡과 배합한다.

(10) 수삼리(手三里) LI 10

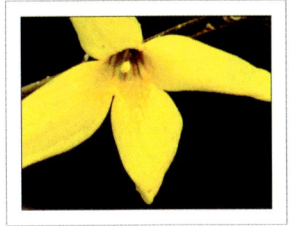

여기!
장요측 수근신근의 강력한 발통점이다. 심자 시 회외근을 자극한다. 상완외과통(테니스엘보), 경근상의 문제 시 복부와 목 전면 근육과 연계되어진 때 흉쇄유돌근 및 복부의 근육압통에 대한 연합치료가 필요하다.

祛風通絡, 和胃利腸(뜸 3~5壯)

[명명(命名)] 삼(三)은 세 번째, 크다, 완성되다의 뜻이고 리(里)는 동네라는 의미도 있으나 밭전(田) 자와 흙토(土) 자가 모여 만물의 근본인 흙이라는 뜻도 있으니 사람 몸에서는 위장을 말한다. 그러므로 수삼리(手三里)는 손에 있는 큰 근본, 곧 위장병을 치료할 수 있는 완성된 혈이라는 뜻이니 위경(胃經)의 족삼리혈(足三里穴)과 밀접한 관계를 갖는 혈(穴)이다.

[취혈(取穴)] 곡지(曲池)와 양계(陽谿) 사이에서 취혈한다. 곡지(曲池)에서 밑으로 2寸 되는 곳이 수삼리(手三里)이다. 수삼리(手三里)를 손끝으로 눌러보면 대단한 통증, 즉 압통이 나타난다.

[침향(鍼響)] 산(酸), 통감(痛感)이 손끝, 위팔로 방산한다.

[조작(操作)] 직자(直刺) 0.5~0.8寸, 뜸을 뜰 수 있다.

[적응증(適應症)] 상지질환(上肢疾患), 비질환(鼻疾患), 안두통(眼頭痛), 중풍편탄(中風偏癱), 시선염(顋腺炎), 주비풍습신경통(肘臂風濕神經痛), 면탄(面癱), 설사복통(泄瀉腹痛)

[배혈(配穴)] 종기는 합곡, 양로와 배합하고, 설사는 중완, 족삼리를 배합한다. 일반 화농성 질환에 사용한다.

(11) 곡지(曲池) LI 11 - 異名: 陽澤, 鬼巨

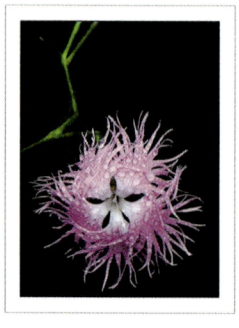

여기!
장·단요측 수근신근을 중심으로 심자 시 상완요골근 및 회외근을 자극한다. 주관절의 통증이 심하여 굴곡과 신전이 어렵고 관절에 힘이 없을 경우 사용한다.

疎邪熱. 利關節. 祛風濕. 調氣血管
(뜸 3~7壯)

[명명(命名)] 곡(曲)은 구부린다, 굽힌다 등의 의미이고 지(池)는 연못이니 곡지(曲池)란 팔을 굽히면 오목하여 마치 천지(淺池) 형상이므로 곡지(曲池)라 부른다.

[취혈(取穴)] 팔꿈치를 구부리고 손바닥을 반대편 젖가슴에 대고 취혈한다. 이런 자세에서 팔꿈치 가로무늬 위쪽 끝나는 곳이 곡지(曲池)다.

[침향(鍼響)] 산(酸), 통감(痛感)이 팔굽과 위팔, 손끝으로 방산한다.

[조작(操作)] 직자(直刺) 0.5~1.5寸, 뜸을 뜰 수 있다.

[적응증(適應症)] 눈에 관한 병, 피부병 일절(皮膚病一切) 머리, 눈, 어깨, 위팔의 병[頭眼肩上肢病], 치통(齒痛), 고혈압(高血壓), 발열(發熱)

[배혈(配穴)] 상지불수와 동통은 합곡, 견우를 배합하고, 감기의 고열에는 합곡, 외관을 배합한다.

[비고] 수양명대장경(手陽明大腸經)의 합혈(合穴)이다. 부동한 체위에 따라 부동한 취혈 방법이 있다. 예를 들면 팔굽을 굽혀 45도일 때 주횡문 외측 끝이 혈이고, 팔굽을 굽혀 직각일 때 주횡문 끝과 굉골외상과(肱骨外上髁) 사이가 혈이며, 주관절을 펴면 척택과 굉골외상과(肱骨外上髁) 사이가 혈이다.

(12) 주료(肘髎) LI 12 - 異名: 肘尖

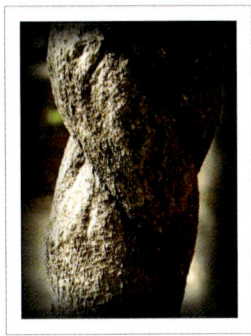

여기!
삼두박근 내측두의 외측 부위의 발통점과 연관된다. 잘 낫지 않는 상완외과 통증을 치료하는 부위다. 상완골 외측의 시림, 상완외과 통증으로 나타난다.

疏通經絡

[명명(命名)] 주(肘)는 팔굽, 료(髎)는 모서리 뼈의 틈을 말하니 주료(肘髎)는 팔꿈치 모서리에 있는 혈(穴)이라는 뜻이다.

[취혈(取穴)] 곡지(曲池)를 취혈하는 자세로 취혈한다. 곡지(曲池)와 팔뒤꿈치(주두肘頭) 위 1寸에 있는 삼초경의 천정(天井)을 이은 선(線)의 중간이 되는 곳이 주료(肘髎)다. 곡지(曲池) 외상(外上) 약 1寸이 되고 상완골(上腕骨)의 양쪽(전연[前緣])에 해당된다.

[침향(鍼響)] 산(酸), 통감(痛感)이 팔굽과 위팔, 손끝으로 방산한다.

[조작(操作)] 직자(直刺) 0.5~1寸, 뜸을 뜰 수 있다.

[적응증(適應症)] 상완신경통(上腕神經痛), 주관절통(肘關節痛), 주비통(肘臂痛), 마목(麻木), 기와(嗜臥)

[배혈(配穴)] 견관절주위염은 양로와 배합하고, 상지불수, 동통에는 곡지, 외관, 족삼리와 배합한다.

(13) 수오리(手五里) LI 13 - 異名: 尺五里, 大禁

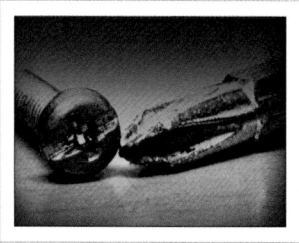

여기!
삼두박근의 외측두가 주가 된다. 상완골 외측의 시림, 요골신경의 폐색 증상은 주관절부위에 나타난다.

祛風通絡, 和胃利腸

[명명(命名)] 오(五)란 숫자의 5를 말하기도 하지만 음기(陰氣)가 땅속에서 양(陽)으로 나오는 형상을 본뜬 것으로 음양(陰陽)이 서로 만나는 것을 의미한다. 그러므로 수오리(手五里)란 손에서 음양(陰陽)이 서로 만나는 곳(마을)을 의미하는 혈이다.

[취혈(取穴)] 곡지(曲池)와 어깨 위의 견우(肩髃)를 연결한 선상에서 취혈한다. 곡지(曲池)에서 위로 3寸 되는 곳이 수오리(手五里)다. 여기서 3寸의 골도(骨度)는 전액횡문단(前腋橫紋端)과 주횡문(肘橫紋) 사이가 9寸이므로 밑으로 3분의 1이 되는 곳이기도 하다.

[침향(鍼響)] 산(酸), 통감(痛感)이 팔굽과 위팔, 손끝으로 방산한다.

[조작(操作)] 직자(直刺) 0.5~1寸, 침자 시 동맥을 피해서 취한다. 뜸을 뜰 수 있다.

[적응증(適應症)] 상완신경통(上腕神經痛), 각혈(咯血), 경임파선결핵(頸淋巴腺結核), 폐렴(肺炎), 늑막염(肋膜炎), 주비통(肘臂痛)

[배혈(配穴)] 주관절 동통에는 소해와 배합한다.

[비고] 고서(古書)에는 금침혈(禁鍼穴)이라 했다.

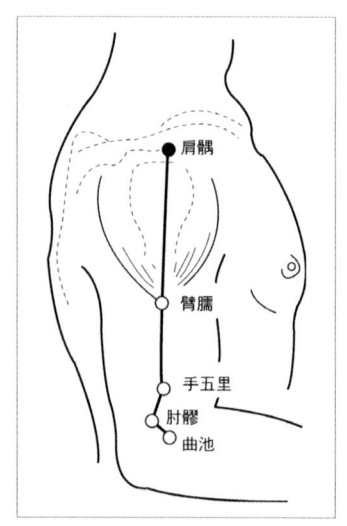

(14) 비노(臂臑) LI 14 - 異名: 頭冲, 頸冲

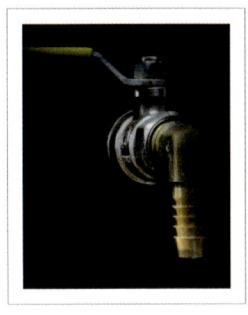

여기!
삼각근과 삼두박근 외측두를 자극한다. 삼각근은 견갑극과 견봉, 쇄골에 부착되므로 경부의 후면통증과 연관된 경항통과 흉쇄유돌근과 관계로 인한 사경(斜頸)과 관련되고 쇄골에 대한 자극은 상완신경통과 연관된다.

明目散結, 止痛鎭痛, 通經活絡

[명명(命名)] 비(臂)는 팔뚝을 말하고 노(臑)는 팔꿈치 안쪽을 의미하기 때문에 비노(臂臑)란 이 부위가 아프거나 저리거나 마비증상이 등이 있을 때 쓸 수 있는 혈(穴)이라는 뜻이다.

[취혈(取穴)] 곡지(曲池)와 견우(肩髃)를 연결한 선상에서 취혈한다. 곡지(曲池) 위로 7寸 되는 곳이 비노(臂臑)다. 이곳은 위팔 바깥쪽(상완골 외측[上腕骨外側])에 있으며 삼각근(三角筋)의 끝 부위, 즉 첨단상(尖端上)에 해당된다.

[침향(鍼響)] 산(酸), 통감(痛感)이 어깨와 위팔, 손끝으로 방산한다.

[조작(操作)] 직자(直刺) 0.3~0.5寸. 뜸을 뜰 수 있다.

[적응증(適應症)] 견관절주위염(肩關節周圍炎), 상완신경통(上腕神經痛), 상지운동마비(上肢運動痲痺), 안병(眼病)

[배혈(配穴)] 어깨와 팔 동통, 상지불수에는 천종, 곡지와 배합하고, 목질에는 합곡, 이간, 광명과 배합한다. 견비통이 두경부까지 미칠 때 쓴다.

[비고] <甲乙> 수양명락(手陽明絡)의 회(會)이다. <奇經八脈考> 手陽明, 手足太陽, 陽維의 會이다.

(15) 견우(肩髃) LI 15

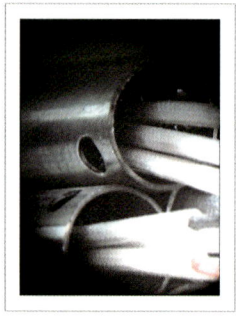

여기!
극상근건 및 삼각근을 자극한다. 견관절 주위염 시 극상근은 거골혈에서의 자극이 필요하다. 상지외전 시 순간적인 통증으로 인해 동작이 무력화되는 경우에 사용한다.

疎散經絡風濕, 淸泄陽明氣火, 通利關節, 袪邪解熱, 調和氣血
(뜸 3~7壯)

[명명(命名)] 견(肩)은 어깨, 우(髃)는 견두골(骨)을 말하니 견우(肩髃)란 어깨 끝 귀퉁이에 있는 혈이라는 뜻이다.

[취혈(取穴)] 팔꿈치를 구부리고 팔을 어깨 높이로 든 자세에서 취혈한다. 견관절(肩關節) 위에 툭 튀어나온 견봉돌기(肩峰突起)가 있는데 그 앞쪽 바로 밑(전하방[前下方])에 함요처(陷凹處)가 있다. 이곳이 견우(肩髃)다. 뒤쪽에 있는 것은 삼초경의 견료(肩髎)다.

[침향(鍼響)] 산(酸), 통감(痛感)이 어깨와 견갑, 손끝으로 방산한다.

[조작(操作)] 직자(直刺) 0.5~1寸. 아래로 1~3寸 사자(斜刺)해도 된다. 뜸을 뜰 수 있다.

[적응증(適應症)] 견관절통(肩關節痛), 피부병(皮膚病), 고혈압(高血壓), 다한증(多汗症), 편탄(偏癱)

[배혈(配穴)] 견관절통은 견료와 배합하고, 상지불수는 합곡, 곡지와 배합한다. 관절병이 아닌 경우는 관절로 자입하지 않고 삼각근 밑으로 자입한다.

[비고] <甲乙> 수양명(手陽明)의 양교(陽蹻)의 회(會)이다.

(16) 거골(巨骨) LI 16

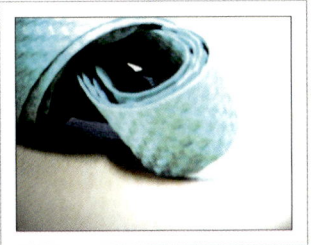

여기!
승모근의 발통점이다. 심자하면 거상 시 문제가 되는 극상근을 자극한다. 극상근 치료는 예풍혈이 발통점이다.

散瘀通絡, 通利關節

[명명(命名)] 거골(巨骨)이란 거울 앞에서 보면 가슴 부위 양옆으로 불거져 나온 뼈, 곧 빗장뼈를 뜻하므로 거골혈(巨骨穴)이란 가슴의 뚜껑 역할을 하는 빗장뼈 바깥쪽 맨 끝에 있는 혈(穴)이라는 뜻이다.

[취혈取穴] 어깨 위 등 뒤쪽에서 취혈한다. 쇄골(鎖骨) 끝이 만든 견봉단(肩峯端) 뒤쪽을 손끝으로 눌러보면 움푹 들어간 곳인 함요처(陷凹處)가 있다.

[침향(鍼響)] 산(酸), 통감(痛感)이 어깨와 견갑 안쪽, 가슴으로 방산한다.

[조작(操作)] 외하방 0.4~0.5寸. 뜸을 뜰 수 있다.

[적응증(適應症)] 견관절주위염(肩關節周圍炎), 상지통(上肢痛), 토혈(吐血), 경임파선결핵(頸淋巴腺結核), 중풍, 소아마비

[배혈(配穴)] 팔을 들지 못할 때는 전곡과 배합하고, 두통, 목이 뻣뻣할 때는 풍지, 현종과 배합한다.

[비고] <甲乙> 수양명(手陽明), 양교(陽橋)의 회(會)이다.

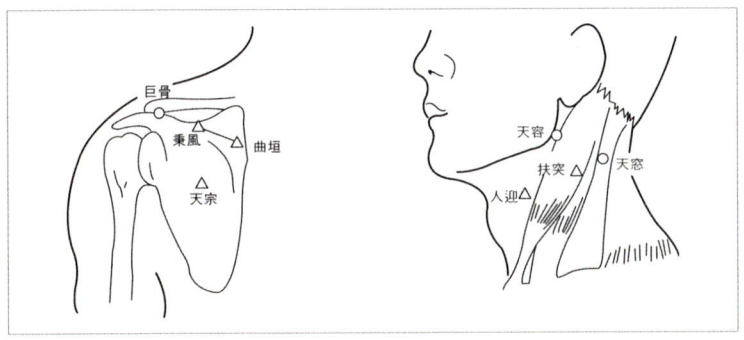

(17) 천정(天鼎) LI 17

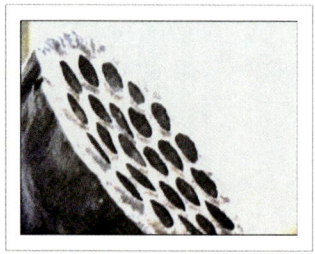

여기!
흉쇄유돌근 자극을 자극한다. 폐질환이 연관된다면 사각근을 함께 자극한다.

利咽氣, 淸肺氣, 舌骨節麻痺, 扁桃腺炎

[명명(命名)] 천(天)은 하늘, 머리, 정(鼎)은 발이 세 개 달리고 귀가 둘 달린 솥을 말하므로 천정(天鼎)은 하늘을 받드는 솥이라는 뜻인바 이것은 빗장뼈(쇄골)와 양 근육(흉쇄유돌근과승모근)이 삼각형 모양을 이루어 머리를 받들고 있고 천정혈(天鼎穴)은 그 삼각형 속에 있기 때문에 이런 이름을 붙인 것이다.

[취혈(取穴)] 반듯이 누운 자세(앙와위[仰臥位])나 또는 머리를 약간 들고 앉아 있는 자세로 취혈한다. 부돌(扶突)에서 밑으로 1寸 되는 곳이 천정(天鼎)이다. 흉쇄유돌근(胸鎖乳突筋)의 후연(後緣)에 해당된다. 또한 방법은 부돌(扶突)과 위경(胃經)의 결분(缺盆)(쇄골상연[鎖骨上緣]에 있음)을 이은선의 중간점에 취혈하기도 한다.

[침향(鍼響)] 산(酸), 통감(痛感)이 어깨와 견갑 안쪽, 가슴으로 방산한다.

[조작(操作)] 직자(直刺) 0.3~0.5寸. 뜸을 뜰 수 있다.

[적응증(適應症)] 경견완통(頸肩腕痛), 견관절주위염(肩關節周圍炎), 사각근증후군(斜角筋症候群), 인후종통(咽喉腫痛), 음아(音啞), 호흡불창(呼吸不暢), 편도선염(偏桃腺炎), 경임파선결핵(頸淋巴腺結核)

[배혈(配穴)] 입천장마비는 합곡, 태계, 염천과 배합한다. 주로 인후 이상의 통증(인후통, 치통, 편도선염)일 때는 천정, 부돌에 압통이 나타난다.

(18) 부돌(扶突) LI 18

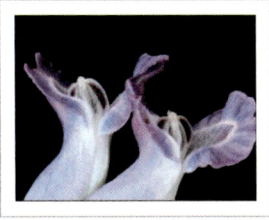

여기!
흉쇄유돌근, 흉골지이다. 사고 후에 오는 어지럼증이나 두통과 현운 증상을 치료한다. 노년층에 나타나는 귀와 눈이 침침한 증상을 치료한다.

疏通經絡, 調暢氣血

[명명(命名)] 부(扶)는 돕는다는 뜻도 있지만 엄지손가락을 제외한 네 손가락을 합한 길이를 부라고도 한다. 돌(突)은 툭 튀어나온다는 뜻이니 보통 혈(穴)들은 근육과 근육 사이 우묵 들어간 곳에 많이 자리 잡고 있으나 이 자리는 근육의 중심부 볼록 튀어나온 곳에 있기 때문에 돌(突)이라고 표현한 것이다.

[취혈(取穴)] 반듯이 누운 자세나 또는 앉아 있는 자세로 취혈한다. 목이 툭 튀어나온 뼈 즉 후결첨(喉結尖)에서 양방으로 3寸 되는 곳이 부돌(扶突)이다. 위경(胃經)의 인영(人迎) 바깥쪽으로 있으며, 흉쇄유돌근 후연(胸鎖乳突筋後緣)의 중앙에 해당된다.

[침향(鍼響)] 산(酸), 통감(痛感)이 목과 가슴속으로 방산한다.

[조작(操作)] 직자(直刺) 0.5~0.8寸. 뜸을 뜰 수 있다.

[적응증(適應症)] 경완증후군(頸脘症候群), 해수(咳嗽), 천명(喘鳴), 경추증(頸椎症), 흉곽출구증후군(胸廓出口症候群), 해천(咳喘), 담다(痰多), 인후종통(咽喉腫痛)

[배혈(配穴)] 폭음에는 염천혈과 배합하고, 기침, 숨찬 것은 천돌과 배합한다. 기관지병으로 인한 해수천식에 속효를 볼 수 있다. 부작용으로 강한 발작을 일으킬 수 있다.

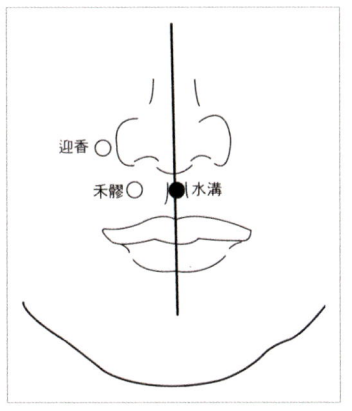

(19) 화료(禾髎) LI 19

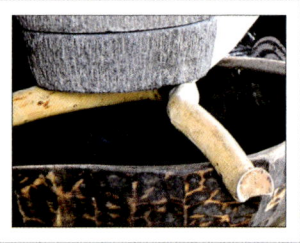

여기!
구륜근(입술을 모으는 근육)을 자극한다. 입술이 모아지지 않거나 입술궤양, 입술이 붓는 등의 증상에는 흉쇄유돌근이나 교근을 함께 사용한다.

扶脾氣, 化濕滯

[명명(命名)] 화(禾)란 벼를 뜻하니 여기서는 곡식, 혹은 곡식을 씹어 먹을 수 있는 입을 가리키며 료(髎)는 모서리를 말하니 입 주위의 약간 뼈가 볼록하게 솟아오른 곳을 말한다. 그러므로 화료(禾髎)란 입 주위에 있는 혈이라는 뜻이다.

[취혈(取穴)] 반듯이 누운 자세로 코 밑에서 취혈한다. 독맥(督脈)의 인중(人中)에서 양옆으로 각 5分 되는 곳이다. 이곳이 화료(禾髎)다. 이곳은 인중(人中)에서 옆으로 그은 선, 즉 상평선(相平線)과 콧구멍 바깥쪽 벽(비공외벽[鼻孔外壁])에서 수직으로 그은 선의 교차점(交叉點)이기도 하다.

[침향(鍼響)] 산(酸), 통감(痛感)이 입술과 콧속, 상치은으로 방산한다.

[조작(操作)] 직자(直刺) 0.2~0.5寸. 뜸 금지

[적응증(適應症)] 비폐(鼻閉), 비염(鼻炎), 치통(齒痛), 안면신경마비(顔面神經麻痺), 구금불개(口噤不開)

[배혈(配穴)] 와사에는 지창, 협거를 배합하고, 비색, 코피는 합곡, 인당, 상성과 배합한다.

(20) 영향(迎香) LI 20

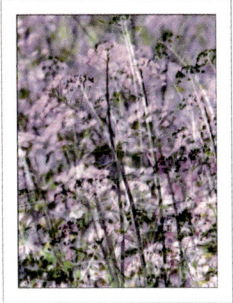

> **여기!**
> 안면근육마비와 비염 등의 코와 관련된 질환 치료 시 흉쇄유돌근 및 교근 등과 연계하여 치료해야 한다. 흉쇄유돌근은 힘의 근원을 복부에 두고 있다.

通鼻竅, 散風邪, 淸氣火, 理氣止痛

[명명(命名)] 영(迎)은 맞이한다는 뜻이고 향(香)은 향기를 말하니 코가 막혀 냄새를 맡지 못할 때 쓸 수 있는 혈이라는 것을 단번에 알 수 있다.

[취혈(取穴)] 반듯이 누운 자세로 코 양옆에서 취혈한다. 코 양옆의 둥근 부분을 비익(鼻翼)이라 하는데, 이 비익 바깥쪽으로 5分 떨어진 것이 영향이다. 이 영향은 양 코의 가장자리에 있는 고랑, 즉 비순구(鼻脣溝) 중앙에 있다.

[침향(鍼響)] 산(酸), 통감(痛感)이 안면과 입술, 콧속으로 방산한다.

[조작(操作)] 코 방향으로 0.3~0.5寸 사자(斜刺)한다. 뜸을 뜨지 않는 것이 좋다.

[적응증(適應症)] 비폐(鼻閉), 치통(齒痛), 후각이상(嗅覺異常), 비즙(鼻汁), 안면신경마비(顔面神經麻痺), 안면근경련(顔面筋痙攣), 삼차신경통(三叉神經痛), 담도회충증(膽道蛔虫症)

[배혈(配穴)] 코피, 코 막히는 데는 합곡, 상성, 인당을 배합한다. 축농증, 코 막힘, 눈물이 많이 날 때

[비고] <甲乙> 수족양명(手足陽明)의 회(會)이다.

마무리

　본경의 생리기능과 병리반응은 대장(大腸)에 속하고 폐(肺)에 락(絡)하며 횡격막(橫膈膜)을 통과하여 쇄골의 오목한 곳을 지나 목에 도달한다. 대장(大腸)은 금(金)에 속(屬)하고 사시(四時)에는 추기(秋氣)이므로 생리 특징은 다기다혈(多氣多血)이며 묘시(卯時)에 기혈(氣血)이 제일 왕성하다. 외사가 침입하면 경기가 변동되고 불통하여 순행 도달하는 곳에 있는 하치통(下齒痛), 목이 붓는 증상, 어깨와 등의 동통, 모지, 식지 동통이 발생되고 실(實)하면 환측의 치아에 피가 나며 귀먹고 허(虛)하면 이가 시리고 흉격이 막힌다. 본경수혈은 머리, 얼굴, 위, 장 및 정신계통, 피부, 등의 병리변화에 상용한다. 전체 경에 20개의 경혈이 있으며 체표는 상양으로부터 영향에서 끝나고 락혈은 편력, 극혈은 온류, 원혈은 합곡, 모혈은 천추이다. 본경은 육경상으로는 족양명위경과 동일하고 장부상통으로는 족궐음간경과 연관된다.

05 족양명위경(ST, Stomach Meridian)

[多氣多血]

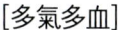

　목하(目下) 승읍혈(承泣穴)에서 기하여 면부(面部)를 돌고 항부(項部)를 지나 흉복(胸腹)을 따라 아래로 내려가 하지 외측의 전면을 지나 족2지 여태(厲兌)혈에서 종지한다. 45혈의 다기다혈(多氣多血) 경맥이다.

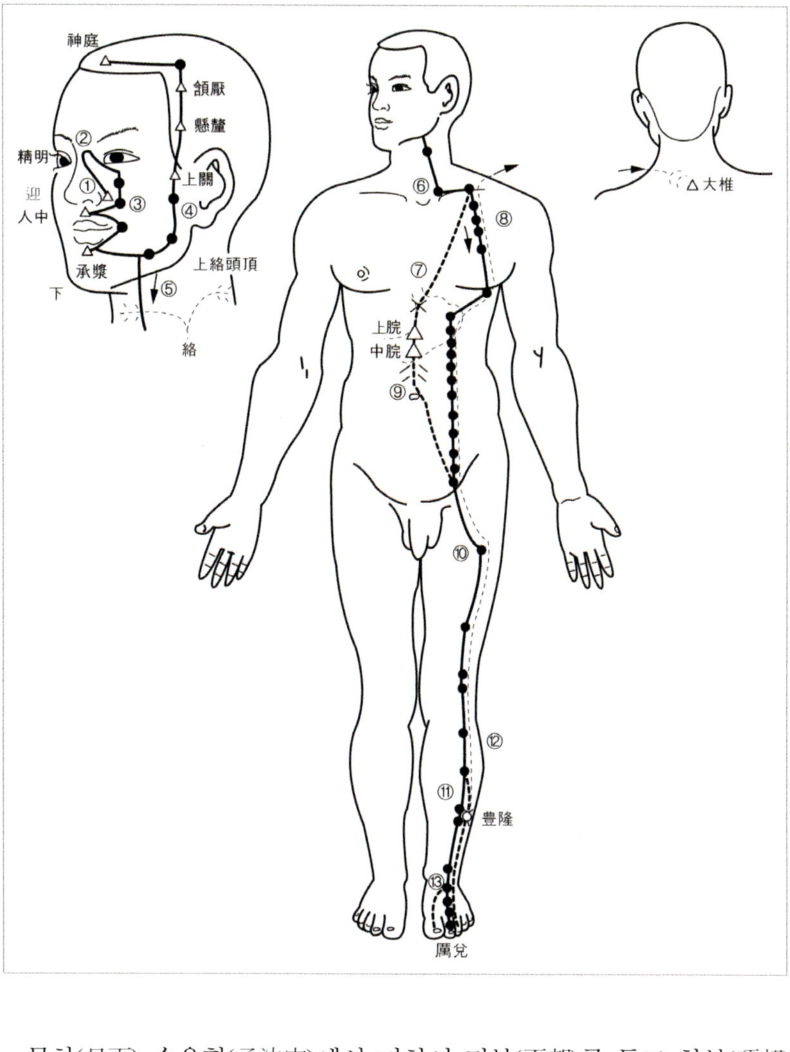

1 순행(循行)

족양명위의 경맥은 비(鼻)의 양방(兩方) 영향(迎香)혈에서 시작하여 ① 상행 비근부(鼻根部)에서 ② 좌우의 경맥이 교회(交會)하고 비근(鼻根) 양쪽 방변(傍邊)으로 가 족태양방광경(足太陽膀胱經)의 정명(睛明)을 교회한 후 목 하부(目下部)를 거쳐 코의 바깥쪽을 따라 상치중(上齒中)으로 ③ 진입(進入)한다. 다시 돌아서 구각(口角)을 끼고 구순(口脣—입술)을 환요(環繞)하여 상향(上向) 코밑에 있는 독맥(督脈)의 인중(人中)을 ④ 교회하고 다시 하향(下向)하여 임맥(任脈)의 승장(承漿) ⑤과 교회한다. 그 후 퇴전(退轉)하여 하악(下顎)의 후하방(後下方)을 따라 본경의 대영(大迎)혈로 ⑥ 나오고 협거(頰車)를 ⑦ 돌아 상향(上向) 이전(耳前)에 분포한다. 그 후 귀 앞의 권골궁 상연(上椽)을 거쳐 족소양 담경(足少陽膽經)의 객주인(客主人)과 ⑧ 교회한다. 귀 밑머리의 가를 따라 ⑨ 올라가며 족소양 담경의 현리(懸釐)⑩, 함염(頷厭)혈과 교회하고 앞이마에 이르러 독맥의 신정(神庭)⑪에 교회한다. 그 일조분지(一條分支)는 대영혈(大迎穴)의 전변(前邊)을 따라 하향(下向)하여 목의 후두융기(喉頭隆起)의 양방(兩方) 인영(人迎)에 이른다. 목구멍을 따라 ⑬ 쇄골상와중(鎖骨上窩中)으로 진입하여 배부로 뒤돌아 독맥의 대추(大椎)를 교회하고 다시 앞으로 넘어와 쇄골상와중(鎖骨上窩中)에 있는 결분(缺盆)을 거쳐 하향내행(下向內行)하며 ⑭ 횡격막(橫膈膜)을 통과하여 임맥과 상완(上脘), 중완(中脘)의 심부(深部)에서 ⑮ 교회하고 위(胃)에 입속(入屬)하고 비장(脾臟)을 락요(絡繞)한다. 또 다른 일조분지(一條分支)는 쇄골 상연의 함요부(陷凹部)에서 유부내측연변(乳部內側緣邊)으로 직행(直行)하여 거기서 하향(下向)하여 배꼽(臍) 2寸 거리 되는 양옆을 따라 서경부(鼠徑部)에 진입한다. 또 다른 일조(一條)의 지맥(支脈)은 위(胃)의 하구(下口)에서 시작하여 복강(腹腔)의 심층(深層)을 따라 하향(下向) 기충부(氣衝部)에 이른다. 이 기충부에서 직행한 맥(脈)과 회합(會合)한다. 여기서 하향(下向)하여 대퇴(大腿)의 상부 전면(上部前面)인 비관(髀關)에 이르러 대퇴 전방의 융기(隆起)된 복토(伏兎)에 도달하고 하향(下向)하여 슬개골(膝蓋骨)(21) 속으로 진입(進入)하며, 다시 하향(下向)하여 경골외측(脛骨外側)을(22) 따라 발등으로 주행(走行)(23)하여 둘째발가락(第二趾)의 외측단(外側端) 여태(厲兌)에서(24) 끝난다. 상술한 지맥(支脈)은 또 무릎 밑 3寸의 부위에서 일조(一條)의 방지맥(傍支脈)이 분출하여(25) 경골외측연(脛骨外側緣)을 따라 하행 발등에 이르고 제2, 3 중족골(中足骨) 사이를 뚫고 향하여 가운데발가락 외측 봉단(縫端)에서 끝난다. 동시에 발등에서 다시 일조(一條)의 지맥(支脈)이 분출하여 하향 엄지발가락, 즉 무지(27) 내측연변(內側緣邊)을 따라 그 말단(末端)으로 가서 은백(隱白)에서 족태음 비경(足太陰脾經)에 접경(接經)된다.

2 병후(病候)

발고열혹학질(發高熱或虐疾), 면적(面赤), 한출(汗出), 신혼섬어(神昏譫語), 광조(狂躁), 외한혹목통(畏寒或目痛), 비건조급비출혈(鼻乾燥及鼻出血), 순구생창(脣口生瘡), 인후종통(咽喉腫痛), 경종(頸腫), 구순괘사(口脣壞斜), 흉응동통(胸膺疼痛), 퇴족홍종동통(腿足紅腫疼痛), 퇴족발냉(腿足發冷), 복부팽대(腹部膨大), 창만(脹滿), 수종(水腫), 각와불안혹전광(覺臥不安或癲狂), 소곡선기(消穀善饑), 뇨색발황(尿色發黃), 본 경의 시동병(是動病)은 몸에 냉수를 끼얹은 것처럼 한기(寒氣)가 들어 떨린다. 종종 허리를 펴고 발로 버티면서 하품을 하고 이마가 검게 된다. 또 사람과 불을 보는 것을 두려워하고 나무 잎사귀 소리만 들어도 놀라며 정신이 불안정하여 창문을 닫고 들어앉아 혼자 있으려고 한다. 심하게 되면 높은 곳에 올라가 노래를 부르고 옷을 벗어던지고 달려 나간다. 배가 불어나 복명(腹鳴)이 우레 소리처럼 나기도 한다. 소생병

(所生病)은 고열이 나고 그로 인해 정신이 혼미해진다. 발한이 자연스레 일어나며 코피나 콧물이 나온다. 또한 구각(口角)이 마비되고 입술에 발진이 생긴다. 경(頸)이나 인두(人頭)가 부어올라 아프며 가슴, 배에서부터 서혜부(鼠蹊部), 대퇴부, 발등 등 위경맥(胃經脈)의 통로를 따라 통증이 생기며 셋째발가락이 마비된다. 또한 기(氣)가 실(實)하면 가슴과 배에 발열이 있고 식욕이 항진(亢進)하며 뇨가 황색(黃色)으로 변한다. 반대로 기(氣)가 부족하여 허증(虛證)이 되면 가슴과 배에서 오한을 느끼고 배 속이 차가워지며 배가 불어난다.

③ 수혈(腧穴)

(1) 승읍(承泣) ST 1 - 異名: 面癱, 鼷穴

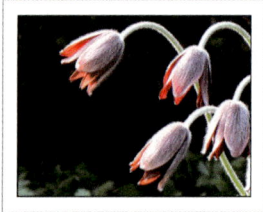

여기!
안륜근을 통과하여 안구하직근으로 자입한다. 안륜근은 안면신경마비에 적용, 안구운동과 관련된 근시나 사시에 적용된다.

祛風散火, 開竅明目

[명명(命名)] 승(承)은 받는다, 읍(泣)은 울다, 눈물이라는 뜻이니 승읍(承泣)이란 눈 아래에서 눈물을 받는 곳이라는 의미이니 눈병을 치료할 수 있는 혈이 되는 것을 짐작할 수 있다.

[취혈(取穴)] 평상시와 같이 눈을 뜬 자세로 취혈한다. 동공(瞳孔)의 바로 직하 안구(眼球)와 눈자위 하연(下緣) 사이에 있다. 손가락 끝으로 아래 눈꺼풀 위를 가만히 눌러보면 눈알과 뼈 사이에 움푹 들어가는 곳으로 뼈 가까이서 취혈한다. 이곳을 동공(瞳孔)에서 7分으로 잡고 있다.

[침향(鍼響)] 산(酸), 통감(痛感)이 눈 속과 얼굴로 방산한다.

[조작(操作)] 안광하면의 가까이에서 천천히 0.5~0.8촌 혈관을 피해서

직자한다. 뜸을 뜰 수 없다.

[적응증(適應症)] 안면신경마비(顔面神經麻痺), 안질환(眼疾患), 근시(近視)

[배혈(配穴)] 눈이 어두운 증상은 간유, 동자료와 배합하고, 녹내장은 정명, 풍지, 곡지, 태충과 배합한다. 승읍 주위에 검은색이 드러나면 위궤양이나 위암 증상이 있고 여성이 푸른빛이 나면 하초에 냉증이 심하다.

[비고] <甲乙> 陽橋, 任脈, 足陽明의 會이다.

(2) 사백(四白) ST 2

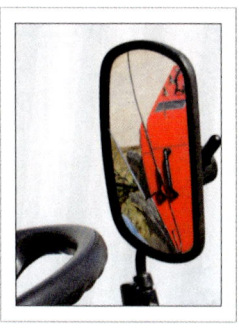

여기!
안륜근을 자극한다. 하방으로 자입하면 상순거근을 자극하게 된다. 안륜근은 안면신경마비나 삼차신경통에 흉쇄유돌근과 함께 사용하여 눈과 관련된 질환을 치료한다. 상순거근의 마비는 입술이 처지게 만든다.

祛風明目, 疏肝利痰, 舒筋鎭痛

[명명(命名)] 사(四)는 숫자도 되지만 동서남북 사방, 곧 주위라는 뜻이며 백(白)은 희다, 분명하다는 뜻이다. 사백(四白)이란 눈이 몹시 피로하여 눈앞이 희미할 때 자극을 받으면 동서남북 사방이 보다 분명하게 확실히 보인다는 뜻이다.

[취혈(取穴)] 평상시와 같이 눈을 뜬 자세로 취혈한다. 동공(瞳孔)에서는 직하(直下) 1寸 되는 곳이 사백(四白)이다. 이곳은 안와하공(眼窩下孔)에 해당된다. 이곳은 승읍(承泣)에서 3分 되는 곳이다.

[침향(鍼響)] 산(酸), 통감(痛感)이 눈과 얼굴로 방산한다.

[조작(操作)] 안광하면의 가까이에서 천천히 0.5~0.8寸 혈관을 피해서 직자한다.

[적응증(適應症)] 삼차신경통(三叉神經痛), 안면신경마비(顔面神經麻痺), 상치통(上齒痛), 안질환(眼疾患), 면기경련(面肌痙攣), 면탄(面癱)

[배혈(配穴)] 면신경마비는 합곡과 배합하고 담도회충증은 담낭혈과 천추혈을 배합한다. 햇빛 때문에 눈을 뜨지 못할 때.

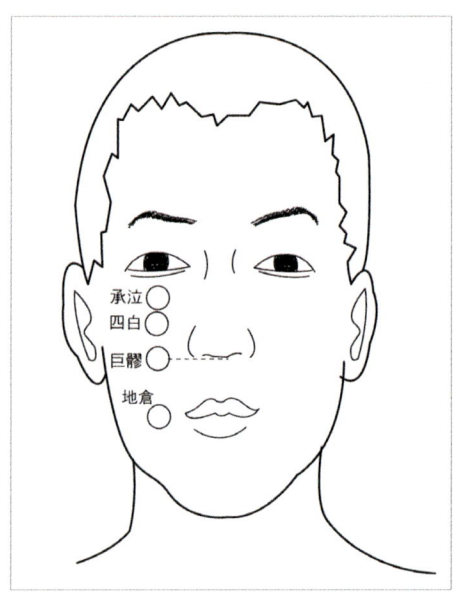

(3) 거료(巨髎) ST 3

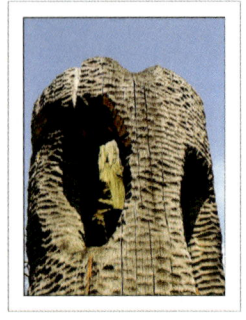

여기!
상순거근을 자극한다. 하방으로 자입되면 구각거근이 자극된다. 안륜근 관련 질환과 콧병에도 사용된다.

舒筋通絡, 明目祛風

[명명(命名)] 거(巨)는 크다는 뜻인데 사람 몸에 있어서 거분(巨分)이

란 코밑과 입을 통하는 도랑 같은 수구 혈자리를 뜻한다. 료(髎)는 빈틈, 튀어 나간다, 모서리라는 의미가 있는데 여기서는 위턱의 툭 튀어 나온 뼈 부위를 말한다.

[취혈(取穴)] 평상시와 같이 눈을 똑바로 앞을 바라보는 자세로 취혈한다. 동공(瞳孔)에서 똑바로 아래로 긋는 선과 대장경의 영향 또는 비익하연(鼻翼下緣) 상평선(相平線)과의 교차점(交叉點)이 거료(巨髎)다.

[침향(鍼響)] 산(酸), 통감(痛感)이 코와 입, 얼굴로 방산한다.

[조작(操作)] 0.3~0.6寸 直刺 혹은 사자(斜刺)한다. 뜸을 뜰 수 있다.

[적응증(適應症)] 삼차신경통(三叉神經痛), 만성부비강염(慢性副鼻腔炎), 안면신경마비(顔面神經麻痺), 상치통(上齒痛), 면탄(面癱), 면기경련(面肌痙攣)

[배혈(配穴)] 뺨이 부은 것은 천창과 배합한다. 와사증에 대표 혈이다.

[비고] <갑을> 陽橋, 足陽明의 會이다.

(4) 지창(地倉) ST 4 - 異名 : 胃維, 會維, 兎床

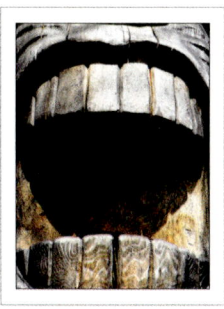

여기!
구륜근을 자극할 때는 입술 쪽으로 협근, 교근을 자극할 때는 하관이나 협거 쪽으로 횡자한다. 주로 안면신경마비 환자나 입술이 오므라들지 않을 때 사용한다. 교근은 치통의 경우 함께 자극한다.

祛風邪, 通氣滯, 利機關, 扶正鎭痛
(뜸 3~5壯)

[명명(命名)] 지(地)는 땅, 사람에게 있어서는 땅의 모든 기운, 곧 오곡백과를 소화시킬 수 있는 위장을 말하고 창(倉)이란 창고를 뜻하는데 위를 태창(太倉)이라고 하니 여기서 창은 위장을 말한다. 그러므로 지창(地倉)이란 위장을 말하니 우리는 여기에서 몸속 위장의 상태를 알 수 있다.

[취혈(取穴)] 입을 다문 자세로 구각(口角)에서 취혈한다. 구각 끝에서 외측으로 0.4寸, 즉 4分 되는 곳이 지창(地倉)이다.

[침향(鍼響)] 산(酸), 통감(痛感)이 입과 하악각 쪽으로 방산한다.

[조작(操作)] 직자(直刺) 0.2寸 혹은 사자(斜刺) 1~1.5寸 하거나 협거(頰車)혈과 투자(透刺)한다. 뜸을 뜰 수 있다.

[적응증(適應症)] 안면신경마비(顔面神經麻痺), 삼차신경통(三叉神經痛), 면탄(面癱), 유연(流涎), 면기경련(面肌痙攣)

[배혈(配穴)] 와사에는 협거와 배합하고, 면신경마비는 수구와 합곡을 배합한다. 중풍으로 인한 언어 삽체는 승장과 배합한다.

[비고] <갑을> 橋脈, 手足陽明의 會이다. <기경팔맥고>: 手足陽明, 任脈, 陰橋의 會이다.

(5) 대영(大迎) ST 5 - 異名: 髓孔

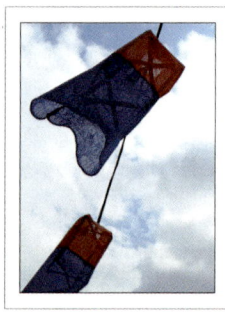

여기!
교근하부섬유를 자극한다. 아래 어금니 통증에 사용하여 주변의 하악 통증에 사용된다. 교근은 저작 작용이다. 근육의 긴장 시 아관긴급 증상이 올 수 있고 근육이 약한 경우에는 턱이 빠지는 데 일조한다. 턱이 빠지는 것은 외익상근의 긴장이 과도할 때 발생할 수 있다.

淸心寧神

[명명(命名)] 대(大)는 크다, 훌륭하다는 뜻이고 영(迎)은 오는 사람을 맞이하다, 만난다는 의미가 있다. 대영(大迎)은 크게 만난다는 혈(穴)이라는 뜻이다.

[취혈(取穴)] 아랫볼에서 취혈한다. 지창과 하악각(下顎角)을 이은 선의 중간점이 대영(大迎)이다. 협거(頰車) 밑으로 5分 되는 곳이고 입을 움직일 때 함요처(陷凹處)가 나타나는 곳이다.

[침향(鍼響)] 산(酸), 통감(痛感)이 입속과 잇몸으로 방산한다.

[조작(操作)] 동맥을 피하여 0.3~0.5寸 사자(斜刺)한다. 뜸을 뜰 수 있다.

[적응증(適應症)] 삼차신경통(三叉神經痛), 안면신경마비(顔面神經麻痺), 치통(齒痛), 시선염(顋腺炎), 아관긴폐(牙關緊閉)

[배혈(配穴)] 아관기폐는 하관과 배합하고, 연주창은 비노와 배합한다. 하치통과 풍증으로 입을 벌리지 못할 때

(6) 협거(頰車) ST 6 - 異名: 曲牙, 機關, 牙車

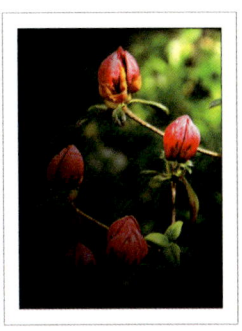

여기!
교근섬유를 자극한다. 교근은 상하 치통을 일으키며 턱이 벌어지지 않게 하는 중요한 근육이다. 삼차신경통에는 대영과 투자하여 교근하부섬유를 자극할 수 있다.

開竅通絡, 祛風調氣鎭痛
(뜸 3~5壯)

[명명(命名)] 협(頰)은 뺨을 말하고 거(車)는 수레를 말하는데, 아거(牙車)라 하여 이빨이 수레와 같이 움직이는 곳, 바로 아래턱 모서리 부근을 말한다.

[침향(鍼響)] 산(酸), 통감(痛感)이 귓속과 잇몸으로 방산한다.

[조작(操作)] 0.3~0.5寸 직자하거나 지창, 대영에 투자(透刺)해도 된다.

[적응증(適應症)] 안면신경마비(顔面神經麻痺), 하치통(下齒痛), 삼차신경통(三叉神經痛), 시선염(顋腺炎), 면탄(面癱), 아관긴폐(牙關緊閉), 경항강통(頸項强痛)

[배혈(配穴)] 치통, 면신경마비는 합곡과 배합하고, 편도선, 이하선염은 합곡, 예풍과 배합한다. 와사증에 지창과 투자(透刺)한다.

(7) 하관(下關) ST 7

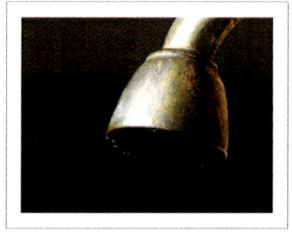

여기!
하관혈은 대영, 협거혈과 유사한 통증을 일으킨다. 교근천층의 섬유자극, 심부섬유자극을 유도 이명 증상을 치료할 수 있다. 귀에 관련된 증상은 흉쇄유돌근과 함께 검사 치료할 수 있다.

疏風活絡, 開竅益聽
(뜸 3~7壯)

[명명(命名)] 하(下)는 아래, 관(關)은 문빗장 혹은 관문이란 뜻이니 하관(下關)이란 광대뼈 활 아래에 있으면서 아래로 통하는 관문이 되는 혈이란 뜻이다(광대뼈 활 위에는 담경의 객주인(상관)이 있다.

[취혈(取穴)] 입을 다문(폐구[閉口]) 자세를 취혈한다. 손가락 끝을 귀점(耳珠) 앞에 대고 코(鼻) 쪽으로 약 1寸쯤 밀고 오면 움푹 들어간 함요처가 나타난다. 이곳이 하관(下關)이다. 입을 딱 벌리면 함요처가 없어진다. 이곳은 관골궁(觀骨弓)과 하악절흔(下顎切痕)과의 사이에 생기는 함요부다.

[침향(鍼響)] 산(酸), 통감(痛感)이 얼굴과 눈 속으로 방산한다.

[조작(操作)] 0.3~1寸 직자(直刺)한다. 뜸을 뜰 수 있다.

[적응증(適應症)] 삼차신경통(三叉神經痛), 치통(齒痛), 안면신경마비(顔面 神經麻痺), 하악관절통(下顎關節痛), 이농(耳聾)

[배혈(配穴)] 치통은 합곡과 배합하고, 귓병은 외관과 배합한다. 삼차신경통, 하악탈구에 쓴다.

[비고] <갑을> 陽明, 少陽의 會이다.

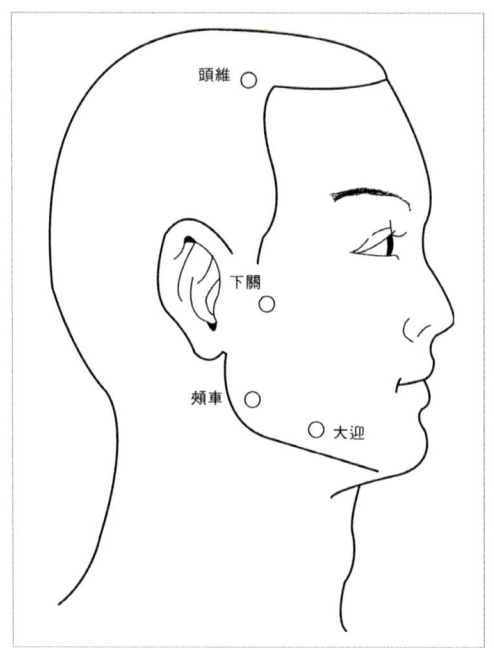

(8) 두유(頭維) ST 8 - 異名: 顙大

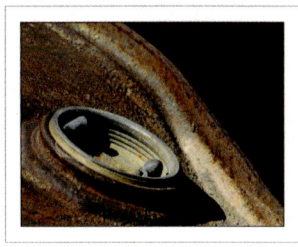

여기!
측두근 및 측두근막을 자극한다. 측두근은 절치에 대한 통증을 일으키고 후부로 갈수록 어금니 쪽의 통증이 발생한다. 입을 다물 때 균형, 조화를 이루게 하는 근육이다. 편두통, 양측 측두근의 불균형은 턱을 비틀어지게 만든다.

祛風泄火, 止痛明目淸頭

[명명(命名)] 두(頭)는 머리이고, 유(維)는 밧줄에 매다, 연결부위, 모서리라는 뜻도 있으니 두유(頭維)란 머리칼이 나는 경계선의 이마 모서리에 있는 혈(穴)이라는 뜻이다.

[취혈(取穴)] 앞이마(전액[前額]) 끝 쪽으로 취혈한다. 이마 양 끝으로 머리카락이 굽어지는 바로 모퉁이, 즉 액각발제(額角髮際)가 두유(頭

維)다. 이곳은 전발제(前髮際)에서 5分 들어간 곳이기도 하며 독맥(督脈)의 신정(神庭) 양옆으로 4.5寸 되는 곳이기도 하다. ※ 앞머리 쪽의 외각에 두유를 취혈한다. 대머리일 경우 앞머리쪽이 불투명할 때 안피나 두피의 광택의 차이로 경계를 정하면 된다.

[침향(鍼響)] 산(酸), 통감(痛感)이 얼굴과 머리로 방산한다.

[조작(操作)] 0.5~1寸 평자(平刺)한다. 뜸을 뜰 수 없다.

[적응증(適應症)] 두통(頭痛), 삼차신경통(三叉神經痛), 편두통(偏頭痛), 현운(眩暈), 면기경련(面肌痙攣)

[배혈(配穴)] 터지는 듯한 두통은 대릉을 배합하고, 영풍출루에는 정명, 임읍, 풍지를 배합한다. 편두통의 특효 혈이다. 와사증에는 일그러진 부분을 올리면서 자침한다.

[비고] <素問, 氣府論> 足陽明, 少陽의 會이다.

(9) 인영(人迎) ST 9 - 異名: 天五會, 頭五會

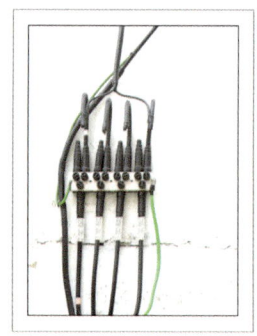

여기!
견갑설골근과 갑상설골근을 자극한다. 설골의 기능상 연하작용과 연관 지어 생각해야한다. 후두를 싸고 있는 근육이므로 직접적으로 후두에 대한 압박을 일으킬 수 있다. 목이 자주 쉬는 것, 가래, 편도선이나 후두염 등이 빈번히 발생할 때, 흉쇄유돌근과 사각근과 연계되는 경우 혈압에 대한 고려가 필요하다.

通經絡, 調氣血, 淸熱平喘, 利咽喉

[명명(命名)] 인(人)은 사람, 영(迎)은 맞이한다는 뜻이니 후결(喉結) 양쪽의 동맥은 천지오장의 기(氣)를 접수하여 인체에 영양을 주므로 인영(人迎)이라 한다.

[취혈(取穴)] 반듯이 누워서 턱을 약간 올린 자세로 목에서 취혈한다. 남자는 목의 중간에 툭 튀어나온 뼈가 있으며, 여자는 손끝으로 만져 보면 있는데 이것이 후두융기(喉頭隆起) 끝에서 양쪽으로 1.5寸 되는

곳이 인영(人迎)이다.

[침향(鍼響)] 산(酸), 통감(痛感)이 목과 얼굴로 방산한다.

[조작(操作)] 경총동맥을 피하여 0.3~0.8寸 직자(直刺)한다. 뜸을 뜰 수 없다.

[적응증(適應症)] 기관지천식(氣管支喘息), 고혈압증(高血壓症), 관절류머티즘, 효천(哮喘), 인후종통(咽喉腫痛) 각혈(喀血), 갑상선종대(甲狀腺腫大)

[배혈(配穴)] 인후종통에는 소상, 합곡을 배합하고, 무맥증에는 태연과 배합하고, 고혈압에는 태충과 곡지를 배합한다.

[비고] <聚英> 足陽明, 少陽의 會이다.

(10) 수돌(水突) ST 10 - 異名: 水門, 水天, 天門

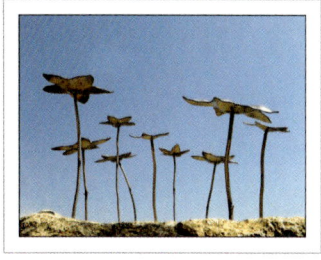

여기!
흉골갑상근, 견갑설골근을 자극한다. 후두를 싸고 있기에 후두염, 갑상선장애, 인후통증, 기관지염 등을 치료한다. 인영혈(人迎穴)과 협조하고 좌우 동시에 치료하면 효과적이다.

淸濕熱 化胃氣

[명명(命名)] 수(水)는 물 혹은 오행상 수(水)를 뜻하는데 사람 몸에서는 신(腎), 방광(膀胱)이 여기에 해당한다. 돌(突)은 튀어나온다는 뜻이니 여기서는 울대뼈를 말한다.

[취혈(取穴)] 반듯이 누워서 턱을 약간 올린 자세로 목에서 취혈한다. 인영(人迎)과 쇄골상연(鎖骨上緣)을 연결한 선의 중간점이 수돌(水突)이다. 이곳도 눌러보면 맥박이 뛰고 있다.

[침향(鍼響)] 산(酸), 통감(痛感)이 목과 안면으로 방산한다.

[조작(操作)] 0.2~0.4寸 직자(直刺)하며 심자(深刺)하지 말아야 한다. 뜸을 뜰 수 있다.

[적응증(適應症)] 해수(咳嗽), 후두통(後頭痛), 음아(音啞), 인후종통(咽喉腫痛), 기천(氣喘)

[배혈(配穴)] 인후종통에는 소상, 합곡 배합하고, 간상선 종류는 천돌과 배합한다. 호흡기, 심장질환, 늑간신경통, 양증일 때 신효하다.

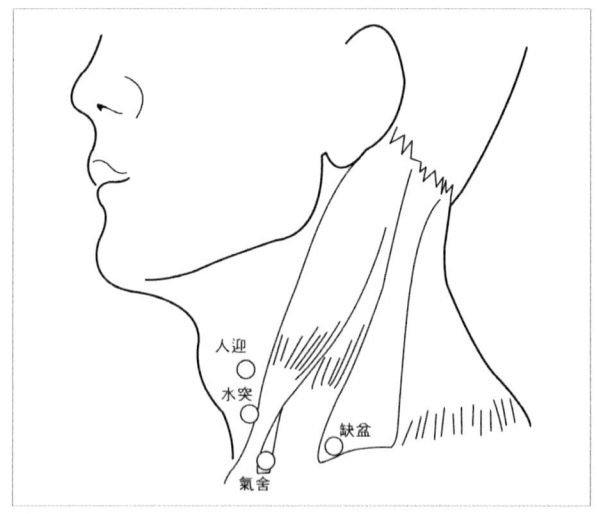

(11) 기사(氣舍) ST 11

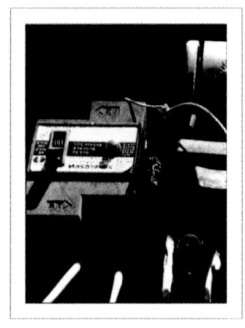

여기!
광경근, 흉쇄유돌근을 자극한다. 쇄골부착 근육의 제반 증상과 상완신경총에 대한 쇄골의 압박을 해소할 수 있다. 인영(人迎), 수돌(水突) 치료 시 기사(氣舍) 혈을 자극하여 후두, 기관지염증 등에 대한 효과를 얻을 수 있다.

調氣益原

[명명(命名)] 기(氣)란 생명체의 생명현상을 유지케 하는 힘을 말하고 사(舍)란 집이란 뜻이니 기사란 기가 머무르는 집이란 뜻의 혈인데, 바로 아래 하늘의 기운을 받아들이는 폐(肺)가 있기 때문에 이런 이름

을 붙인 것이다.

[취혈(取穴)] 반듯이 누워서 턱을 약간 올린 자세로 목에서 취혈한다. 인영(人迎) 직하 쇄골상연(鎖骨上緣)이 기사(氣舍)다. 뼈가 닿을락말락 하는 곳이다.

[침향(鍼響)] 산(酸), 통감(痛感)이 목과 안면으로 방산한다.

[조작(操作)] 0.2~0.4寸 직자(直刺)하며 심자(深刺)하지 말아야 한다. 뜸을 뜰 수 있다.

[적응증(適應症)] 해수(咳嗽), 천식(喘息), 갑상선종대(甲狀腺腫大), 경 임파선결핵(頸淋巴腺結核), 효천(哮喘), 인후종통(咽喉腫痛)

[배혈(配穴)] 갑상선종은 부돌, 수돌을 배합하고, 연하곤란에는 천정, 천돌과 배합한다. 사경(斜頸)에 신효하다.

(12) 결분(缺盆) - 異名 : 天蓋, 尺蓋

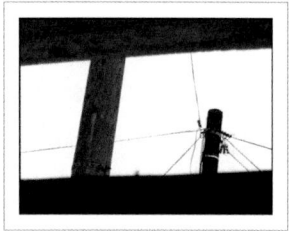

여기!
사각근을 자극한다. 사각근은 호흡 보조근이며 상완 신경총에 대한 폐색은 상완신경통을 유발할 수 있다. 전반적으로 상지 전체에 대한 통증을 일으키며 흉통, 견갑골의 내측연의 통증을 일으키는 근육이다. 불면증에 대해서는 쇄골하동맥에 대한 폐색에 의해 심장혈의 순환부전이 발생할 수 있기 때문이다.

祛風通絡

[명명(命名)] 결(缺)은 이지러지다, 깨어진다는 뜻이고 분(盆)은 동이, 항아리를 뜻하니 결분(缺盆)이란 약간 이지러진 동이를 뜻하는데 결분(缺盆)혈이 있는 그 자리를 그렇게 비유한 것이다.

[취혈(取穴)] 목의 양쪽 가슴 제일 밑에서 취혈한다. 가슴 양쪽 제일 위에 있는 뼈가 쇄골(鎖骨)인데 이 쇄골 위쪽(상연[上椽])의 중간 되는 곳(위는 크게 움푹 파인 함요처가 있음)이 결분(缺盆)이다. 또 젖꼭지(유두乳頭)의 직상방 되는 곳이기도 하다.

[침향(鍼響)] 산(酸), 통감(痛感)이 뒷목과 안면, 가슴으로 방산한다.

[조작(操作)] 0.3~0.5寸 직자(直刺)하며 심자(深刺)하지 말아야 한다. 뜸을 뜰 수 있다.

[적응증(適應症)] 인통(咽痛), 해수(咳嗽), 상지통(上肢痛), 상지마목(上肢麻木), 연주창(連珠瘡), 늑막염(肋膜炎), 불면증(不眠症)

[배혈(配穴)] 천해에는 폐유와 배합하고, 가슴속 적수(積水)는 식두, 소해, 상양과 배합한다.

(13) 기호(氣戶) ST 13

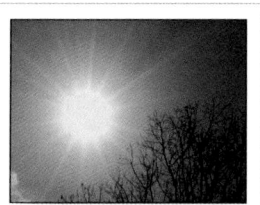

여기!
대흉근쇄골지를 자극한다. 쇄골하근을 자극하려면 침의 방향을 쇄골하에서 흉골쇄골관절 쪽으로 자입한다. 대흉근은 흉통, 호흡관련 질환, 하부에는 임파절이 위치해 있으므로 사지의 임파부종 시 쇄골부착 근육과 관련하여 쇄골하근을 자극하여 순환시킨다.

淸熱寬胸

[명명(命名)] 기(氣)는 기운, 공기, 호(戶)는 집을 뜻하니 기호(氣戶)란 기가 머무르는 집에 해당하니, 곧 폐(肺)를 뜻하는데 기호(氣戶)혈은 위경(胃經)에 속해 있으면서도 폐 바로 위에 자리 잡고 있으므로 이런 이름을 지은 것이다.

[취혈(取穴)] 가슴 젖꼭지 부분 제일 위쪽에서 취혈한다. 쇄골중점하연(鎖骨中點下緣)이 기호(氣戶)다. 이곳은 젖꼭지(유두[乳頭])의 직상방이기도 하며 결분의 직하방쇄골(直下方鎖骨)을 넘어서면 있다.

[침향(鍼響)] 산(酸), 통감(痛感)이 가슴으로 방산한다.

[조작(操作)] 0.5~0.8寸 사자(斜刺), 평자(平刺), 폐장(肺臟)이 있으므로 인공기흉이 발생할 수 있다. 심자(深刺)하지 말아야 한다. 뜸을 뜰 수 있다.

[적응증(適應症)] 해수(咳嗽), 흉통(胸痛), 기천(氣喘), 흉협창통(胸脇脹痛)

[배혈(配穴)] 숨찬 증상은 운문, 천부, 신문과 배합하고, 옆가슴 동통은 화개와 배합한다.

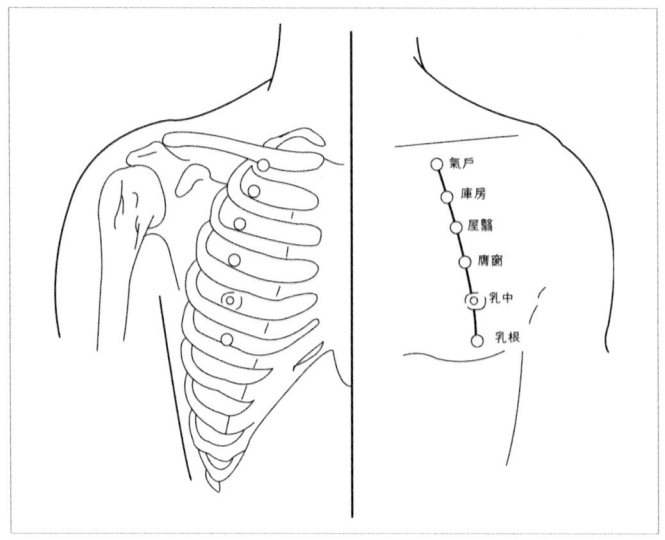

(14) 고방(庫房) ST 14

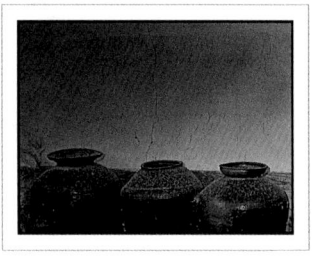

理氣寬胸

[명명(命名)] 고(庫)란 옛날 싸움에 쓰던 수레를 넣어두던 집을 말하니 창고를 뜻하고, 방(房)도 사람들이 머무는 방을 말한다. 가슴은 창고와 같으며 심, 폐를 저장하였다. 창고와 가까운 것을 비유하였기에 고방(庫房)이라 한다.

[취혈(取穴)] 젖가슴 위쪽에서 취혈한다. 젖꼭지(유두[乳頭]) 직상방(直上方) 제1늑골(肋骨)과 제2늑골의 중간, 즉 제1늑간(肋間)의 중점(中

點)이 고방(庫房)이다. 임맥(任脈)의 화개(華蓋) 양옆 상평늑간(相平肋間)으로 4寸 되는 곳이기도 하다.

  [침향(鍼響)] 산(酸), 통감(痛感)이 가슴으로 방산한다.

  [조작(操作)] 0.5~0.8寸 외측으로 사자(斜刺)한다. 뜸을 뜰 수 있다.

  [적응증(適應症)] 해수(咳嗽), 흉통(胸痛), 늑간신경통(肋間神經痛)

  [배혈(配穴)] 천해는 옥예, 고황과 배합하고, 유선염 초기는 유근, 견정, 곡지와 배합한다.

  (15) 옥예(屋翳) ST 15

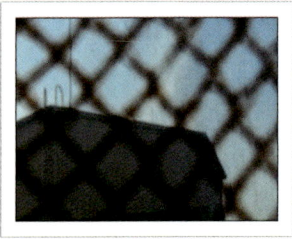

理氣寬胸

  [명명(命名)] 옥(屋)은 집 혹은 덮는다는 뜻이고, 예(翳)는 깃, 그늘, 가리다라는 뜻이니 옥예(屋翳)란 폐와 심장을 덮어서 가리고 있는 혈이다.

  [취혈(取穴)] 젖가슴 위쪽에서 취혈한다. 젖꼭지(유두[乳頭]) 직상방(直上方) 제2늑골(肋骨)과 제3늑골의 중간, 즉 제2늑간(肋間)의 중점(中點)이 옥예(屋翳)다. 임맥의 자궁(紫宮) 양옆 상평늑간(相平肋間)으로 4寸 되는 곳이기도 하다.

  [침향(鍼響)] 산(酸), 통감(痛感)이 가슴, 흉부늑간으로 방산한다.

  [조작(操作)] 0.3~0.5寸 외측으로 사자(斜刺)한다. 심자(深刺)하지 말아야 한다.

  [적응증(適應症)] 해수(咳嗽), 흉각출구증후군(胸廓出口症候群), 기천(氣喘), 흉협창통(胸脇脹痛), 유선염(乳腺炎)

[배혈(配穴)] 기침, 천식은 대추, 폐유, 전중, 선기, 척택을 배합하고, 흉통, 옆구리와 늑골동통은 삼양락과 극문을 투자(透刺)한다.

(16) 응창(膺窓) ST 16

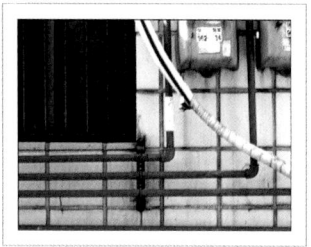

清熱解鬱, 止痛消腫

[명명(命名)] 응(膺)은 젖 근처에서 약간 앞으로 튀어나온 가슴을 말하고, 창(窓)은 창문 역할을 하니 가슴 부위가 갑갑하거나 불쾌감이 있을 때 시원하게 할 수 있는 혈이라는 뜻이다.

[취혈(取穴)] 유두(乳頭) 직상방(直上方) 제3늑골(肋骨)과 제4늑골의 중간, 즉 제3늑간(肋間)의 중점(中點)이 응창(膺窓)이다. 임맥의 옥당(玉堂) 양옆 상평늑간(相平肋間)으로 4寸 되는 곳이기도 하다.

[침향(鍼響)] 산(酸), 통감(痛感)이 가슴과 유방으로 방산한다.

[조작(操作)] 0.3~0.5寸 외측으로 사자(斜刺)한다. 뜸을 뜰 수 있다.

[적응증(適應症)] 흉늑통(胸肋痛), 교통사고증후군(過外轉症候群), 해수(咳嗽), 기천(氣喘), 유선염(乳腺炎), 흉협창통(胸胁脹痛)

[배혈(配穴)] 유선염은 유근, 신궐, 충문과 배합하고, 입술이 붓는 증상은 태충과 배합한다.

(17) 유중(乳中) ST 17

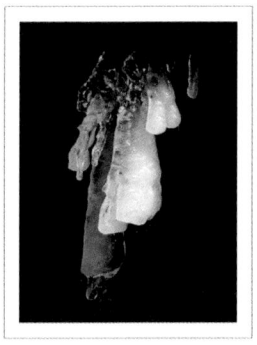

乳房痛, 乳汁分泌遲延

[명명(命名)] 젖꼭지 한가운데라는 뜻이다.

[취혈(取穴)] 젖꼭지(乳頭) 한가운데가 유중이다. 젖꼭지는 제4늑골(肋骨)과 제5늑골 사이, 즉 제4늑간(肋間)에 있다. 임맥의 단중 양옆 상평늑간(相平肋間)으로 4寸 되는 곳이기도 하다.

[적응증(適應症)] 금침(禁鍼), 금구(禁灸), 흉복부취혈(胸腹部取穴)의 기준이 됨. 우리 몸에서 가장 찬 기운을 느끼는 자리이다. 자기 입속의 침은 자기 체온과도 같은데, 이 침마저도 젖꼭지에 발라놓으면 찬바람이 부는 것을 느낄 수 있다. 그러므로 땀을 식힐 때 이 부위에 찬물이나 침을 바르면 땀이 훨씬 빨리 마른다.

(18) 유근(乳根) ST 18 - 異名: 氣眼

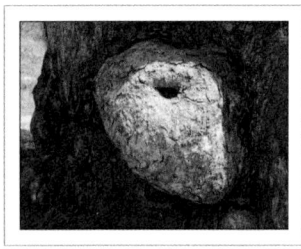

宣通乳絡, 活血化鬱

여기!

고방(庫房) 이하 5혈은 모두 대흉근과 연계된다. 대흉근은 대흉의 쇄골지, 흉골지, 복근지의 세 가지 섬유로 나누어지고 흉부의 통증과 연관되며 견관절 전면 통증을 일으키는 근육이다. 심경의 근육과 연관되는 경우에는 상지내측을 따라 소지로 통증이 확산되기도 한다. 호흡기질환 및 폐계 질환의 기본은 복부의 근육이 되며 만성화되면 타 근육과 연관이 되어 우측의 경우 간, 담에 대한 연관 증상을 족양명위경근에서 만성적인 경우 연관하여 치료한다.

[명명(命名)] 부인들에 있어서는 젖꽃판 경계선에서 손가락 하나 굵기만큼 내려와서 잡으면된다. 젖뿌리에 있다는 뜻이다.

[취혈(取穴)] 젖꼭지(乳頭) 밑에서 취혈한다. 젖꼭지 직하방(直下方) 제5늑골(肋骨)과 제6늑골 사이의 중간, 즉 제5늑간(肋間)의 중점이 유근(乳根)이다. 임맥의 중정(中庭) 양옆 상평늑간(相平肋間)으로 4寸 되는 곳이기도 하다.

[침향(鍼響)] 산(酸), 통감(痛感)이 늑간과 유방으로 방산한다.

[조작(操作)] 0.3~0.5寸 외측으로 사자(斜刺)한다. 뜸을 뜰 수 있다.

[적응증(適應症)] 심장질환(心臟疾患), 고혈압증(高血壓症), 유즙과소(乳汁過少), 유선염(乳腺炎), 애역(呃逆), 흉통(胸痛)

[배혈(配穴)] 유방병 일체는 전중, 연액을 배합하면 신효하다. 젖꼭지가 갈라질 때 쓴다.

(19) 불용(不容) ST 19

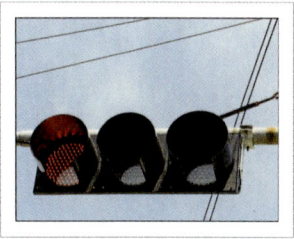

여기!
상부복직근에 대한 자극을 한다. 상부복직근은 좌우를 달리하여 장기에 대한 폐색을 한다. 좌측은 위장, 우측은 간장과 관련된다. 경직에 대한 발통점은 흉배부의 중간 부위에 횡으로 띠를 두른 듯이 통증이 발생한다. 복부와 관련된 내장질환에 대해 약물치료와 병행 치료 한다.

調中和胃

[명명(命名)] 불(不)은 일반적으로 '아니다'라는 뜻이나 이 경우는 크다, 처음이다, 납수(納受)의 뜻이며, 용(容)은 골짜기 같은 넓은 집에 많은 물건을 넣을 수 있다는 뜻이니 사람 몸에서는 위(胃)를 뜻한다. 따라서 불용(不容)이란 물건을 많이 저장할 수 있는 큰 그릇, 곧 위를 의미하는 혈이다. 본혈은 복만(腹滿)으로 수곡을 납수하지 못하는 증상을 주치하므로 불용(不容)이라 한다.

[취혈(取穴)] 누운 자세로 상복부 위쪽에서 취혈한다. 제중(臍中) 상 6寸 위에 있는 임맥거궐 양옆으로 2寸 되는 곳이 불용(不容)이다. 여기서 2寸이란 임맥과 유두 간의 거리 4寸을반으로 나눈 2寸이다.

[침향(鍼響)] 산(酸), 통감(痛感)이 흉부 속과 늑간으로 방산한다.

[조작(操作)] 0.5~1寸 직자(直刺)한다. 뜸을 뜰 수 있다.

[적응증(適應症)] 담석증(膽石症), 구토(嘔吐), 위산과다증(胃酸過多症), 위통(胃痛), 복창(腹脹), 식욕부진(食慾不振)

[배혈(配穴)] 위완통, 복창만은 중완, 내관, 족삼리, 공손과 배합하고, 구토는 상완, 대릉과 배합한다. 음식을 받아들이지 않을 때 신효하다.

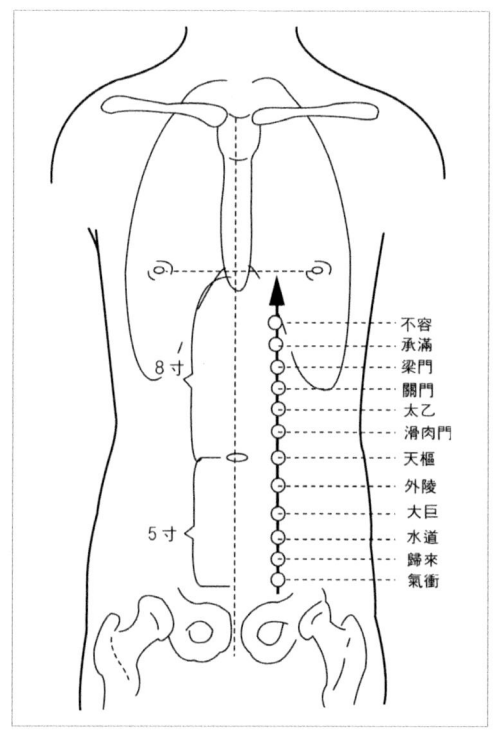

(20) 승만(承滿) ST 20

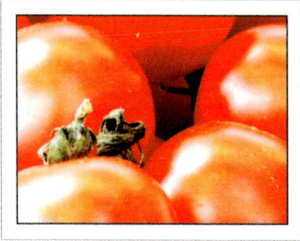

여기!
복직근을 자극한다. 외복사근의 치료와 병행한다. 족소양담경의 흐름과 체간(體幹)의 외측 근육과 증상을 함께하는 경우가 대부분이다.

和胃理氣

[명명(命名)] 승(承)은 받는다, 만(滿)은 가득 차다, 넘친다는 뜻이니 배 부위의 더부룩한 증상 등에 효과가 있는 혈이다.

[취혈(取穴)] 누운 자세로 장복부 위쪽에서 취혈한다. 제중(臍中) 상 5寸 위에 있는 임맥의 상완 양옆으로 2寸 되는 곳이 승만(承滿)이다.

[침향(鍼響)] 산(酸), 통감(痛感)이 위부 속과 하방으로 방산한다.

[조작(操作)] 0.5~1寸 직자(直刺)한다. 뜸을 뜰 수 있다.

[적응증(適應症)] 위통(胃痛), 하리(下痢), 구토(嘔吐), 복창(腹脹), 식욕부진(食慾不振)

[배혈(配穴)] 딸꾹질은 유근과 배합하고, 위창만은 중완과 배합한다. 위가답아(胃加答兒)에는 구(灸)한다.

(21) 양문(梁門) ST 21

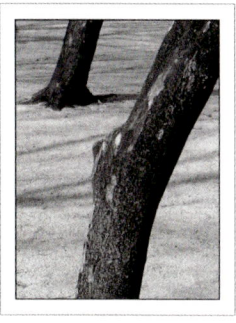

여기!
복직근을 자극한다. 복직근은 척주기립근 중 흉추 부위의 근육과 함께 치료한다. 방광경근의 긴장, 허약은 복근부내의 내장질환을 유도할 수 있다.

調中氣, 和腸胃, 助調運化積滯
(뜸 3~7壯)

[명명(命名)] 양(梁)은 대들보, 문(門)은 출입하는 곳을 뜻하니 양문

(梁門)이란 위(胃)의 중심 되는 부분인 중완혈이 있어 그 옆에서 대들보 역할을 하는 혈이란 뜻이다.

[취혈(取穴)] 누운 자세로 장복부 위쪽에서 취혈한다. 제중(臍中) 상 4寸 위에 있는 임맥의 중완 양옆으로 2寸 되는 곳이 양문(梁門)이다.

[침향(鍼響)] 산(酸), 통감(痛感)이 위부 속과 하방으로 방산한다.

[조작(操作)] 0.5~1寸 직자(直刺)한다. 뜸을 뜰 수 있다.

[적응증(適應症)] 만성화된 위장질환, 당뇨병(糖尿病), 간담계 질환(담석증, 황달)

[배혈(配穴)] 각혈은 유문, 후계를 배합하고, 위와 장의 열은 기해, 상거허와 배합한다. 위병을 치료할 때 중완의 보조역할을 하는 혈이다. 또한 위장병 등에 중완, 위수, 비수혈 등에 침을 놓아도 효과가 없을 때 이곳을 놓아 효과를 보는 경우가 간혹 있으며, 위궤양의 경우에는 이 부위가 몹시 아프고 위암의 경우에는 딱딱한 것이 만져지기도 하는 곳이다. 위경련 시는 유침한다.

(22) 관문(關門) ST 22

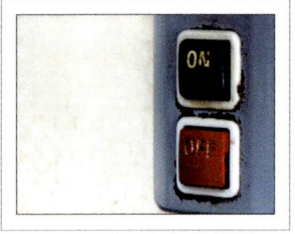

調理腸胃

[명명(命名)] 관(關)은 빗장, 관문(關門)을 뜻하고 문(門)은 출입구를 뜻하니 관문(關門)이란 드나들 수 있는 출입구를 말한다.

[취혈(取穴)] 누운 자세로 장복부 위쪽에서 취혈한다. 제중(臍中) 상 3寸 위에 있는 임맥의 건리 양옆으로 2寸 되는 곳이 관문(關門)이다.

[침향(鍼響)] 산(酸), 통감(痛感)이 위부 속과 하방으로 방산한다.

[조작(操作)] 0.8~1寸 직자(直刺)한다. 뜸을 뜰 수 있다. 우측 심부는 간하면 위의 유문부이기에 깊게 찌르지 말아야 한다.

[적응증(適應症)] 위통, 식욕부진, 구토, 설사

[배혈(配穴)] 복창, 복사, 복통은 중완, 족삼리, 관원, 천추와 배합한다. 위와 소장으로 연결되는 관문이고 12지장 연결부이다. 숨을 들이쉴 때 자입한다.

(23) 태을(太乙) ST 23 - 異名: 大一

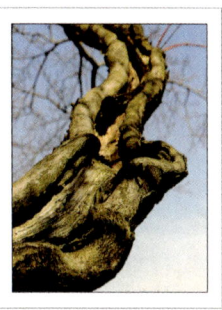

理氣疏通

[명명(命名)] 태(太)는 크다, 을(乙)이란 십간 중의 두 번째 글자로 목(木)의 성질을 띠고 있고 굽는다는 뜻도 있다. 따라서 태을(太乙)은 위장의 끝이 굽어져서 소장으로 들어가는 곳이란 뜻인데 태을(太乙)혈 사이에 하완혈이 있음을 볼 때도 그렇다는 것을 알 수 있다.

[취혈(取穴)] 누운 자세로 장복부 위쪽에서 취혈한다. 제중(臍中) 상 2寸 위에 있는 임맥의 하완 양옆으로 2寸 되는 곳이 승만이다. 관문 직하 1寸 되는 곳이기도 하다.

[침향(鍼響)] 산(酸), 통감(痛感)이 위부 속과 하방으로 방산한다.

[조작(操作)] 0.8~1寸 직자(直刺)한다. 뜸을 뜰 수 있다.

[적응증(適應症)] 복통(腹痛), 위부팽만(胃部膨滿), 정신병(精神病), 심번(心煩), 소화불량(消化不良)

[배혈(配穴)] 간질병, 정신병은 백회, 심유, 신문, 대릉과 배합하고, 정

신병과 토설은 활육문과 배합한다.

(24) 활육문(滑肉門) ST 24 - 異名: 滑幽門, 滑肉, 骨肉門

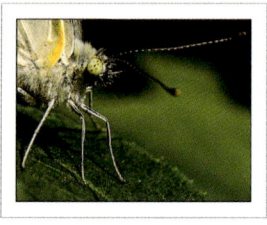
淸胃氣

여기!
위의 세혈은 복직근을 자극한다. 관문, 태을, 활육문의 경우 좌우를 분리하여 대장과 관련하여 상행결장, 하행결장과 연계하여 외복사근을 관찰한다. 복직근의 긴장, 이완은 내장의 질환이 있거나 내장질환을 일으킬 수 있다는 것을 염두에 두고 흉추 부위의 척주기립근이 긴장되었는지 약화되었는지를 살펴본 후 치료에 임한다(척추 부위에는 유혈이 배치되어 있다).

[명명(命名)] 활(滑) 자 앞의 물수 변(氵)은 수(水)를 말하는데 사람에 있어서는 신(腎)을 말하고 뒤의 뼈골 자(骨)는 골을 뜻하니 결국 활(滑)이란 신장(腎臟)을 말한다. 육(肉)은 오행상에서는 土에 속하는데 사람에 있어서는 비장(脾臟)을 말한다.

[취혈(取穴)] 누운 자세로 장복부 위쪽에서 취혈한다. 제중(臍中) 상 1寸 위에 있는 임맥의 수분(水分) 양옆으로 2寸 되는 곳이 활육문(滑肉門)이다.

[침향(鍼響)] 산(酸), 통감(痛感)이 위하방과 등으로 방산한다.

[조작(操作)] 0.8~1寸 직자(直刺)한다. 뜸을 뜰 수 있다.

[적응증(適應症)] 위질환(胃疾患), 간질(癲癎), 신질환(腎疾患), 구토(嘔吐), 정신병(精神病), 설염, 설하선염, 복부 내의 열에 명혈, 만성편도선에 구(灸)가 신효하다.

[배혈(配穴)] 이질은 천추, 하거허와 배합하고, 위통, 구토는 족삼리, 내관과 배합한다.

(25) 천추(天樞) ST 25 - 異名: 長谿, 谷門, 長谷, 穀門

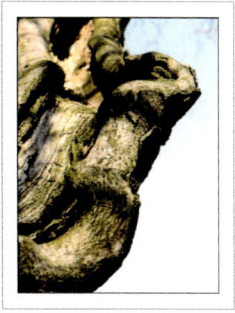

여기!
복직근 중에서도 배꼽 주변을 촉진한다. 소장과 관련된 질환을 검사하며 심층에 장요근의 발통점이 있다. 소장 증상과 더불어 장요근은 비뇨생식기질환 및 서혜부 질환과 연관이 되며 특히 대퇴의 전면부, 상부에 통증을 일으킨다. 부인과 질환에서도 장요근은 관여한다. 소아에게는 장산통에 중요한 치료점이다.

疏調大腸, 調中和胃, 理氣健脾, 扶土化濕, 和營調經, 理氣消滯 (뜸 5~7壯)

[명명(命名)] 사람의 몸을 이등분할 때는 배꼽을 중심으로 나누게 되는데 배꼽 위는 하늘, 배꼽 아래는 땅이라고 부른다. 또한 추(樞)는 기계의 운전활동을 맡은 장치, 중요한 위치라는 뜻이니 천추(天樞)는 천지의 기가 교차하는 데 자리 잡고 있는 중요한 혈(穴)이라는 뜻이다.

[취혈(取穴)] 누운 자세로 복부 중앙 부위에서 취혈한다. 제중(臍中)의 양옆 2寸 되는 곳이 천추(天樞)이다. 여기서 2寸이란 임맥과 유두(乳頭) 간의 반거리이다.

[침향(鍼響)] 산(酸), 통감(痛感)이 복부와 생식기 방향으로 방산한다.

[조작(操作)] 1~1.5寸 직자(直刺)한다. 뜸을 뜰 수 있다.

[적응증(適應症)] 대장질환(大腸疾患)(하리[下痢], 배꼽통[臍痛]), 당뇨병(糖尿病), 설사(泄瀉), 복통(腹痛), 복창(腹脹), 변비(便秘)

[배혈(配穴)] 복통은 하관, 족삼리, 음교를 배합하고, 비만자는 천추와 기해, 중완을 유침하고, 수족 전체에 힘을 못 쓰거나, 하복부가 처질 때, 복명, 두부 병에 특효가 있다.

[비고] 대장경의 모혈(募穴)이다.

(26) 외릉(外陵) ST 26

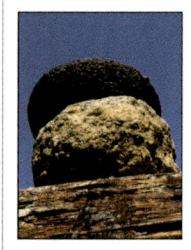

여기!
외릉 이하 복직근 경혈들은 복직근이 치골로 부착되며 복사근을 통해 장골 및 서혜부로 부착된다는 관점을 염두에 둬야 한다. 우측 외릉혈은 우측 하부 복직근의 증상인 충수염과 유사한 통증을 치료할 수 있고 좌측의 경우 좌측 외복사근과 연계하여 좌측 외복사근이 주로 발생시키는 증상인 서혜부 통증 및 변비에 관련하여 함께 치료한다.

通三焦, 疏水桶

[명명(命名)] 외(外)는 바깥, 릉(陵)은 커다란 언덕을 말하니 외릉이란 몸 정중선에서 바깥쪽으로 근육이 볼록하게 솟아오른 곳을 의미한다.

[취혈(取穴)] 반듯이 누운 자세로 하복부(下腹部)에서 취혈한다. 제중(臍中) 직하 1寸에 있는 임맥의 음교 양옆으로 2寸 되는 곳이 외릉(外陵)이다. 천추(天樞) 직하 1寸 되는 곳이기도 하다.

[침향(鍼響)] 산(酸), 통감(痛感)이 복부와 생식기 방향으로 방산한다.

[조작(操作)] 0.7~1寸 직자(直刺)한다. 뜸을 뜰 수 있다.

[적응증(適應症)] 복통(腹痛), 월경통(月經痛), 산기(疝氣), 위하수증, 부고환염에 특효.

[배혈(配穴)] 간기는 태충, 삼음교와 배합하고, 복통은 천추와 배합한다.

(27) 대거(大巨) ST 27 – 異名: 腋門, 液門

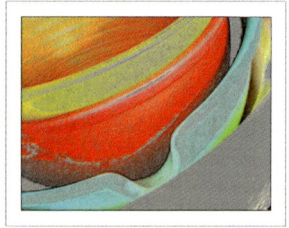

調帶脈, 利濕熱

여기!
외복사근과 함께 하복부질환에 밀접한 관계를 가진다. 하부 복직근들은 하복의 냉감이나 여성 관련 질환인 생리불순, 대하증과 연관된다. 하복부의 오랜 증상은 복부근육과 연관된 흉쇄유돌근, 대흉근과의 관련으로 기관지염, 인후통의 증상을 유발할 수 있다. 하복부의 단축성 긴장 및 이완성 긴장이 대둔근과 관련된다는 것은 천골에 대한 지배를 알 수 있고 천골신경과 천골 전면의 장기에 대한 폐색의 관절을 이해하면 하복부질환 치료에 효과적이다.

[명명(命名)] 대(大)는 크다, 거(巨)도 크다는 뜻이니 대거(大巨)란 배 아래 부위에 있으면서 그 부위에 병이 있을 때 병증이 나타나는 곳이고 치료점도 되는 효과가 큰 혈이라는 뜻이다.

[취혈(取穴)] 반듯이 누운 자세로 하복부(下腹部)에서 취혈한다. 제중(臍中) 직하 2寸에 있는 임맥(任脈)의 석문(石門) 양옆으로 2寸 되는 곳이 대거(大巨)이다. 외릉(外陵) 직하 1寸 되는 곳이기도 하다.

[침향(鍼響)] 산(酸), 통감(痛感)이 복부와 생식기 방향으로 방산한다.

[조작(操作)] 0.5~1寸 직자(直刺)한다. 뜸을 뜰 수 있다.

[적응증(適應症)] 하복부 동통(下腹部疼痛), 하리(下痢), 변비(便秘), 요통(腰痛), 하지의 병, 부인과 질환(婦人科疾患), 소복창만(小腹脹滿), 소변불리(小便不利), 산기(疝氣), 유정(遺精), 조설(早泄)

[배혈(配穴)] 유정, 조루증에는 관원, 급맥과 배합한다.

(28) 수도(水道) ST 28 - 異名: 左一胞門, 右一子戸

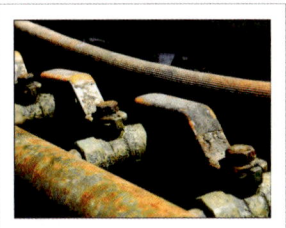

淸濕熱 利膀胱

[명명(命名)] 수도는 물(水)이 통하는 길(道)이라는 뜻이므로 사람의 장기로는 신(腎), 방광(膀胱)이 이에 속한다.

[취혈(取穴)] 반듯이 누운 자세로 하복부(下腹部)에서 취혈한다. 제중(臍中) 직하 3寸에 있는 임맥의 (關元) 양옆으로 2寸 되는 곳이 외릉(外陵)이다. 대거(大巨) 직하 1寸 되는 곳이기도 하다.

[침향(鍼響)] 산(酸), 통감(痛感)이 복부와 생식기 방향으로 방산한다.

[조작(操作)] 0.5~1寸 직자(直刺)한다. 뜸을 뜰 수 있다.

[적응증(適應症)] 대하(帶下), 월경불순(月經不調), 하복통(下腹痛), 소복창만(小腹脹滿), 산기(疝氣), 소변불통(小便不通), 통경(痛經), 자궁질환(子宮疾患)

[배혈(配穴)] 복수에는 수분, 족삼리, 삼음교와 배합하고, 변비 시에는 내하방으로 심자하면 신효하다.

(29) 귀래(歸來) ST 29 - 異名: 溪谷, 谿穴

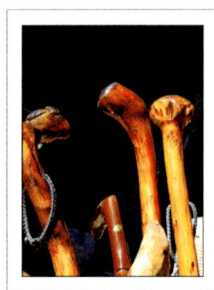

疏經絡氣化

[명명(命名)] 귀(歸)는 돌아간다, 래(來)는 온다는 뜻이다. 월경이상을 주치하여 월경을 정상으로 돌아오게 한다는 뜻. 여자가 시집을 가서 남편의 집에 거처하다가 다시 친정집으로 되돌아온다는 뜻이다.

[취혈(取穴)] 반듯이 누운 자세로 하복부(下腹部)에서 취혈한다. 제중(臍中) 직하 4寸에 있는 임맥의 중극(中極) 양옆으로 2寸 되는 곳이 귀래(歸來)다. 수도(水道) 직하 1寸 되는 곳이기도 하다.

[침향(鍼響)] 산(酸), 통감(痛感)이 복부와 생식기, 장골 방향으로 방산한다.

[조작(操作)] 0.5~1寸 직자(直刺)한다. 뜸을 뜰 수 있다.

[적응증(適應症)] 비뇨생식기질환(泌尿生殖器疾患)(방광염[膀胱炎], 요도염[尿道炎]), 월경부조(月經不調), 성교불능(性交不能), 통경(痛經), 자궁내막염(子宮內膜炎) 등 제 부인과질환(諸婦人科疾患)

[배혈(配穴)] 월경이상은 곡골, 삼음교와 배합하고, 하초의 냉이 상초

로 치밀어 병이 올 때

(30) 기충(氣衝) ST 30

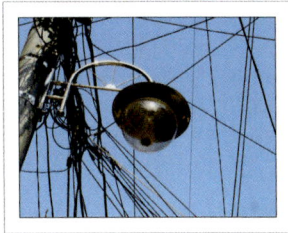

여기!
위의 3혈은 하복부의 최하단 경혈로 위의 증상과 함께 비뇨생식기 계통의 질환과도 함께 볼 수 있다. 고관절의 굴곡은 대둔근 및 함스트링 근육과 연관하여 둔부 주변의 통증을 하복, 서혜부 질환과 연계하여 검사한다.

舒宗筋, 散厥氣, 調膀胱, 和營血

[명명(命名)] 기(氣)는 원기를 뜻하고, 충(衝)은 핏줄의 박동이 느껴지는 곳을 말하며 또한 여러 갈래의 길을 따라 모여서 겹쳐져 있다는 뜻도 되니 위경의 유주에서 보면 결분(缺盆)혈(穴)에서 배 속으로 들어간 자리와 배 바깥쪽으로 흐르는 가지가 이 기충혈에서 만났음을 알 수 있다. 이 혈에서 충맥이 시작된다.

[취혈(取穴)] 양다리를 쭉 펴고 반듯이 누운 자세로 취혈한다. 제중(臍中) 직하 5寸 치골결합(恥骨結合), 즉 불두덩뼈 한가운데 상방에 있는 임맥의 곡골 양옆으로 2寸 되는 곳이 기충이다. 사타구니 쪽이며 고동맥(股動脈)이 뛰는 안쪽이기도 하다.

[침향(鍼響)] 산(酸), 통감(痛感)이 생식기와 치골, 장골 방향으로 방산한다.

[조작(操作)] 0.5~1寸 직자(直刺)한다. 뜸을 뜰 수 있다.

[적응증(適應症)] 대퇴신경통(大腿神經痛), 간헐성파행증(間歇性跛行症), 서경부통(鼠徑部痛), 제 남녀생식기질환(諸男女生殖器疾患), 급산기(疝氣)

[배혈(配穴)] 음경통은 관원과 배합하고, 하복부 염증질환에 자침하고 사혈한다.

(31) 비관(髀關) ST 31

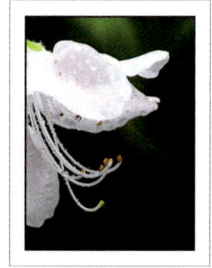

여기!
대퇴직근의 발통점이다. 대퇴직근은 슬개골 전면통을 일으키고 계단을 오르내릴 때, 특히 내려갈 때 통증이 더 심하다. 좌우로는 근막장근과 봉공근이 위치하고 만성적인 경우는 심부에 위치한 중간광근에 대한 자극이 필요하다. 서혜부 내의 통증이나 임파선염의 경우에는 장요근과 함께 치료하며 복직근과 외복사근과의 연계를 검사한다. 대퇴직근 내의 손상은 야간의 수면 시 통증을 유발한다.

舒宗筋, 散厥氣, 調膀胱, 和營血

[명명(命名)] 비(髀)는 넓적다리를 말하고, 관(關)은 관문, 빗장을 말하니 비관(髀關)이란 넓적다리에 있는 관문과도 같은 혈이라는 뜻이다.

[취혈(取穴)] 양다리를 쭉 펴고 반듯이 누운 자세나 또는 옆으로 누운 자세(측와위[側臥位])에서 취혈한다. 허리띠가 걸리는 뼈가 장골인데 이 장골 앞쪽, 즉 사타구니 맨 위쪽에 툭 튀어나온 곳과 무릎 종두뼈 외측상연(外側上緣)을 연결한 선과 생식기 밑부분에 있는 임맥의 회음 상편선(相平線)과의 교차점(交叉點)이 비관(髀關)이다.

[침향(鍼響)] 산(酸), 통감(痛感)이 위경하부와 무릎으로 방산한다.

[조작(操作)] 0.5~1寸 직자(直刺)한다. 뜸을 뜰 수 있다.

[적응증(適應症)] 고관절통(股關節痛), 대퇴신경통(大腿神經痛), 하지마비급탄탄(下肢麻痺及癱瘓), 복고구임 파선염(腹股溝淋巴腺炎), 슬관절염(膝關節炎), 요통(腰痛)

[배혈(配穴)] 고관절통은 위중, 승부와 배합하고, 중풍, 소아마비 후유증으로 발이 돌아갔을 때 반신불수에 구(灸)가 신효하다

(32) 복토(伏兎) ST 32 – 異名: 外丘, 外鍋

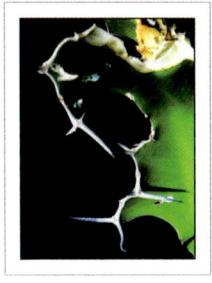

脚氣, 腰痛, 麻木不仁

여기!
대퇴직근을 자극하며 심자 시 중간광근을 자극한다. 상부 발통점의 통증이 진행된 경우 무릎의 진전에 전체적으로 영향을 미치며 무릎의 굴곡 및 신전을 어렵게 하여 계단 등에 한 발을 올려놓고 곧게 펴기도 힘들다. 이때는 대퇴직근보다는 중간광근의 깊이까지 깊숙이 자입한다. 대퇴직근이 고관절 굴곡근으로서 장요근과 함께 기능하기 때문에 장요근 질환이 함께 올 수 있다. 하지의 굴곡에 대한 기본적 힘의 관점이 하부 복직근에서 발생하기에 부인병에 대한 치료에 사용한다.

[명명(命名)] 꿇어앉았을 때 토끼 등 같은 볼록하게 올라오는 곳인데 (그래서 이름도 복토[伏兎]라고 지었다) 근육과 근육 사이인 것이다.

[취혈(取穴)] 대퇴하부외측(大腿下部外側) 무릎 종주뼈외측상연(膝蓋骨外上緣)과 사타구니(복고구腹股溝) 위쪽 끝에 툭 튀어나온 뼈(전장골극[前腸骨棘])를 연결한 선상에서 취혈한다. 슬개골 외상연에서 위로 6寸 되는 곳이 복토이다.

[침향(鍼響)] 산(酸), 통감(痛感)이 위경 하부와 무릎으로 방산한다.

[조작(操作)] 1~1.5寸 직자(直刺)한다. 뜸을 뜰 수 있다.

[적응증(適應症)] 슬관절통(膝關節痛), 요퇴통(腰腿痛)(대퇴신경통[大腿神經痛]), 외측대퇴신경통(外側大腿神經痛), 하지탄탄(下肢癱瘓), 하지마비(下肢麻痺), 담마진(蕁麻疹)

[배혈(配穴)] 하지마비, 탄탄에는 환도, 신유, 위중, 양릉천, 삼음교와 배합한다.

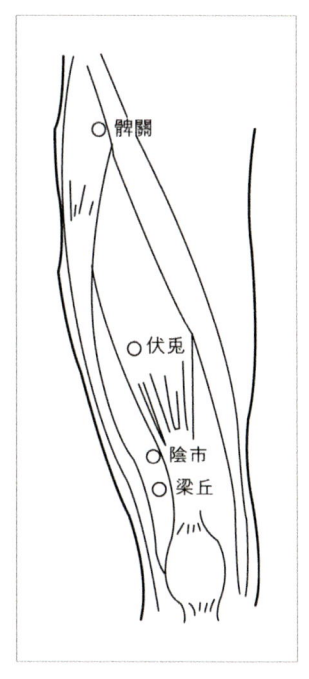

(33) 음시(陰市) ST 33 - 異名: 陰鼎

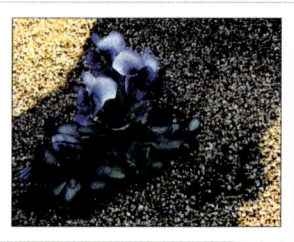

여기!
중간광근을 자극한다. 대부분 무릎 질환자들은 촉진 시 통증이 유발된다. 항상 통증이 무릎에 발생한다면 복부의 근육에 대한 힘의 근원을 이해해야 한다.

散寒溫經

[명명(命名)] 음(陰)은 그늘, 어둡다는 뜻이고 시(市)는 도시, 모인다는 뜻이다, 음시(陰市)는 음적인 기운이 모이는 혈이라는 뜻이다.

[취혈(取穴)] 대퇴하부외측(大腿下部外側) 무릎 종주뼈외측상연(膝蓋骨外上緣)과 사타구니(복고구[腹股溝]) 위쪽 끝에 툭 튀어나온 뼈(전장골극[前腸骨棘])를 연결한 선상에서 취혈한다. 슬개골 외상연에서 위로 3寸 되는 곳이 음시이다.

[침향(鍼響)] 산(酸), 통감(痛感)이 위경 하부와 무릎으로 방산한다.

[조작(操作)] 1~1.5寸 직자(直刺)한다. 뜸을 뜰 수 있다.

[적응증(適應症)] 대퇴신경통(大腿神經痛), 요통(腰痛), 무릎 냉감, 슬통(膝痛), 하지굴신불리(下肢屈伸不利)

[배혈(配穴)] 다리가 얼음같이 찬 경우는 양관과 배합한다. 음적인 기운이 모이는 곳이니 노인은 더운 방에 있어도 찬바람이 나는 곳이 이 자리이다. 그러므로 아랫배에서 허리, 무릎, 발끝에 이르기까지 차고 시릴 때 광범위하게 응용할 수 있는 혈이 된다.

(34) 양구(梁丘) ST 34 - 異名: 鶴頂, 跨骨

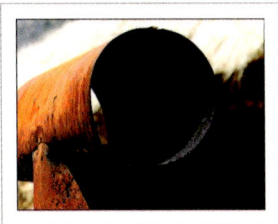

通調胃氣, 和中降逆, 祛風化濕

여기!
대퇴직근과 외측광근의 사이로 슬개근건에 대한 자극을 한다. 만성적인 무릎 질환의 검사처. 슬개골 상부의 염증이 발생된 경우에는 염증에 대한 외측광근과 대퇴직근의 긴장 제거가 우선적이다. 경근상 외복사근의 관계를 볼 때 하복부의 냉감이 장 내운동을 부실하게 하여 장질환을 유도한다. 무릎 내의 부종이 발생하는 경우 관절강과 슬개골 주변의 낭을 검사한다.

[명명(命名)] 양(梁)은 대들보를 말하고 구(丘)란 언덕을 말하니 양구(梁丘)는 무릎을 쭉 펴면 근육이 볼록하게 솟아오르는 곳 옆에 있어 양식이 쌓인 언덕에 비유되므로 붙여진 이름이다.

[취혈(取穴)] 대퇴하부외측(大腿下部外側) 무릎 종주뼈외측상연(膝蓋骨外上緣)과 사타구니(복고구腹股溝) 위쪽 끝에 툭 튀어나온 뼈(전장골극[前腸骨棘])를 연결한 선상에서 취혈한다. 슬개골 외상연에서 위로 2寸 되는 곳이 양구다. 양구 반대편에는 비경의 혈해혈이 있다.

[침향(鍼響)] 산(酸), 통감(痛感)이 위경 하부와 무릎으로 방산한다.

[조작(操作)] 1~1.5寸 직자(直刺)한다. 뜸을 뜰 수 있다.

[적응증(適應症)] 위장관의 운동을 진정시킨다(복통[腹痛], 하리[下痢]), 슬통(膝痛), 위통(胃痛), 유선염(乳腺炎), 위염설사(胃炎泄瀉)

[배혈(配穴)] 위통에는 중완과 내관을 배합한다. 위, 장병의 진통혈로서 무릎에 힘을 주게 하여 강하게 자극한다.

[비고] 족양명경의 극혈(郄穴)이다.

(35) 독비(犢鼻) ST 35 – 異名: 外膝眼

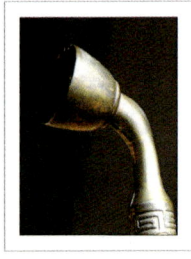

여기!
슬개 인대를 자극한다. 무릎관절과 인대에도 발통점이 발생한다.

通經活絡, 疏風散寒, 消腫止痛

[명명(命名)] 독(犢)은 송아지를 말하고 비(鼻)란 코를 말하니 침을 찌를 때 마치 송아지 코 꿰듯이 해야 한다는 것을 말함이다.

[취혈(取穴)] 무릎을 구부린 자세로 슬관절 외측에서 취혈한다. 무릎 종주뼈(슬개골[膝蓋骨]) 밑으로 딱딱한 힘줄, 즉 인대(靭帶)가 만져지는데 바로 무릎 밑 힘줄 그 바깥쪽에 있는 함요처(陷凹處)가 독비(犢鼻)다.

[침향(鍼響)] 산(酸), 통감(痛感)이 슬개골 속으로 방산한다.

[조작(操作)] 0.7~1寸 내측으로 사자(斜刺)한다. 뜸을 뜰 수 있다.

[적응증(適應症)] 슬관절통(膝關節痛), 각기병(脚氣病), 슬관절주위연조직질병(膝關節周圍軟組織疾病)

[배혈(配穴)] 슬관절통은 양구, 슬안, 위중과 배합한다. 슬관절통, 류머티즘, 수종병에 침구 병행한다.

(36) 족삼리(足三里) ST 36 – 異名: 下陵, 兎邪, 下三里

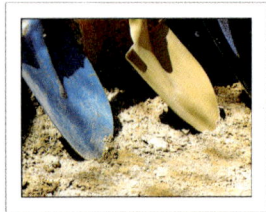

여기!
전경골근을 자극한다. 전경골근은 상구혈 부위의 통증과 엄지발가락에 통증이 집중되며 손상은 발목관절의 족배굴곡을 어렵게 한다. 발목의 족배굴곡은 대퇴직근을 따라 하복부로 전달된다. 족양명경근상의 중요 근육인 흉쇄유돌근 및 하복부 근육에 대한 질환이 집중될 수 있다.

理脾胃, 調中氣, 和腸消滯, 疏風化濕, 通調經絡, 調和氣血扶正培元祛邪防病, 强健脾胃

[명명(命名)] 누르면 그 고유한 통증이 다리 아래로 내려간다. 수삼리혈과 마찬가지로 위장과 관계가 되는데 다리에 있기 때문에 족삼리혈이라고 하며 수삼리혈과는 연관성이 있다.

[취혈(取穴)] 무릎 밑 하퇴의 외측에서 무릎을 90도 각으로 세운 자세로 취혈한다. 슬개골 밑 바로 바깥쪽으로 움푹 들어간 곳이 외슬안(外膝眼)인데 이 외슬안에서 직하 3寸을 내려와 만져지는 경골(脛骨) 전연(前緣)에서 바깥쪽으로 1寸, 즉 1횡지(橫指) 되는 곳이 족삼리(足三里)다.

[침향(鍼響)] 산(酸), 통감(痛感)이 위경으로, 아래로는 둘째발가락으로 방산한다.

[조작(操作)] 0.7~1寸 직자(直刺)한다. 뜸을 뜰 수 있다.

[적응증(適應症)] 위통(胃痛), 하리(下痢), 통풍(痛風), 식욕부진(食慾不振), 비질환(鼻疾患), 구토(嘔吐), 만성병(慢性病), 위염(胃炎), 위궤양(胃潰瘍), 장염(腸炎), 급성췌선염(急性膵腺炎), 소아소화불량(小兒消化不良), 설사(泄瀉), 이질(痢疾), 실면(失眠), 고혈압(高血壓)

[배혈(配穴)] 위장질환에는 중완, 내관, 공손을 배합한다. 상중하초의 질환을 치료한다.

[비고] 족양명경의 합혈(合穴)이다.

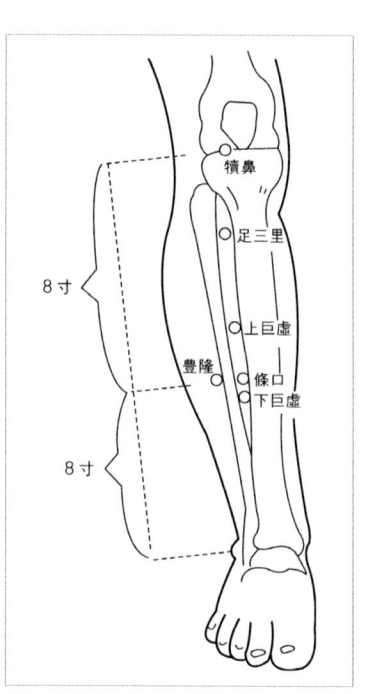

(37) 상거허(上巨虛) ST 37 - 異名: 足三廉

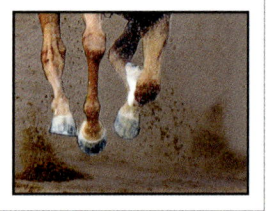

理脾和胃 通腸化滯 疏經調氣
淸利濕熱

여기!
전경골근을 천층에서 자극하고 심부자극 시 후경골근을 자극할 수 있다. 만성질환일 경우에 후경골근에 2차적으로 손상이 발생한다. 발목 내측의 통증이나 경골 내측을 따라 내려가는 통증이 발생하고 발바닥의 화끈거림이나 통증으로 인한 수면 장애가 나타나거나 체중을 제대로 지지하지 못하는 일도 있다.

[명명(命名)] 거(巨)는 크다, 허(虛)는 비어 있다는 뜻이니 상거허(上巨虛)란 근육이 볼록하게 솟아 있지만 눌러보면 매우 오목한 곳에 있는 혈이라는 뜻이다.

[취혈(取穴)] 무릎 밑 하퇴의 외측에서 무릎을 90度 각으로 세운 자세로 취혈한다. 족삼리 직하 3寸 되는 곳이 상거허이다. 외슬안(外膝眼)에서는 6寸 되는 곳이기도 하다. 하퇴(下腿)의 골도법(骨度法)은 슬중(膝中)에서 외과첨(外顆尖)까지가 16寸이다.

[침향(鍼響)] 산(酸), 통감(痛感)이 위경으로 아래로는 둘째발가락으로 방산한다.

[조작(操作)] 0.5~1寸 직자(直刺)한다. 뜸을 뜰 수 있다.

[적응증(適應症)] 하리(下痢), 복통(腹痛), 변비(便秘), 좌골신경통(坐骨神經痛), 충수염(虫垂炎), 이질급제장질환(痢疾及諸腸疾患), 하지부병증(下肢部病症)

[배혈(配穴)] 이질, 비위허약, 위완통, 복통, 복창은 족삼리, 공손, 내관, 곡지, 천추와 배합한다.

[비고] 수양명경의 하합혈(下合穴)이다.

(38) 조구(條口) ST 38 - 異名: 前承山

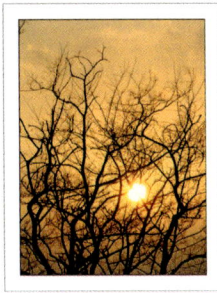
疏導經絡

여기!
전경골근 자극이 우선적이고 후경골근은 심부에서 자극된다. 촉진 시 압통점이 심하다는 것은 장·단비골근에 대한 긴장이나 장모지신근, 장지신근 모두에도 전이 된다. 발목을 지배하는 전체 근육에 이상이 왔다는 것이다. 외복사근을 긴장시키고 전공골근이 단축되는 경우는 장·단비골근의 손상이 발생하고 체중이 발바닥의 외측에 집중된 것이다. 이러한 것은 외복사근의 긴장과 발통점의 증상을 함께 발생한다. 복통, 설사 등 하복부 내 장기질환이 심한 경우 발목에서의 체중 지지 균형이 잡히는지 확인해야 한다.

[명명(命名)] 조(條)란 곁가지를 말하고 구(口)는 입 혹은 출입구를 말하며 여기서는 위(胃)로도 볼 수 있다(입과 위[胃]는 서로 통하고 있음)

[취혈(取穴)] 무릎 밑 하퇴의 외측에서 무릎을 90度 각으로 세운 자세로 취혈한다. 외슬안(外膝眼)에서 직하 8寸 되는 곳이 조구이다. 이곳은 슬중(膝中)과 외과첨(外顆尖)과의 중간이 되는 곳이기도 하다.

[침향(鍼響)] 산(酸), 통감(痛感)이 위경으로, 아래로는 둘째발가락으로 방산한다.

[조작(操作)] 0.5~1.5寸 직자(直刺)한다. 뜸을 뜰 수 있다.

[적응증(適應症)] 하퇴통(下腿痛), 반신불수(半身不隨), 견관절주위염(肩關節周圍炎, 오십견[五十肩]), 위통(胃痛), 견통불거(肩痛不擧), 슬통(膝痛)

[배혈(配穴)] 발과 발바닥 열은 지음, 연곡, 용천과 배합한다. 어깨동통은 조구투 승산한다.

(39) 하거허(下巨虛) ST 39 - 異名: 足下廉

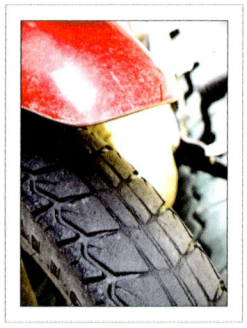

여기!
발목 아래로 발생한 증상이 제거되지 않는다면 하거허혈에 강한 자극이 필요하다. 발목을 삐고 부종이 없어지지 않은 경우 전경골근의 발통점인 족삼리혈과 장비골근의 발통점인 양릉천혈을 함께 사용한다.

通降腑氣, 寧神鎭驚

[명명(命名)] 상거허(上巨虛)처럼 근육 모서리에 있으면서 누르면 우묵 들어가는 곳인데 상거허(上巨虛)보다 아래에 있기 때문에 하거허(下巨虛)라고 했다.

[취혈(取穴)] 무릎 밑 하퇴의 외측에서 무릎을 90度 각으로 세운 자세로 취혈한다. 외슬안(外膝眼)에서 직하 9寸 되는 곳이 하거허(下巨虛)이다. 조구(條口) 직하 1寸 되는 곳이며 또 족삼리(足三里) 직하 6寸 되는 곳이기도 하다.

[침향(鍼響)] 산(酸), 통감(痛感)이 위경으로, 아래로는 둘째발가락으로 방산한다.

[조작(操作)] 0.5~1.5寸 직자(直刺)한다. 뜸을 뜰 수 있다.

[적응증(適應症)] 하복통(下腹痛), 소장질환(小腸疾患), 장염(腸炎), 하지탄탄(下肢癱瘓), 늑간신경통(肋間神經痛), 설사(泄瀉)

[배혈(配穴)] 설사, 이질은 족삼리, 상거허와 배합하고, 배꼽 주위 복통은 양릉천과 배합한다. 만성 류머티즘과 남성 유두 병에 신효하다.

[비고] 소장의 하합혈(下合穴)이다.

(40) 풍륭(豊隆) ST 40

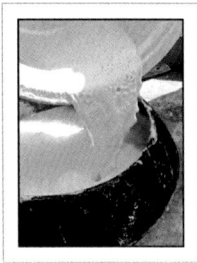

和胃氣 化痰濕 淸神志

> **여기!**
> 장지신근이 자극된다. 족양명경근은 족소양경근과 함께 주행하며 장지신근은 서로 연결하는 근육으로 볼 수 있다. 장지신근의 통증은 발등의 통증이 주가 된다. 발등의 통증은 발가락 사이의 골간근에도 이상을 초래한다. 발 근육의 이상은 전체적인 체형의 비틀어짐을 발생시킨다. 균형의 상실은 발목으로부터 시작하여 무릎, 골반, 체간을 틀어지게 한다. 최종적으로 두개를 지탱하는 경부근육의 손상을 일으킨다. 반대로 일어날 수도 있다.

[명명(命名)] 풍(豊)은 풍성하다, 넘친다는 뜻이며 륭(隆)은 근육의 볼록한 것을 나타낸다.

[취혈(取穴)] 무릎 밑 하퇴의 외측에서 무릎을 90度 각으로 세운 자세로 취혈한다. 같은 위경의 조구 외측(外側) 1寸, 즉 1횡지(橫指)되는 곳이 풍륭(豊隆)이다.

[침향(鍼響)] 산(酸), 통감(痛感)이 위경으로, 아래로는 둘째발가락으로 방산한다.

[조작(操作)] 0.5~1.5寸 직자(直刺)한다. 뜸을 뜰 수 있다.

[적응증(適應症)] 하지통(下肢痛), 해수(咳嗽), 천식(喘息), 두통(頭痛), 복통(腹痛), 담다(痰多), 편탄(偏癱), 인후종통(咽喉腫痛), 변비(便秘), 현운(眩暈), 흉통(胸痛)

[배혈(配穴)] 실면은 풍지, 신문과 배합하고, 정신병, 히스테리, 발목을 못 쓸 때, 장딴지경련, 하지경련에 신효하다.

[비고] 족양명경의 락혈(絡穴)이다.

(41) 해계(解谿) ST 41 - 異名: 鞋帶

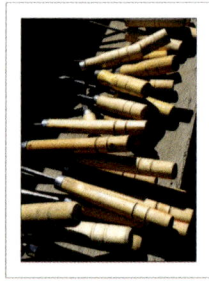

여기!
장지신근건을 자극한다. 건에도 근육질환이 만성적인 경우에는 통증이 발한다. 장지신근건과 장모지신근건 사이로 자입된다. 주로 발목관절질환에 사용되고 경근상의 근육인 전경골근, 대퇴직근, 복직근, 대흉근, 흉쇄유돌근, 교근, 측두근을 이해하고 미릉골통증이나 편두통, 안면질환, 호흡기질환, 복부 내 장기질환과 발등이 붓는 질환 등에 이용한다.

扶脾氣, 化濕滯, 淸胃熱, 寧神志 (뜸 3~7壯)

[명명(命名)] 해(解)는 푼다는 뜻이고 계(谿)는 골짜기를 말하니 해계는 짚신 끈을 묶었다 풀었다 하는 곳에 있는 계곡처럼 움푹 들어간 곳에 있는 혈이라는 뜻이다.

[취혈(取穴)] 발목(과관절[踝關節]) 중앙 부위에서 취혈한다. 과관절횡문(踝關節橫紋) 중앙에 큰 힘줄 두 개가 있는데 그 중앙 함요처가 해계(解谿)다.

[침향(鍼響)] 산(酸), 통감(痛感)이 발목과 발등으로 방산한다.

[적응증(適應症)] 족관절통(足關節痛), 건초염(腱鞘炎), 족관절염좌(足關節捻挫), 두통(頭痛), 족하수(足下垂), 족지마목(足趾麻木), 과관절통(踝關節痛), 흉통(胸痛)

[배혈(配穴)] 두통, 미릉골통은 합곡과 배합하고, 딸꾹질은 천돌과 배합한다. 안병에 특효하다. 발목 염좌 시 사혈은 금한다.

[비고] 족양명경의 경혈(經穴)이다.

(42) 충양(衝陽) ST 42 - 異名: 會原, 趺陽

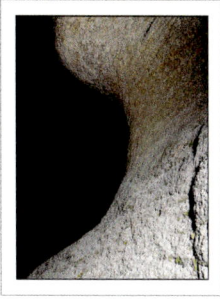

여기!

단모지신근을 자극한다. 해계혈과 같이 경근상의 근육들의 제반 증상의 치료에 응용된다. 특히 족배동맥의 맥압이 소실되어 발등이 차거나 변색이 온다면 후경골근을 타고 연결되는 대내전근 열공에서의 폐색을 의심하여 족소음신경의 경근을 검사해야 한다.

扶土化濕　和胃寧神

[명명(命名)] 충(衝)은 지나가는 길 혹은 맥박 뛰는 것이 만져지는 곳을 말하며 양(陽)은 양부위(陽部位)인 발등에 있다는 뜻이니 충양(衝陽)이란 발등에 있으면서 맥박이 뛰는 자리에 있는 혈이라는 뜻이다.

[취혈(取穴)] 발등에서 취혈한다. 해계(解谿)에서 밑으로 1.5寸 되는 발등의 제일 높은 곳이 충양(衝陽)이다. 이곳을 만져보면 맥이 뛰는데 족배동맥(足背動脈)이다.

[침향(鍼響)] 산(酸), 통감(痛感)이 발목과 발등으로 방산한다.

[적응증(適應症)] 족관절통(足關節痛), 족부염좌(足部捻挫), 치통(齒痛), 안면신경마비

[배혈(配穴)] 발이 위축되어 걷기 어려울 때는 조구, 절골, 견정과 배합한다. 이 자리는 심장이 멎은 다음에도 얼마 동안 뛰는 곳이다. 충양맥마저도 뛰지 않으면 어렵다고 한다. 또한 여자들에 있어서는 이 맥이 뛰면 초경이 있었다고 본다.

[비고] 족양명경의 원혈(原穴)이다.

(43) 함곡(陷谷) ST 43

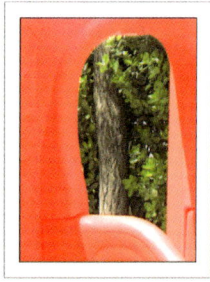

여기!
제2 배측골간근을 자입한다. 골간근은 발바닥을 형성하는 뼈들을 연결하는 근육이다. 좌늑골하 통증이 촉진 시 나타난 경우 눕힌 상태에서 함곡에 연결된 발등을 촉진하면 압통이 나타나면 연결된 혈을 자극하면 소실되고 이것은 발목에서 불균형이 이루어져 올라간 것으로 본다. 무반응 시는 내장 자체 질환으로 보고 치료해야 한다.

散寒溫經

[명명(命名)] 함(陷)은 빠지다, 곡(谷)은 계곡, 산과 산 사이의 좁은 곳을 뜻하니 함곡(陷谷)이란 둘째, 셋째 발목뼈 사이의 오목한 곳에 있는 혈이라는 뜻이다.

[취혈(取穴)] 발등(足背) 앞쪽에서 취혈한다. 손가락 끝으로 둘째발가락과 셋째발가락 사이를 약 1.5寸 정도 밀고 올라가면 손끝이 걸리고 더 올라가지 못한다. 바로 이곳이 함곡(陷谷)이다.

[침향(鍼響)] 산(酸), 통감(痛感)이 발목과 발등으로 방산한다.

[적응증(適應症)] 족저통(足底痛), 해수(咳嗽), 족배부종(足背浮腫), 족배염좌(足背捻挫), 안면부종(顔面浮腫), 수종(水腫), 장명(腸鳴), 복통(腹痛), 족배통(足背痛)

[배혈(配穴)] 복창장명은 하완과 배합한다. 고열이 있는데 발한이 안 될 때 발한이 되지 않으면 하열이 되지 않는다.

[비고] 족양명경의 유혈(俞穴)이다.

(44) 내정(內庭) ST 44

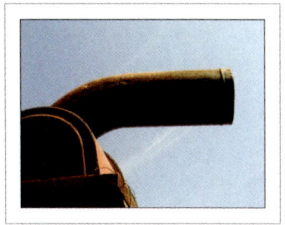

通降胃氣. 和腸化滯. 理氣鎭痛
(뜸 3~5壯)

여기!
제2 배측골간근을 자극하며 심부자극 시 모지내전근 사두를 자극할 수 있다. 경이 엄지발가락으로 연결되므로 족태음비경과 관련을 볼 수 있다. 제2지 발가락의 발바닥 면에서 굳은살을 발견하게 되면 확진하고 보행 시 체중의 지탱이 잘못 일어나고 있는 것으로 족소음경근. 족양명경근. 족소양경근 등 모든 경근에 영향을 미칠 수 있고 질환이 만성적으로 진행된다는 것이다.

[명명(命名)] 내(內)는 안쪽, 정(庭)은 정원을 뜻하니 내정(內庭)이란 갑자기 상한 음식물에 체했을 때 이 자리를 이용하여 치료하니 마치 집안의 정원을 거니는 것처럼 편해지기 때문에 붙여진 이름이다.

[취혈(取穴)] 발등(足背) 발가락 쪽에서 취혈한다. 둘째발가락과 셋째발가락이 붙는 사이 끝, 즉 제2, 3지 봉단(縫端)이 내정(內庭)이다.

[침향(鍼響)] 산(酸), 통감(痛感)이 발등과 발가락으로 방산한다.

[적응증(適應症)] 상한 음식 섭취(食傷), 위통(胃痛), 치통(齒痛), 삼차신경통(三叉神經痛), 안면신경마비(顔面神經麻痺), 편도선염(偏桃腺炎), 전액통(前額痛)

[배혈(配穴)] 이질은 곡지, 천추와 배합한다. 누병에는 상성과 배합한다. 수족냉증과 신경쇠약에 사용한다.

[비고] 족양명경의 형혈(滎穴)이다.

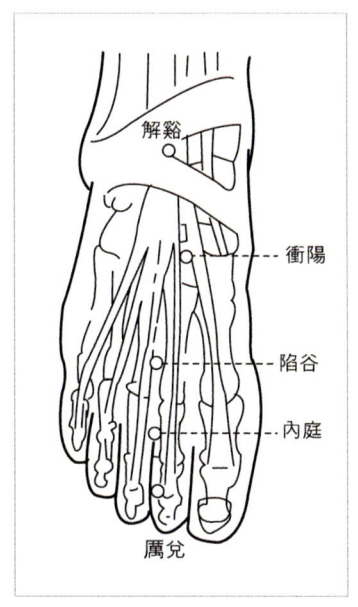

(45) 여태(厲兌) ST 45

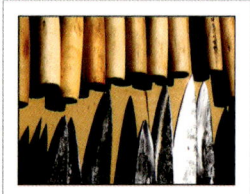

여기!
제1지와 2지는 보행 시 체중의 대부분이 실리는 곳이다. 발목의 불안정이나 체중 지지의 불균형이 함께할 때는 발에 대한 지배근육을 교정하여 치료해야 한다. 하지의 길이 차이가 있을 때는 목, 골반에서 교정하여 균형을 맞출 수도 있지만 발바닥 자체의 근육을 함께 치료한다.

通經勞厥　回陽救逆　和胃淸神
疏泄陽明邪熱　活絡開竅

[명명(命名)] 여(厲)는 엄하다, 사납다는 뜻이며, 태(兌)는 기뻐하다, 끝이란 뜻이며, 여태(厲兌)란 위장에 병이 들어 예리한 통증이 있을 때 그것을 제거하여 기뻐할 수 있게 하는 말단에 있는 혈이란 뜻이다.

[취혈(取穴)] 둘째발가락 끝에서 취혈한다. 둘째발가락 발톱(지갑[趾甲]), 외측지갑각(外側趾甲角)에서 0.1寸, 즉 1分쯤 떨어진 곳이 여태(厲兌)다.

[적응증(適應症)] 차멀미, 소화불량(消化不良), 빈혈(貧血), 신경쇠약(神經衰弱), 편도선염(偏桃腺炎), 액통(額痛), 복창(腹脹)

[배혈(配穴)] 기절, 발열을 겸한 급성병, 소아경기, 편도선염에 사혈한다.
[비고] 족양명경의 정혈(井穴)이다.

마무리

본경의 생리기능과 병리반응은 위(胃)에 속(屬)하고 비(脾)에 락(絡)하며 심(心), 대장(大腸)소장(小腸) 및 코, 입, 치아(齒牙)와 체표의유부(乳部), 기가(氣街)와 상호 연계된다. 그 기능은 수곡을 수납(受納)하여 장부(臟腑)의 해(海)이고 장부(臟腑)는 위기(胃氣)의 공양(供養)에 의거하므로 다기다혈(多氣多血)이며 기혈(氣血)은 진시(辰時)에 제일 왕성(旺盛)하다. 이경은 내로는 위(胃)를 진찰하며 외(外)로는 근육을 진찰하고 병사가 경맥에 침입하면 그 표현은 외경병의 발열, 얼굴이 붉어

짐, 땀, 혼미하여 헛소리, 학질 및 목통, 코가 마르며 출혈, 입이 헐고 인후통이 있다. 내장증은 복창, 쉽게 배고픔, 정신병, 수종, 누우면 불안함, 소변이 붉고 누렇다. 소속된 경혈(經穴)의 기능(機能)은 비장(脾臟)과 위(胃)의 기능(機能)을 조절하는 이외에 주로 위장병(胃腸病)에 사용된다. 특히 하합(下合)혈은 위(胃)의 하합(下合)혈인 삼리(三里)는 부(腑)기(氣)를 통강(通降)하며 위장질환(胃腸疾患)을 치료(治療)하고, 상거허(上巨虛)는 대장(大腸)의 하합(下合)혈이고, 소장(小腸)의 하합(下合)혈인 하거허(下巨虛)는 소장(小腸)의 질환(疾患)을 주치한다. 족양명위경은 육경상으로는 수양명과 통하고 장부상통으로는 수궐음심포경과 상통한다. 흉쇄유돌근의 힘의 근원은 복부에 있고, 복부에 있는 근육들은 해계혈에서 근긴장을 해소할 수 있다.

06 족태음비경(SP, Spleen Meridian)

[多氣少血]

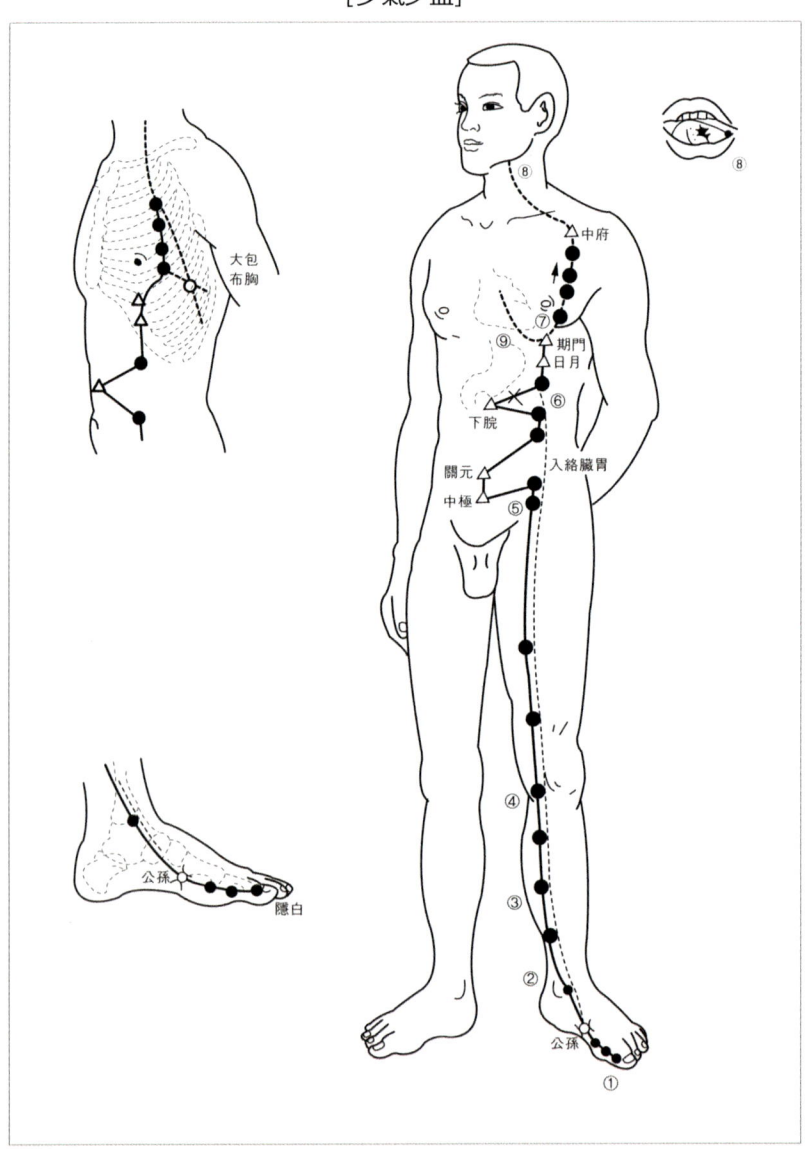

1 순행(循行)

　족태음비(足太陰脾)의 경맥은 엄지발가락의 말단 은백(隱白)①에서 시작하여 엄지발가락 안쪽 발등과 발바닥의 경계선인 족적백육제(足赤白肉際)를 따라 제일지척관절돌기(第一趾跖關節突起)의 후면(後面)을 지나 상향(上向) 안쪽복사뼈(內踝) 전변(前邊)에② 이르고 위로 올라가 ③ 하퇴(下腿) 내측을 통과한④ 후 경골(脛骨)의 후연(後緣)을⑤ 쫓아서 족소음신경(足少陰腎經) 및 족궐음간경(足厥陰肝經)과 교차하고 족궐음간경의 전면으로 천출(賤出)하며 슬관절(膝關節) 안쪽 위로 주행(走行)하여 대퇴(大腿) 안쪽의 전면을 뚫고 통과⑦하여 위로 올라가 복부(腹部)에 이른다.⑧ 복부에서 임맥(任脈)의 중극(中極), 관원(關元), 하완(下脘) 등 혈과 교회한 후 비(脾)에 속(屬)하고, 위(胃)에 락(絡)한다.⑨ 그리고 다시 상향(上向) 족소양 담경(足少陽膽經)의 일월(日月)에 교회하고 족궐음간경(足厥陰肝經)의 기문(期門)에 상회(相會)한다.⑩ 횡격막(橫膈膜)을 통과하여 식도(食道) 양옆으로 올라가며 수태음폐경(手太陰肺經)의 중부(中府)를 경과하고 난 후 인후(咽喉)⑪ 양방(兩傍)을 따라 설근부(舌根部)에 도달하여 설하(舌下), 즉 혀 밑으로 산포(散布)된다.⑫ 그 일조분지(一條分支)는 위부에서 분출(分出)하여⑬ 따로 이 횡격막을 통과 맥기(脈氣)는 심장중(心臟中)으로 주입(注入)된다.⑭

2 병후(病候)

　두중(頭重), 체중(體重), 신열(身熱), 지체권태무력(肢體倦怠無力), 협부동통(頰部疼痛), 설굴신불리(舌屈伸不利), 지체기육수척(肢體肌肉瘦瘠), 퇴슬내측한냉감(腿膝內側寒冷感), 퇴족부종(腿足浮腫), 위완통(胃脘痛), 대변당설(大便溏泄), 식불화(食不化), 장명(腸鳴), 오심구토(惡心嘔吐), 복부비결(腹部痞結), 납식감소(納食減少), 황달(黃疸), 복통종창

(腹痛腫脹), 퇴족부종(腿足浮腫)이 경맥의 시동병(是動病)은 설근부(舌根部)가 경직되고 음식을 먹으면 구토를 일으킨다. 위통을 호소하고 배가 부풀어 오르며, 트림이 나온다. 배변이나 방귀가 나온 뒤는 상쾌감을 느끼나 권태감이 있는 상태다. 소생병(所生病)은 설근부(舌根部)가 아프고 혀를 움직이기 곤란하다. 식욕부진이 일어나고 가슴이 두근거리거나 심하부통(心下部痛)을 호소하며 하리(下痢)나 요폐(尿閉)를 일으킨다. 또한 전신에 황달(黃疸)이 나타나며 편하게 누울 수 없게 된다. 그리고 대퇴나 슬(膝)의 안쪽이 부어오르고 차며, 발의 첫째발가락을 움직일 수 없게 된다.

③ 수혈(腧穴)

(1) 은백(隱白) SP 1 - 異名: 鬼眼

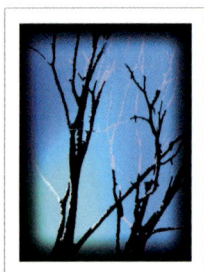

여기!
단모지굴근의 근증상은 엄지발가락 제1종족 골두족 저면의 통증을 주며 보행 시 엄지발가락을 굴곡한 채 발의 외측으로 몸의 무게중심을 이동한 보행을 하며 이는 장단비골근, 외측광근, 중둔근, 내외복사근, 전거근, 사각근 등의 근육에 과부하를 줄 수 있다.

調血統血 扶脾溫脾 淸心寧神 溫陽回厥

[명명(命名)] 은(隱)은 숨는다, 보이지 않는다, 백(白)은 희다, 또한 오행으로는 금(金)과 서쪽을 가리키니 저녁 무렵, 곧 태음(太陰)을 말한다. 그러므로 은백(隱白)이란 감추어진 태음경, 태음(太陰)의 뜻을 나타내는 혈 이름이다.

[취혈(取穴)] 엄지발가락 발톱(趾甲) 뒤쪽 모퉁이(趾甲角)에서 취혈한다. 발톱 위의 모퉁이, 즉 지갑각(趾甲角)이 두 곳인데 안쪽 모퉁이 내측지갑각(內側趾甲角)에서 뒤로 부추 한 잎 넓이만큼 떨어진 곳이다. 이곳이 은백(隱白)이다.

[침향(鍼響)] 산(酸), 통감(痛感)이 발등으로 방산한다.

[조작(操作)] 0.1寸 천자(淺刺) 또는 점자출혈(點刺出血)한다. 뜸을 뜰 수 있다.

[적응증(適應症)] 정신병(精神病), 월경통(月經痛), 소아소화불량(小兒消化不良), 복창(腹脹), 붕루(崩漏), 다몽(多夢), 소아경풍(小兒驚風)

[배혈(配穴)] 월경과다, 월경부조는 삼음교, 혈해, 관원과 배합하고, 전광증에는 양 엄지를 묶어서 은백혈과 발가락 등 첫마디 중점에 시구 특효하다.

[비고] 족태음경(足太陰經)의 정혈(井穴)이다.

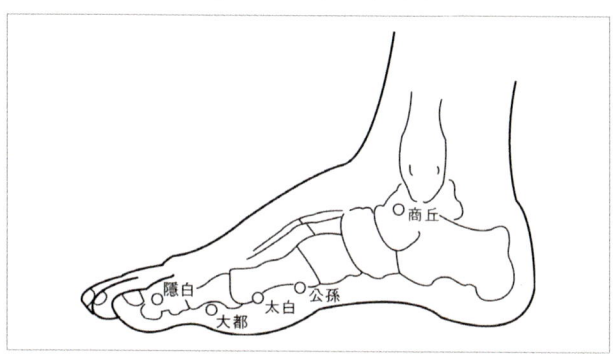

(2) 대도(大都) SP 2

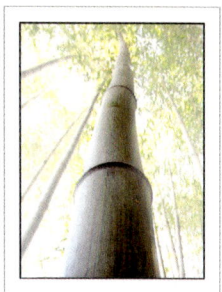

健脾和中, 回陽救逆

여기!

위경련, 심허불안, 전신권태 등은 내외 복사근, 특히 좌측 외복사근의 근긴장이 상복직근에 전이되어 소화 장애와 위경련과 함께 식적통을 유발하며, 대흉근의 근긴장으로 대흉근의 근 증상인 심통과 함께 배부의 능형근, 극하근, 상후거근을 이완시켜 Round Shoulder 체형을 만들어 심장의 공간적인 압박을 초래해 심질환을 일으키고 상후거근의 근 증상인 심부심통을 자주 겪는다. 이러한 질환은 어깨가 Round 되어 있으며 흉추가 후만되어 있다. 전신권태는 후경골근, 가자미근, 슬와근, 내측광근에 해당되며 이 근육은 하지정맥의 흐름을 방해하여 하지부종을 일으킨다.

[명명(命名)] 대(大)는 크다는 것이며, 도(都)는 고을 중에서도 많은 사람이 살고 있는 도회지를 말하니 모인다는 뜻도 된다.

[취혈(取穴)] 엄지발가락 안쪽 발등(足背)과 발바닥(足底)의 경계선, 즉 적백육제(赤白肉際)에서 취혈한다. 엄지발가락 근부(根部)의 안쪽 제1중족골과 발가락관절(趾節關節)의 앞에 있는 적백육제가 대도(大都)이다. 엄지발가락을 앞으로 약간 구부리면 발바닥 쪽에 두 개의 큰 가로무늬(횡문[橫紋])가 나온다. 바로 이 두 개의 횡문 중에 뒤쪽 횡문의 끝이기도 하다.

[침향(鍼響)] 산(酸), 통감(痛感)이 발바닥과 발등으로 방산한다.

[조작(操作)] 0.1~0.5寸 직자(直刺)한다. 뜸을 뜰 수 있다.

[적응증(適應症)] 제1지기절관절통(第一指基節關節痛), 통풍(痛風), 위통(胃痛), 복창(腹脹), 소화불량(消化不良), 구역설사(嘔逆泄瀉), 열병무한(熱病無汗)

[배혈(配穴)] 사지궐냉은 중충, 관충, 합곡, 태충을 배합하고, 수족 냉에는 시구한다. 통풍으로 붓고 열이 날 때는 선인장액을 바른다.

[비고] 족태음경(足太陰經)의 형혈(滎穴)이다.

(3) 태백(太白) SP 3

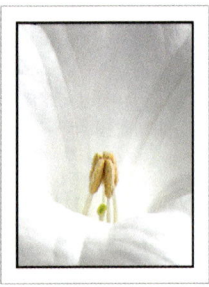

여기!
모지외전근 및 단모지굴근, 모지내전근을 자극한다. 모지외전근은 뒤꿈치 내측 부위의 통증과 근육의 이완 시 모지외반증을 만들어 엄지발가락에 근부착하는 장모지굴근과 단모지굴근을 이완시켜 엄지발가락과 족저부의 통증을 유발시키며 족궁이 내려앉은 평발을 만드는 원인이 되기도 한다.

通經活絡, 調脾和胃

[명명(命名)] 태(太)는 크다, 백(白)은 희다 혹은 금(金), 서쪽, 태음(太陰)을 말하니 태백(太白)이란 가장 큰 족태음경(足太陰經)의 혈(穴)을

뜻한다.

[취혈(取穴)] 엄지발가락 안쪽 발등(足背)과 발바닥(足底)의 경계선, 즉 적백육제(赤白肉際)에서 취혈한다. 제1중족골두의 후하방(后下方)의 함요부가 태백(太白)이다.

[침향(鍼響)] 산(酸), 통감(痛感)이 발바닥과 발등으로 방산한다.

[조작(操作)] 0.3~0.8寸 직자(直刺)한다. 뜸을 뜰 수 있다.

[적응증(適應症)] 엄지발가락 기절관절통(第一指基節關節痛), 통풍(痛風), 위통(胃痛), 복창(腹脹), 권태(倦怠), 이질(痢疾)

[배혈(配穴)] 복창, 복통에는 족삼리, 천추, 내관과 배합하고, 눈 질환에 사용하고, 복명이나 무릎이 시릴 때는 장시간 유침한다.

[비고] 족태음경(足太陰經)의 유혈(兪穴), 원혈(原穴)이다.

(4) 공손(公孫) SP 4

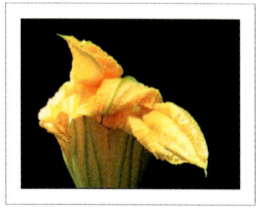

여기!
모지외전근, 단모지굴근을 자극한다. 근이 이완되면 모지외반증. 평발을 만들어 내반 기능을 하는 장지굴근에 과부하를 주어 족심의 통증과 발바닥 감각 이상, 족심 열통을 만든다. 내전근의 근이완은 자궁 및 하부장기의 만성적인 과부하와 간섭을 일으켜 자궁질환을 유발한

扶脾胃, 理氣機, 調血海, 和衝脈

[명명(命名)] 공(公)은 공평하다는 뜻이고 손(孫)은 손자, 곧 자식의 뒤를 잇는 자(者)이니 공손(公孫)은 공평하게 나누어져 연결이 이루어진다는 뜻이다.

[취혈(取穴)] 발 안쪽 발등(足背)과 발바닥(足底)의 경계선(赤白肉際)에서 취혈한다. 제1중족골기저부전하연(中足骨基底部前下緣)의 제1중족지절관절(中足趾節關節)의 뒤쪽으로 1寸 되는 곳이 공손(公孫)이다.

[침향(鍼響)] 산(酸), 통감(痛感)이 발바닥과 발등으로 방산한다.

[조작(操作)] 0.5~0.7寸 직자(直刺)한다. 뜸을 뜰 수 있다.

[적응증(適應症)] 위통(胃痛), 복통(腹痛), 하리(下痢), 족저통(足底痛), 두중(頭重), 구토(嘔吐), 소화불량(消化不良), 설사(泄瀉), 통경(痛經)

[배혈(配穴)] 심, 흉, 위 질환에는 내관과 배합한다. 公, 臍, 孫, 足, 고로 하복부에 영향이 많다. 위장질환으로 장출혈, 구토에는 무궁화 꽃을 끓여서 복용한다.

[비고] 족태음경(足太陰經)의 락혈(絡穴), 팔맥교회혈의 하나이고 충맥에 통한다.

(5) 상구(商丘) SP 5

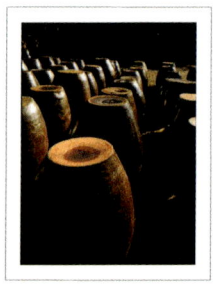

여기!
삼각인대는 후경골근, 장지굴근, 장모지굴근의 건을 발목의 내측에서 안정화시키는 인대이다. 통증은 증상이 만성화되어 있다는 것을 알 수 있다. 근 증상은 하퇴후면과 Achilles건의 통증과 발바닥에 통증을 주며 이 근육의 이완은 평발을 만든다.

健脾胃, 化濕滯
(뜸 3~5壯)

[명명(命名)] 상(商)은 국악 5음계 중 하나이며 금(金)에 속한다. 구(丘)란 언덕을 뜻하니 사방은 높고 가운데는 낮은 언덕이다.

[취혈(取穴)] 발목안쪽 복사뼈(內踝) 밑에서 취혈한다. 내과의 앞쪽 끝나는 곳을 손끝으로 눌러보면 움푹 파인 함요처가 있다. 바로 이곳이 상구(商丘)다.

[침향(鍼響)] 산(酸), 통감(痛感)이 발바닥과 발등, 비경 쪽으로 방산한다.

[조작(操作)] 0.5~0.8寸 직자(直刺)한다. 뜸을 뜰 수 있다.

[적응증(適應症)] 족관절통(足關節痛), 족배통(足背痛), 관절류머티즘, 장명(腸鳴), 복창(腹脹), 변비(便秘), 설사(泄瀉), 황달(黃疸), 소화불량(消化不良), 족과부동통(足踝部疼痛)

[배혈(配穴)] 발등 동통에는 지오회, 조구를 배합한다. 위 무력, 위하수, 탈항에 신효하다.

[비고] 족태음경(足太陰經)의 경혈(經穴)이다.

(6) 삼음교(三陰交) SP 6 - 異名: 太陰, 承命

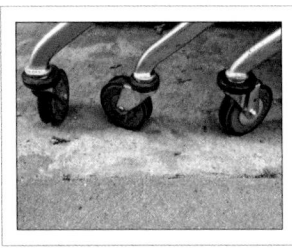

補脾土 助運化 通氣滯 疏下焦
調血室精宮 祛經絡風濕
(뜸 3~7壯)

여기!
장모지굴근이 자극된다. 심자 시 후경골근 및 장모지굴근에 자극을 가할 수 있다. 장지굴근, 후경골근, 장모지굴근의 이완에 의한 모지외반증과 평발은 내전근과 치골근에 과부하를 주어 근 증상인 생식기의 통증을 만들고 만성화 시 비뇨생식기에 만성적인 긴장을 줄 수 있다. 이는 복직근과 장요근, 내외복사근의 근 긴장을 유도하여 특히 우측복사근과 복직근은 간담의 통증과 긴장을 유도하여 간담의 생리작용을 간섭할 수 있다.

[명명(命名)] 삼음교(三陰交)란 족태음비경, 족궐음간경, 족소음신경의 세 가지 음맥이 서로 만나는 곳이란 뜻의 혈이니 삼음교혈 하나로서 이 세 가지 경락에 대한 경기를 조절할 수 있다.

[취혈(取穴)] 하퇴(下腿) 안쪽 복숭아뼈(內踝) 위에서 취혈한다. 복숭아뼈 끝 내과첨단(內踝尖端)에서 직상으로 3寸 되는 곳으로, 바로 정강이뼈 뒤쪽(脛骨后緣)에 자리하고 있다. 이곳이 삼음교다. 골도법상 내과첨과 경골내과하연(脛骨內踝下椽)까지, 즉 음릉천까지 13寸이므로 내과첨에서 13분의 3에 해당된다.

[침향(鍼響)] 산(酸), 통감(痛感)이 발등과 서혜부 쪽으로 방산한다.

[조작(操作)] 0.5~0.8寸 직자(直刺)한다. 뜸을 뜰 수 있다.

[적응증(適應症)] 남녀생식기질환男(女生殖器疾患), 월경통(月經痛), 위장의 이상 운동, 월경부조(月經不調), 통경(痛經), 유정(遺精), 양위(陽萎), 유뇨(遺尿), 복통(腹痛), 설사(泄瀉), 신경쇠약(神經衰弱), 불면(不眠), 인공유산(人工流産), 피부소양증(皮膚瘙痒症)

[배혈(配穴)] 월경이상은 귀래, 혈해를 배합한다. 월경과다증에는 금침한다.

[비고] <甲乙> 족태음경(足太陰經), 궐음(厥陰), 소음(少陰)의 회(會)이다.

(7) 누곡(漏谷) SP 7 - 異名: 太陰絡

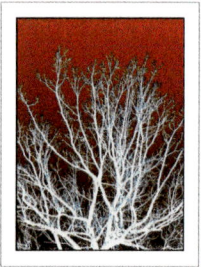

여기!
장지굴근 및 후경골근을 자극한다. 장지굴근의 발통점과 유사하며 장지굴근의 발통점은 발바닥의 1, 2, 3, 4지의 원위지골기저부의 통증과 함께 발바닥에 지속적인 열감과 통증을 만든다.
扶陽脾氣, 化營衛

[명명(命名)] 누(漏)는 새어나온다, 틈사이 곡(谷)은 골짜기를 뜻하니 누곡(漏谷)이란 경기가 골과 근육 사이로 누비고 흐르는 모양을 보고 붙인 이름이다.

[취혈(取穴)] 하퇴(下腿) 안쪽 복숭아뼈(內踝) 위에서 취혈한다. 복숭아뼈 끝 내과첨단(內踝尖端)에서 직상으로 6寸 되는 곳으로 바로 정강이뼈 뒤쪽(脛骨后緣)에 자리하고 있다. 이곳이 누곡(漏谷)이다.

[침향(鍼響)] 산(酸), 통감(痛感)이 발등과 서혜부 쪽으로 방산한다.

[조작(操作)] 0.5~1寸 직자(直刺)한다. 현종혈과 투과한다. 임산부는 금침혈이다. 뜸을 뜰 수 있다.

[적응증(適應症)] 소변불리(小便不利), 복명(腹鳴), 하복통(下腹痛), 복창(腹脹), 설사(泄瀉), 퇴슬과통(腿膝踝痛)

[배혈(配穴)] 소변불리는 태충과 배합한다. 위장병으로 복통, 신경쇠약에 진통혈이다.

(8) 지기(地機) SP 8 - 異名: 脾舍, 地箕

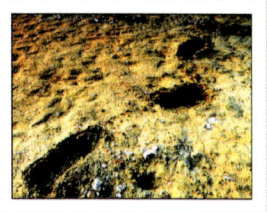
和脾理血, 調變胞宮

> **여기!**
> 가자미근, 장지굴근, 후경골근이 자극된다. 가자미근은 발뒤꿈치의 뼈가 아픈 듯한 통증과 동측천장골 부위통증과 정맥의 흐름을 방해할 수 있다. 장지굴근과 후경골근의 이완은 발에서 모지외반증과 평발을 만들며 내전근과 치골근에 이완을 유도해 남녀생식기 부위의 통증과 만성적인 경우 성기능저하와 여성은 쉽게 내전근을 통해 자궁질환을 겪을 수 있다.

[명명(命名)] 지(地)는 땅 혹은 토(土)이며 사람의 몸에서는 비와 위를 뜻하는데 여기서는 비를 말한다. 기(機)는 어떤 사물의 기틀 혹은 중요한 일, 곧 기일이라는 뜻이니 지기(地機)란 비경의 중요한 기틀이 되는 혈이란 뜻이다.

[취혈(取穴)] 하퇴(下腿) 안쪽 복숭아뼈(내과[內踝]) 위에서 취혈한다. 밑으로부터는 내과첨단(內踝尖端)에서 직상으로 10寸 되는 곳이며, 위로는 경골내과하연(脛骨內踝下椽)에 위치한 음릉천으로부터는 밑으로 3寸 되는 경골후연이 지기이다. 골도법상 내과첨과 음릉천까지는 13寸이다.

[침향(鍼響)] 산(酸), 통감(痛感)이 발등과 서혜부 쪽으로 방산한다.

[조작(操作)] 1~1.5寸 직자(直刺)한다.

[적응증(適應症)] 위산과다(胃酸過多), 당뇨병(糖尿病), 하리(下痢), 위, 십이지장궤양(胃十二指腸潰瘍), 월경부조(月經不調), 통경(痛經), 이질(痢疾), 복창(腹脹)

[배혈(配穴)] 월경이상, 월경통은 신유, 관원, 삼음교, 혈해와 배합한다. 위산과다, 복중통에 진통혈이다.

[비고] 족태음경(足太陰經)의 극혈(隙穴)이다.

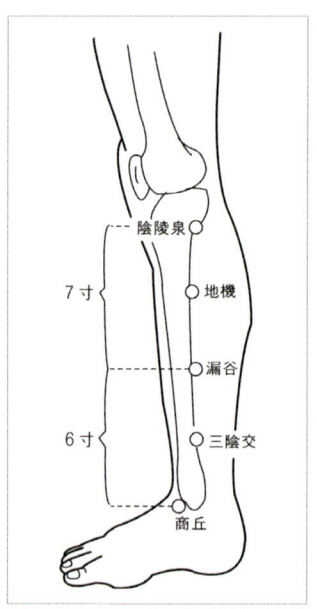

(9) 음릉천(陰陵泉) SP 9

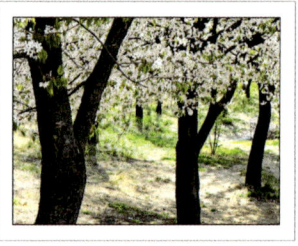

運中焦 化濕滯 調膀胱 袪風冷
(뜸 3~5壯)

> **여기!**
> 슬와근을 자극한다. 하지오금의 통증과 다리를 구부리거나 펴는 동작의 장애를 받으며 일어설 때 통증으로 슬관절이 완전히 신전되지 않는다. 대부분은 쪼그려앉는 것이 힘들다. 슬와동. 정맥이 근육 위로 주행하며 관절낭과 근육이 밀접하게 연관되어 있어 관절의 활액의 흐름과도 연관이 있는 근육이다.

[명명(命名)] 음(陰)은 안쪽, 능(陵)은 언덕, 천(泉)은 샘물의 근원지이니 음릉천(陰陵泉)이란 무릎 안쪽 언덕 아래에 있으면서 유혈 중 경기의 흐름이 가장 많은 혈에 해당하기 때문에 붙여진 이름이다.

[취혈(取穴)] 무릎을 구부리고(屈膝) 안쪽 무릎을 약간 밑에서 취혈한다. 경골내과하연(脛骨內踝下緣), 경골후연(脛骨后緣)과 비복근(腓腹筋) 사이에 있는 함요부가 바로 음릉천(陰陵泉)이다.

[침향(鍼響)] 산(酸), 통감(痛感)이 발등과 서혜부 쪽으로 방산한다.
[조작(操作)] 0.7~1.2寸 직자(直刺)한다.
[적응증(適應症)] 슬관절통(膝關節痛), 하복통(下腹痛), 식욕부진(食慾不振), 하지부종(下肢浮腫), 수종(水腫), 소변불리(小便不利), 유뇨(遺尿), 유정(遺精), 월경부조
[배혈(配穴)] 뇨폐, 복수에는 수분, 중극, 족삼리, 삼음교를 배합한다.
<內徑>: 「병이 배꼽 위에 있으면서 냉증 등의 증상이 있으면 음릉천(陰陵泉)혈을 취하고 병이 배꼽 위에 있으면서 열증, 부종 등의 증상이 있으면 양릉천혈을 취한다」
[비고] 족태음경(足太陰經)의 합혈(合穴)이다.

(10) 혈해(血海) SP 10 - 異名: 百蟲窩, 血隙

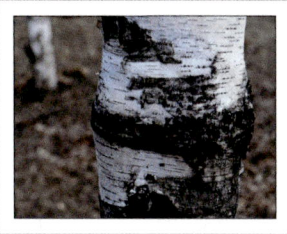

調血淸熱 宣通下焦
(뜸 3~5壯)

여기!
내측광근이 자극된다. 대퇴사두근 중 내측에 위치하는 근육으로 무릎의 완전한 신전 시 중요한 근육이며 근 증상은 무릎이 힘이 없어 쉽게 꺾여지고 뼈가 닿는 듯한 느낌과 시큰한 증상을 만들며 내전근열공을 통해 대퇴동, 정맥이 하퇴 뒤쪽으로 빠져나가는 열공의 외측을 구성한다. 내전근의 근 긴장은 서혜부의 대퇴동, 정맥의 흐름을 방해하여 빈혈과 어지러운 증상을 만든다.

[명명(命名)] 혈(血)은 피, 해(海)는 바다이니 혈해(血海)는 피에 관계되는 모든 병을 고칠 수 있는 자리란 뜻이다.
[취혈(取穴)] 무릎을 구부린(굴슬[屈膝]) 자세로 취혈한다. 또 의자에 앉은 자세로 취혈해도 좋다. 무릎 위 종주뼈 안쪽 가장자리, 즉 슬개골내측상연(膝蓋骨內側上椽)에서 사타구니 중앙에 위치한 충문혈을 향하여 상방으로 2寸 되는 곳이 혈해다. 골도법상 치골결합상연부터 슬개골 상연까지가 18寸이다.
[침향(鍼響)] 산(酸), 통감(痛感)이 무릎과 서혜부 쪽으로 방산한다.

[조작(操作)] 0.7~1.2寸 직자(直刺)한다.

[적응증(適應症)] 슬통증(膝痛症), 월경부조(月經不調), 담마진(蕁麻疹), 복창(腹脹), 통경(痛經), 폐경(閉經), 피부소양(皮膚瘙痒), 자궁출혈(子宮出血)

[배혈(配穴)] 두드러기는 곡지, 위중, 삼음교와 배합한다. 명문혈을 지혈을 하고 혈해는 어혈을 하혈시키는 곳이다. 하복부에 힘이 없을 때 쓴다.

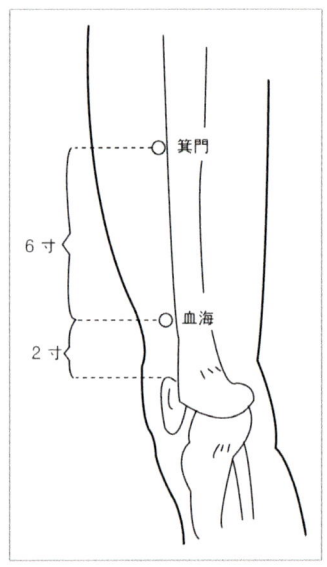

(11) 기문(箕門) SP 11 - 異名: 太陰市內

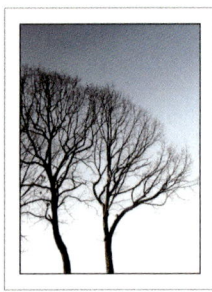

여기!

봉공근을 뚫고서 내측광근이 자극된다. 대퇴 내측면을 따라 흐르는 방사통을 만들며 장·단내전근과 인접해 대퇴 내측면과 슬개골 내측면의 통증과 부종과 같은 부어오름은 내측광근과 유사한 근막통증을 유발한다. 심부의 대내전근에 근 긴장을 주어 대퇴동맥의 간섭을 일으켜 발등에 차고 시린 증상을 유발한다.

疏脾理氣. 散厥氣

[명명(命名)] 기(箕)란 곡물에 섞이는 잡스런 물질을 까부는 농기구를 말하니, 기문이란 비경의 잡스런 물질, 곧 사기를 제거하여 비경이 정상적으로 작용하게 하는 혈로서 풍시혈과 짝을 이루어 내시혈이라는 이름도 갖고 있다.

[취혈(取穴)] 무릎을 구부린(굴슬[屈膝]) 자세로 취혈한다. 또 의자에 앉은 자세로 취혈하여도 좋다. 혈해(血海)에서 사타구니(복고구[腹股溝]) 중앙에 위치한 충문을 향하여 6寸 되는 곳이 기문(箕門)이다.

[침향(鍼響)] 산(酸), 통감(痛感)이 무릎과 서혜부 쪽으로 방산한다.
[조작(操作)] 동맥을 피하여 0.5~1寸 직자(直刺)한다. 뜸을 뜰 수 있다.
[적응증(適應症)] 대퇴신경통(大腿神經痛), 편마비(片麻痺), 요도염(尿道炎), 요실금(尿失禁), 복고구임파선염(腹股溝淋巴腺炎)
[배혈(配穴)] 임증에는 연곡, 행간과 배합한다. 고환염, 탈장, 치질, 부인병 등 하초질환에 유효하다.

(12) 충문(衝門) SP 12 – 異名: 慈宮, 前章門, 上慈宮

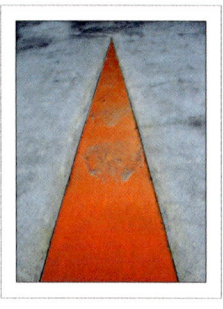

여기!
내외복사근과 복횡근이 조밀하게 겹쳐지는 지점이다. 하부 내외복사근의 근 증상은 서혜부의 통증과 복직근 하부와 함께 연계하면 방광을 자극하여 소변을 자주 보게 하거나 소변 후 잔뇨감이 남아 있게 된다.

降逆利濕 理氣消痔

[명명(命名)] 충(衝)이란 지나는 길 혹은 부딪힌다, 박동이 뛴다는 뜻이므로 충문이란 동맥이 뛰는 부위에 있으면서 비경이 배 부위로 들어가는 문이란 뜻이다.
[취혈(取穴)] 외음부(外陰部), 모제부(毛際部)에서 취혈한다. 왼쪽 볼두덩 뼈와 오른쪽 볼두덩 뼈가 합치는 곳인 치골결합상연(恥骨結合上椽)이 바로 임맥의 곡골인데 이 곡골에서 양방으로 4寸 되는 곳이 충문이다. 이곳은 사타구니, 즉 서혜부(鼠蹊部) 중앙에 해당되는 곳이기도 하다.
[침향(鍼響)] 산(酸), 통감(痛感)이 생식기를 지나 골반 내로 서혜부 쪽으로 방산한다.
[조작(操作)] 동맥을 피하여 0.5~0.7寸 직자(直刺)한다. 뜸을 뜰 수 있다.
[적응증(適應症)] 복수(復水), 간헐성파행증(間歇性跛行症), 대퇴신경통

(大腿神經痛), 고관절통(股關節痛), 복통(腹痛), 산기(疝氣), 치통(齒痛), 소변불리(小便不利)

[배혈(配穴)] 노폐는 신유, 관원, 중극, 삼음교와 배합한다. 남녀 생식기 질환일 때 발통처, 골반 내의 염증으로 발열 시에는 사혈한다.

[비고] <갑을>: 족태음경(足太陰經), 궐음(厥陰)의 회(會)이다.

(13) 부사(府舍) SP 13

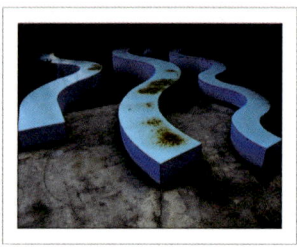

祛大腸經邪, 散經絡風濕

여기!
하부 내외 복사근에 해당되고 우측 복사근의 근 증상은 마치 충수염과 같이 다리와 허리를 펴지 못하게 하는 통증을 만들며 좌측 복사근은 하행 결장의 만성적인 긴장을 주어 내부 장기가 뭉쳐 있는 것 같은 묵직한 덩어리가 잡히는 증상을 만들며 좌측 복사근과 내전근의 긴장은 서혜부 부위에 긴장을 주어 변비 같은 질환을 악화시킬 수 있다.

[명명(命名)] 부(府)는 관청 혹은 모인다는 뜻이고, 사(舍)도 집, 머물다는 뜻이다.

[취혈(取穴)] 충문에서 직상 0.7寸이 부사이다. 임맥에서는 양옆으로 4寸 떨어진 거리이다. 골도법상 치골결합상연에서 제중(臍中)까지가 5寸이므로 이것을 절량(折量)하면 된다. 임맥의 중극혈에서 아래로 0.3寸 내려와 수평선을 그으면 만나는 자리이다.

[침향(鍼響)] 산(酸), 통감(痛感)이 생식기나 하복부로 방산한다.

[조작(操作)] 0.7~1寸 직자(直刺)한다. 뜸을 뜰 수 있다.

[적응증(適應症)] 복통(腹痛), 장골하복신경통(腸骨下腹神經痛), 산기(疝氣), 비괴(痞塊)

[배혈(配穴)] 복만, 적취, 부종은 내관, 합곡, 천추, 족삼리, 삼음교와 배합한다. 소화기 병이나 대소장 질환, 임신 구토, 변비에는 하향으로 자입한다.

[비고] <甲乙>: 족태음경(足太陰經), 궐음(厥陰), 음유(陰維)의 회(會)이다.

(14) 복결(腹結) SP 14 - 異名: 腹屈, 陽屈, 陽結

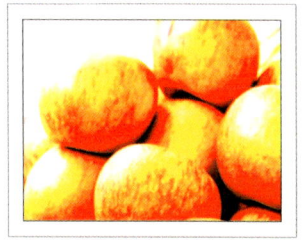

여기!
내외 복사근과 복횡근이 조밀하게 겹쳐지는 지점이다. 근 긴장이 복직근 하부에 전이되면 치골을 통해 내전 근에 긴장이 전이되어 자궁이나 생식기에 통증을 전달하기도 하며 만성 시 장기의 폐색증상을 유발한다.

助膀胱 理濕熱

[명명(命名)] 복(腹)은 배, 결(結)은 맺음을 뜻하니 복결(腹結)이란 배 부위에 뭉친 것이 있을 때 효과가 있는 혈이다.

[취혈(取穴)] 충문에서 직상 3.7寸, 부사에서는 3寸, 제중 상평선에 있는 대횡에서는 직하 1.3寸 되는 곳이 복결(腹結)이다. 오른쪽 복결(腹結)은 맹장 위에 위치한다.

[침향(鍼響)] 산(酸), 통감(痛感)이 생식기나 하복부로 방산한다.

[조작(操作)] 0.7~1.2寸 직자(直刺)한다. 뜸을 뜰 수 있다.

[적응증(適應症)] 변비(便秘), 하복통(下腹痛), 제주통(臍周痛), 산기(疝氣), 설사(泄瀉), 맹장염(盲腸炎)

[배혈(配穴)] 설사는 천추와 배합하고, 내관과 배합해서 위경련을 치료한다. 변비에는 좌측에 자침한다.

(15) 대횡(大橫) SP 15 - 異名: 腎氣, 人橫

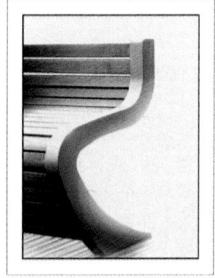

여기!
내외 복사근의 중간 부위 지점이다. 근 긴장이 복직근 하부에 전이되면 치골을 통해 내전근에 긴장이 전이되어 좌측 복사근의 증상인 설사가 내전을 통해 하복부가 냉해지면 배꼽이나 아래 부위의 통증을 만들며 순간적인 복사근의 긴장은 장기가 조이는 듯한 장산통을 만든다.

助膀胱, 理濕熱

[명명(命名)] 대(大)는 크다, 횡(橫)은 옆을 말하니 대횡(大橫)이란 배꼽에서 양옆으로 있는 혈이라는 뜻이다.

[취혈(取穴)] 복부 중간 부위에서 취혈한다. 임맥 신궐, 즉 제중에서 양옆으로 3.5寸 되는 곳이 대횡이다. 대횡은 횡행결장(橫行結腸) 위에 있으며 또 위경의 천추에서 외측으로 2寸에 위치한다. 여기의 4寸은 골도법상 임맥과 유두간(乳頭間)의 거리 4寸을 절량(折量)한다.

[침향(鍼響)] 산(酸), 통감(痛感)이 생식기나 하복부로 방산한다.

[조작(操作)] 0.7~1寸 직자(直刺)한다. 뜸을 뜰 수 있다.

[적응증(適應症)] 변비(便秘), 하리(下痢), 하복통(下腹痛), 복창(腹脹), 설사(泄瀉), 장마비(腸痲痺), 장기생충병(腸奇生虫病)

[배혈(配穴)] 복통, 설사, 이질은 천추, 중완, 족삼리, 삼음교와 배합한다. 대횡을 강하게 자극하면 팔이 쳐져 못 쓰는 병이 온다.

[비고] 족태음경(足太陰經), 음유(陰維)의 회(會)이다.

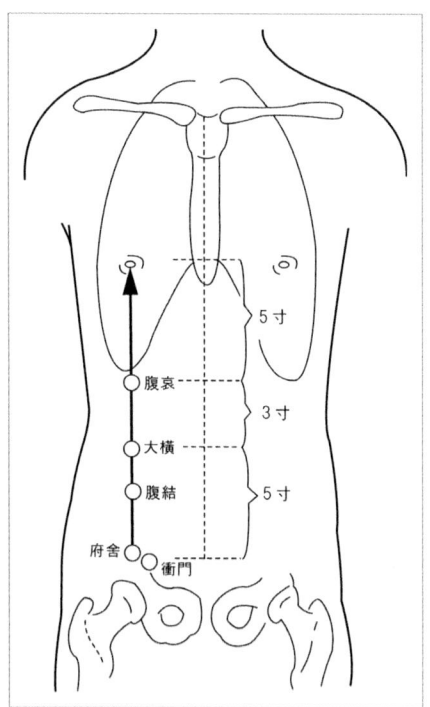

(16) 복애(腹哀) SP 16 – 異名: 腹結

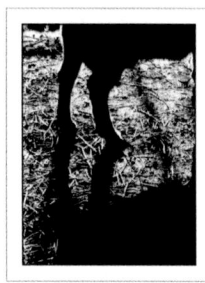

여기!
상부 복사근에 해당된다. 상부복직근과 좌측의 외복사근의 기시점인 늑골 부착 부위에 근 긴장이 전이 되면 상복부에 통증을 주며 위장질환에 의한 통증과 같이 느껴지며 만성적인 경우 정상적인 기능을 저하시켜 급격한 복사근과 복직근경련, 위경련을 일으키기도 한다.

助膀胱. 理濕熱

[명명(命名)] 복(腹)은 배를 뜻하고, 애(哀)는 슬프다, 슬플 정도로 아프다는 뜻이다.

[취혈(取穴)] 상복부(上腹部)에서 취혈한다. 제중 양방에 있는 대횡(大橫)에서 직상 3寸 또 임맥의 건리 양옆으로 4寸 되는 곳이 복애(腹哀)

이다.

[침향(鍼響)] 산(酸), 통감(痛感)이 배꼽 주변과 하복부로 방산한다.

[조작(操作)] 0.7~1寸 직자(直刺)한다. 뜸을 뜰 수 있다.

[적응증(適應症)] 복통(腹痛), 변비(便秘), 하리(下痢), 당뇨병(糖尿病), 소화불량(消化不良), 이질(痢疾)

[배혈(配穴)] 복통은 중완, 족삼리와 배합한다. 상복부에 적이 있을 때는 시구한다.

(17) 식두(食竇) SP 17 - 異名: 命關

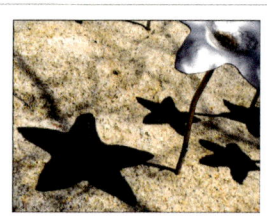

여기!
대흉근을 자극한다. 대흉근 증상인 심통이 협심증이나 심장의 기능적 이상이 있을 때의 통증과 유사하게 나타나기도 한다. 우측의 대흉근 복근지의 긴장은 우측 복사근을 긴장시켜 심부에 있는 간에 만성적인 폐색을 일으켜 간질환을 유발할 수 있다.

消息和胃

[명명(命名)] 식(食)은 먹는 것, 밥, 기른다는 뜻이고, 두(竇)는 작은 문을 뜻하며, 식두(食竇)란 음식물에 관계되는 작은 문(구멍)을 뜻하므로 소화와 관계되는 침자리이다.

[취혈(取穴)] 흉부(胸部) 유두하방(乳頭下方)에서 취혈한다. 임맥에서 양옆으로 6寸, 제5늑골 밑 제5늑간의 중간점이 식두이다. 이곳은 임맥의 중정에서 양옆으로 6寸, 또 위경의 유근에서 외측으로 2寸 되는 곳이기도 하다.

[침향(鍼響)] 산(酸), 통감(痛感)이 흉부와 옆구리 쪽으로 방산한다.

[조작(操作)] 0.3~0.5촌 사자(斜刺) 혹은 외측으로 평자한다. 내부에 폐장이 있으므로 심자(沈刺)하지 않는다. 뜸을 뜰 수 있다.

[적응증(適應症)] 흉통(胸痛), 흉협창통(胸脇脹痛), 뇨폐(尿閉)

[배혈(配穴)] 흉협창통에는 격유, 삼양락을 극문, 양릉천과 투자한다.

습성늑막염 등에 응용한다.

(18) 천계(天谿) SP 18

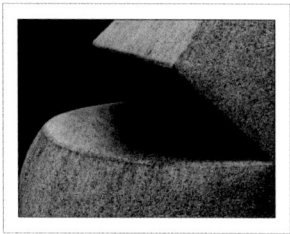

理氣營血

여기!
대흉근은 견관절을 내전시켜 가슴의 용적을 좁게 하며 유두 부위의 과민성과 유두통, 심통을 만든다. 임파의 흐름을 방해하여 힘없이 부풀고 처진 가슴을 만들 수 있으며 호흡 시 늑골의 움직임을 방해한다. 대흉근의 이완은 복사근을 긴장시켜 장에 대한 긴장을 일으켜 장병을 만들고 대흉근의 긴장에 의한 단축은 어깨의 내회전을 만들어 견갑골이 외전되게 하여 전거근의 근단축을 유도하여 옆구리 상부의 통증과 함께 심부의 내외 늑간근의 긴장을 일으켜 늑간신경통을 진행시킬 수 있다.

[명명(命名)] 천(天)은 하늘, 혹은 고귀한 것, 계(谿)는 계곡이니 천계란 하늘이 있는 계곡, 곧 심장이 있는 장소인데 갈비뼈 사이가 마치 계곡처럼 생겼기 때문에 붙여진 이름이다.

[취혈(取穴)] 흉부 유두 외측에서 취혈한다. 임맥에 양옆으로 6寸, 제4늑골 밑 제4늑간의 중점이 천계이다. 이곳은 임맥의 단중에서 옆으로 6寸, 젖꼭지 정중앙점인 위경의 유중에서 바깥으로 2寸 되는 곳이기도 하다.

[침향(鍼響)] 산(酸), 통감(痛感)이 흉부와 옆구리 쪽으로 방산한다.

[조작(操作)] 0.3~0.5촌 사자(斜刺) 혹은 외측으로 평자한다. 내부에 폐장이 있으므로 심자(沈刺)하지 않는다. 뜸을 뜰 수 있다.

[적응증(適應症)] 천해(喘咳), 늑간신경통(肋間神經痛), 흉부동통(胸部疼痛), 해수(咳嗽), 유통(乳痛), 유즙과소(乳汁過少)

[배혈(配穴)] 흉통에는 내관, 척택, 전중, 천돌과 배합한다. 늑막염과 유선염에 응용한다.

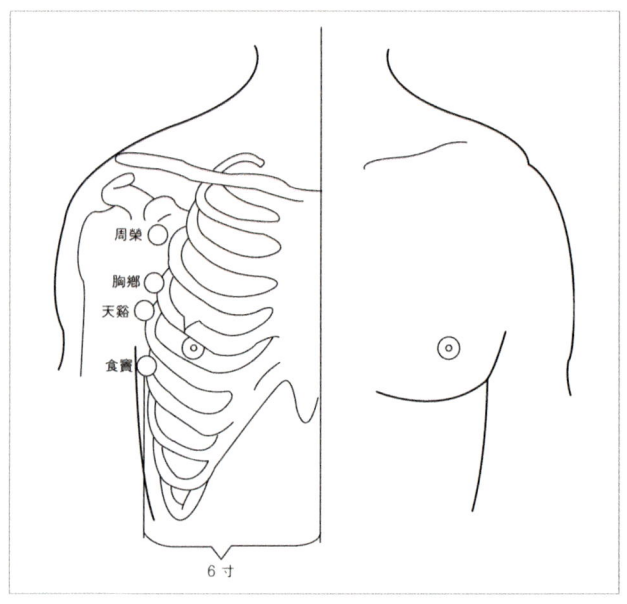

(19) 흉향(胸鄕) SP 19

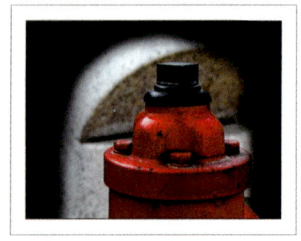

和胃

여기!

대흉근 흉골지는 전면에서 늑골을 넓게 덮고 있는 근육으로 견관절의 내전, 내회전 기능을 수해하며 심통과 함께 상완골의 내측과두와 손의 3, 4, 5지의 저면에 통증을 주며 견관절의 내전, 내회전에 의해 능형근, 승모근중부섬유가 늘어나는 Round Shoulder 자세를 만든다.

[명명(命名)] 흉(胸)은 가슴, 향(鄕)은 고향이니 흉향(胸鄕)은 가슴의 고향이라는 뜻이다.

[취혈(取穴)] 흉부 유두 외상부에서 취혈한다. 임맥의 양옆으로 6寸, 제3늑골의 밑 제3늑간의 중간점이 흉향(胸鄕)이다. 이곳은 임맥의 옥당에서 양옆으로 6寸, 위경의 응창에서 2寸 되는 곳이기도 하다.

[침향(鍼響)] 산(酸), 통감(痛感)이 흉부와 옆구리 쪽으로 방산한다.

[조작(操作)] 0.3~0.5寸 사자(斜刺) 혹은 외측으로 평자한다. 내부에 폐장이 있으므로 심자(沈刺)하지 않는다. 뜸을 뜰 수 있다.

[적응증(適應症)] 배통(背痛), 늑간신경통(肋間神經痛), 흉막염(胸膜炎), 흉협창통(胸脇脹痛)

[배혈(配穴)] 가슴이 답답하고 흉통이 등에 미치는 통증에는 심유, 궐음유, 내관과 배합한다.

(20) 주영(周榮) SP 20

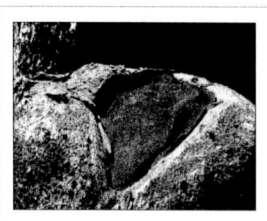

和胃氣 利中焦

여기!
대흉근 흉골지는 전면에서 늑골을 넓게 덮고 있고 심부에 내외 늑간근이 있고 대흉근의 긴장에 의해 Round Shoulder 자세가 되면 능형근, 전거근의 근긴장과 함께 늑간근들이 호흡 시 늑골의 거상과 하인을 방해하여 원활한 호흡을 하지 못해 폐의 기능이 저하될 수 있다. 대흉근의 근 증상이 어깨 전면부위 통증을 일으키기도 하며 Round Shoulder에 의해 손상 받는 소원근의 손상은 만성적인 어깨 후부의 통증을 겪을 수 있다. 특히 극하근의 손상은 관절염으로 오진되기도 한다.

[명명(命名)] 주(周)는 두루, 골고루라는 뜻이며 영(榮)은 번성한다는 것이니 비경의 경기가 이 혈에서 위아래로 두루 흐른다는 뜻이다.

[취혈(取穴)] 흉부 유두외상부(乳頭外上部)에서 취혈한다. 임맥의 양 옆으로 6寸 제2늑골의 밑 제2늑간의 중간점이 주영이다. 이곳은 임맥의 자궁에서 양옆으로 6寸, 위경의 옥예에서 외측으로 2寸 되는 곳이기도 하다.

[침향(鍼響)] 산(酸), 통감(痛感)이 흉부와 옆구리 쪽으로 방산한다.

[조작(操作)] 0.3~0.5촌 사자(斜刺) 혹은 외측으로 평자한다. 내부에 폐장이 있으므로 심자(沈刺)하지 않는다. 뜸을 뜰 수 있다.

[적응증(適應症)] 해수(咳嗽), 흉통(胸痛), 흉협창만(胸脇脹滿), 기역(氣逆), 협통(脇痛)

[배혈(配穴)] 천식은 천돌, 척택, 전중과 배합하고, 대장유와 배합하여 식욕부진과 물을 많이 마시는 증상을 치료한다.

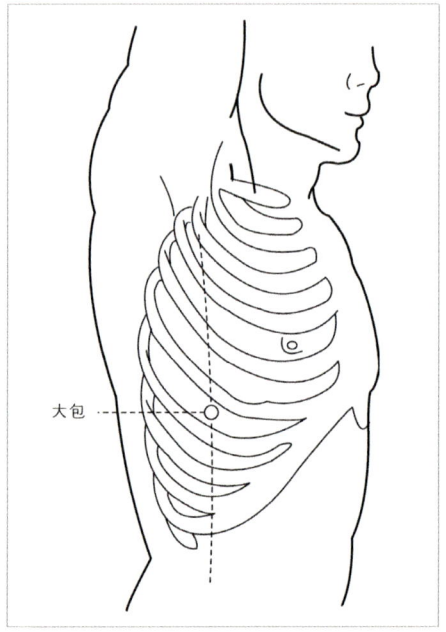

(21) 대포(大包) SP 21

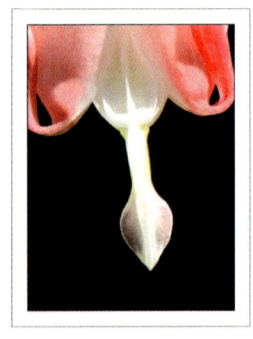

여기!
전거근은 상지가 외전할 때 견갑골을 외전시키는 근육이며 늑골의 외측에 부착해 호흡 시 늑골을 거상시키는 근육이다. 늑골 외측 부위의 통증을 만들며 호흡을 잘못하거나 심한 운동 시 쉽게 담(痰)이 들면서 호흡을 방해받을 수 있다. 호흡근인 소흉근, 극하근, 사각근에 의한 상지의 무력증과 복직근과 연계되어 내전근과 요방형근, 대둔근, 가자미근에 의한 골반대의 피로와 하지무력감을 줄 수 있다.

統諸絡, 束筋骨

[명명(命名)] 대(大)는 크다, 포(包)는 싸다, 포장하다라는 뜻이니 양쪽 대포 자리를 연결해 보면 전체를 크게 포장하는 것과 같이 되기 때문

에 붙여진 이름이다.

[취혈(取穴)] 겨드랑이 및 옆구리, 즉 협늑부(脇肋部) 중간에서 취혈한다. 겨드랑이 중간점에서 직하 6寸, 제7늑간에 해당되는 곳이 대포(大包)이다. 골도법상 액와중점(腋窩中點)에서 제11늑골의 전단, 즉 계늑(季肋)까지가 12寸이므로 이것을 절량(折量)한다. 또 겨드랑이 밑 옆구리를 손끝으로 누르면 심한 압통이 나타난다. 이곳이 대포(大包)이다.

[침향(鍼響)] 산(酸), 통감(痛感)이 흉부와 옆구리 쪽으로 방산한다.

[조작(操作)] 0.3~0.5寸 사자(斜刺) 혹은 외측으로 평자한다. 내부에 폐장이 있으므로 심자(沈刺)하지 않는다. 뜸을 뜰 수 있다.

[적응증(適應症)] 늑간신경통(肋間神經痛), 흉막염(胸膜炎), 사지무력(四肢無力), 전신동통(全身疼痛), 기천(氣喘), 흉협통(胸脇痛)

[배혈(配穴)] 흉협창통에는 삼양락, 극문, 양보, 족임읍투자와 배합한다. 비의 대락혈이니 비경에서 음양을 총괄하여 오장에 연결되는 혈인 것이다. 땀을 많이 흘리는 사람에게 좋은 혈임을 미루어 짐작할 수 있다.

[비고] 족태음경(足太陰經)의 대락(大絡)이다

마무리

본경의 생리기능과 병리반응은 비(脾)에 속(屬)하고 위(胃)에 락(絡)하며 심(心)에 주입되어 격(膈)에 올라와서 혀뿌리에 연결되고 혀 아래에 펴진다. 본경은 다기소혈(多氣少血)이며 사시(巳時)에 기혈(氣血)이 제일 왕성하고 경기가 정상이면 본경 및 소속된 장부, 조직기관과 체표 부위에 영양을 주어 생리기능을 유지한다. 외사가 침습되거나 본경의 기능장애가 발생하면 머리와 몸이 무겁고 몸에 열이 나고 권태롭고 뺨 부위 동통, 혀 운동이 원활하지 못하고 사지에 살이 빠지고 하지 내측이 아프고 저리며 다리와 발이 붓고 팽창한 증상, 소변불리 등이 생긴다. 주치점은 비경(脾經) 병에 사용하며 비경(脾經)과 밀접히 연계되는 위(胃), 심(心), 폐(肺), 신 및 비장(脾臟)이 통혈(統血) 못하는 등의 질병에 사용된다. 족태음은 수태음폐경과 육경상으로 통하고 수태양소장경과 상통관계에 있다.

경락과 대화하는 방법!

여기까지 왔으면 본서의 의도를 눈치 채게 되었으리라 본다. 태음(太陰), 양명(陽明), 양명(陽明), 태음(太陰)…… 뭔 소린지. 수태음폐경(手太陰肺經)이라고 한다면 손에 소속되어 있으며 팔의 안쪽(음부[陰部] 전면[前面])으로 흐르고 태음(太陰)이라는 육경(六經)에 해당하고 폐(肺)라는 장기에 소속된 경락이라는 뜻이다. 비 온다고 뛰어간다면 멍청한 사람이다. 앞에 오는 비까지 맞으면서 가게 되니까 말이다. 뒷부분이 궁금해서 책 뒷장부터 뒤적이는 사람은 여기까지의 경혈과 오유혈과 원락극모혈은 알고 있을 수 있다. 그러나 더 이상의 진도는 기대하기 어렵다. 주변을 둘러보시라. 많은 분들이 여기에 머물러 있다. 등산에 비유한다면 매표소를 겨우 지나고 있다. 재미있는 블로그에 출석하듯이 내용을 보고 또 봐야 한다.

제갈량(諸葛亮)이 인생의 요해처에서 아들을 가르치고 있는 내용인데 우리에게 시사하는 바가 크다고 생각합니다.
非澹泊無以明志, 非寧靜無以致遠
담박하지 않으면 뜻을 밝힐 수 없고 고요하지 않으면 먼 곳에 이를 수 없다.

07 수소음심경(HT, Heart Meridian)

[少血多氣]

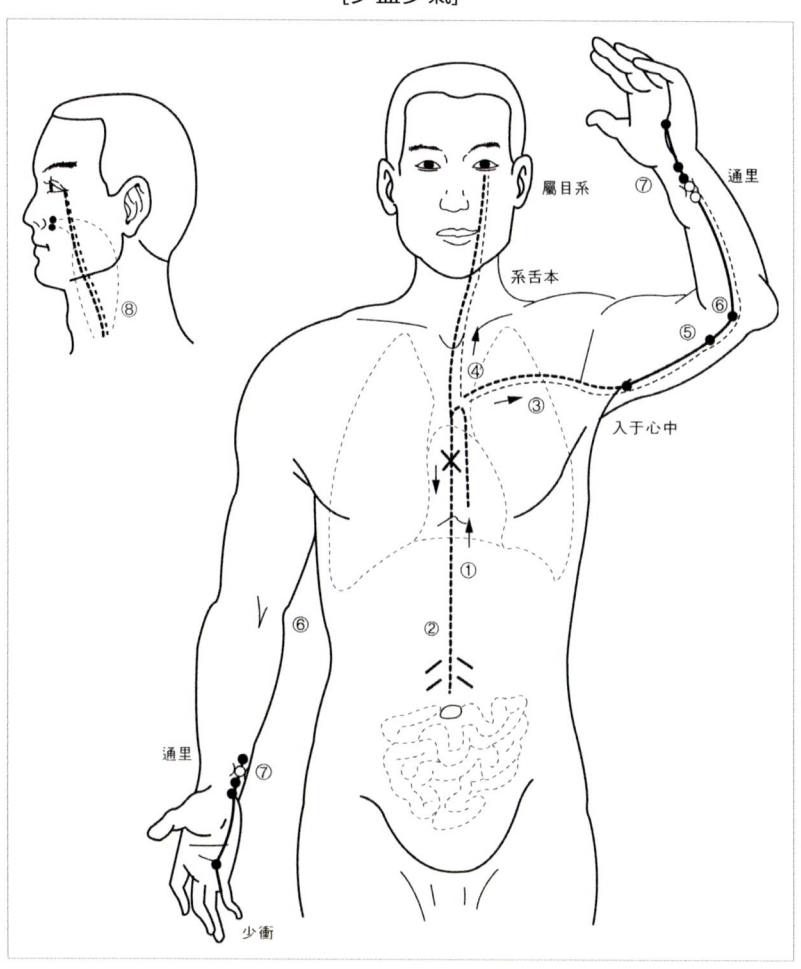

1 순행(循行)

수소음심의 경맥은 심중(心中)①에서 시작하여 심장 주위의 혈관(血管) 등의 조직(組織)에 속(屬)한 후 하향(下向)하여 횡격막(橫膈膜)을②

통과하여 더 밑으로 내려가 소장(小腸)과 연락(聯絡)된다. 그 일조분지(一條分支)는 심계(心系)③에서 분출하여 식도(食道)를 따라 상행 안구(眼球)의 주위 조직(周圍組織)⑤으로 연계(聯系)된다. 또 다른 일조지맥(一條支脈)은 심계(心系)에서 폐(肺)로 직상한 다음 하향(下向)하여 액와(腋窩)⑥ 밑으로 비스듬히 빠져나와⑦ 상완(上腕)의 내측 후변(內側后邊)을 따라 수태음폐경(手太陰肺經)과 수궐음심포경(手厥陰心包經)의 후면(后面)으로 내려간다. 그리고 주(肘)의⑧ 내후방(內后方)으로 하향(下向)해서 전완 내측 척골(尺骨)에 있는 두상골(豆狀骨)의 돌기(突起)에⑨ 도달하여 손바닥의 소지(小指) 쪽으로 진입(進入)하여⑩, 소지의 내측을 따라 손톱의 내측 말단(內側末端)에 있는 소충(少衝)⑪에서 끝난다.

2 병후(病候)

　신열(身熱), 두통(頭痛), 목통(目痛), 응배동통(膺背疼痛), 인건구갈(咽乾口渴), 수심열통(手心熱痛) 혹 수족한냉(手足寒冷), 견갑(肩胛) 급전비 내측통(前臂內側痛), 심통(心痛), 흉협지만동통(胸協支滿疼痛), 늑하통(肋下痛), 심번(心煩), 기급(氣急), 와불안(臥不安) 혹 현운혼도(眩暈昏倒), 정신실상(精神失常)이 경맥의 시동병(是動病)은 목이 마르고 먹고 싶은 욕구 등이 나타나며 심부(心部)에 통증이 생긴다. 소생병(所生病)은 눈(각막)이 황색으로 변하고 계륵부(季肋部)나 상지(上肢) 내측(內側)에 통증이 생기며 손바닥에 열감(熱感)과 통증이 나타난다.

③ 수혈(腧穴)

(1) 극천(極泉) HT 1

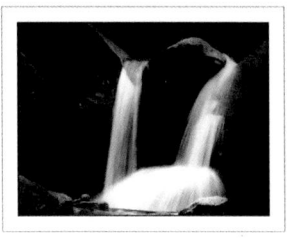

理氣寬胸
(뜸 1~3壯)

여기!
광배근, 대원근, 견갑하근은 모두 견관절에서 거상 기전을 방해하는 거상에 대한 길항근이다. 내전, 내회전에 관여하여 이 기능의 최대 주동근인 대흉근의 손상을 유발시킬 수 있다. 이 경우 심장 통증은 심하게 나타나고 상완을 따라 소지까지 확장되는 증상이 나타난다.

[명명(命名)] 극(極)은 '높다, 극도로'라는 뜻이고 천(泉)은 샘물이니 극천(極泉)은 수소음심경(心經)에서 경기(經氣)가 흘러나오는 지극한 원천(源泉)이라는 뜻이니 족소음신경(腎經)의 용천혈(湧泉穴)과 같은 의미임을 쉽게 알 수 있다.

[취혈(取穴)] 겨드랑이를 쫙 벌린 자세로 취혈한다. 팔을 들고 팔꿈치를 구부려 손바닥(手掌)이 후두(後頭)에 닿게 하면 겨드랑이(액[腋])가 쫙 벌어진다. 이 지점에서 액와(腋窩)의 중앙점이 극천(極泉)이다. 이곳을 눌러보면 맥박(脈搏)이 뛰고 있다. 이것이 액와동맥(腋窩動脈)의 박동이다.

[침향(鍼響)] 산(酸), 통감(痛感)이 흉부와 팔 쪽으로 방산한다.

[조작(操作)] 동맥을 피하여 0.5~1寸 직자(直刺)한다. 뜸을 뜰 수 있다.

[적응증(適應症)] 견갑관절주위염(肩胛關節周圍炎), 견관절염(肩關節炎), 심교통(心絞痛), 협늑동통(脇肋疼痛)

[배혈(配穴)] 흉비에는 협백, 내관과 배합한다. 심한 견관절통에는 액문과 배합한다.

(2) 청령(靑靈) HT 2

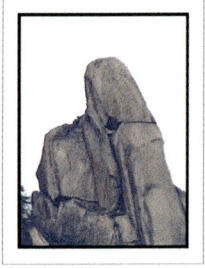

여기!
상완근, 이두박근을 자극하며 주관절 굴곡의 주동근이다. 상완근의 주 증상인 모지기저부 통증과 이두근의 증상인 상완 전면부 통증과 주관절 전면부 통증에 연관된다.

利氣 和營衛

[명명(命名)] 청(靑)은 푸른색, 오행으로는 목(木)에 속하고, 영(靈)은 신령을 뜻하니 청령이란 심장의 기능을 도와주는 혈이란 뜻이다.

[취혈(取穴)] 겨드랑이를 쫙 벌린 자세로 취혈한다. 팔꿈치를 구부리면 주와횡문(肘窩橫紋) 가로무늬 끝이 소해혈(少海穴)인데, 이 소해혈(少海穴)에서 극천(極泉)으로 향하여 3寸 위가 청영(靑靈)이다. 이곳은 손끝으로 누르면 심한 압통이 나타난다.

[침향(鍼響)] 산(酸), 통감(痛感)이 겨드랑이와 팔 쪽으로 방산한다.

[조작(操作)] 0.5~1寸 직자(直刺) 혹은 사자(斜刺)한다. 뜸을 뜰 수 있다.

[적응증(適應症)] 두통(頭痛), 척골신경의 통증과 저림, 견비통(肩臂痛), 황달(黃疸), 협륵통(脇肋痛)

[배혈(配穴)] 어깨, 팔의 통증은 곡지와 배합한다. 심장성 천해가 있을 때 응용한다.

(3) 소해(少海) HT 3 - 異名: 曲節, 曲折

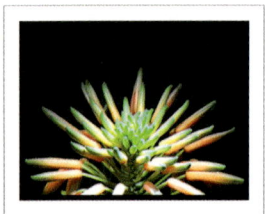

여기!
상완근의 전완 정지부 내측 회내근의 원위부에 위치한다. 회내근에서는 상완 요골측의 장측면과 손목의 요골 측 원위부에 깊숙한 통증이 방사한다.

疏心氣 淸包絡 寧神志 (뜸 3~5壯)

[명명(命名)] 소(少)는 적다는 뜻인데 여기서는 수소음심경을 가리키며 오유혈 중 경기의 흐름이 가장 많은 합혈이 되기 때문에 바다(海)에 비유한 것이다.

[취혈(取穴)] 팔을 약간 들고 팔꿈치를 구부린 자세로 취혈한다. 전비(前臂)가 상완이두근(上腕二頭筋)에 닿게 팔꿈치를 구부려 주와횡문척측단(肘窩橫紋尺側端) 가로무늬 안쪽 끝이 소해(少海)이다. 가까이에 있는 소장경의 소해(小海)와 혼동치 말 것.

[침향(鍼響)] 산(酸), 통감(痛感)이 겨드랑이와 팔 쪽으로 방산한다.

[조작(操作)] 0.5~1寸 직자(直刺) 혹은 사자(斜刺)한다. 뜸을 뜰 수 있다.

[적응증(適應症)] 주통(肘痛), 협심증(狹心症), 이명(耳鳴), 만성부비강염(慢性副鼻腔炎), 척골신경(尺骨神經)의 장애, 실면(失眠), 심계(心悸), 신경쇠약(神經衰弱), 정신분열증(精神分裂症), 늑간신경통(肋間神經痛)

[배혈(配穴)] 수전증에는 후계와 배합한다. 안, 비출혈, 이명에 신효하다.

[비고] 수소음경(手少陰經)의 합혈(合穴)이다.

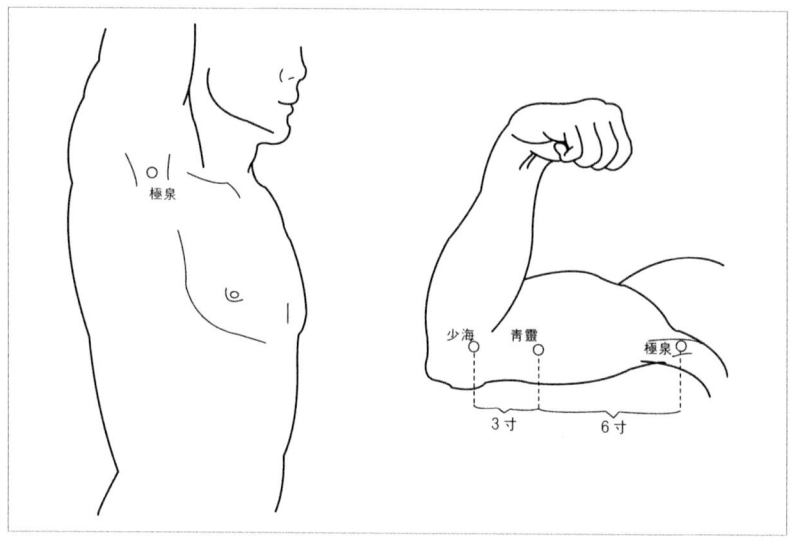

(4) 영도(靈道) HT 4

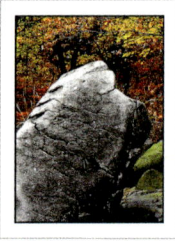

여기!
척측 수근굴근의 건에 위치하는 혈로서 아래로는 천지굴근, 심지굴근이 위치한다. 척측수근굴근은 손목의 장측면 척골측에 통증을 방사하며 지굴근의 손상은 손가락의 장측면 지골까지 확장되는 섬광통의 주 원인이 된다.

寧心安神 調心氣 鎭靜

[명명(命名)] 영(靈)은 신령, 도(道)는 길이라는 뜻이므로 신령이 지나다니는 길이라는 뜻이다.

[취혈(取穴)] 팔꿈치를 구부려 책상 위 같은 곳에 얹어놓은 자세로 취혈한다. 이때에 팔꿈치만 닿게 하고 손은 위를 향하게 한다. 전완하부(前腕下部)의 수장측완횡문척측단(手掌側腕橫紋尺側端), 즉 손바닥 쪽 팔목 가로무늬 새끼손가락 쪽 끝이 신문혈인데 이 신문혈에서 소해를 향하여 1.5寸 위가 영도이다.

[침향(鍼響)] 산(酸), 통감(痛感)이 겨드랑이와 팔 쪽으로 방산한다.

[조작(操作)] 0.2~0.5寸 직자(直刺)한다. 뜸을 뜰 수 있다.

[적응증(適應症)] 수관절통(手關節痛), 불면(不眠), 이명(耳鳴), 심통(心痛), 오심(惡心), 실어(失語), 전비통(前臂痛)

[배혈(配穴)] 폭음실어에는 아문, 염천과 배합한다.

[비고] 수소음경(手少陰經)의 경혈(經穴)이다.

(5) 통리(通里) HT 5 - 異名: 通理

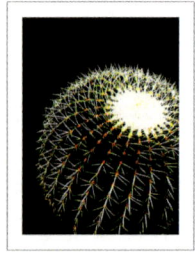

여기!
상지사용을 많이 하는 경우 흉쇄유돌근, 대흉근과 함께 힘의 작용을 이루는 복근의 경우 심장으로 하지 정맥을 보내는 통로가 되는데 흉쇄유돌근, 대흉근의 긴장은 복근을 긴장시켜 심장에 혈류를 방해하므로 심장은 허혈을 겪게 되며 수면방해와 현훈, 두통, 정신적 증상에 기인한다.

安心寧神 熄風和營 (뜸 3~5壯)

[명명(命名)] 통(通)은 통한다는 뜻이며 리(里)는 마을을 뜻하고 여기서는 심장을 뜻하니 심장(心臟)의 다른 이름이 허리(虛里) 또는 거리(巨里)이기 때문이다. 그러므로 통리(通里)는 심장(心臟)과 통하는 혈이 되는 것이다.

[취혈(取穴)] 팔꿈치를 구부려 책상 위 같은 곳에 얹어놓은 자세로 취혈한다. 이때에 팔꿈치만 닿게 하고 손은 위를 향하게 한다. 전완하부(前腕下部)의 수장측완횡문척측단(手掌側腕橫紋尺側端), 즉 손바닥 쪽 팔목 가로무늬 새끼손가락 쪽 끝이 신문혈인데, 신문혈에서 1寸 위가 통리이다.

[침향(鍼響)] 산(酸), 통감(痛感)이 겨드랑이와 팔 쪽으로 방산한다.

[조작(操作)] 0.2~ 0.5寸 직자(直刺)한다. 뜸을 뜰 수 있다.

[적응증(適應症)] 수관절통(手關節痛), 심계(心悸), 심교통(心絞痛), 억병성실어(癔病性失語), 완비통(腕臂痛), 신경쇠약(神經衰弱), 설강(舌强)

[배혈(配穴)] 흉통에는 내관, 심유를 배합한다. 부인 월경과다, 자궁출혈에 응용

[비고] 수소음경(手少陰經)의 락혈(絡穴)이다.

(6) 음극(陰郄) HT 6 - 異名 : 少陰郄, 石宮

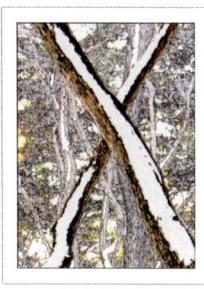

여기!
척측수근굴근과 연계되어 만성적인 손 손상과 연관된다. 대흉근과 연계되어 심장질환과 연관되고 내측상과의 Golf elbow를 일으킬 수 있다.

淸心火. 潛虛陽. 安神志. 固表分

[명명(命名)] 음극(陰郄)이란 수소음심경의 극혈을 뜻하는 이름이니 대체적으로 극혈은 근육사이에 신경이 드러나 있는 곳으로 강한 자극

을 주기에 적합하다.

[취혈(取穴)] 팔꿈치를 구부려 책상 위 같은 곳에 얹어놓은 자세로 취혈한다. 이때에 팔꿈치만 닿게 하고 손은 위를 향하게 한다. 전완하부(前腕下部)의 수장측완횡문척측단(手掌側腕橫紋尺側端), 즉 손바닥 쪽 팔목 가로무늬 새끼손가락 쪽 끝이 신문(神門)혈, 0.5寸 위가 음극(陰郄)이다.

[침향(鍼響)] 산(酸), 통감(痛感)이 손끝으로 방산한다.

[조작(操作)] 0.2~ 0.5寸 직자(直刺)한다. 뜸을 뜰 수 있다.

[적응증(適應症)] 심계항진(心悸亢進), 언어장해(言語障害), 심교통(心絞痛), 심율부제(心律不齊), 도한(盜汗), 토혈(吐血)

[배혈(配穴)] 도한에는 삼음교와 배합하고 혹 신궐에 시구한다. 비출혈이나 위출혈 등에 지혈작용이 있다.

[비고] 수소음경(手少陰經)의 극혈(郄穴)이다.

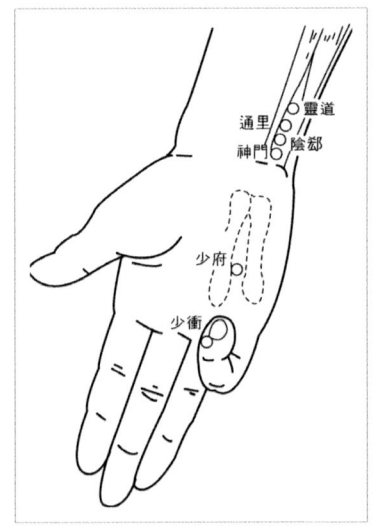

(7) 신문(神門) HT 7 - 異名: 兌冲, 中道, 銳中

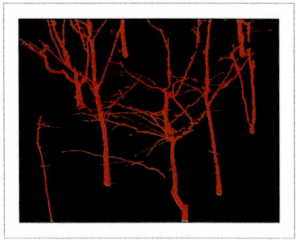

> **여기!**
> 근육적으로 경추전, 후부에 발생되는 경추 부위에 중요혈관들에 폐색적으로 작용되어 뇌, 심장에 과도한 부하를 주며, 특히 심장에서 목을 통해 뇌로 가는 추골동맥이나 총경동맥의 손상은 혈류를 제공하는 심장의 부하를 과도하게 요구하며 심장질환의 원인을 제공한다.

安心寧神, 淸化凉營, 淸心熱
調氣逆 (뜸 3~5壯)

[명명(命名)] 신(神)이란 귀신이나 신령과 같은 불가사의한 존재를 말하는데 심장에서 주관하고 있는 정신작용도 신(神)이라 하였으니 이 신은 다른 장기에서 주관하는 모든 정신작용을 주관하는 가장 고급 정신작용이고 문(門)은 출입구를 뜻한다. 그러므로 신문(神門)혈은 신(神)의 출입구이다.

[취혈(取穴)] 팔꿈치를 구부려 책상 위 같은 곳에 얹어놓은 자세로 취혈한다. 이때에 팔꿈치만 닿게 하고 손은 위를 향하게 한다. 전완하부(前腕下部)의 수장측완횡문척측단(手掌側腕橫紋尺側端)이 끝을 누르면 움푹 들어간 곳이 나타난다. 이곳이 신문(神門) 혈이다.

[침향(鍼響)] 산(酸), 통감(痛感)이 손끝으로 방산한다.

[조작(操作)] 0.3~ 0.5寸 직자(直刺)한다. 뜸을 뜰 수 있다.

[적응증(適應症)] 협심증(狹心症), 소지마비(小指麻痺), 유뇨(遺尿), 변비(便秘), 중추신경계(中樞神經系)의 진정(鎭定), 건망(健忘), 실면(失眠), 다몽(多夢), 심계(心悸), 심교통(心絞痛), 억병(癔病)

[배혈(配穴)] 심통, 심계, 건망증, 실면에는 내관, 대릉과 배합한다.

[비고] 수소음경(手少陰經)의 유혈(兪穴)이다.

(8) 소부(少府) HT 8 - 異名: 兌骨

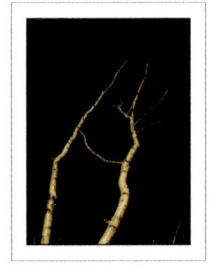

여기!
제4골간근을 자극한다. 골간근은 손가락 원위부의 뻣뻣한 증상과 손마디의 관절면 융기가 특징적 증상으로 나타난다. 골간근은 중수골, 즉 손등에 위치하는 근육으로 손등에 증상을 방사하는 최대 상위근인 사각근에게서 영향을 받는다.

寧神志 調心氣

[명명(命名)] 소(少)는 수소음심경이며 부(府)는 창고를 뜻하니 소부(少府)란 수소음심경의 경기가 많이 모여 있는 혈인 것이다. 긴장하거나 초조할 때 손바닥을 비비거나 아니면 땀이 나는 것을 느끼는데 이 곳은 심경이 흐르고 있어서 그러는 것임을 알 수 있다.

[취혈(取穴)] 손바닥 쪽을 위로 향한 자세로 취혈한다. 손가락을 구부리고 주먹을 쥐었을 때, 수오지첨(手五指尖)이 닿는 곳이 소부(少府)이다. 제4, 5 중수골간으로 수궐음심포경의 노궁(勞宮)과 상평(相平)한 위치로 있다.

[침향(鍼響)] 산(酸), 통감(痛感)이 손바닥과 손끝으로 방산한다.

[조작(操作)] 0.3~ 0.5寸 직자(直刺)한다. 뜸을 뜰 수 있다.

[적응증(適應症)] 탄발지(彈發指), 관절류머티즘, 심계(心悸), 흉통(胸痛), 유뇨(遺尿), 소변불리(小便不利), 심율부제(心律不齊), 아통(牙痛)

[배혈(配穴)] 심통, 결대맥에는 내관, 심유와 배합한다. 손바닥과 발바닥을 비교해보면 손바닥은 양이고 발바닥은 음이기 때문에 있는 혈의 수(數)는 손바닥에 두 개(소부[少府], 노궁[勞宮]穴로 음수(陰數)이고 발바닥은 한 개(용천혈)로 양수(陽數)이니 체(體)와 용(用)의 조화를 여기서 볼 수 있다. 체와 용의 조화란 남자의 몸은 각이 져 있기 때문에 씩씩하게 보이지만 (체는 강[强]) 실지로 마음 쓰는 것을 보면 한없이 약한 것이고(용은 약[弱]) 여자의 몸은 부드럽기 때문에 약해보이지만

(체는 약[弱]) 실지로 마음 쓰는 것을 보면 한없이 강한 것이다(용은 강[强]). 마찬가지로 모든 음과 양의 그것도 서로 우열의 개념이 아니고 부드럽게 조화시키는 것이니 강한 중에 약함이 있어서 부러지지 않고 약함 중에 강함이 있어서 꼿꼿할 수 있는 것이다.

　[비고] 수소음경(手少陰經)의 형혈(滎穴)이다.

　(9) 소충(少衝) HT 9 - 異名: 經始

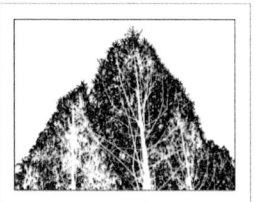

여기!
심지굴근의 소지 마지막관절 내측면에 위치한다. 심지굴근 소지지배 섬유의 통증은 손의 장측면으로 끝까지 미치는 소지통을 일으킨다.
開心竅. 淸神志. 勞厥逆. 泄邪熱

　[명명(命名)] 소(少)는 수소음심경, 충(衝)은 더 이상 나가지 못하고 부딪친다는 뜻이니 소충(少衝)혈은 수소음심경의 가장 말단에 있어서 경기가 더 이상 흐르지 못하는 혈이다.

　[취혈(取穴)] 새끼손가락(소지[小指]) 손톱(지갑[指甲]) 뒤쪽 모퉁이(指甲角)에서 취혈한다. 손톱 위의 모퉁이, 즉 지갑각이 두 곳인데 안쪽 모퉁이인 요측지갑각(橈側指甲角)에서 부추 잎 한 잎 넓이만큼 떨어진 곳이다.

　[침향(鍼響)] 산(酸), 통감(痛感)이 손바닥과 손끝으로 방산한다.

　[조작(操作)] 0.1寸 천자(淺刺) 또는 점자출혈(點刺出血)한다. 뜸을 뜰 수 있다.

　[적응증(適應症)] 인사불성(人事不省), 인두통(咽頭痛), 흉통(胸痛), 혼미(昏迷), 심계(心悸), 심통(心痛), 인후종통(咽喉腫痛), 정신병(精神病)

　[배혈(配穴)] 중풍, 혼미, 서병에는 수구와 배합한다. 손이 저릴 때, 견비통, 고열증에 사혈한다.

　[비고] 수소음경(手少陰經)의 정혈(井穴)이다.

마무리

　본경의 생리기능과 병리반응은 심(心)에서 시작되어 심계(心系)에 속하고 소장(小腸)에 락(絡)하며 인(咽)을 끼고 목계(目系)에 연결되어 폐(肺)로 간다. 그 기능은 심장(心臟)을 위하여 기혈을 수송한다. 소장(小腸)은 영양(營養)을 흡수하여 심(心)에 수송(輸送)하면 비로소 간(肝)은 혈(血)을 받아볼 수 있고, 발은 걸을 수 있고, 손바닥은 혈을 받아 주먹을 쥘 수 있고, 손가락은 집을 수 있으며 설본에 연계되어 심기(心氣)가 혀에 통하면 오미(五味)를 알 수 있다. 본경은 소혈다기(少血多氣)이고 오시(午時)에 기혈(氣血)이 왕성하다. 각 혈은 정신계통과 심장질환을 주치한다. 수소음은 족소양담경과 상통관계에 있고 육경이 같은 족소음과 관련된 증상을 주치한다.

08 수태양소장경(SI, Small Intestine Meridian)

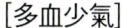

[多血少氣]

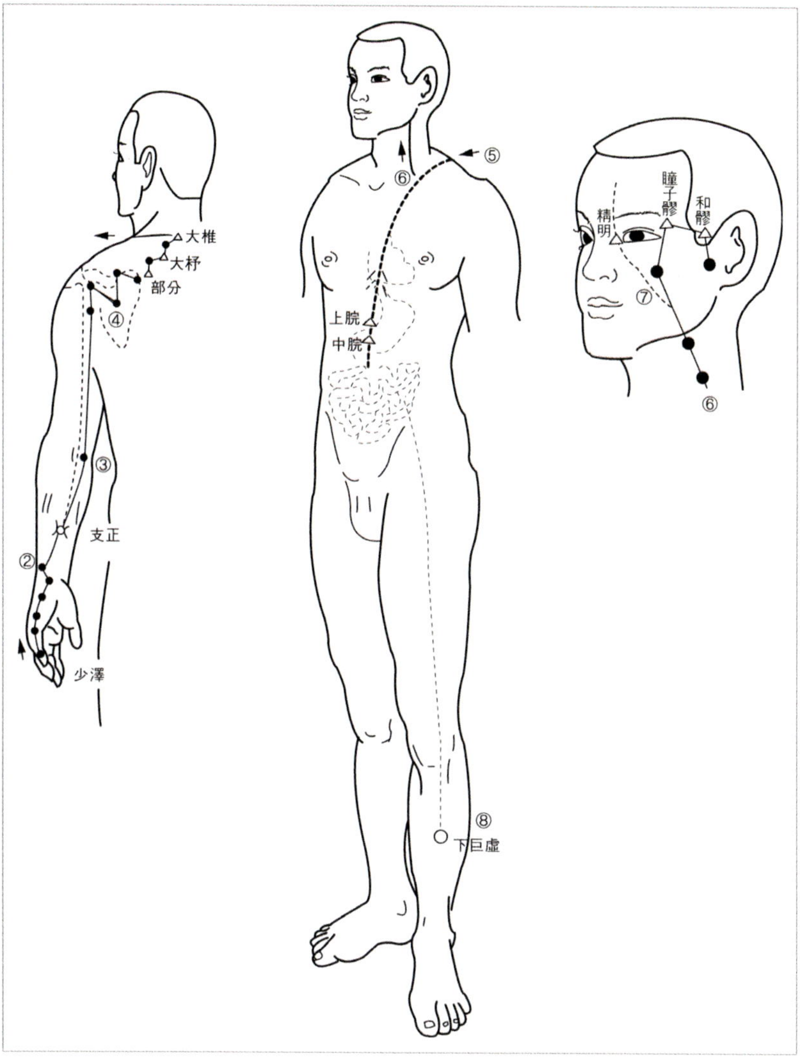

1 순행(循行)

　수태양소장의 경맥은 소지(小指)의 외측말단(外側末端) 소택(少澤)①에서 시작하여 손바닥과 손등의 경계선인 적백육제(赤白肉際)를 따라 수근부(手根部)②로 상행(上行)해서 척골경상돌기(尺骨莖狀突起)의 중간(中間)으로 빠져나와 위로 올라간다. 척골하면(尺骨下面)의 가장자리를 따라 주첨(肘尖)③의 후면에 있는 주두(肘頭)와 상완골내측과(上腕骨內側顆)의 충간을 거쳐 상완외측후연(上腕外側后緣)④을 쫓아 견관절(肩關節)의 등(背) 쪽으로⑤ 나와 견갑극(肩胛棘)⑥의 상하와(上下窩)를 돌고 어깨 위에서 족태양 방광경(足太陽膀胱經)의 부분(附分), 대저(大杼)혈을 교회(交會)하고, 또 독맥(督脈)의 대추(大椎)혈과 교회한⑦ 다음 앞으로 넘어와 쇄골상와중(鎖骨上窩中)⑧으로 진입(進入)해서 체강(體腔) 속으로 들어가 심장(心臟)⑨에 연락되고 다시 식도(食道)⑩를 따라 횡격막(橫膈膜)⑪을 통과하여 위(胃)⑫에 도달한다. 다시 상완(上脘), 중완(中脘)의 심부(深部)에서 임맥(任脈)과 교회한 다음 소장(小腸)⑬에 속(屬)한다. 일조분지(一條分支)는 쇄골상와(鎖骨上窩)⑭에서 경부(頸部)를 따라 올라가⑮ 안면협부(顔面頰部)에 이르고, 외안각(外眼角)에서 족소양담경(足少陽膽經)의 동자료(瞳子髎)를 교회(交會)하고 되돌아와서 수소양삼초경(手少陽三焦經)의 화료(和髎)혈을 지나 귓속인 이중(耳中)으로 들어간다. 다른 일조지맥(一條支脈)은 얼굴, 즉 협부(頰部)에서 분출(分出)하여 눈자위 밑으로 비스듬히 내려가서 비근부(鼻根部)의 내안각(內眼角)에 도달하여 족태양방광경(足太陽膀胱經)의 정명(睛明)을 교회하고 동시에 옆으로 비스듬히 내려가 권부(顴部)(21)에 분포한다.

2 병후(病候)

　구설미란(口舌糜爛), 경협부동통(頸頰部疼痛), 인통다루(咽痛多淚),

경항강직(頸項强直), 견비외측동통(肩臂外側疼痛), 소복창통소(腹脹痛), 통련요부(痛連腰部), 소복통견인고환(少腹痛牽引睾丸), 대변설사(大便泄瀉), 복통조시변폐불통(腹痛燥屎便閉不通) 시동병(是動病)은 인두(咽頭)가 아프고 하악부(下顎部)가 부어오르며 머리가 잘 돌려지지 않게 된다. 또한 어깨가 빠져나갈 듯이 아프며 허리에도 절단하는 것 같은 심한 통증이 나타난다. 소생병(所生病)은 난청이 생기고 눈이 황색을 띠며 협부(頰部)가 부어오른다. 또한 목, 어깨, 상지(上肢)에 걸쳐 심한 통증이 생긴다.

3 수혈(腧穴)

(1) 소택(少澤) SI 1 - 異名: 小吉

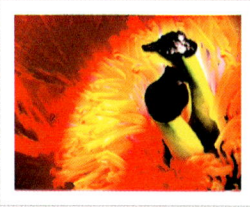

여기!
심지굴근건에 위치한다. 지굴근은 소지의 끝까지 미치는 통증으로 손가락이 뻣뻣해지는 증상과 함께 관절부가 융기되어 붓는 관절염 증상과 유사하다.

淸心火, 散鬱熱, 開竅利乳, 通經活絡 (뜸 1~3壯)

[명명(命名)] 소(少)는 작다, 택(澤)은 연못을 의미하니 소택(少澤)은 소장경의 오유혈 중 정혈로서, 경기가 일어나는 정도가 작은 연못과 같이 미약하기 때문에 붙인 이름이다.

[취혈(取穴)] 새끼손가락(小指) 손톱(指甲) 뒤쪽 모퉁이(지갑각[指甲角])에서 취혈한다. 손톱 위의 모퉁, 즉 지갑각(指甲角)이 두 곳인데 바깥 모퉁이 척측지갑각(尺側指甲角)에서 부추 한 잎 넓이만큼 떨어진 곳이다.

[조작(操作)] 0.1寸 천자(淺刺) 혹은 점자출혈(點刺出血)한다. 뜸을 뜰 수 있다.

[침향(鍼響)] 산(酸), 창(脹), 통감(痛感)이 손바닥과 손등, 소해(小海)

에 닿게 한다.

　[배혈(配穴)] 급성유선염(急性乳腺炎) 배(配), 전중(膻中), 기문(期門)

　[적응증(適應症)] 인사불성(人事不省), 협심증(狹心症), 두통(頭痛), 소지마비(小指麻痺), 유선염(乳腺炎), 산후유소(産後乳少), 이명(耳鳴)

　[비고] 수태양소장경(手太陽小腸經)의 정혈(井穴)이다.

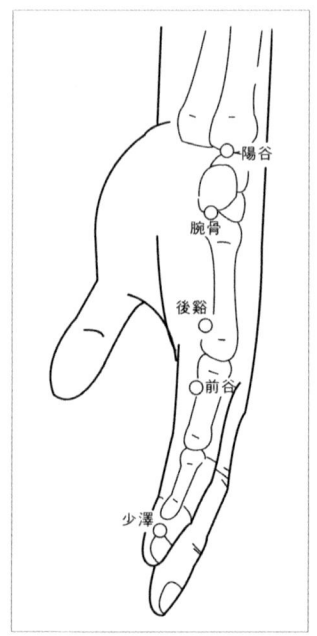

(2) 전곡(前谷) SI 2 - 異名: 手太陽

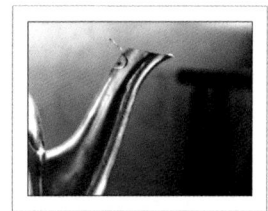

여기!
소지신근의 근육 증상은 손가락 배측 통증으로 끝까지 미치지 않는 증상을 일으킨다. 손가락 두 번째 마디의 뻣뻣함을 일으켜 동작 장애를 일으킨다.

疏風泄火, 和營衛

　[명명(命名)] 전(前)은 앞을 뜻하며, 곡(谷)은 계곡이니 전곡(前谷)은 뼈와 근육의 사이의 우묵한 곳에 있는 혈이며, 앞쪽에 있다는 뜻이다.

[취혈(取穴)] 새끼손가락의 바깥쪽 손등(手背)과 손바닥(手掌)의 경계선, 즉 적백육제(赤白肉際)에서 취혈한다. 소지(小指) 중수지관절(中手指關節)의 전방 척측(尺側)으로 있는 함요부(陷凹部)가 전곡이다. 주먹을 가볍게 쥐었을 때 손바닥과 새끼손가락 첫째 마디 사이에 생기는 가로무늬(횡문[橫紋]) 바깥쪽 끝이기도 하다.

[침향(鍼響)] 산(酸), 창(脹), 통감(痛感)이 손바닥과 손등, 소해(小海)에 닿게 한다.

[조작(操作)] 0.3~0.5寸 직자(直刺)한다. 뜸을 뜰 수 있다.

[적응증(適應症)] 두통(頭痛), 척골신경마비(尺骨神經痲痺), 간헐열(間歇熱), 비통(臂痛), 학질(瘧疾), 이명(耳鳴), 시선염, 인후통(咽喉痛), 산후유소(産後乳少), 목예(目翳).

[배혈(配穴)] 손과 팔의 통증, 마목에는 합곡, 곡지, 외관과 배합한다.

[비고] 수태양소장경(手太陽小腸經)의 형혈(滎穴)이다.

(3) 후계(後谿) SI 3

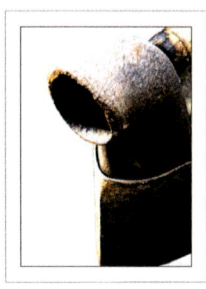

여기!
소지 외측면을 따라 통증을 방사한다. 소지통증을 일으키는 근육은 상완삼두근, 광배근, 사각근이 있다.

寧心安神, 淸熱利濕, 通督脈, 固表分
(뜸 1~3壯)

[명명(命名)] 후(後)는 뒤를 뜻하며 계(谿)는 계곡을 뜻하니 후계(後谿)란 전곡(前谷)에 비해 뒤에 있으면서 뼈와 근육 사이의 우묵한 곳에 있는 혈이란 뜻이다.

[취혈(取穴)] 새끼손가락 손바닥(手掌)과 손등(手背) 경계선(적백육제[赤白肉際])에서 취혈한다. 손을 가볍게 쥐면 제5중수골과 새끼손가락 첫째 마디 사이의 관절에서 뒤쪽으로 손바닥의 가로무늬가 생긴다. 이

손바닥의 가로무늬의 끝이 후계(後谿)이다.

[침향(鍼響)] 산(酸), 창(脹), 통감(痛感)이 손바닥과 손등, 소해(小海)에 닿게 한다.

[조작(操作)] 0.5~0.7寸 직자(直刺)한다. 합곡(合谷)과 투자(透刺)한다. 뜸을 뜰 수 있다.

[적응증(適應症)] 고열(高熱), 유행성감기, 두항강통(頭項强痛), 후두통(後頭痛), 요통(腰痛), 도한(盜汗), 이명(耳鳴), 늑간신경통(肋間神經痛)

[배혈(配穴)] 두통현훈에는 풍지, 백회, 태양과 배합한다. 발열증상에는 행간, 양보를 배합한다.

[비고] 수태양소장경(手太陽小腸經)의 유혈(兪穴)이다. 팔맥교회혈의 하나이고 통독맥(通督脈)한다.

(4) 완골(腕骨) SI 4 - 異名: 桄骨

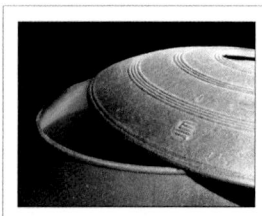

여기!
소지외전근, 척측수근신근, 건의 증상을 일으킨다. 손과 팔의 동작과 연관된 어깨 근육들의 부하를 유도한다.

疏太陽經邪 淸小腸濕熱

[명명(命名)] 더 큰 턱이 나오는 뼈 이름을 예전에는 완전기골(팔목 앞에 솟아 있는 뼈)이라고 하였는데, 그 부위에 있는 혈이라고 완골(腕骨)이라고 이름이 지어졌다.

[취혈(取穴)] 새끼손가락 쪽 팔목(완관절[腕關節])에서 가볍게 주먹을 쥔 자세로 취혈한다. 척측(尺側)으로 팔목 앞쪽 가로무늬가 끝나는 곳에 제5중수골과 유구골(有鉤骨), 두상골(豆狀骨) 사이에 있는 움푹 들어간 곳이 완골(腕骨)이다.

[침향(鍼響)] 산(酸), 창(脹), 통감(痛感)이 손바닥과 손목, 소해(小海)에 닿게 한다.

[조작(操作)] 0.3~0.5寸 직자(直刺)한다. 뜸을 뜰 수 있다.

[적응증(適應症)] 수관절통(手關節痛), 척골신경마비(尺骨神經麻痺), 두항통(頭項痛), 황달(黃疸), 구토(嘔吐), 요퇴통(腰腿痛), 이명(耳鳴), 담낭염(膽囊炎)

[배혈(配穴)] 당뇨병에는 삼리, 비유와 배합하고, 이명, 이롱에는 통리, 예풍, 청궁과 배합한다. 소아경기, 리열로 한불출시에 시침한다.

[비고] 수태양소장경(手太陽小腸經)의 원혈(原穴)이다.

(5) 양곡(陽谷) SI 5

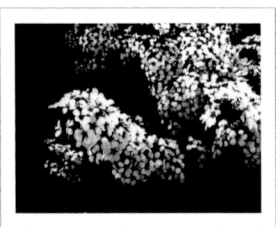

여기!
수근신근의 긴장을 유도한다. 상지 긴장은 견갑대의 안정을 이루는 근육들에 과부하를 요구하게 되고 이는 견갑대 주위의 근육들을 손상시킨다.

散陽明邪熱

[명명(命名)] 양(陽)은 손등, 곡(谷)은 계곡이니 양곡(陽谷)은 손등 쪽에서 뼈와 뼈 사이 우묵한 곳에 자리 잡고 있는 혈이란 뜻이다.

[취혈(取穴)] 손등(手背)을 위로 한 자세로 취혈한다. 수배측완횡문(手背側腕橫門)이 두 개 나타나는데 뒤쪽 횡문의 척측 끝의 함요부가 양곡(陽谷)이다.

[침향(鍼響)] 산(酸), 창(脹), 통감(痛感)이 손바닥과 손목, 소해(小海)에 닿게 한다.

[조작(操作)] 0.3~0.5寸 직자(直刺)한다. 뜸을 뜰 수 있다.

[적응증(適應症)] 수관절통(手關節痛), 척골신경마비(尺骨神經麻痺), 시선염(腮腺炎), 정신병(精神病), 이명(耳鳴), 이농(耳聾)

[배혈(配穴)] 협통에는 지구, 노유, 신맥과 배합한다. 만성손목질환에는 시구한다.

[비고] 수태양소장경(手太陽小腸經)의 경혈(經穴)이다.

(6) 양로(養老) SI 6

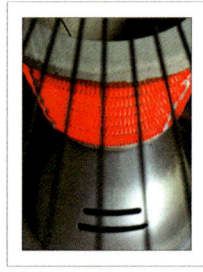

여기!
상지동작 시 앞쪽으로 몸을 기울이는 동작 중 체중의 전방 이동으로 흉요부 전체의 이완과 긴장력이 발생될 수 있다. 무거운 물건을 갑자기 들어 올릴 경우 요방형근, 장요근 손상이 급성으로 발생하기 쉽다.
舒筋通絡, 明目
(뜸 3~5壯)

[명명(命名)] 양(養)은 기른다, 노(老)는 노인, 늙다 등을 뜻하니 양로(養老) 혈은 나이 드신 노인 분들의 양생을 위하여 뜸을 뜰 수 있는 자리라는 뜻이다.

[취혈(取穴)] 팔꿈치를 구부리고(굴슬[屈肘]) 손바닥을 반대편 젖가슴에 댄 자세로 새끼손가락 쪽 손목(척측완관절[尺側腕關節]) 약간 위에서 취혈한다. 손목에 툭 불거진 척골소두(尺骨小頭)의 약간 위를 손끝으로 눌러보면 손끝이 들어가는 간극(間隙)이 있다. 이곳이 양로(養老)이다.

[침향(鍼響)] 산(酸), 창(脹), 통감(痛感)이 손바닥과 손목, 소해(小海)에 닿게 한다.

[조작(操作)] 0.3~0.5寸 직자(直刺)한다. 뜸을 뜰 수 있다.

[적응증(適應症)] 상완신경통(上腕神經痛), 시력감약(視力減弱), 견배통(肩背痛), 편탄(偏癱), 요통(腰痛), 낙침(落枕).

[배혈(配穴)] 딸꾹질에는 내관과 배합하고, 견관절주위염에는 견우와 배합한다.

[비고] 수태양소장경(手太陽小腸經)의 극혈(隙穴)이다.

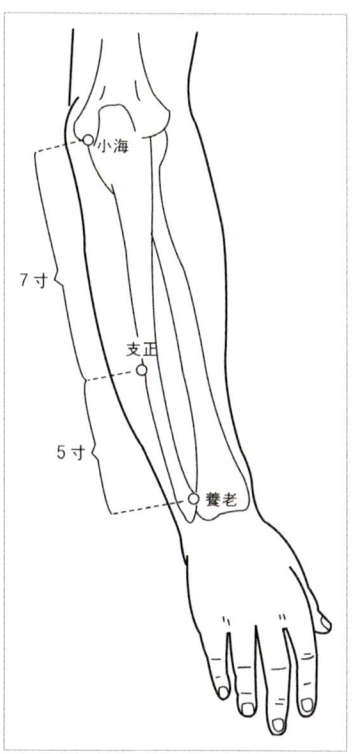

(7) 지정(支正) SI 7

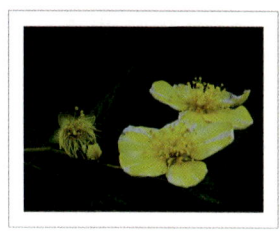

여기!
척측수근신근을 자극한다. 손, 손목 근육들을 많이 사용하는 동작을 지속적으로 할 때 만성적 근 손상이 체형의 변형을 유발하고 그 과정에서 소장경상에 견갑대 근육들과 경추후부 근육들의 손상이 발생되어 두통, 목 질환을 유발한다.

淸神, 解表熱, 疏經邪 (뜸 3~5壯)

[명명(命名)] 지(支)는 버틴다, 본가지에서 갈라지는 작은 가지라는 뜻이고 정(正)은 바르게 한다는 뜻이니 지정(支正)이란 소장경에서 심경으로 가지가 갈라지는 낙혈이 되면서 팔뚝에서는 정가운데에 있다

는 뜻인 것이다.

[취혈(取穴)] 양팔(전비[前臂]) 바깥쪽에서 취혈한다. 손바닥을 전면으로 하고 팔을 늘어뜨린 자세로 팔목 끝 쪽에 있는 양곡(陽谷)과 팔꿈치 바로 위 척골신경구(尺骨神經溝)에 있는 소해(小海)를 이은 선상 양곡(陽谷) 상방(上方) 5寸 바로 척골 뒤쪽(尺骨后緣)에 있다.

[침향(鍼響)] 산(酸), 창(脹), 통감(痛感)이 손바닥과 손목, 소해(小海)에 닿게 한다.

[조작(操作)] 0.3~0.8寸 직자(直刺) 또는 사자(斜刺)한다. 뜸을 뜰 수 있다.

[적응증(適應症)] 척골신경마비, 편마비(片麻痺), 경완통(頸腕痛), 항강, 정신병(精神病), 두통(頭痛), 목현(目眩), 주비수지통(肘臂手指痛)

[배혈(配穴)] 팔, 팔굽, 손가락통증에는 곡지와 배합한다.

[비고] 수태양소장경(手太陽小腸經)의 락혈(絡穴)이다.

(8) 소해(小海) SI 8 - 異名: 肘曲泉

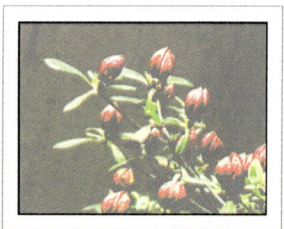

여기!
상완삼두근건을 자극한다. 근육적 증상은 두통을 일으킨다. 내측에는 삼두근 내측두의 내측섬유가 있고 이곳은 상완골 내과통을 방사하며 척골측 손가락(4.5지)에도 통증을 방사한다.

散太陽經邪, 通小腸熱結, 袪風氣, 淸神志

[명명(命名)] 소(小)는 작다는 뜻으로, 여기서는 소장경을 말하고 해(海)는 바다를 의미하니 소장경에서 오유혈 중 경기가 가장 많이 모이는 합혈이 되기 때문에 소해(小海)혈이라고 한 것이다.

[취혈(取穴)] 팔꿈치를 구부리고(굴주[屈肘]) 팔꿈치 바로 뒤에서 취혈한다. 팔꿈치 뒤 툭 튀어나온 주두(肘頭)와 위 팔뚝뼈(상완골上腕骨) 안쪽의 툭 불거진 상과(上顆) 사이에 움푹 들어가는 곳이 척골신경구

(尺骨神經溝)인데 바로 이 척골신경구 중앙점이 소해(小海)이다. 이곳을 손끝으로 눌러보면 전기 감전되는 것 같은 느낌이 손끝 또는 팔뚝으로 방산(放散)된다.

[침향(鍼響)] 산(酸), 창(脹), 통감(痛感)이 손과 어깨로 방산한다. 힘살이 시작하는 곳에 있고, 척골신경이 퍼져 있다.

[조작(操作)] 0.3~0.5寸 직자(直刺) 또는 사자(斜刺)한다. 뜸을 뜰 수 있다.

[적응증(適應症)] 주관절통(肘關節痛), 척골신경마비(尺骨神經麻痺), 수비마목(手臂麻木), 경항통(頸項痛), 견배통(肩背痛), 상지척측통(上指尺側痛)

[배혈(配穴)] 팔, 팔굽 통증은 신문, 영도와 배합하고, 완골, 합곡과 배합 황달병 치료

[비고] 수태양소장경(手太陽小腸經)의 합혈(合穴)이다.

(9) 견정(肩貞) SI 9

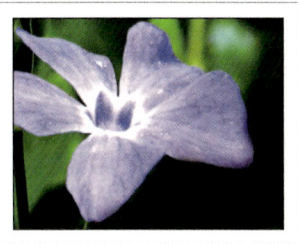

여기!
삼두근 장두는 견갑골 후면 통증과 상지후면을 따라 주관절 외과통을 일으키며 광배근은 어깨 전면통, 옆구리 통증, 견갑골하각통, 상지의 후면 내측을 따라 척측 손가락에 통증을 일으킨다.

疏經絡活血利氣 (뜸 3~7壯)

[명명(命名)] 견(肩)은 어깨, 정(貞)은 정숙하다, 곧다라는 뜻이니 견정이란 어깨의 이상, 팔죽지의 이상을 언제나 올바르게 곧게 할 수 있는 혈이라는 뜻이다.

[취혈(取穴)] 팔을 늘어뜨리고 겨드랑이에 붙인 자세로 견관절(肩關節) 뒤쪽에서 취혈한다. 이 자세로 겨드랑이 뒤쪽을 보면 겨드랑이 가로무늬 끝(완와후횡문단[腕窩后橫紋端])이 있다. 이 끝에서 직상방(直

上方) 1寸 되는 곳이 견정(肩貞)이다.

[침향(鍼響)] 산(酸), 창(脹), 통감(痛感)이 손과 어깨로 방산한다.

[조작(操作)] 1~1.5寸 직자(直刺)한다. 뜸을 뜰 수 있다.

[적응증(適應症)] 견관절주위염(肩關節周圍炎), 상완신경통(上腕神經痛), 상지탄탄(上指癱瘓), 액다한증(腋多汗症)

[배혈(配穴)] 이명, 이롱은 완골과 배합하고, 견우, 견료와 배합하여 견관절통을 치료한다.

(10) 노유(臑俞) SI 10

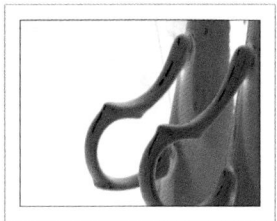

여기!
삼각근, 극하근을 자극한다. 이 근육들은 외회전에 관여한다. 삼각근은 견관절 후부에 통증을 전달하며 극하근은 어깨 전면부 깊숙한 통증을 방사한다. 극하근의 쌍둥이인 소원근은 견갑골 후면에 국소적인 통증만 일으킨다.

祛太陽經邪

[명명(命名)] 노(臑)는 팔죽지 안쪽을 말하고 유(俞)는 혈이니 노유(臑俞)란 팔죽지 안쪽으로 이상이 있을 때 쓸 수 있는 혈이다.

[취혈(取穴)] 견관절 후연 상부에서 취혈한다. 견봉돌기(肩峰突起) 후면에서 약간 밑으로 견갑골(肩胛骨)이 불거진 견갑극(肩胛棘)이 있는데 이 견갑극하연(肩胛棘下椽)에 노유(臑俞)가 있다.

[침향(鍼響)] 산(酸), 창(脹), 통감(痛感)이 손과 어깨로 방산한다. 뼈 아래 신경이 퍼져 있다.

[조작(操作)] 0.5~1寸 직자(直刺) 또는 사자(斜刺)한다. 뜸을 뜰 수 있다.

[적응증(適應症)] 상지동통(上肢疼痛), 고혈압증고(血壓症), 뇌졸중후유증(腦卒中後遺症), 견관절주위염(肩關節周圍炎), 중풍편탄(中風偏癱), 견관절통(肩關節痛), 비외전무력(臂外展無力)

[배혈(配穴)] 전중과 배합 유선염을 치료하고, 견관절 이상이나 팔이

올라가지 않을 때 시구한다.

[비고] <甲乙> 수태양(手太陽), 양유(陽維), 교맥(蹻脈)의 회(會)이다.

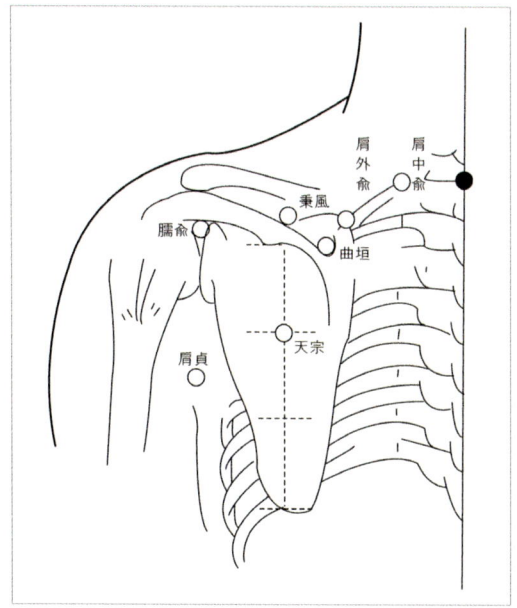

(11) 천종(天宗) SI 11

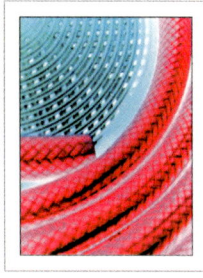

여기!
극하근을 자극한다. 극하근의 외회전력은 대흉근, 견갑하근, 광배근 등의 단축적 긴장에 대항하기 위해 이완성으로 긴장되어 손상된다. 극하근의 약화는 대흉근을 통한 round shoulder의 자세로 이어진다.

解太陽經邪, 宣胸胁氣滯
(뜸 3~5壯)

[명명(命名)] 천(天)은 하늘, 여기서는 등을 뜻하고, 종(宗)은 조상의 신주를 모셔놓고 제사를 지내는 집이라는 뜻이니 종가 본가라는 의미가 있다.

[취혈(取穴)] 등 쪽 어깻죽지 뼈 위에서 취혈한다. 견갑골 중앙점이

천종이다.

[침향(鍼響)] 산(酸), 창(脹), 통감(痛感)이 목과 유방, 견갑골 속으로 방산한다.

[조작(操作)] 0.5~1寸 사자(斜刺)한다. 뜸을 뜰 수 있다.

[적응증(適應症)] 상지권상불능(上肢拳上不能), 흉통(胸痛), 유방통(乳房痛), 유즙분비부족(乳汁分泌不足), 견갑통(肩胛痛), 주비후외측통(肘臂后外側痛), 효천(哮喘), 유선염, 상지불거(上肢不擧)

[배혈(配穴)] 전중과 배합 유선염을 치료한다. 천종(天宗)은 등 부위에 있어서 종가와 같은 중요한 혈인 것이니, 세게 누를 때 가슴 젖꼭지까지 그 기운이 오는 걸로 보아서 가슴이 아프거나 젖병에도 쓸 수 있고 오른쪽 천종(天宗)이 많이 아프면 간(肝)에 이상이 있고 왼쪽 천종(天宗)이 많이 아프면 심장(心臟)에 이상이 있으니 또한 치료점도 되는 것이다.

(12) 병풍(秉風)

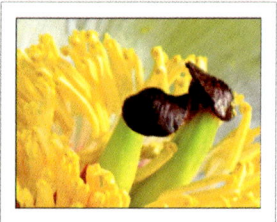

여기!
극상근을 자극한다. 승모근이 극상근을 덮고 있으므로 승모근의 긴장이 극상근으로 전이될 수 있다. 승모근상부의 근육적 통증이 어깨와 목에 통증을 유발하며 측두통의 원인이 된다.

祛風通絡

[명명(命名)] 병(秉)은 한 움큼의 볏단이란 뜻이 있는데 여기서는 손으로 쥔다, 마음을 꼭 붙잡아 지킨다는 것이고 풍(風)은 풍사(風邪)를 말하니 병풍(秉風)은 몸에 풍사가 침입하였을 때 손으로 꼭 붙잡아 지켜서 풍사를 물러나게 하는 혈이란 뜻이다.

[취혈(取穴)] 등 뒤 어깨 쪽에서 개갑(開胛) 자세로 취혈한다. 견봉돌기(肩峰突起) 뒤쪽 바로 밑에 함요처가 대장경의 거골(巨骨)인데, 이 거골(巨骨)과 곡원(曲垣)을 잇는 선상의 중간점이 병풍(秉風)이다.

[침향(鍼響)] 산(酸), 창(脹), 통감(痛感)이 목과 유방, 견갑골 속으로 방산한다.

[조작(操作)] 0.5~0.8寸 직자(直刺) 또는 사자(斜刺)한다. 뜸을 뜰 수 있다.

[적응증(適應症)] 견관절주위염(肩關節周圍炎), 견갑통(肩胛痛), 상지불거(上肢不擧), 상지산마(上肢酸麻)

[배혈(配穴)] 어깨, 등허리 통증은 천종, 후계, 천용과 배합한다. 호흡기계와 천식에 다용한다.

[비고] <갑을> 태양, 수양명, 수족소양의 회이다.

(13) 곡원(曲垣) SI 13

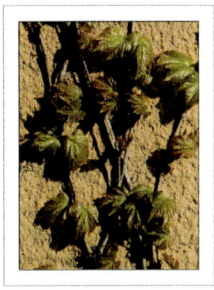

여기!
승모근, 극상근을 자극한다. 극상근은 견갑대 신경통에 관여하고 승모근은 반대측 두개 회전을 일으키며 흉쇄유돌근을 긴장시켜 사경을 이룰 수 있다.

淸熱貫中

[명명(命名)] 곡(曲)은 구부린다, 원(垣)은 울타리의 뜻이 있으니 곡원(曲垣)이란 등 바깥쪽에서 보면 울타리의 돌아가는 모서리에 있는 혈이란 뜻이다.

[취혈(取穴)] 어깻죽지 뼈, 즉 견갑골의 안쪽 어깨에서 개갑(開胛) 자세로 취혈한다. 견갑골극(肩胛骨棘)의 상와(上窩) 안쪽 끝의 함요부가 곡원(曲垣)이다. 이곳은 어깨 끝인 견단(肩端)과 척추골을 연결한 상평선(相平線)의 거의 중간점에 해당되는 곳이다.

[침향(鍼響)] 산(酸), 창(脹), 통감(痛感)이 목과 유방, 견갑골 속으로 방산한다.

[조작(操作)] 0.5~0.8寸 직자(直刺) 또는 사자(斜刺)한다. 뜸을 뜰 수 있다.

[적응증(適應症)] 견관절주위염(肩關節周圍炎), 견배통(肩背痛)

[배혈(配穴)] 어깨, 등허리 통증은 곤륜, 대추와 배합한다.

(14) 견외유(肩外俞) SI 14 - 異名: 肩外

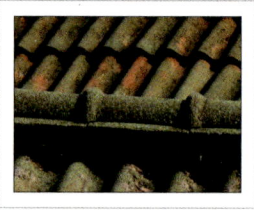

여기!
견갑거근을 자극한다. 견갑거근은 목의 회전 제한이 특징이다. 통증은 어깨를 누르는 듯한 무거운 중압감과 회전 시 목과 견갑골 내측연으로 확장되는 심한 통증으로 나타난다.

理氣疏通

[명명(命名)] 견(肩)은 어깨, 외(外)는 바깥, 유(俞)는 침자리를 의미하니 어깨에서 바깥선상에 있는 혈이라는 뜻이다.

[취혈(取穴)] 등 뒤 위쪽에서 개갑(開胛) 자세로 취혈한다. 제1흉추극돌 밑 함요처에 있는 독맥의 도 또한 양 옆 3寸 되는 곳이 견외유(肩外俞)이다.

[침향(鍼響)] 산(酸), 창(脹), 통감(痛感)이 목과 유방, 견갑골 속으로 방산한다.

[조작(操作)] 0.5~0.8寸 사자(斜刺)한다. 뜸을 뜰 수 있다.

[적응증(適應症)] 견관절주위염(肩關節周圍炎), 경골완통(頸骨腕痛), 견항강통(肩項强痛)

[배혈(配穴)] 열증, 고혈압 급성 상승 시에는 부항사혈이 유효하다.

(15) 견중유(肩中俞) SI 15 – 異名: 肩中

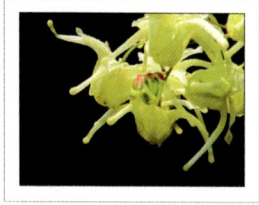

여기!
승모근, 견갑거근을 자극한다. 승모근의 이완으로 흉추의 후만은 경추에서 과신전을 일으켜 견갑거근을 긴장시킬 수 있다.

理氣. 疏通肩胛筋骨

[명명(命名)] 견외유혈(肩外俞)보다는 어깨 쪽에 가깝기 때문에 견중유(肩中俞)란 이름을 갖고 있으며 견외유(肩外俞), 견중유(肩中俞) 둘 다 어깨가 뻐근하고 아플 때 효과가 좋은 혈들이다.

[취혈(取穴)] 등 뒤 위쪽에서 개갑(開胛) 자세로 취혈한다. 제7경추극돌 밑 함요처가 독맥의 대추인데 대추 양옆 2寸 되는 곳이 견중유(肩中俞)이다.

[침향(鍼響)] 산(酸), 창(脹), 통감(痛感)이 등과 목, 견갑골 속으로 방산한다.

[조작(操作)] 0.5~0.8寸 사자(斜刺)한다. 뜸을 뜰 수 있다.

[적응증(適應症)] 견배부병증(肩背部病症), 해수(咳嗽), 기천(氣喘)

[배혈(配穴)] 대추, 견정, 지구와 배합하여 어깨 등허리 통증에 사용한다. 고혈압으로 뒷목이 땅길 때, 만성 코피, 객혈에 사용하고 사혈은 금한다.

(16) 천창(天窓) SI 16

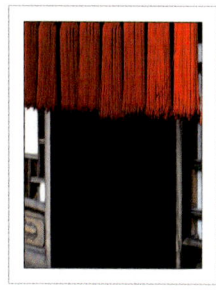

여기!
견갑거근이 자극된다. 침의 방향에 따라 사각근, 두경판상근, 심부척주기립근을 자극한다. 경추후부 근육들의 약화는 흉추의 후만을 일으키고 흉추손상은 경추근육들의 긴장을 유발한다.

疏心氣. 淸神氣

[명명(命名)] 천(天)은 하늘, 사람 몸에서는 목 윗부분을 뜻하며, 창(窓)은 창문을 뜻하니, 천창(天窓)이란 이 부위가 갑갑할 때 시원하게 할 수 있는 혈이라는 뜻도 되며 이 자리에서 목 부위의 병을 들여다볼 수 있다는 뜻도 된다.

[취혈(取穴)] 앞목 중앙부(前頸中央部) 바깥쪽에서 취혈한다. 목 한가운데 불거진 뼈를 후두융기(喉頭隆起)하고 하는데, 이 후두융기 양옆으로 3.5寸 되는 곳이 천창(天窓)이다.

[침향(鍼響)] 산(酸), 창(脹), 통감(痛感)이 등과 목, 견갑골 속으로 방산한다.

[조작(操作)] 0.3~0.5寸 직자(直刺)한다. 뜸을 뜰 수 있다.

[적응증(適應症)] 귀질환(耳疾患), 인후종통(咽喉腫痛), 갑상선종대(甲狀腺腫大), 이명(耳鳴), 이농(耳聾), 경항강통(頸項强痛)

[배혈(配穴)] 갑상선병에는 노회와 배합하고 목운동이 부자유할 때 사용한다.

(17) 천용(天容) SI 17

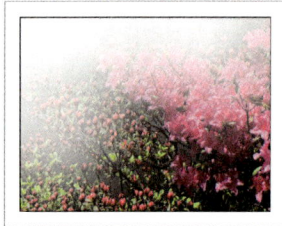

여기!
이복근, 경상설골근을 자극한다. 이복근은 인후통, 연하곤란증에 관여하고 경상설골근은 설골과 관련되어 설골에 부착되는 흉골설골근, 갑상설골근 등을 긴장시킨다. 경추후면의 근육들의 긴장은 인후부염증, 갑상선의 손상을 일으키고 이복근은 현운이나 귀가 먹먹한 증상을 일으킨다.

舒經活絡

[명명(命名)] 천(天)은 하늘, 용(容)은 물건을 넣어 포장할 수 있다는 것이니 천용(天容)이란 천부에서 생기는 여러 가지, 곧 입병, 귓병, 목병, 이빨 아픈 것, 머리 아픈 것 등을 한꺼번에 포장해서 없앨 수 있는 혈이라는 뜻이다.

[취혈(取穴)] 옆목(측경[側頸]) 아래턱뼈(하악골下顎骨) 밑에서 취혈한다. 귀밑에 손을 대고 약간 밑으로 내려오면 아래턱뼈가 불거져 각(角)을 이루고 있는데 이곳을 하악각(下顎角)이라 한다. 이 하악각 바로 밑 약간 뒤쪽이 천용(天容)이다.

[침향(鍼響)] 산(酸), 창(脹), 통감(痛感)이 귓속과 목으로 방산한다.

[조작(操作)] 0.5~0.8寸 직자(直刺)한다. 뜸을 뜰 수 있다.

[적응증(適應症)] 인통(咽痛), 편도선염(扁桃腺炎), 인후염(咽喉炎), 경항종통(頸項腫痛), 효천(哮喘), 아통(牙痛)

[배혈(配穴)] 인후종통은 합곡, 소상과 배합하고, 병풍과 배합하여 어깨통증으로 팔을 들지 못하는 증상을 치료한다.

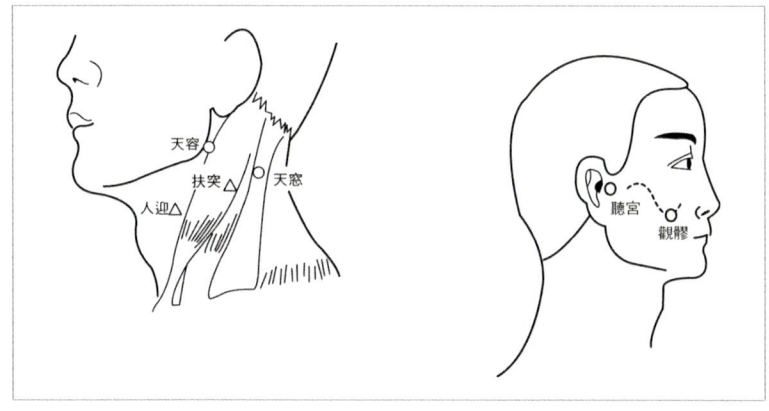

(18) 관료(觀髎) SI 18

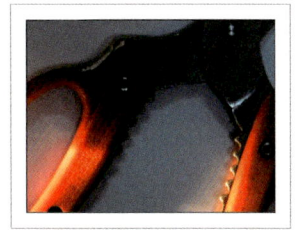

> 여기!
>
> 관골근을 자극한다. 뒤쪽으로 자입 시에는 교근을 자극한다. 교근은 안와부 통증을 일으켜 안검의 떨림 증상을 안륜근의 경련을 통해 발생시키기도 한다. 교근의 기능적 손상은 턱을 크게 벌리지 못하게 하고 아관긴급의 원인 근육이다.

鎭痛鎭痙

[명명(命名)] 관(顴)은 관골(광대뼈)을 말하고 료(髎)는 모서리를 뜻하니 관료(顴髎)는 광대뼈 아래 모서리에 있는 혈이라는 뜻이다.

[취혈(取穴)] 얼굴의 광대뼈(顴骨) 밑에서 취혈한다. 광대뼈 바로 밑, 즉 관골하연중앙(顴骨下椽中央)이 관료이다. 이곳은 코 바로 옆에 있는 대장경의 영향혈 상평선(相平線)과 외안각(外眼角) 수직선(垂直線)의 교차점(交叉點)이기도 하다.

[침향(鍼響)] 산(酸), 창(脹), 통감(痛感)이 귓속과 목으로 방산한다.

[조작(操作)] 0.3~0.5寸 직자(直刺)한다. 0.5~1촌 사자(斜刺)한다. 뜸을 뜰 수 있다.

[적응증(適應症)] 안면신경마비(顔面神經麻痺), 삼차신경통(三叉神經痛), 안면근경련(顔面筋痙攣), 급성부비강염(急性副鼻腔炎), 아통(牙痛)

[배혈(配穴)] 와사증에는 은교, 하관과 배합하고, 타박으로 눈두덩이가 붓고 멍이 들었을 때 사혈한다.

[비고] <갑을> 수태양, 수소양의 회이다. 뜸 금지라고 논한 것이 있다.

(19) 청궁(聽宮) SI 19

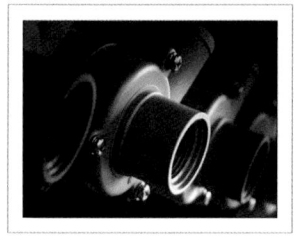

여기!
측두근을 자극한다. 교근과 함께 입을 다무는 근육이다. 측두근은 하악의 균형을 조절한다. 치통, 측두통, 이명, 귓속의 통증 등 주위 근육과 연관하여 치료한다.

宣耳竅, 止痛, 益聽, 寧神志
(뜸 3~5壯)

[명명(命名)] 청(聽)은 듣는다, 궁(宮)은 궁전을 뜻하니 청궁(聽宮)이란 음성을 똑바로 들을 수 있는 가장 중심부라는 뜻이니 귓속에서 매미 우는 소리가 들리거나 금속음이 들릴 때 쓸 수 있는 혈임을 알 수 있다.

[취혈(取穴)] 귀의 바로 앞 중간 부위에서 입을 벌린(개구[開口]) 자세

로 취혈한다. 작은 성냥갑을 물고 있을 정도로 입을 벌리면 귀젖, 즉 이주(耳珠) 전방에 움푹 들어간 함요처가 나타난다. 바로 이주(耳柱) 정중앙 앞의 함요처가 청궁(聽宮)이다.

[침향(鍼響)] 산(酸), 창(脹), 통감(痛感)이 얼굴 속으로 방산한다.

[조작(操作)] 입을 벌리고 취혈한다. 0.5~1寸 직자(直刺)한다. 뜸을 뜰 수 있다.

[적응증(適應症)] 중이염(中耳炎), 이명(耳鳴), 난청(難聽), 결막염(結膜炎), 이농(耳聾), 농아(聾啞), 아통(牙痛), 안면신경마비(顔面神經麻痺)

[배혈(配穴)] 이문, 예풍과 배합하여 이명을 치료하고, 합곡, 외관과 배합하여 중이염을 치료한다.

[비고] 수태양, 수족소양의 會이다.

마무리

　본경의 생리기능과 병리반응은 소장(小腸)에 속하고 심(心)에 락(絡)하며 인부(咽部)를 따라 위(胃)에 도달하고 체표는 어깨에서 나와 견갑을 돌아 어깨에 올라와서 족태양경의 부분, 대저와 교회되며 독맥의 대추와 회합되고 지맥은 귓속에 들어가며 본경이 지나는 곳의 질병을 치료한다. 소장과 심장은 표리이고 생리기능 특징은 다혈소기(多血少氣)이고 미시(未時)에 기혈(氣血)이 왕성하다. 머리, 목, 눈, 귀, 인후 질병을 위주로 치료하며 경맥순행 부위의 병리 변화를 치료한다. 수태양은 육경상으로는 족태양방광경과 연관된 증상을 치료하고 족태음비경과 장부상통관계에 있다.

09 족태양방광경(BL, Bladder Meridian)

[多血少氣]

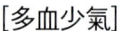

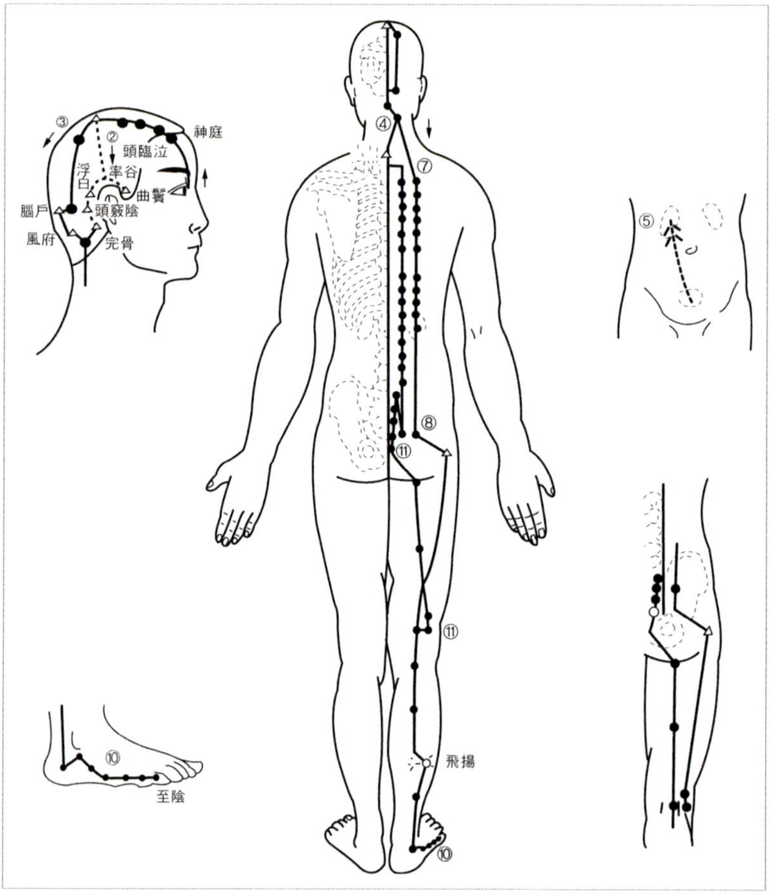

1 순행(循行)

족태양방광 경맥은 내안각(內眼角)①에서 상향(上向)해서 이마, 즉 액부(額部)에 분포되며, 독맥(督脈)의 신정(神庭)②을 교회(交會)하고, 더 위로 두정부(頭頂部)에 이르러 다시 독맥의 백회(百會)③를 교회한다. 그 일조분지(一條分支)는 두정부에서 분출(分出)하여 이(耳)의 상각부(上角部)로 내려와 족소양담경(足少陽膽經)의 곡빈(曲鬢), 솔곡(率谷), 부백(浮白), 두규음(頭竅陰), 완골(完骨)④ 등과 교회한다. 직행(直行)하는 지맥(支脈)은 두정(頭頂)에서 뇌(腦)로 들어가서 독맥의 뇌호(腦戶)⑤와 교회한 다음, 되돌아 나와서 하향(下向)하여 뒷목, 즉 항부(項部)⑥에 이르러 독맥의 대추(大椎)와 도도(陶道)⑦를 교회하고 견갑근육(肩胛筋肉)의 내측(內側)을 따라서 척추(脊椎)⑧ 양옆 1.5寸 거리로 요부(腰部)⑨로 직하한다. 맥기(脈氣)는 척추 양방(兩旁)의 근육을 따라서 속으로 들어가 신(腎)⑩을 락요(絡繞)하고 방광(膀胱)⑪에 통속(統屬)한다. 다른 하나의 분지(分之)는 요부(腰部)에서 하향하여 척추 양방 1.5寸을 따라 둔부(臀部)⑫를 지나 오금, 즉 슬와중(膝窩中)⑬으로 진입(進入)한다. 또 다른 일조분지(一條分支)는 뒷목에서 시작하여 척추 양방 3寸 거리로 견갑골내측(肩胛骨內側緣)을 따라 견갑골하연(肩胛骨下椽)⑭으로 직행하여 척추(脊椎)⑮를 끼고 대퇴골(大腿骨)의 고골대전자(股骨大轉子)를 경과하여 족소양담경(足少陽膽經)의 환도(環跳)를 교회한 다음, 대퇴외측(大腿外側)의 후면(后面)을 따라 직하행(直下行)하여 오금 슬와(膝窩)에서 먼저 진입된 맥(脈)과 회합(會合)하고, 여기서 다시 하향 분포되며 비장근(腓腸筋)을 통과하여, 바깥 복사뼈 뒤, 즉 외과후면(外踝后面)으로 천출(淺出), 제5중족골조면(中足骨粗面)을 따라 족소지(足小趾) 외측의 끝 지음(至陰)(21)에 이른다.

2 병후(病候)

한열(寒熱), 두통(頭痛), 항강(項强), 요척동통(腰脊疼痛), 비색(鼻塞), 목통다루(目痛多淚), 대퇴, 슬와, 소퇴, 각통(大腿, 膝窩, 小腿, 脚痛) 등 소복창통(少腹脹痛), 소변불리(小便不利), 륭폐급유뇨(癃閉及遺尿), 신지실상(神志失常), 각궁반장(角弓反張)이 경맥의 시동병(是動病)으로는 기(氣)가 역상(逆上)하여 머리가 아프고 눈이나 목덜미에 격심한 통증이 일어나며, 배중(背中)이나 요(腰)에도 통증이 나타난다. 또한 고관절(股關節)이 굽혀지지 않고 슬괵(膝膕)의 근(筋)이 마비되며 장딴지에 찢어지는 듯한 통증이 생긴다. 소생병(所生病)으로는 치질, 오한발열, 정신장애, 발작, 두정부(頭頂部)의 통증 등이 일어난다. 또한 눈이 황색을 띠고 코피나 콧물이 나온다. 그리고 목덜미, 등, 허리, 둔부(臀部), 하지(下肢) 등과 방광경맥로(膀胱經脈路)를 따라 통증이 생기며 다섯째발가락이 마비되어 움직이지 않게 된다.

3 수혈(腧穴)

(1) 정명(睛明) BL 1 - 異名: 精明, 目內眥, 淚孔

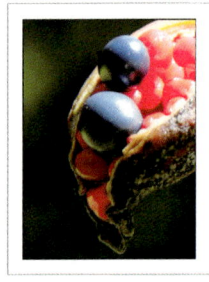

여기!
안륜근, 내직근을 자극한다. 눈이 감기지 않거나 눈물이 과다하게 분비될 때 사용한다. 안구내로 자입하면 안질환 환자에게 안구 운동근육을 자극할 수 있다. 안륜근은 교근, 흉쇄유돌근과 함께 치료하면 효과적이다. 침을 하향 자입하면 상순방형근을 자극하여 비염치료에 이용한다.

疏風泄火, 滋水明目

[명명(命名)] 정(睛)은 눈동자, 명(明)은 분명하다는 뜻이니, 정명(睛明)은 눈에 끼는 구름 같은 것이 사라지고 분명하게 사물을 볼 수 있게 하는 혈이다.

[취혈(取穴)] 반듯이 누운 자세(앙와위[仰臥位]) 또는 똑바로 앉아 머리를 뒤로 젖힌 자세로 눈을 감고 취혈한다. 눈의 안쪽 모퉁이, 즉 내안각(內眼角)에서 위로 1分 정도 되는 곳에 함요처가 정명(睛明)이다.

[침향(鍼響)] 산(酸), 창(脹), 통감(痛感)이 눈 속으로 방산한다.

[조작(操作)] 눈을 감고 눈동자를 고정시킨 후 광연측을 따라 0.5촌

자입한다. 주력감이나 통감을 느끼면 방향을 약간 개변하여 자입한다. 혈관의 손상을 막기 위하여 염전, 제삽을 금한다. 뜸 금지이다.

[적응증(適應症)] 결막염(結膜炎), 사시(斜視), 근시(近視), 청광안(靑光眼), 시신경염(視神經炎), 시망막염(視網膜炎), 시신경위축(視神經萎縮), 유루(流淚), 삼차신경통(三叉神經痛)

[배혈(配穴)] 시신경위축에는 간유, 신유, 풍지, 태양, 각손, 합곡과 배합한다.

[비고] <甲乙> 手·足태양, 족양명의 會이다.

(2) 찬죽(攢竹) BL 2 – 異名: 員柱, 始光, 夜光, 光明

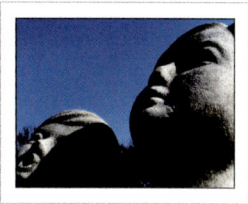

여기!
안륜근, 추미근을 자극한다. 추미근은 비질환과 전두통에 전두근과 함께 사용한다.

宣泄太陽熱氣, 治絡明目

[명명(命名)] 찬(攢)은 지팡이, 죽(竹)은 대나무를 뜻하니 찬죽(攢竹)이란 대나무 지팡이를 뜻한다. 옛날 눈이 침침할 땐 대나무 지팡이를 짚고 다녔는데 눈이 나쁠 때 대나무 지팡이와 같은 역할을 할 수 있는 혈이라는 뜻이니 눈에 좋은 혈이다.

[취혈(取穴)] 반듯이 누운 자세(仰臥位) 또는 똑바로 앉아 머리를 뒤로 젖힌 자세로 눈을 감고 취혈한다. 눈썹의 안쪽 끝, 즉 미모내측단(眉毛內側端)이 찬축(攢竹)이다. 이곳은 안와(眼窩)의 상절흔부위(上切痕部位)이기도 하다.

[침향(鍼響)] 산(酸), 창(脹), 통감(痛感)이 눈과 콧속으로 방산한다.

[조작(操作)] 눈썹 방향으로 0.3~0.5寸 평자(平刺)한다. 뜸을 뜰 수 있다.

[적응증(適應症)] 안질환(眼疾患), 두통(頭痛), 신경증(神經症), 불면(不眠), 고혈압증(高血壓症), 전두신경통(前頭神經痛), 삼차신경통(三叉神

經痛), 안면신경마비(顔面神經麻痺)

[배혈(配穴)] 두통, 목통에는 두유와 배합하고, 합곡과 배합하여 영풍 루출을 치료한다.

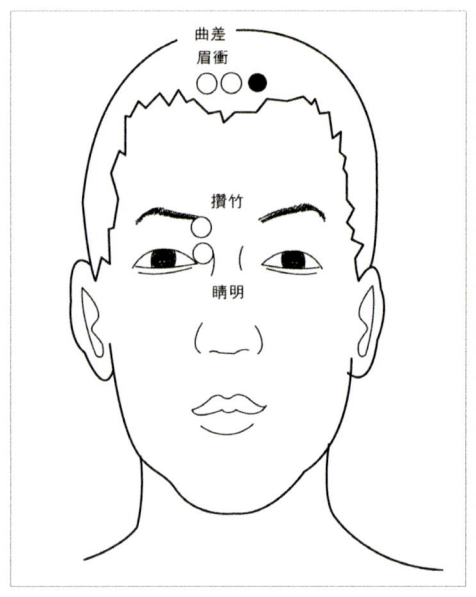

(3) 미충(眉衝) BL 3

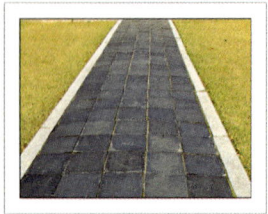

여기!
전두근을 자극한다. 전두통, 코와 연관된 질환에 사용하고 안면신경 마비환자의 이마주름이 잡히지 않을 때 주로 사용한다.

泄熱開竅

[명명(命名)] 미(眉)는 눈썹을 말하며 충(衝)은 뚫고 나아간다. 혹은 피부 위에 손을 대었을 경우 박동을 느낄 수 있다는 뜻이다.

[취혈(取穴)] 반듯이 누운 자세(仰臥位) 또는 똑바로 앉아 머리를 뒤로 젖힌 자세로 눈을 감고 취혈한다. 전발제(前髮際)에서 위로 5分 머리의 정중선(正中線)에 있는 독맥의 신정과 같은 방광경의 곡차(曲差)

의 중간점이 미충(眉衝)이다.

　[침향(鍼響)] 산(酸), 창(脹), 통감(痛感)이 머리와 콧속으로 방산한다.
　[조작(操作)] 눈썹 방향으로 0.3~0.5寸 평자(平刺)한다. 뜸을 뜰 수 없다.
　[적응증(適應症)] 두통(頭痛), 비색(鼻塞), 비출혈(鼻出血), 전간(癲癎)
　[배혈(配穴)] 상성과 배합하여 코가 막히고 머리 아픈 증상을 치료한다.

(4) 곡차(曲差) BL 4 - 異名: 鼻沖

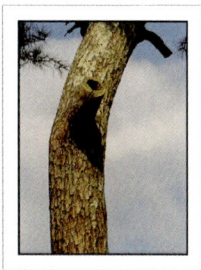

여기!
전두근을 자극한다. 이마에 식은땀이 흐르거나 창백해지는 경우에는 흉쇄유돌근과 함께 치료하고 이마에 타박상의 경우에도 전두근을 치료한다.

泄熱開竅 淸頭明目

　[명명(命名)] 곡(曲)은 굽힌다, 혹은 굽히는 모서리를 뜻하며 차(差)는 어긋난다는 뜻이니 평평한 앞이마에서 양옆으로 비스듬하게 꺾어지는 곳에 있는 혈이란 뜻도 되고 방광경의 유주에서 찬죽(攢竹) 미충(眉衝) 혈로 올라오다가 이 곡차(曲差)혈에서 어긋나게 꺾여 굽어진다는 뜻도 된다.
　[취혈(取穴)] 똑바로 누운 자세나 반듯이 앉은 자세로 취혈한다. 전발제에서 위로 5분 머리의 정중선에 있는 독맥의 신정과 액발각(額髮角)에 있는 위경의 두유를 연결한 선의 안쪽 3분의 1 점이 곡차(曲差)이다.
　[침향(鍼響)] 산(酸), 창(脹), 통감(痛感)이 머리와 콧속으로 방산한다.
　[조작(操作)] 눈썹 방향으로 0.3~0.5寸 평자(平刺)한다. 뜸을 뜰 수 있다.
　[적응증(適應症)] 전경부통(前頸部痛), 비폐(鼻閉), 안질환(眼疾患)(결막염[結膜炎]), 신경증(神經症), 삼차신경통(三叉神經痛), 두통(頭痛), 비색(鼻塞)
　[배혈(配穴)] 상성, 합곡과 배합하여 비색, 코피를 치료한다.

(5) 오처(五處) BL 5 - 異名: 巨虛

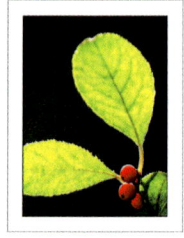

여기!
전두근을 자극한다. 경추의 전면근육인 흉쇄유돌근과 함께 경추후부의 근육들을 자극하는 경우 전두근에 대한 증상이 감소될 수 있다.

宣泄風熱 淸頭明目

[명명(命名)] 오(五)는 숫자의 5 혹은 음양이 서로 만나고 있는 모습을 형상화한 것이며, 처(處)는 장소라는 뜻이니 오처(五處)란 방광경에서 다섯 번째 있는 혈 혹은 음양이 서로 만나는 혈을 의미한다.

[취혈(取穴)] 곡차(曲差)에서 뒤로 5分, 전발제에서는 뒤로 1寸이 오처(五處)이다.

[침향(鍼響)] 산(酸), 창(脹), 통감(痛感)이 머리와 콧속으로 방산한다.

[조작(操作)] 눈썹 방향으로 0.3~0.5寸 평자(平刺)한다. 뜸을 뜰 수 있다.

[적응증(適應症)] 빛 공포증(수명), 두통(頭痛), 비염(鼻炎), 목현(目眩), 전간(癲癎)

[배혈(配穴)] 두통에는 합곡, 백회와 배합하고, 시력감퇴에는 눈 방향으로 자입한다.

(6) 승광(承光) BL 6

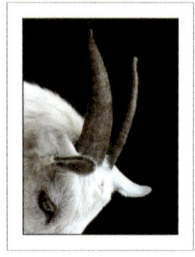

여기!
모상건막을 자극한다. 모상건막은 전후로 전두근과 후두근이 좌우로 측두근이 부착되어 있으며 좌우 혹은 전후 체중의 불균형이 있는 경우 촉진 시 압통점이 강한 곳에 자입하면 두부에서 발생하여 내려간 불균형에 의한 근육의 불균형, 통증을 치료할 수 있다.

淸頭明目

[명명(命名)] 승(承)은 받들다, 광(光)은 빛을 의미하니 승광(承光)이란 머리가 무겁게 아프거나 눈이 침침할 때 빛을 받들어줄 수 있는 혈이라는 뜻이다.

[취혈(取穴)] 두정부(頭頂部)에서 취혈한다. 오처(五處)에서 뒤로 1.5寸 전발제에서는 뒤로 2.5寸이 승광(承光)이다.

[침향(鍼響)] 산(酸), 창(脹), 통감(痛感)이 머리와 콧속으로 방산한다.

[조작(操作)] 0.3~0.5寸 평자(平刺)한다. 뜸을 뜰 수 있다.

[적응증(適應症)] 안질환(眼疾患), 삼차신경통(三叉神經痛), 두통(頭痛), 감모(感冒), 목예(目翳), 비염(鼻炎), 현운(眩暈)

[배혈(配穴)] 눈병은 행간, 광명과 배합하고, 구토는 대도와 배합한다.

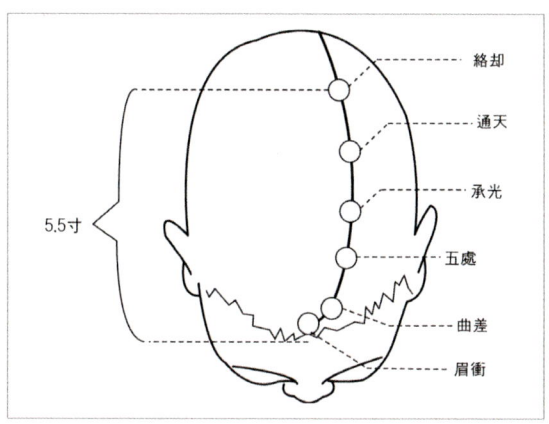

(7) 통천(通天) BL 7

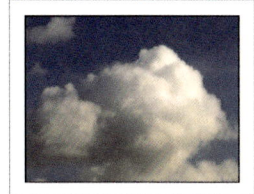

여기!

모상건막의 측두근을 자극한다. 측두근은 편두통이 특징이고 교근과 함께 저작작용에 관계한다. 좌우의 불균형은 하악의 불균형을 만들고 교근의 긴장이 편측으로 발생할 수 있다.

淸頭開竅

[명명(命名)] 통(通)은 통한다, 천(天)은 하늘이니 통천(通天)은 하늘과 통하는 혈이다.

[취혈(取穴)] 두정부에서 취혈한다. 오처(五處)에서 뒤로 1.5寸, 전발제에서는 뒤로 4寸이 통천(通天)이다. 이곳은 또 독맥의 백회에서 전방으로 1寸을 나와 가점(假點)을 치고 그 양옆으로 1.5寸 되는 곳이기도 하다.

[침향(鍼響)] 산(酸), 창(脹), 통감(痛感)이 머리와 얼굴 전면으로 방산한다.

[조작(操作)] 0.3~0.5寸 평자(平刺)한다. 뜸을 뜰 수 있다.

[적응증(適應症)] 편두통(偏頭痛), 비폐(鼻閉), 비출혈(鼻出血), 축농증(蓄膿症), 두통(頭痛), 현운(眩暈)

[배혈(配穴)] 두통은 백회, 풍지, 태양과 배합한다.

(8) 낙각(絡却) BL 8

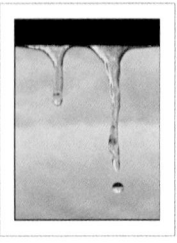

여기!
모상건막을 자극한다. 하방으로 자입하면 후두근이 자극된다. 후두근은 후두통이 특징이고 눈 주변의 뻑뻑함과 피로감을 일으키고 그 결과 코 질환을 일으킬 수 있다.

經絡疏通

[명명(命名)] 낙(絡)은 경락의 '락'을 뜻하니 경(經)은 큰 흐름이며 '락'은 경을 옆으로 연결해주는 조그만 흐름이므로 여기서 락도 그와 같은 조그만 흐름을 말하고 각(却)은 물러난다, 돌아간다는 뜻이다.

[취혈(取穴)] 두정부에서 취혈한다. 통천(通天)에서 뒤로 1.5寸이 낙각(絡却)이다.

[침향(鍼響)] 산(酸), 창(脹), 통감(痛感)이 머리와 얼굴전면으로 방산한다.

[조작(操作)] 0.3~0.5寸 평자(平刺)한다. 뜸을 뜰 수 있다.

[적응증(適應症)] 이명(耳鳴), 현운(眩暈), 두통(頭痛), 면탄(面癱), 비염(鼻炎), 갑상선종(甲狀腺腫), 구토(嘔吐)

[배혈(配穴)] 현훈, 이명은 백회, 풍지, 이문, 후계와 배합한다.

(9) 옥침(玉枕) BL 9

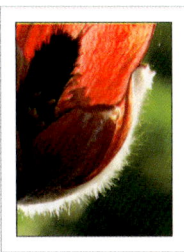

여기!
후두근을 자극한다. 승모근섬유와 반극근 사이로 주행하는 대후두 신경이 승모근의 긴장에 의해 눌리면 바늘로 찌르는 듯한 작열통이 발생한다. 이 경우 대상근육인 후두근과 원인 근육인 승모근 상부섬유를 치료한다.

淸頭明目

[명명(命名)] 옥(玉)은 구슬, 침(枕)은 베개를 뜻하고 우리가 잘 때 베개가 닿는 부위의 뼈를 침골이라고 하니, 옥침(玉枕)이란 침골 부위에 있는 구슬과 같이 좋은 혈이라는 뜻이다.

[취혈(取穴)] 후두부, 즉 뒤통수 울퉁불퉁한 뼈인 침골조융상영외측(枕骨粗隆上椽外側)에서 취혈한다. 후두부 정중선에 있는 독맥의 뇌호에서 양옆으로 1.3寸이 옥침(玉枕)이다. 천주(天柱)에서 위로 2寸 되는 곳이기도 하다.

[침향(鍼響)] 산(酸), 창(脹), 통감(痛感)이 머릿속으로 방산한다.

[조작(操作)] 0.3~0.5寸 평자(平刺)한다. 뜸을 뜰 수 있다.

[적응증(適應症)] 안통(眼痛), 두통(頭痛), 후두신경통(後頭神經痛), 현운(眩暈), 근시(近視), 비색(鼻塞)

[배혈(配穴)] 머리, 목통증은 풍지, 백회, 합곡과 배합한다. 뇌질환으로 인한 두통, 눈이나 콧병에 유효하다.

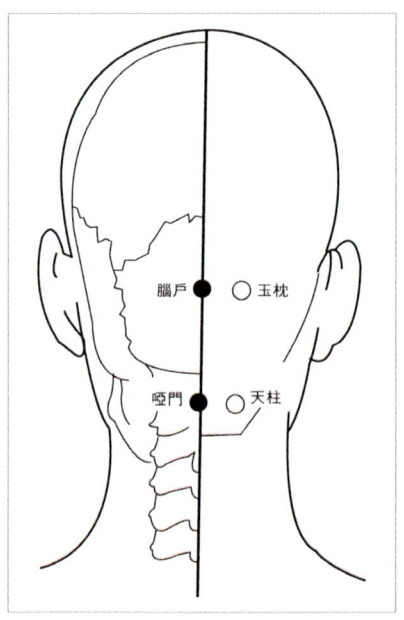

(10) 천주(天柱) BL 10

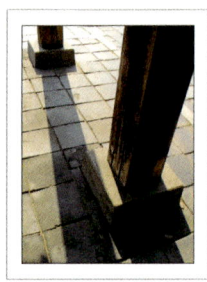

여기!
승모근 상부섬유와 두반극근을 자극한다. 두반극근은 경추에 부착되는 근육으로 머리에 띠를 두른 듯한 두통을 일으키고 경추의 굴곡, 신전을 제한하고 뇌에 대한 질환이 발생하고 안면신경마비 등 안면에서 발생하는 질환에 사용할 수 있다.

理氣淸火
(뜸 3壯)

[명명(命名)] 천(天)은 하늘, 목 이상을 말하니 머리이고 주(柱)란 집을 버티고 떠받치고 있는 기둥이니 천주(天柱)란 머리를 떠받치고 있는 기둥과 같은 역할을 하는 중요한 혈이다.

[취혈(取穴)] 뒷목, 즉 항부(項部) 후발제(後髮際) 부위에서 머리를 약간 앞으로 숙인 자세로 취혈한다. 후정중선(後正中線) 후발제상(後髮際上) 5分에 있는 독맥(督脈)의 아문에서 양옆으로 1.3寸 되는 곳이 천주

(天柱)이다. 이곳은 승모근(僧帽筋)의 기시부(起始部)이다.

[침향(鍼響)] 산(酸), 창(脹), 통감(痛感)이 머릿속으로 방산한다.

[조작(操作)] 0.4~0.6寸 직자 또는 사자한다. 연수의 손상을 피하기 위하여 상향 자하고 심자하지 않는다. 뜸을 뜰 수 있다.

[적응증(適應症)] 비질환(鼻疾患), 고혈압증(高血壓症), 두통(頭痛), 신경쇠약(神經衰弱), 안저출혈(眼底出血), 시력감퇴(視力減退), 중풍(中風), 항강(項强), 인후종통(咽喉腫痛), 비색(鼻塞), 견배통(肩背痛), 음아(音啞)

[배혈(配穴)] 낙침에는 후계, 현종을 배합하고, 두통, 목이 뻣뻣한 통증은 풍지, 백회, 태양, 합곡을 배합한다.

(11) 대저(大杼) BL 11 - 異名: 背俞, 骨會, 百勞

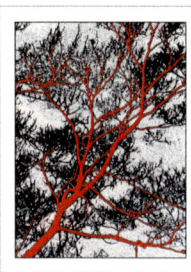

여기!
승모근 중부섬유, 심층에는 두경판상근이 자극된다. 경판상근의 하부 발통점은 어깨를 뻐근하게 하고 경추를 회전시킬 때 제한하기도 한다. 승모근과 판상근은 병에 대해 쉽게 피로를 느끼고 경직되는 관계로 감기 시 어깨의 뻐근한 통증과 피로 시에 치료한다.

祛風邪, 解表退熱, 舒筋脈, 調骨節
(뜸 3~7壯)

[명명(命名)] 대(大)는 크다, 저(杼)는 물을 뿜어 올린다, 물에 뜬다, 끌어당긴다는 뜻이니 대저(大杼)혈은 크게 물을 뿜어 올릴 수 있는 혈이 된다.

[취혈(取穴)] 상배부(上背部)에서 개갑 자세로 취혈한다. 후정중선 제1흉추극돌기 밑에 있는 독맥의 도도 양옆으로 1.5寸이 대저이다. 여기서 1.5寸이란 골도법으로 후정중선과 견갑골내측연(肩胛骨內側緣)이 3寸이므로 그 절반을 말한다.

[침향(鍼響)] 산(酸), 창(脹), 통감(痛感)이 머릿속과 목으로 방산한다.

[조작(操作)] 0.5寸 사자(斜刺)한다. 뜸을 뜰 수 있다.

[적응증(適應症)] 상기도염(上氣道炎), 인통(咽痛), 발열(發熱), 기관지염(氣管支炎), 기관지천식(氣管支喘息), 해수(咳嗽), 두통(頭痛), 견갑통(肩胛痛), 경항강직(頸項强直), 기천(氣喘)

[배혈(配穴)] 천식에는 전중, 풍륭과 배합한다. 수(髓)를 모두 뿜어 올릴 수 있는 대저(大杼)혈은 곧 우리 몸의 모든 뼈가 만나는 것이나 다름없으니 팔회혈 중 골회(骨會)혈이 되는 것이고 뼈와 관계되는 병에 일차적으로 응용할 수 있는 곳이다. 또한 태양경, 곧 소장경 방광경과 독맥이 만나는 곳이니 우리 몸의 양 기운을 조절하는 중요한 혈이 된다.

(12) 풍문(風門) BL 12 - 異名: 熱府, 左爲風門, 右爲熱府

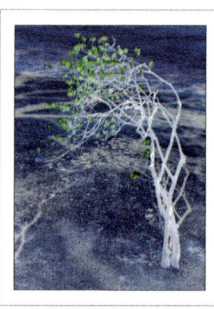

여기!
소능형근이 지나가므로 견갑골의 운동기전, 견갑골의 변위와 연관된 질환과 관련하여 검사한다. 편측불균형은 추골의 측만을 일으켜 신경, 혈관에 변화를 일으키며 대흉근을 지배하는 근육과 목주변 근육과 연계되어 만성적으로 호흡에 영향을 미친다.

疎散風寒, 宣泄諸都昜之熱, 調理肺氣
(뜸 3~7壯)

[명명(命名)] 풍(風)은 풍사이니 풍문(風門)이란 풍사가 왔다 갔다 하는 문으로 풍사가 몸에 들어올 때 반응점이 되고 또한 치료점도 된다.

[취혈(取穴)] 상배부에서 개갑 자세로 취혈한다. 후정중선 제2흉추극돌기 밑에 있는 함요처에서 양옆으로 1.5寸이 풍문(風門)이다.

[침향(鍼響)] 산(酸), 창(脹), 통감(痛感)이 가슴속과 등으로 방산한다.

[조작(操作)] 0.5寸 사자(斜刺)한다. 뜸을 뜰 수 있다.

[적응증(適應症)] 호흡기질환(呼吸器疾患), 비질환(鼻疾患), 감모(感冒), 해수(咳嗽), 발열(發熱), 두통(頭痛), 효천(哮喘), 만성비염(慢性鼻炎), 배

부질환(背部疾病)

[배혈(配穴)] 발열, 기침, 흉통에는 천주, 폐유, 중부, 공최, 외관과 배합한다. 열부(熱府)라고도 하는데 이는 열이 모여 있는 곳이라는 뜻이니 우리 몸에 열이 있을 때 치료점이 되는 것이다.

[비고] <甲乙> 手足태양, 족양명의 會이다.

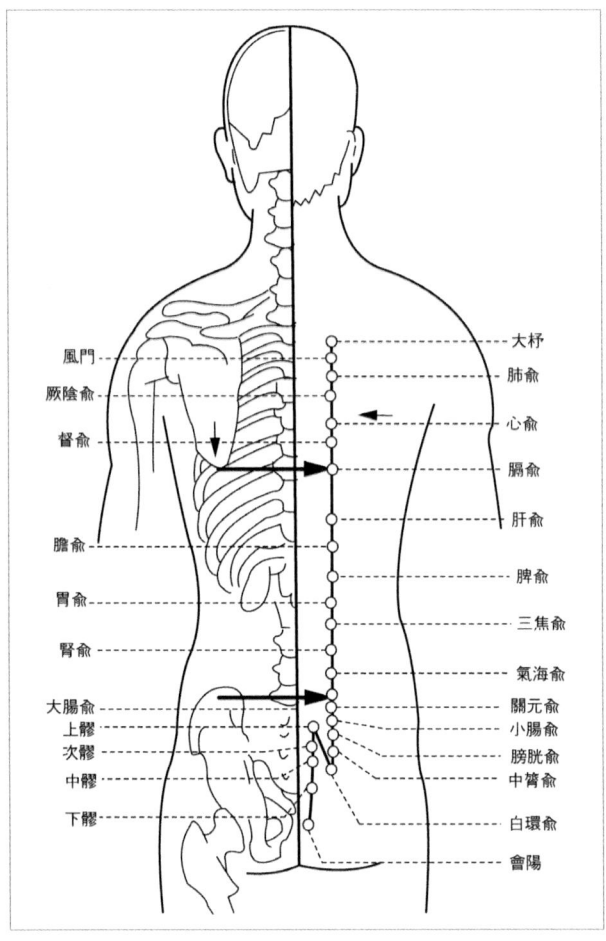

(13) 폐유(肺俞) BL 13

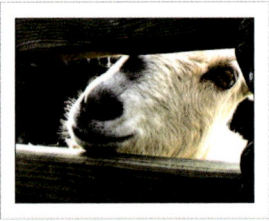

여기!
승모근 심층의 능형근을 자극한다. 좌우 두혈 중 압통이 심한 곳을 자침하며 흉추골의 측만이 발생하여 있다면 자침과 함께 흉추골의 교정도 함께한다.

調肺氣, 補勞損, 淸虛熱, 和營血
(뜸 3~7壯)

[명명(命名)] 유혈은 몸 안의 여러 장기에 병이 들었을 때 그 병을 진단할 수 있고 치료할 수 있는 등에 있는 혈이고, 가슴, 배 부위에 있는 그와 같은 혈은 모혈이라고 하여 유혈과 모혈은 서로 연관성이 많다.

[취혈(取穴)] 상배부에서 개갑 자세로 취혈한다. 후정중선 제3흉추극돌기 밑에 있는 함요처에서 양옆으로 1.5寸이 폐유(肺俞)이다.

[침향(鍼響)] 산(酸), 창(脹), 통감(痛感)이 가슴속과 등으로 방산한다.

[조작(操作)] 0.5寸 사자(斜刺)한다. 뜸을 뜰 수 있다.

[적응증(適應症)] 해수(咳嗽), 감모(感冒), 천명(喘鳴), 비질환(鼻疾患), 기천(氣喘), 골증조열(骨蒸潮熱), 도한(盜汗), 배부병증(背部病症)

[배혈(配穴)] 감기, 기침에는 풍문, 척택, 대추와 배합한다.

[비고] <甲乙> 폐(肺)의 배수혈(背輸穴)이다.

(14) 궐음유(厥陰俞) BL 14 - 異名 : 關俞

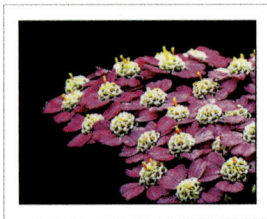

여기!
능형근과 척추기립근을 자극한다. Round Shoulder 환자나 새가슴을 지닌 환자의 경우 이완성 긴장이 되어 순환부전이 진행되고 있을 수 있다. 흉곽 전면의 근육들의 단축성 긴장이 만성적인 경우 등 근육을 이완시켜 체형의 변화와 질환을 유발한다.

通經活絡, 舒肝理氣

[명명(命名)] 심포경의 유혈을 궐음유(厥陰俞)라고 하는데 심포경은

수궐음 심포경이기 때문에 궐음유라고 하였고 각 유혈 중 이 혈만이 약간 다른 이름, 곧 심포유가 아니고 궐음유(厥陰俞)라는 이름을 갖고 있다.

[취혈(取穴)] 상배부에서 개갑 자세로 취혈한다. 후정중선 제4흉추극돌기 밑에 있는 함요처에서 양옆으로 1.5寸이 궐음유이다.

[침향(鍼響)] 산(酸), 창(脹), 통감(痛感)이 가슴속과 등으로 방산한다.

[조작(操作)] 0.5寸 사자(斜刺)한다. 뜸을 뜰 수 있다.

[적응증(適應症)] 노이로제, 상치통(上齒痛), 심교통(心絞痛), 부정맥(不整脈), 심계항진(心悸亢進), 전간(癲癇), 정신병(精神病), 실면(失眠), 흉통(胸痛)

[배혈(配穴)] 심계는 격유, 음극과 배합하고, 흉민은 신문, 족임읍과 배합한다.

(15) 심유(心俞) BL 15 - 異名: 背俞

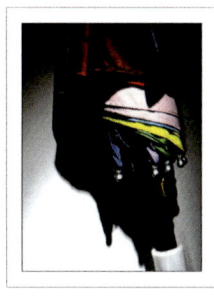

여기!
능형근과 척추기립근을 자극한다. 능형근의 문제는 견갑골이 흉벽을 압박하게 만드는 원인이 될 수도 있기 때문에 흉벽에 대한 압박력의 제거를 위해 체형에 대한 치료를 선행하고 감기환자나 폐질환자들은 등이 굽은 것을 관찰할 수 있다.

養心安營, 淸神寧志, 調理氣血
(뜸 3~7壯)

[명명(命名)] 심유(心俞)혈은 심장의 모혈인 거궐혈 심경의 혈과 함께 한 가족이다.

[취혈(取穴)] 상배부에서 개갑 자세로 취혈한다. 후정중선 제5흉추극돌기 밑에 있는 독맥의 신도 양옆으로 1.5寸이 심유(心俞)이다.

[침향(鍼響)] 산(酸), 창(脹), 통감(痛感)이 가슴속과 등으로 방산한다.

[조작(操作)] 0.5寸 사자(斜刺)한다. 뜸을 뜰 수 있다.

[적응증(適應症)] 심장질환(心臟疾患), 기관지천식(氣管支喘息), 신경쇠약(神經衰弱), 오십견(五十肩), 심계(心悸), 심번(心煩), 해수(咳嗽), 건망(健忘), 심교통(心絞痛), 부정맥(不整脈)

[배혈(配穴)] 부인의 히스테리는 백회, 기충, 상료와 배합한다.

(16) 독유(督俞) BL 16 - 異名: 高蓋, 高益

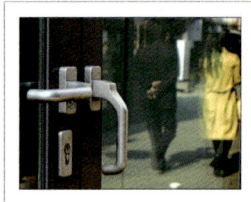

理氣活血

여기! 승모근 하부섬유와 광배근을 자극한다. 승모근 하부섬유는 견갑골의 운동과 밀접한 관계가 있다. 견봉 주위를 시리게 하고 만성적인 경우 척주기립근인 상흉장늑근에 대한 자극을 일으킬 수 있다. 독유혈의 진행은 하부늑골과 관련된 늑막 통증이나 복부와 관련된 복부통증과 연계된 질환을 일으킬 수 있다.

[명명(命名)] 독(督)은 감독한다는 뜻이니 어떤 장기의 유혈이라기보다는 우리 몸을 감독하고 통괄하는 장기의 유혈을 뜻한다.

[취혈(取穴)] 상배부에서 개갑 자세로 취혈한다. 후정중선 제6흉추극돌기 밑에 있는 독맥의 영대 양옆으로 1.5寸이 독유(督俞)이다.

[침향(鍼響)] 산(酸), 창(脹), 통감(痛感)이 가슴속과 등으로 방산한다.

[조작(操作)] 0.5寸 사자(斜刺)한다. 뜸을 뜰 수 있다.

[적응증(適應症)] 해수(咳嗽), 피부소양(皮膚瘙痒), 심내막염(心內膜炎), 복통(腹痛), 장명(腸鳴), 횡격막경련(橫膈膜痙攣), 유선염(乳腺炎), 탈발(脫髮), 은설병(銀屑病)

[배혈(配穴)] 심유, 내관과 배합하여 심통, 흉민을 치료한다.

(17) 격유(膈俞) BL 17 - 異名: 血會

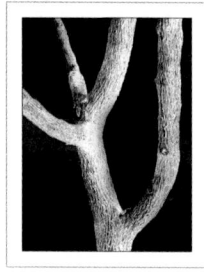

여기!
승모근 하부섬유와 광배근이 자극된다. 광배근의 발통점은 견갑골하각 주변의 중배부 통증을 일으키고 광배근은 옆구리 통증을 일으키는 근육이다.

淸血熱 理虛損 和胃氣 寬胸膈
(뜸 3~7壯)

[명명(命名)] 격(膈)은 우리 몸의 가름막(횡격막)을 말하니 가슴 부위와 배 부위의 칸막이가 되는 것으로 상초와 중초를 서로 연결해주고 서로의 기능을 조절하는 작용을 한다. 그 격(膈)의 유혈이 되기 때문에 여러 증상에 매우 광범위하게 쓸 수 있다.

[취혈(取穴)] 상배부에서 개갑 자세로 취혈한다. 후정중선 제7흉추극돌기 밑에 있는 독맥의 지양 양옆으로 1.5寸이 격유(膈俞)이다. 뚱뚱하여 제7흉추돌기가 잡히지 않으면 양 견갑골하단을 연결한 중앙점이 지양에 해당되므로 이 방법을 쓴다.

[침향(鍼響)] 산(酸), 창(脹), 통감(痛感)이 가슴속과 등으로 방산한다.

[조작(操作)] 0.5寸 사자(斜刺)한다. 뜸을 뜰 수 있다.

[적응증(適應症)] 위산과다증(胃酸過多症), 늑간신경통(肋間神經痛), 신경쇠약(神經衰弱), 흉막염(胸膜炎), 만성출혈성질환(慢性出血性疾患), 빈혈(貧血), 급성담도감염(急性膽道感染), 애역(呃逆), 식도경련(食道痙攣), 해수(咳嗽), 효천(哮喘), 폐결핵(肺結核)

[배혈(配穴)] 혈허, 빈혈은 대추, 비유, 혈해, 족삼리를 배합한다. 딸꾹질에 명혈이다.

(18) 간유(肝俞) BL 18

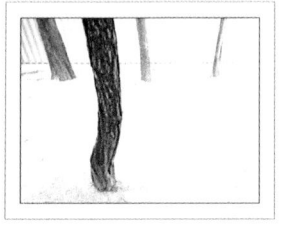

여기!

최장근, 장늑근을 자극한다. 최장근, 장늑근의 지배 근육은 광배근이다. 체간의 측굴 근육으로서 외복사근, 전거근, 요방형근 등과 작용하는 근육이다.

補營血, 消凝冬, 補肝膽濕熱 能寧神明目
(뜸 3~7壯)

[명명(命名)] 간유(肝俞) 혈과 간의 모혈인 기문혈은 현대의학에서 말하는 간의 부위와 일치되게 위치하고 있지만 한의학에서 말하는 간은 현대의학의 그것과는 다른 장기임을 알고 넘어가야 한다. 대체적으로 현대의학의 간 기능과 생식기 기능 또한 스트레스 학설을 합한 것이 한의학에서 말하는 간과 유사하다.

[취혈(取穴)] 상배부에서 개갑 자세로 취혈한다. 후정중선 제9흉추극돌기 밑에 있는 독맥의 근축 양옆으로 1.5寸이 간유(肝俞)이다.

[침향(鍼響)] 산(酸), 창(脹), 통감(痛感)이 등으로 방산한다.

[조작(操作)] 0.5寸 사자(斜刺)한다. 뜸을 뜰 수 있다.

[적응증(適應症)] 간염(肝炎), 담석(膽石), 안과질환(眼科疾患), 요통(腰痛), 불면증(不眠症), 황달(黃疸), 협통(脇痛), 위병(胃病), 토혈(吐血), 비출혈(鼻出血), 목적(目赤), 야맹(夜盲), 청광안(靑光), 척배통(脊背痛)

[배혈(配穴)] 완골, 음릉천과 배합하여 황달병을 치료한다.

(19) 담유(膽俞) BL 19

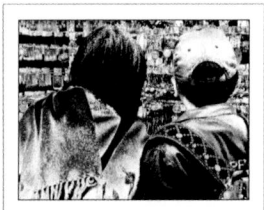

여기!

최장근, 장늑근을 자극한다. 최장근, 장늑근의 지배 근육은 광배근이다. 광배근은 상지를 사용할 때 중요한 근육이므로 무리하게 사용하면 대상근육이 과부하를 받아 체성 내장성 질환을 유도할 수 있다.

淸泄肝膽邪熱 和胃寬膈 明目
(뜸 3~7壯)

[명명(命名)] 현대의학적으로 담석증이 있으면 오른쪽이 담유혈에서 통증이 있고 또한 치료점도 되는 것이니 담유(膽兪)혈과 모혈인 일월(日月)혈 그리고 담경의 모든 혈들은 한 가족이다.

[취혈(取穴)] 상배부에서 개갑 자세로 취혈한다. 후정중선 제10흉추극돌기 밑에 있는 독맥의 근축(筋縮) 양옆으로 1.5寸이 담유(膽兪)이다.

[침향(鍼響)] 산(酸), 창(脹), 통감(痛感)이 등으로 방산한다.

[조작(操作)] 0.5寸 사자(斜刺)한다. 뜸을 뜰 수 있다.

[적응증(適應症)] 십이지장궤양(十二指腸潰瘍), 흉통(胸痛), 황달(黃疸), 구고(口苦), 협늑통(脇肋痛), 폐결핵성조열(肺結核性潮熱), 제담병(諸膽病), 요배부병증(腰背部病症)

[배혈(配穴)] 황달성 간염은 간유, 지양, 족삼리, 삼음교와 배합하고, 시력감퇴와 요통에 명혈이다.

(20) 비유(脾兪) BL 20

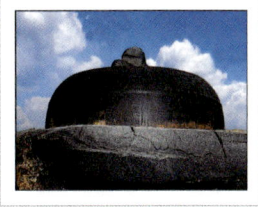

여기!
척주기립근을 지나 요방형근을 자극한다. 요방형근은 신장에 대한 폐색의 근육이며 외복사근, 장요근 등과 복부 내 장기에 폐색을 일으키는 근육이다.

扶土祛水濕, 理脾助運化, 益營血
(뜸 3~7壯)

[명명(命名)] 비경의 유혈이라는 뜻이다.

[취혈(取穴)] 하복부(下腹部)에서 복와위(伏臥位) 자세로 취혈한다. 후정중선 제11흉추극돌기의 밑에 있는 독맥의 척중 양옆으로 1.5寸이 비유(脾兪)이다.

[침향(鍼響)] 산(酸), 창(脹), 통감(痛感)이 등으로 방산한다.

[조작(操作)] 0.5寸 사자(斜刺)한다. 뜸을 뜰 수 있다.

[적응증(適應症)] 위(胃), 간(肝), 담질환(膽疾患), 당뇨병(糖尿病), 요통(腰痛), 건망증(健忘症), 복창(腹脹), 황달(黃疸), 구토(嘔吐), 설사(泄瀉),

이질(痢疾), 수종(水腫), 비위허약(脾胃虛弱), 소화불량(消化不良), 간염(肝炎), 배통(背痛)

[배혈(配穴)] 위유, 내관, 중완, 공손을 배합하여 복창, 복통, 설사를 치료한다.

(21) 위유(胃俞) BL 21

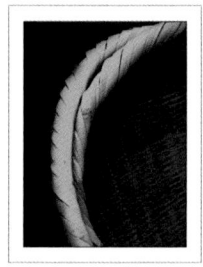

여기!
척주기립근을 지나 요방형근을 자극한다.

健脾和胃, 化濕消滯, 扶中氣虛弱
(뜸 3~7壯)

[명명(命名)] 위(胃)라는 글자는 밭전(田) 자와 고기 육(月) 자를 합친 글자니 위라는 것은 밭에서 나는 곡식을 소화시켜 우리 몸의 살덩이로 만드는 곳이라는 뜻이다.

[취혈(取穴)] 복와위(伏臥位) 자세로 취혈한다. 후정중선 제12흉추극돌기의 밑에 있는 함요처 에서 양옆으로 1.5寸이 위유(胃俞)이다.

[침향(鍼響)] 산(酸), 창(脹), 통감(痛感)이 등과 허리로 방산한다.

[조작(操作)] 0.5寸 사자(斜刺)한다. 뜸을 뜰 수 있다.

[적응증(適應症)] 위질환(胃疾患), 담석통(膽石痛), 소화불량(消化不良), 협늑통(脇肋痛), 복창(腹脹), 반위(反胃), 구토(嘔吐), 장명(腸鳴), 비위허약(脾胃虛弱), 만성설사(慢性泄瀉)

[배혈(配穴)] 장명, 설사는 대장유, 의사, 위창과 배합한다. 위염과 위경련에서 오는 극통에 신효하다.

(22) 삼초유(三焦俞) BL 22

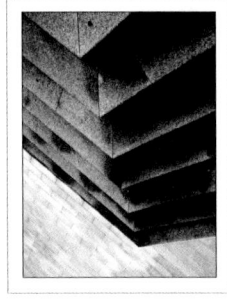

여기!
광배근을 지나 최장근, 요방형근의 심부 발통점을 자극한다. 최장근은 허리근육이 힘이 없거나 구부린 상태가 지속되면 기립근들이 이완되어 수축 시 뻐근하다. 요방형근의 심부 발통점은 대둔근의 천골측 심부 통증으로 인해 요통이 발생함과 동시에 하지로 통증이 방사된다.

調氣化, 利水濕
(뜸 3~7壯)

[명명(命名)] 삼초는 부위별로 상·중·하초의 구별이 있고, 기능으로는 안개, 거품, 도랑의 구별이 있는 것이나, 하나 되는 뜻은 기를 움직이게 하는 힘, 곧 에너지를 주는 체계가 삼초인 것이다. 이 삼초경의 유혈이 삼초유혈이다.

[취혈(取穴)] 복와위(伏臥位) 자세로 취혈한다. 후정중선 제1요추극돌기의 밑에 있는 독맥(督脈)의 현추 양옆으로 1.5寸이 삼초유이다.

[침향(鍼響)] 산(酸), 창(脹), 통감(痛感)이 등과 허리로 방산한다.

[조작(操作)] 0.5寸 사자(斜刺)한다. 뜸을 뜰 수 있다.

[적응증(適應症)] 당뇨병(糖尿病), 위질환(胃疾患), 담석증(膽石症), 신우염(腎盂炎), 부신기능장해(副腎機能障害), 복창(腹脹), 장명(腸鳴), 구토(嘔吐), 설사(泄瀉), 이질(痢疾), 수종(水腫), 요로감염(尿路感染), 요배통(腰背痛)

[배혈(配穴)] 수종에는 대장유, 수분, 기해, 족삼리를 배합한다. 우리 몸의 모든 생명현상은 기의 흐름으로 되는 것인데, 곧 기가 흐르니 피도 흐르고 기가 움직이니 근육도 움직이고 기가 활동하니 모든 장부도 활동하게 되는 것인데 그 기가 흘러가게끔 하는 에너지, 곧 힘을 주는 수송체계가 삼초이며 삼초는 또한 그 에너지를 명문화(命門火)에 근원하고 있다.

(23) 신유(腎兪) BL 23

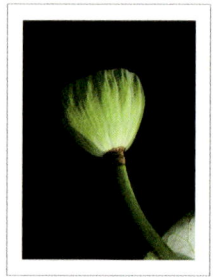

여기!
요방형근의 심부발통점이 자극된다. 경직이 느껴지면 신장에 대한 체성 내장성 질환이 발생한 경우이다. 천장골 관절부위의 통증이 편측의 경우는 기립을 하지 못하고 허리가 비틀어져 보행이 힘들다.

滋補腎陰, 振氣化, 祛水濕, 强腰脊, 益水壯火, 益聽明目

[명명(命名)] 신유(腎兪)혈은 신경의 유혈이므로 신장의 기능을 알 수 있는 혈이다.

[취혈(取穴)] 복와위(伏臥位) 자세로 취혈한다. 후정중선 제2요추극돌기의 밑에 있는 독맥의 명문 양옆으로 1.5寸이 신유(腎兪)이다. 요추극돌기가 잘 확인이 되지 않을 시는 제12늑골하단을 연결한 중점을 명문으로 취혈한다.

[침향(鍼響)] 산(酸), 창(脹), 통감(痛感)이 등과 허리로 방산한다.

[조작(操作)] 0.5~1촌 직자 혹은 척추로 향하여 사자하고 외측으로 사자는 금한다. 뜸을 뜰 수 있다.

[적응증(適應症)] 신질환(腎疾患), 요통(腰痛), 생식기질환(生殖器疾患)-월경부조[月經不調], 성교불능[性交不能], 고혈압증(高血壓症), 이명(耳鳴), 요로감염(尿路感染), 양위(陽萎), 음위(陰痿), 대하(帶下), 요폐(尿閉), 신허기천(腎虛氣喘), 이농(耳聾), 만성설사(慢性泄瀉), 요배통(腰背痛)

[배혈(配穴)] 간유, 심유, 신문, 풍지와 배합하여 두통, 실면, 건망증을 치료한다. 신허증과 새벽에 오는 요통에 시구한다.

(24) 기해유(氣海兪) BL 24

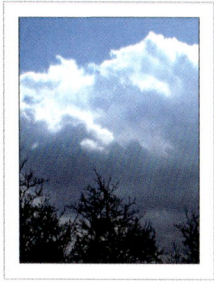

여기!
요방형근 심부의 섬유와 척주기립근을 자극한다. 요방형근은 척추의 후만이 심한 경우 복직근의 단축긴장을 살피고 장요근이 이완되어 있지 않나 검사한다.

調氣血, 健腰膝

[명명(命名)] 모든 기병(氣病)에 잘 듣는 혈이다.

[취혈(取穴)] 복와위(伏臥位) 자세로 취혈한다. 후정중선 제3요추극돌기의 밑의 함요처에서 양옆으로 1.5寸이 기해유이다.

[침향(鍼響)] 산(酸), 창(脹), 통감(痛感)이 등과 허리로 방산한다.

[조작(操作)] 0.5~1촌 직자한다. 뜸을 뜰 수 있다.

[적응증(適應症)] 요통(腰痛), 하리(下痢), 소화불량(消化不良), 복통(腹痛), 복창(腹脹), 장명(腸鳴), 설사(泄瀉), 변비(便秘)

[배혈(配穴)] 기능성 자궁출혈에는 신유, 관원, 조해, 삼음교와 배합한다.

(25) 대장유(大腸兪) BL 25

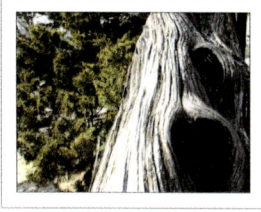

여기!
요방형근 심부의 섬유와 척주기립근이 자극된다. 장골부착 근육들과 협조가 일어나는 근육이다. 근육의 긴장도에 따라 추골간의 압박이 증가하여 신경근에 대한 폐색이 많이 발생하는 곳이다.

疏調二腸, 理氣化滯, 强健腰膝

[명명(命名)] 대장경의 유혈이기 때문에 대장의 모혈인 천추혈과 또한 대장경의 경혈들과도 상호 관련성이 많다.

[취혈(取穴)] 복와위(伏臥位) 자세로 취혈한다. 후정중선 제4요추극돌기의 밑에 있는 독맥의 요양관 양옆으로 1.5寸이 대장유이다. 제4요추

가 잘 확인되지 않으면 양장골능(兩腸骨陵)을 연결한 선의 중간점을 요양관으로 취혈한다. 이것은 또 허리띠가 매이는 중간부이기도 하다.

[침향(鍼響)] 산(酸), 창(脹), 통감(痛感)이 등과 허리로 방산한다.

[조작(操作)] 0.5~1촌 직자한다. 뜸을 뜰 수 있다.

[적응증(適應症)] 하리(下痢), 변비(便秘), 요통(腰痛), 좌골신경통(坐骨神經痛), 슬관절염(膝關節炎), 복통(腹痛), 장명(腸鳴), 복창(腹脹)

[배혈(配穴)] 중완, 천추, 지구, 족삼리, 삼음교, 조해와 배합하여 변비를 치료한다.

(26) 관원유(關元俞) BL 26

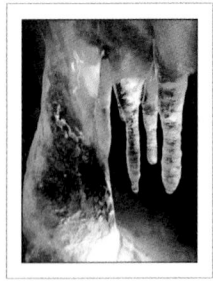

여기!
요방형근 심부의 섬유와 척주기립근이 자극된다. 대둔근과 관계를 갖는다. 대둔근은 고관절을 보호하고 둔통, 미골통증을 일으킨다.

通經活絡, 疎風散寒, 泄利濕滯, 調理下焦, 强健腰膝

[명명(命名)] 임맥의 관원혈처럼 원기가 출입하는 곳의 관문이란 뜻이니 많이 응용할 수 있는 혈이다.

[취혈(取穴)] 하복부(下腹部) 허리 제일 밑 부분에서 복와위(伏臥位) 자세로 취혈한다. 후정중선 제5요추극돌기의 밑에 있는 기혈(奇穴) 십칠추하(十七椎下) 양옆으로 1.5寸이 관원유(關元俞)이다. 이곳은 선골과 제5요추와의 접합부이기도 하다.

[침향(鍼響)] 산(酸), 창(脹), 통감(痛感)이 등과 허리로 방산한다.

[조작(操作)] 0.5~1촌 직자한다. 뜸을 뜰 수 있다.

[적응증(適應症)] 요통(腰痛), 성욕감퇴(性慾減退), 하리(下痢), 복창(腹脹), 설사(泄瀉), 유뇨(遺尿), 당뇨병(糖尿病)

[배혈(配穴)] 신유, 위중과 배합하여 요통을 치료한다.

(27) 소장유(小腸俞) BL 27

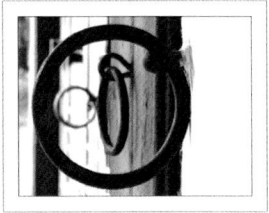

여기!
대둔근을 자극한다. 이하 3혈은 대둔근과 밀접히 관련한다.

理小腸. 化滯積. 淸利下焦濕熱. 通調二便. 調膀胱

[명명(命名)] 소장유(小腸俞)혈은 소장의 모혈인 관원혈과 소장경의 모든 혈들과의 관계가 깊은 혈이다.

[취혈(取穴)] 복와위 자세로 둔부(臀部), 즉 볼기에서 취혈한다. 선골에 뚫려 있는 제1선골공(仙骨孔) 높이로서 후정중선에서 양옆으로 1.5寸이 소장유이다. 상료 상평선상(相平線上)에 있다.

[침향(鍼響)] 산(酸), 창(脹), 통감(痛感)이 둔과 허리, 복중으로 방산한다.

[조작(操作)] 0.8~1寸 직자(直刺) 혹은 사자(斜刺)한다. 뜸을 뜰 수 있다.

[적응증(適應症)] 부인과질환(婦人科疾患), 슬관절염(膝關節炎), 좌골신경통(坐骨神經痛), 요통(腰痛), 유뇨(遺尿), 장염(腸炎), 변비(便秘), 분강염(盆腔炎)

[배혈(配穴)] 양릉천과 배합하여 기능성 자궁출혈을 치료한다. 대변중 농혈을 치료한다.

(28) 방광유(膀胱俞) BL 28

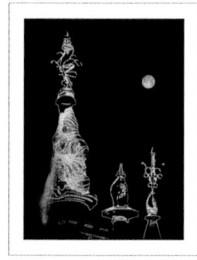

여기!
대둔근을 자극한다. 대둔근은 고관절을 보호하고 근력이 저하되면 부착 근육들이 무리를 받으므로 쉽게 피로해지고 소둔근까지 전이되면 하지의 저림증을 유발한다. 대둔근은 천골과 직결된다. 대둔근의 단축성 긴장은 요추를 후만시키고 좌골신경의 폐색을 일으킨다.

調膀胱 利腰脊 通理水道 培補下元

[명명(命名)] 다른 유혈과 마찬가지로 방광유혈은 방광의 모혈인 중극혈과 방광경의 다른 혈들과 밀접한 관계를 가지고 있다.

[취혈(取穴)] 복와위 자세로 둔부(臀部)에서 취혈한다. 선골에 뚫려 있는 제2선골공(仙骨孔) 높이로서 후정중선에서 양옆으로 1.5寸이 방광유이다. 차료 상평선상(相平線上)에 있다.

[침향(鍼響)] 산(酸), 창(脹), 통감(痛感)이 등과 허리, 복중으로 방산한다.

[조작(操作)] 0.8~1寸 직자(直刺) 혹은 사자(斜刺)한다. 뜸을 뜰 수 있다.

[적응증(適應症)] 뇨폐(尿閉), 빈뇨(頻尿), 전립선비대(前立腺肥大), 요급(尿急), 요도동통(尿道疼痛), 설사(泄瀉), 변비(便秘), 요저통(腰骶痛), 좌골신경통(坐骨神經痛)

[배혈(配穴)] 신유, 관원, 중극, 음릉천, 삼음교와 배합하여 소변이 잦고 급한 증상과 유정, 양위, 월경통을 치료한다.

(29) 중려유(中膂俞) BL 29 - 異名: 脊內俞, 中膂內俞

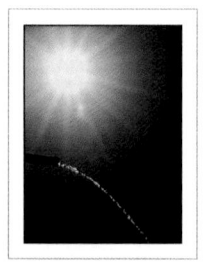

여기!
대둔근을 자극한다. 심자하면 이상근이 자극된다.

調膀胱 通利水道

[명명(命名)] 려(膂)란 등뼈 양쪽으로 길게 두드러지게 올라와 있는 근육을 말하는데, 곧 등줄기다. 결국 중려란 우리 몸의 가운데에서 려(膂)처럼 길게 나온 근육을 말하는데, 곧 남성의 성기를 말하는 것이며 중려유(中膂俞) 혈은 남성의 성기 병에 효과가 좋은 혈임을 알 수 있다.

[취혈(取穴)] 복와위 자세로 둔부(臀部)에서 취혈한다. 선골에 뚫려 있는 제3선골공(仙骨孔) 높이로서 후정중선에서 양옆으로 1.5寸이 중려유이다. 중료 상평선상(相平線上)에 있다.

[침향(鍼響)] 산(酸), 창(脹), 통감(痛感)이 등과 허리, 복중으로 방산한다.

[조작(操作)] 0.5~1寸 직자(直刺)한다. 국부가 무겁고 저리며 팽창한 감각이 있다. 뜸을 뜰 수 있다.

[적응증(適應症)] 직장염(直腸炎), 좌골신경통(坐骨神經痛), 방광염(膀胱炎), 장염(腸炎), 요저통(腰骶痛)

[배혈(配穴)] 요통과 척추통증은 위중, 승산과 배합한다. 부인냉증, 불임증, 변혈에 신효하다.

(30) 백환유(白環俞) BL 30 - 異名: 玉環, 玉房俞

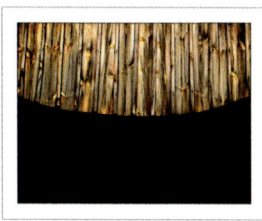

여기!
대둔근과 이상근을 자극한다. 대둔근은 천골을 지배하므로 대둔근과 장골근, 이상근을 연계 치료한다.

調膀胱, 通利水道

[명명(命名)] 백(白)은 희다, 분명하다, 공백의 백으로 비었다는 뜻이고 환(環)은 반지와 같이 빙 둘러져 있는 모양의 뜻이니 백환이란 빙 둘러져 있으면서도 가운데는 비어 있는 상태를 말하니 여성의 성기를 말하는 것이며, 백환유(白環俞)혈은 여성의 성기 병에 효과가 좋은 혈

임을 알 수 있다.

[취혈(取穴)] 복와위 자세로 둔부(臀部)에서 취혈한다. 선골에 뚫려 있는 제4선골공(仙骨孔) 높이로서 후정중선에서 양옆으로 1.5寸이 백환유(白環兪)이다. 하료 상평선상(相平線上)에 있다.

[침향(鍼響)] 산(酸), 창(脹), 통감(痛感)이 등과 허리, 복중으로 방산한다.

[조작(操作)] 0.5~1寸 직자(直刺)한다. 뜸을 뜰 수 있다.

[적응증(適應症)] 치질(痔疾), 대하(帶下), 고관절통(股關節痛), 요천통(腰薦痛), 유정(遺精), 월경부조(月經不調), 만성분강염(慢性盆腔炎), 좌골신경통(坐骨神經痛)

[배혈(配穴)] 신유, 관원, 중극, 삼음교와 배합하여 유정, 기능성 자궁출혈, 대하를 치료한다.

(31) 상료(上髎) BL 31

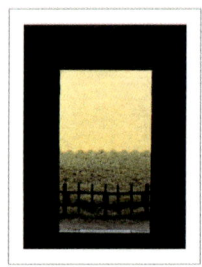

여기!
대둔근, 요천근막을 자극한다. 천골의 변위 시는 대둔근의 불균형을 먼저 살핀다. 천골은 자체의 문제보다는 장골과 고관절 내측의 근육을 함께 검사한다. 골바저근육의 근 통증은 직장, 항문, 비뇨생식기와 연관되며 좌골신경과도 연계된다.

通經活絡, 補益下焦, 强健腰膝

[명명(命名)] 료(髎)는 말(馬), 가랑이 뼈, 또는 뼈 속에 구멍이 있다는 뜻이니, 엉치 뼈 구멍에 있는 첫 번째 혈이라는 뜻이다.

[취혈(取穴)] 복와위 자세로 둔중앙부(臀中央部) 선골 위에서 취혈한다. 선추 5개가 유합되어 선골이 될 때 상하로 뚫린 4대(對), 즉 좌우 8개의 구멍이 있는데 이 구멍을 선골공이라 한다. 이 선골공의 맨 윗구멍, 즉 제1선골공이 상료이다. 후정선에서 양옆으로 0.5寸에서 1寸 이내에서 취혈한다. 선골 중앙부에 손끝을 대고 가볍게 밀고 올라가면

선골능 4개가 차례로 손끝에 촉감되기도 한다. 이 맨 위 선골능 양옆에서 취혈하기도 한다.

[침향(鍼響)] 산(酸), 창(脹), 통감(痛感)이 등과 허리, 복중으로 방산한다.

[조작(操作)] 0.5~1寸 직자(直刺)한다. 뜸을 뜰 수 있다.

[적응증(適應症)] 선골부통(仙骨部痛), 치질(痔疾), 요통(腰痛), 월경부조(月經不調), 소복통(少腹痛), 통경(痛經), 대하(帶下), 소변불리(小便不利), 양위(陽萎), 유정(遺精), 탈항(脫肛)

[배혈(配穴)] 신유, 관원, 중극, 삼음교와 배합하여 월경통, 월경이상, 유정, 양위를 치료한다.

(32) 차료(次髎) BL 32

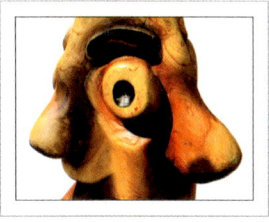

여기!
대둔근, 요천근막을 자극한다.

通經活絡, 補益下焦, 强健腰膝

[명명(命名)] 료(髎)는 말(馬), 가랑이 뼈, 또는 뼈 속에 구멍이 있다는 뜻이니, 엉치 뼈 구멍에 있는 두 번째 혈이라는 뜻이다.

[취혈(取穴)] 복와위 자세로 둔 중앙부(臀中央部) 선골 위에서 취혈한다. 선추 5개가 유합되어 선골이 될 때 상하로 뚫린 4대(對), 즉 좌우 8개의 구멍이 있는데 이 구멍을 선골공이라 한다. 이 선골공의 두 번째 구멍, 즉 제2선골공이 차료이다.

[침향(鍼響)] 산(酸), 창(脹), 통감(痛感)이 등과 허리, 복중으로 방산한다.

[조작(操作)] 0.7~1寸 직자(直刺)한다. 뜸을 뜰 수 있다.

[적응증(適應症)] 치질(痔疾), 요통(腰痛), 월경부조(月經不調), 소복통

(少腹痛), 통경(痛經), 대하(帶下), 소변불리(小便不利), 양위(陽萎), 유정(遺精), 탈항(脫肛)

 [배혈(配穴)] 신유, 방광유, 관원, 중극, 삼음교와 배합하여 월경이상, 대하를 치료한다.

 (33) 중료(中髎) BL 33 - 異名: 中空

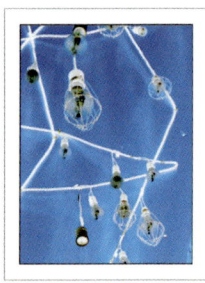

여기!
대둔근, 요천근막을 자극한다.

通經活絡

 [명명(命名)] 료(髎)는 말(馬), 가랑이 뼈, 또는 뼈 속에 구멍이 있다는 뜻이니, 엉치 뼈 구멍에 있는 세 번째 혈이라는 뜻이다.

 [취혈(取穴)] 복와위 자세로 둔 중앙부(臀中央部) 선골 위에서 취혈한다. 선추 5개가 유합되어 선골이 될 때 상하로 뚫린 4대(對), 즉 좌우 8개의 구멍이 있는데 이 구멍을 선골공이라 한다. 이 선골공의 세 번째 구멍, 즉 제 3선골공이 중료이다.

 [침향(鍼響)] 산(酸), 창(脹), 통감(痛感)이 등과 허리, 복중으로 방산한다.

 [조작(操作)] 0.7~1寸 직자(直刺)한다. 뜸을 뜰 수 있다.

 [적응증(適應症)] 선골부통(仙骨部痛), 방광염(膀胱炎), 치질(痔疾), 요통(腰痛), 월경부조(月經不調), 소복통(少腹痛), 통경(痛經), 대하(帶下), 소변불리(小便不利), 양위(陽萎), 유정(遺精), 탈항(脫肛)

 [배혈(配穴)] 신유, 방광유, 관원, 중극, 삼음교와 배합하여 월경이상, 대하를 치료한다.

 [비고] <소문, 자요통편> 족태양, 궐음, 소양맥이 좌우로 중간에 교

차한다.

(34) 하료(下髎) BL 34

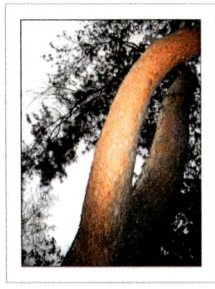

여기!
대둔근, 요천근막을 자극한다. 대둔근과 요천막근은 광배근, 햄스트링 근육이 결부된다. 광배근의 문제는 천골, 장골 결합이 어긋난 것처럼 느껴지고 엉치 부위가 빠질 듯한 무력한 통증이 있고 광배근이 체간의 회전근육이라는 점을 명심한다. 치질, 탈항, 직장의 문제는 혈 자극과 함께 대둔근의 강화가 필수적이다.

通經活絡

[명명(命名)] 료(髎)는 말(馬), 가랑이 뼈, 또는 뼈 속에 구멍이 있다는 뜻이니, 엉치 뼈 구멍에 있는 네 번째 혈이라는 뜻이다.

[취혈(取穴)] 복와위 자세로 둔 중앙부(臀中央部) 선골 위에서 취혈한다. 선추 5개가 유합되어 선골이 될 때 상하로 뚫린 4대(對), 즉 좌우 8개의 구멍이 있는데 이 구멍을 선골공이라 한다. 이 선골공의 맨 아래 구멍, 즉 제1선골공이 하료이다. 좌우 장골능의 가장 높은 곳을 연결한 선을 야코비선이라 하고, 이 선은 거의 제4요추극돌기상을 통과한다. 이 제4요추극돌기의 밑에 제5요추극돌기를 찾는다. 이 제5요추극돌기와 정중선골능(선골후면 중앙에 극돌기 모양을 느낀다) 위쪽 중앙에 가점을 정한다.

[침향(鍼響)] 산(酸), 창(脹), 통감(痛感)이 둔과 허리, 복중으로 방산한다.

[조작(操作)] 0.7~1寸 직자(直刺)한다. 뜸을 뜰 수 있다.

[적응증(適應症)] 치질(痔疾), 회음부통(會陰部痛), 요통(腰痛), 월경부조(月經不調), 소복통(少腹痛), 통경(痛經), 대하(帶下), 소변불리(小便不利), 양위(陽萎), 유정(遺精), 탈항(脫肛)

[배혈(配穴)] 장강, 승산과 배합하여 대변 하혈 및 항문 병을 치료한다.

[비고] <소문, 자요통편> 족태양, 궐음, 소양맥이 좌우로 중간에 교차한다.

(35) 회양(會陽) BL 35 - 異名: 利機

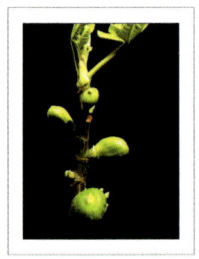

여기!
대둔근의 발통점이다. 골반저근육 내폐쇄근을 자극하기 위해서는 자침 방향을 좌골공 쪽으로 자입한다. 내폐쇄근은 항문이 가득한 느낌의 통증과 직장에 무거운 느낌을 주며 변을 보고도 개운치 못한 느낌을 주는 근육이다.

利氣疏通

[명명(命名)] 수태양 소장경, 족태양 방광경, 그리고 양경을 총괄하는 독맥이 만나는 곳이어서 회양(會陽)이라는 이름을 붙였다.

[취혈(取穴)] 두 무릎을 구부리고 머리를 땅에 대고 궁둥이를 위로 올린 자세로 항문부(肛門部)에서 취혈한다. 항문 바로 위에 있는 미골의 끝에서 양옆으로 5분(分)이 회양(會陽)이다.

[침향(鍼響)] 산(酸), 창(脹), 통감(痛感)이 등과 허리, 복중으로 방산한다.

[조작(操作)] 1~1.5寸 직자(直刺)한다. 뜸을 뜰 수 있다.

[적응증(適應症)] 치질(痔疾), 요통, 대하, 회음통(會陰痛), 장염(腸炎), 양위(陽萎), 변혈(便血), 부녀 생식기질환(婦女生殖器疾患)

[배혈(配穴)] 장강, 관원, 중극, 승산과 배합하여 치질을 치료하고 음부가 가려운 증상을 치료한다.

(36) 승부(承扶) BL 36 - 異名: 肉隙, 陰關, 皮部, 扶承

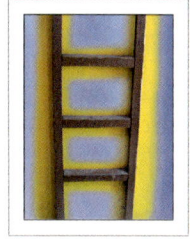

여기!
대둔근, 함스트링의 대퇴이두근 장두가 자극된다. 대퇴이두근 장두는 대둔근과 함께 고관절을 신전시키며 슬관절을 굴곡하는 근육이며 대퇴후부를 형성하는 근육으로 주로 슬관절후부 상면의 대퇴를 저리게 한다. (좌골신경통)

舒筋活絡

[명명(命名)] 승(承)은 받는다, 부(扶)는 돕는다는 뜻이므로 승부(承扶)혈은 다리가 약할 때 받들어 도울 수 있는 혈이 된다.

[취혈(取穴)] 복와위 자세로 볼기와 넓적다리, 즉 둔부(臀部)와 대퇴의 접합부 중앙에서 취혈한다. 앞으로 엎드려 누우면 볼기 끝에 둥그스름한 가로무늬, 즉 횡문(橫紋)이 생긴다. 바로 이 횡문의 중앙이 승부이다.

[침향(鍼響)] 산(酸), 창(脹), 통감(痛感)이 허리, 대퇴로 방산한다.

[조작(操作)] 1~2寸 직자(直刺)한다. 뜸을 뜰 수 있다.

[적응증(適應症)] 요통(腰痛), 좌골신경통(坐骨神經痛), 치질(痔疾), 요저통(腰骶痛), 하지탄탄(下肢癱瘓)

[배혈(配穴)] 신유, 풍시, 족삼리, 삼음교와 배합하여 허리, 다리통증, 하지마비를 치료한다.

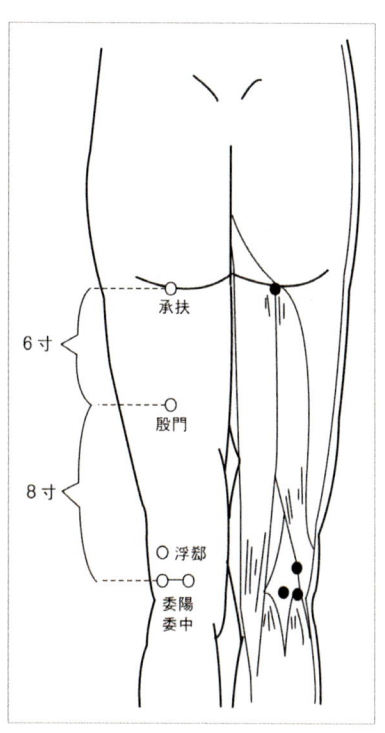

(37) 은문(殷門) BL 37

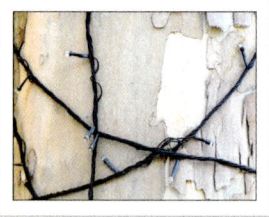

여기!
햄스트링의 반건양근, 반막양근이 자극된다. 햄스트링은 하지거상 검사 시 근육이완이 잘되지 않는 경우 후부가 당기는 통증을 나타내며 단축긴장 시는 윗몸 앞으로 굽히기 동작 시 제한을 받는다.

調三焦氣

[명명(命名)] 은(殷)은 많다, 크다, 가운데라는 뜻이므로 은문이란 넓적다리 가운데 있으면서 허리가 갑자기 끊어질 듯 아픈 증상 등에 치료 효과가 좋은 혈이다.

[취혈(取穴)] 복와위 자세로 넓적다리 뒤쪽 중앙 부위에서 취혈한다. 볼기 횡문 중앙에 있는 승부 직하 6寸이 은문이다. 골도법상 둔횡문(臀橫紋)과 오금, 즉 슬횡문(膝橫紋) 사이는 15寸이다.

[침향(鍼響)] 산(酸), 창(脹), 통감(痛感)이 허리, 대퇴로 방산한다.

[조작(操作)] 1~1.5寸 직자(直刺)한다. 뜸을 뜰 수 있다.

[적응증(適應症)] 좌골신경통(坐骨神經痛), 편마비(片麻痺), 하지운동장애(下肢運動障害), 요배통(腰背痛), 하지마비(下肢麻痺), 하지탄탄(下肢癱瘓)

[배혈(配穴)] 신유, 위양과 배합하여 요통으로 굽히지 못하는 증상을 치료한다.

(38) 부극(浮郄) BL 38

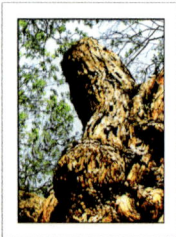

여기!
대퇴이두근의 단두가 자극된다. 심부자극 시 비복근 외측두를 자극한다. 대퇴이두근의 단두와 비복근의 외측두는 슬관절 후부의 당기는 통증을 발생시킨다. 측광근과의 관계로 슬관절 통증과 대퇴외측 부위의 통증도 연계된다.

疏肝. 利氣. 通絡

[명명(命名)] 부(浮)는 뜨다, 넘치다. 극(郄)은 뼈와 살 사이 틈 구멍이라는 뜻이니 부극은 경기가 구멍 속에 떠 있어서 넘친다는 뜻의 혈이다.

[취혈(取穴)] 복와위 자세로 오금, 즉 슬와부(膝窩部)에서 취혈한다. 슬와횡문(膝窩橫紋) 중앙점이 위중인데 이 위중에서 외측으로 일횡지(1橫指: 1寸)가 위양이고 이 위양에서 위로 일횡지가 부극이다.

[침향(鍼響)] 산(酸), 창(脹), 통감(痛感)이 허리, 무릎으로 방산한다.

[조작(操作)] 1~1.5寸 직자(直刺)한다. 뜸을 뜰 수 있다.

[적응증(適應症)] 슬관절통(膝關節痛), 비골신경통(腓骨神經痛), 급성위장염(急性胃腸炎), 방광염(膀胱炎), 변비(便秘)

[배혈(配穴)] 승산, 곤륜과 배합하여 소퇴가 졸아드는 증상을 치료한다.

(39) 위양(委陽) BL 39

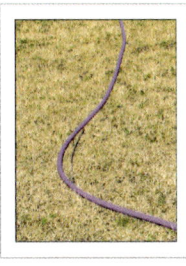

여기!
비복근의 외측두와 족저근을 자극한다. 주로 비복근외측두의 긴장이 문제가 된다. 강자극을 하면 슬관절 자체의 염증이나 상하로 연결되는 근육의 긴장을 완화시킨다.

通三焦, 疏水道, 利膀胱

[명명(命名)] 위(委)는 굽힌다. 여기서는 위중혈을 뜻하고 양(陽)은 양의 부위, 곧 안쪽은 음이고 바깥쪽은 양이 되므로 여기서는 바깥쪽을 말한다. 그러므로 위양혈은 위중혈에서 바깥쪽에 있는 혈임을 알 수 있다.

[취혈(取穴)] 복와위 자세로 오금, 즉 슬와부(膝窩部)에서 취혈한다. 슬와횡문(膝窩橫紋) 중앙점이 위중인데 외측으로 1寸이 위양이다.

[침향(鍼響)] 산(酸), 창(脹), 통감(痛感)이 허리, 무릎으로 방산한다.

[조작(操作)] 0.5~1寸 직자(直刺)한다. 뜸을 뜰 수 있다.

[적응증(適應症)] 비복근경련(腓腹筋痙攣), 비골신경통(腓骨神經痛), 요

통(腰痛), 슬관절통(膝關節痛), 신염(腎炎), 유미뇨(乳糜尿), 방광염(膀胱炎), 변비(便秘)

[배혈(配穴)] 승산, 중봉, 여태와 배합하여 하지가 냉한 증상을 치료한다.

(40) 위중(委中) BL 40 - 異名: 血郄, 郄中, 委中央

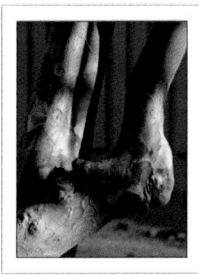

여기!
비복근 내측두를 자극한다. 이 근육은 종아리에 쥐가 나게 하고 알이 밴 듯한 느낌을 갖게 하는 근육이다. 햄스트링의 내측 근육인 반건양근과 반막양근과 연결되는 점에서 대퇴 후부의 통증과 내전근에 만성적 긴장을 전이한다.

淸血泄熱, 舒筋通絡, 祛風濕, 利腰膝, 止吐瀉

[명명(命名)] 위(委)는 굽힌다, 중(中)은 가운데를 뜻하므로 위중혈은 굽혀지는 곳에서 가운데에 있는 혈임을 알 수 있다.

[취혈(取穴)] 복와위 자세로 오금, 즉 슬와부(膝窩部)에서 취혈한다. 슬와횡문(膝窩橫紋) 중앙점이 위중(委中)이다.

[침향(鍼響)] 산(酸), 창(脹), 통감(痛感)이 허리, 무릎으로 방산한다.

[조작(操作)] 0.5~1寸 직자(直刺)한다. 뜸을 뜰 수 있다.

[적응증(適應症)] 요통(腰痛), 좌골신경통(坐骨神經痛), 슬통(膝痛), 유정(遺精), 양위(陽萎), 소변불리(小便不利), 급성요배통(急性腰背痛), 하지급슬관절부병증(下肢及膝關節部病症)

[배혈(配穴)] 신유, 관원유, 환도, 족삼리, 삼음교와 배합한다.

[비고] 족태양경(足太陽經)의 합혈(合穴)이다

(41) 부분(附分) BL 41

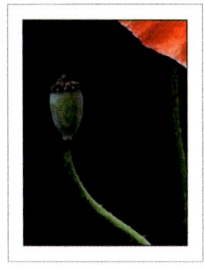

여기!
승모근을 자극한다. 직자 시는 견갑거근을 하향 자하면 능형근을 자극한다. 견갑거근 자극 시는 항강증. 경추의 회전 제한과 견갑골 내측연을 따라 방사되는 섬광 통증을 제거하고 능형근 자극 시는 능형근 자체의 통증과 견갑골 내측연의 통증을 해소한다.

疏風散寒, 舒筋活絡

[명명(命名)] 부(附)는 옆에 붙는다, 분(分)은 나눈다는 뜻이니 풍문혈로 시작되는 방광경 제1선 옆에 붙어 있어 2선으로 나누어진 부분의 첫 혈을 나타낸다. 소장경이 방광경과 만나는 곳이다. 그러므로 새끼손가락이 아플 때 이 부위에 통증이 있고 이 부위에 통증이 있을 때 소장경의 혈로 나을 수 있는 것이다.

[취혈(取穴)] 상배부에서 개갑 자세로 취혈한다. 후정중선 제2흉추극돌기 밑에 있는 함요처—이곳은 경혈이 없음—에서 양옆으로 1.3寸이 부분이다. 골도법으로 후정중선에서 견갑골 내 측연(肩胛骨內側緣)이 3寸이고 여기서 상하로 똑바로 연결한 선을 배부 2측선(背部)이라 하는데 이 선상에서 취혈한다.

[침향(鍼響)] 산(酸), 창(脹), 통감(痛感)이 흉부와 등으로 방산한다.

[조작(操作)] 0.5 사자(斜刺)한다. 뜸을 뜰 수 있다. 심자(沈刺)하지 않는다.

[적응증(適應症)] 견배통(肩背痛), 항강회고불능(項强回顧不能), 견, 항, 배부산통(肩, 項, 背部酸痛), 주비마목(肘臂麻木)

[배혈(配穴)] 대추, 견료, 견우, 천종과 배합하여 어깨, 등허리가 당기는 증상을 치료한다.

(42) 백호(魄戶) BL 42

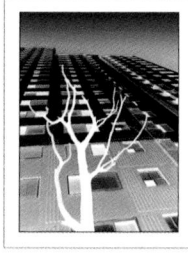

여기!
승모근을 자극한다. 심자 시는 능형근을 자극한다. 능형근의 통증이 만성적으로 깊이 퍼져있으면서 촉진이 어려운 환자의 검사 시 압통을 확인할 수 있다.

宣通肺氣, 平喘止咳

[명명(命名)] 폐에서는 여러 정신작용 중 '백(魄)'을 간직하고 있는데 그 백(魄)이 머무는 곳, 호(戶)를 백호라 하는 것이다. 이 백호(魄戶)혈은 폐에 병이 있으면서 정서불안이나 신경과민 등이 겹쳤을 때 옆의 폐유혈보다 더 나은 효과를 기대할 수 있는 혈이다.

[취혈(取穴)] 상배부에서 개갑 자세로 취혈한다. 후정중선 제3흉추극돌기 밑에 있는 독맥의 신주에서 양옆으로 3寸이 백호(魄戶)이다. 또 폐유 외측 1.5寸이기도 하다. 3寸 취혈 요령은 부분과 같다.

[침향(鍼響)] 산(酸), 창(脹), 통감(痛感)이 흉부와 등으로 방산한다.

[조작(操作)] 0.5 사자(斜刺)한다. 뜸을 뜰 수 있다. 심자(沈刺)하지 않는다.

[적응증(適應症)] 견관절주위염(肩關節周圍炎), 상완신경통(上腕神經痛), 배근통(背筋痛), 제호흡기질환(諸呼吸器疾患), 흉막염(胸膜炎), 항강(項强), 견배통(肩背痛)

[배혈(配穴)] 폐유, 중부, 천종, 척택과 배합하여 기침, 천식을 치료한다.

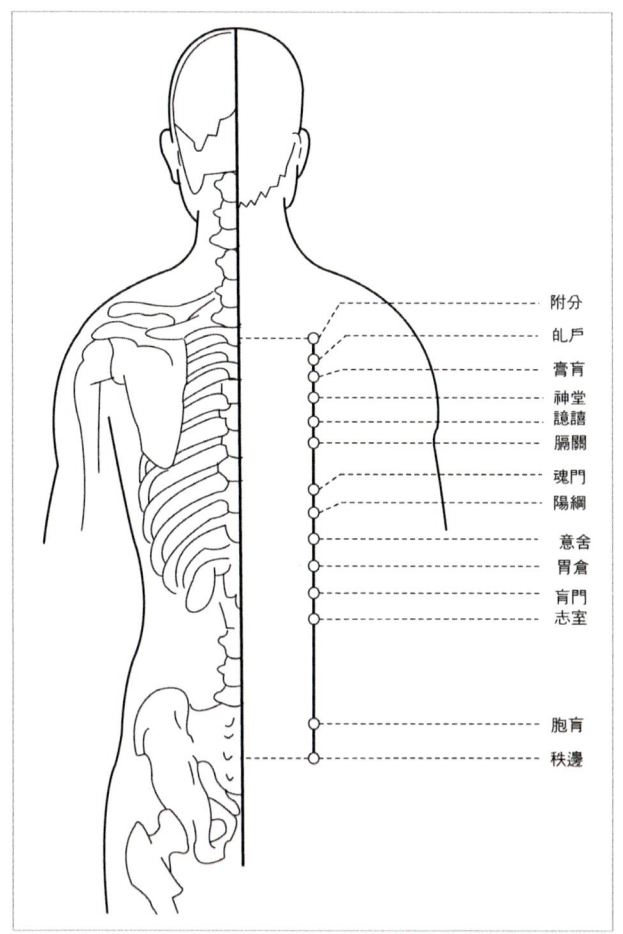

(43) 고황(膏肓) BL 43

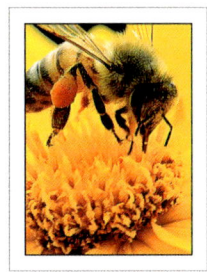

여기!
승모근을 자극한다. 심자 시는 능형근을 자극한다. 상후거근을 자극하려면 늑골까지 심자한다. 상후거근은 견갑골 부위의 심부 통증이 발생되고 통증의 지점을 정확히 알 수 없다. 그리고 호흡 보조근이기도 하다.

補肺健脾, 益氣補虛, 治勞益損, 寧心培腎
(뜸 3~7壯)

[명명(命名)] 고(膏)라는 것은 불치의 어려운 병을 뜻한다. 황(肓)은 명치끝을 말하니 고황(膏肓)이라고 하면 예부터 심장과 기름막 사이로 급한 곳의 비유어로 쓰였으며 의완의 고사에서 비롯되어 난치병을 뜻하게 되었으니 이 혈은 모든 낫기 어려운 병에 잘 듣는 혈이란 뜻이다.

[취혈(取穴)] 상배부에서 개갑 자세로 취혈한다. 후정중선 제4흉추극돌기 밑의 함요처—여기는 경혈이 없음—에서 양옆으로 3寸이 고황이다. 또 궐음유 외측 1.5寸이기도 하다. 3寸 취혈 요령은 부분과 같다.

[침향(鍼響)] 산(酸), 창(脹), 통감(痛感)이 흉부와 등으로 방산한다.

[조작(操作)] 0.3~0.5 사자(斜刺)한다. 뜸을 뜰 수 있다. 심자(沈刺)하지 않는다.

[적응증(適應症)] 위산과다증(胃酸過多症), 호흡기질환(呼吸器疾患), 흉막염(胸膜炎), 견관절주위염(肩關節周圍炎), 경견완통(頸肩腕痛), 천식(喘息), 일반허약(一般虛弱), 위통(胃痛), 구토(嘔吐), 복창(腹脹), 변비(便秘)

[배혈(配穴)] 폐유, 신유와 배합하여 폐결핵을 치료한다.

(44) 신당(神堂) BL 44

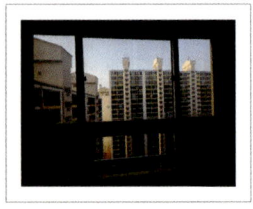

여기!
승모근을 자극한다. 심자 시는 능형근을 자극한다.

疏通和營

[명명(命名)] 심장의 정신작용을 신(神)이라 하며 당(堂)은 흙을 돋우어 높이 지은 집을 뜻한다.

[취혈(取穴)] 상배부에서 개갑 자세로 취혈한다. 후정중선 제5흉추극돌기 밑에 있는 독맥의 신도에서 양옆으로 3寸이 신당(神堂)이다. 또 심유 외측 1.5寸이기도 하다.

[침향(鍼響)] 산(酸), 창(脹), 통감(痛感)이 흉부와 등으로 방산한다.
[조작(操作)] 0.5사자(斜刺)한다. 심자(沈刺)하지 않는다.
[적응증(適應症)] 심장병(心臟病), 배근통(背筋痛), 늑간신경통(肋間神經痛), 기관지염(氣管支炎), 효천(哮喘)
[배혈(配穴)] 심유, 내관과 배합하여 심, 흉의 동통을 치료한다.

(45) 의희(譩譆) BL 45

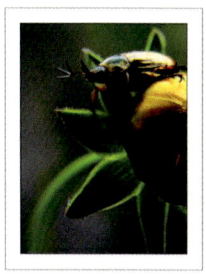

여기!
능형근을 자극하고 심자 시 상후거근을 자극한다.

和氣營衛疏通和營

[명명(命名)] 의(譩)는 트림하는 소리 혹은 탄성을 나타내고 희(譆)는 아파서 소리치는 뜻이니 이곳을 누르거나 침을 찌르면 자연히 의희(譩譆)하고 소리를 지르게 되므로 그 의희(譩譆)하는 말을 그대로 혈이름으로 한 것이다.

[취혈(取穴)] 상배부에서 개갑 자세로 취혈한다. 후정중선 제6흉추극돌기 밑에 있는 독맥(督脈)의 영대(靈臺) 양옆으로 3寸이 의희(譩譆)이다. 또 독유(督兪) 외측 1.5寸이기도 하다. 3寸 취혈 요령은 부분(附分)과 같다.

[침항(鍼響)] 산(酸), 창(脹), 통감(痛感)이 흉부와 등으로 방산한다.
[조작(操作)] 0.5 사자(斜刺)한다. 심자(沈刺)하지 않는다. 뜸을 뜰 수 있다.
[적응증(適應症)] 흉배통(胸背痛), 늑간신경통(肋間神經痛), 심장병(心臟病), 효천(哮喘), 학질(瘧疾), 애역

[배혈(配穴)] 폐유, 전중, 중부, 내관과 배합하여 흉통이 등허리에 미치는 증상을 치료한다.

(46) 격관(膈關) BL 46

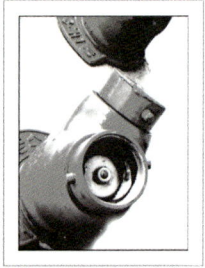

> **여기!**
> 광배근을 자극한다. 심자하면 상흉장늑근을 자극한다. 상흉장늑근은 승모근 하부섬유의 관점과 함께 설명된다. 발통점은 외복사근 상부 섬유, 즉 늑연골 하부에 통증을 일으켜 늑골하부의 답답함, 적체감을 발생시킨다. 좌측은 위장, 우측은 간장과 연결되는 곳이기도 하다.

寧心益氣

[명명(命名)] 관(關)은 관문을 뜻하니 격관(膈關)이란 격을 통과할 수 있는 문을 뜻한다.

[취혈(取穴)] 상배부에서 개갑 자세로 취혈한다. 후정중선 제7흉추극돌기 밑에 있는 독맥의 지양 양옆으로 3寸이 격관이다. 또 격유의 외측 1.5寸이기도 하다.

[침향(鍼響)] 산(酸), 창(脹), 통감(痛感)이 흉부와 등으로 방산한다.

[조작(操作)] 0.5 사자(斜刺)한다. 심자(沈刺)하지 않는다. 뜸을 뜰 수 있다.

[적응증(適應症)] 복통(腹痛), 흉막염(胸膜炎), 위산과다증(胃酸過多症), 늑간신경통(肋間神經痛), 식도경련(食道痙攣), 애기(噯氣)

[배혈(配穴)] 대추, 견료, 천종과 배합하여 척추 등허리가 뻣뻣한 증상을 치료한다.

(47) 혼문(魂門) BL 47 - 異名: 魂戶

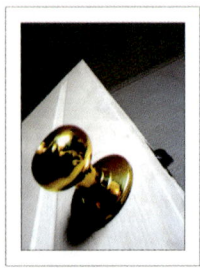

> **여기!**
> 광배근을 지나 장늑근을 자극한다. 광배근은 상지를 내회전, 내전, 신전하는 근육으로 측굴과 연관이 깊은 근육이다.

宣通肺氣

[명명(命名)] 혼(魂)은 간에서 주관하는 정신작용을 말하니 혼문(魂門)혈은 간(肝)에 병이 들었는데 정신적인 요인이나 정서적인 증상이 더 크게 나타날 때 응용할 수 있는 혈이다.

[취혈(取穴)] 상배부에서 개갑 자세로 취혈한다. 후정중선 제9흉추극 돌기 밑에 있는 독맥의 근축 양옆으로 3寸이 혼문이다. 또 간유 외측 1.5寸이기도 하다. 3寸 취혈 요령은 부분과 같다.

[침향(鍼響)] 산(酸), 창(脹), 통감(痛感)이 흉부와 등으로 방산한다.

[조작(操作)] 0.5 사자(斜刺)한다. 심자(沈刺)하지 않는다. 뜸을 뜰 수 있다.

[적응증(適應症)] 늑간신경통(肋間神經痛), 신경쇠약(神經衰弱), 간담질환(肝膽疾患), 흉막염(胸膜炎), 위통(胃痛), 협늑통(脇肋痛)

[배혈(配穴)] 심유, 내관과 배합하여 가슴, 등허리 통증과 심장까지 아픈 증상을 치료한다.

(48) 양강(陽綱) BL 48

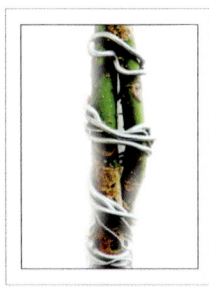

여기!
광배근, 하흉장늑근을 자극한다. 하흉장늑장근은 우측의 경우충수염과 유사한 통증을 일으키고 옆구리 하단의 늑골을 결리게 하는 근육이다. 우측은 간의 질환을 유발시킨다.

淸痰胃, 化濕熱

[명명(命名)] 강(綱)은 벼리, 근본, 법, 대강을 말하니 양강(陽綱)이란 양의 근본양의 대강을 말하는데 이는 담과의 어떤 연관성보다는 양강(陽綱)혈의 가운데 독맥의 중추혈이 등뼈의 중심이 되는 곳에 있는 것과 같이 양강(陽綱)혈도 방광경의 가운데 부분에 있어 방광경의 대강을 나타내고 있다는 뜻이다.

[취혈(取穴)] 상배부에서 개갑 자세로 취혈한다. 후정중선 제10흉추 극돌기 밑에 있는 독맥의 중추 양옆으로 3寸이 양강이다. 또 담유의 외측 1.5寸이기도 하다.

[침향(鍼響)] 산(酸), 창(脹), 통감(痛感)이 흉부와 등으로 방산한다.

[조작(操作)] 0.5 사자(斜刺)한다. 심자(沈刺)하지 않는다. 뜸을 뜰 수 있다.

[적응증(適應症)] 늑간신경통(肋間神經痛), 복명(腹鳴), 복통(腹痛), 소화불량(消化不良), 간염(肝炎), 담낭염(膽囊炎), 위염(胃炎), 장명(腸鳴), 설사(泄瀉)

[배혈(配穴)] 대추, 지양, 간유, 비유, 족삼리, 삼음교와 배합하여 몸에 열이 나며 눈이 누런 증상을 치료한다.

(49) 의사(意舍) BL 49

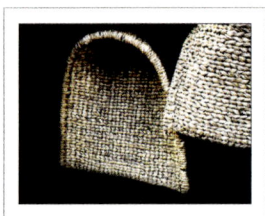

여기!
광배근. 하후거근을 자극한다. 하후거근은 상요추부 통증으로 허리를 굽히거나 신전시킬 때 힘이 들고 복부의 근육과 함께 과부하가 걸리는 근육이다.

疏泄濕熱 健運脾陽

[명명(命名)] 의(意)란 말(言)로 나타내는 마음(心)속을 말함이니 의사(意舍)란 비(脾)의 정신작용에 작용하는 혈인 것이다. 따라서 비(脾)의 병에 듣는 혈이라는 뜻이다.

[취혈(取穴)] 하복부(下腹部)에서 복와위 자세로 취혈한다. 후정중선 제11흉추극돌기 밑에 있는 독맥의 척중 양옆으로 3寸이 의사이다. 또 비유 외측 1.5寸이기도 하다. 3寸 취혈 요령은 부분과 같다.

[침향(鍼響)] 산(酸), 창(脹), 통감(痛感)이 흉부와 등으로 방산한다.

[조작(操作)] 0.5 사자(斜刺)한다. 심자(沈刺)하지 않는다. 뜸을 뜰 수 있다.

[적응증(適應症)] 위통(胃痛), 복만(腹滿), 위부팽만(胃部膨滿), 배통(背痛), 복창(腹脹), 소화불량(消化不良), 소갈(消渴), 황달(黃疸), 설사(泄瀉), 구토(嘔吐).

[배혈(配穴)] 비유, 위유, 신유, 족삼리, 태계와 배합하여 당뇨병을 치료한다.

(50) 위창(胃倉) BL 50

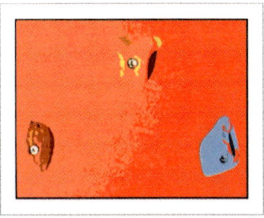

여기!
요방형근의 천층섬유를 자극한다. 요방형근의 이완성 긴장이 촉진된 것은 요추부의 후만이 발생한 것이다. 후만은 복직근, 복사근의 긴장을 의미하며 좌우 요방형근의 불균형은 좌우 외복사근의 불균형을 의미한다.

理氣和胃化濕 理氣暢中

[명명(命名)] 창(倉)이란 창고를 말하며 위(胃) 또한 태창이라고 하니 위창(胃倉)이란 위(胃)를 말한다.

[취혈(取穴)] 하복부(下腹部)에서 복와위 자세로 취혈한다. 후정중선 제12흉추극돌기 밑의 함요처—이곳에는 경혈이 없음—에서 양옆으로 3寸이 위창이다. 또 위유의 외측 1.5寸이기도 하다. 3寸 취혈 요령은 부분과 같다.

[침향(鍼響)] 산(酸), 창(脹), 통감(痛感)이 요부와 등으로 방산한다.

[조작(操作)] 0.5 사자(斜刺)한다. 심자(沈刺)하지 않는다. 뜸을 뜰 수 있다.

[적응증(適應症)] 위통(胃痛), 담석증(膽石症), 식욕부진(食慾不振), 구토(嘔吐), 복창(腹脹), 변비(便秘), 소아식적(小兒食積), 척배통(脊背痛).

[배혈(配穴)] 족삼리, 내관과 배합하여 위복부의 창통을 치료한다.

(51) 황문(肓門) BL 51

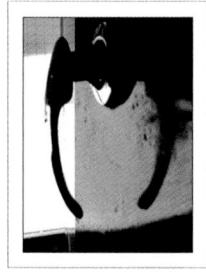

여기!
요방형근의 천층섬유를 자극한다.

淸熱泄熱

[명명(命名)] 황(肓)은 본래 가슴 아래를 말하는데 고서를 보면, 고(膏)의 근본은 구미혈에서 나오고 황(肓)의 근원은 발영에서 나왔다고 하였는데 발영이란 우리가 아는 기해(氣海)혈(기의 바다)을 말하는 것이다. 그러므로 황문(肓門)이란 삼초의 열에너지가 기해(氣海)로 들어가 그 속에 있는 모든 기(氣)에게 에너지를 줄 수 있는, 그리하여 기(氣)로 하여금 활동할 수 있게 하는 혈이 되는 것이다.

[취혈(取穴)] 하복부(下腹部)에서 복와위 자세로 취혈한다. 후정중선 제3흉추극돌기 밑에 있는 독맥의 신주에서 양옆으로 3寸이 백호이다. 또 폐유 외측 1.5寸이기도하다.

[침향(鍼響)] 산(酸), 창(脹), 통감(痛感)이 요부와 등으로 방산한다.

[조작(操作)] 0.5 사자(斜刺)한다. 심자(沈刺)하지 않는다. 뜸을 뜰 수 있다.

[적응증(適應症)] 위통(胃痛), 복통(腹痛), 유선염(乳腺炎), 상복통(上腹痛), 요통(腰痛), 하지탄탄(下肢癱瘓), 산후병증(産後病症)

[배혈(配穴)] 신유, 관원, 차료, 삼음교와 배합하여 뇨폐와 요실금을 치료한다.

(52) 지실(志室) BL 52 - 異名: 精宮

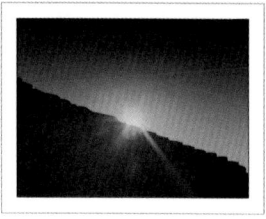

補腎益精 利水導濕
(뜸 3~7壯)

> **여기!**
> 요방형근의 천층 발통점이 촉진되는 곳이다. 요방형근은 신장에 대해 최종적으로 문제를 일으키며 신장계 질환 시 치료를 해야 하고, 특히 외복사근의 증상이 좌측에서 발생하는 경우 병비가 나타날 수 있고 외복사근과 장요근이 손상을 받은 경우는 하복부 장기질환, 서혜부 쪽으로 통증이 방사된다.

[명명(命名)] 지(志)라는 것은 선비(士)의 마음(心)과 같은 것을 뜻하니 곧은 뜻 등을 연상할 수 있는 것이다. 이 지(志)는 신장이 주관하는 정신작용이라는 뜻이다.

[취혈(取穴)] 복와위 자세로 하복부에서 취혈한다. 후정중선 제2요추 극돌기 밑에 있는 독맥의 명문 양옆으로 3寸이 지실(志室)이다. 또 신유 외측 1.5寸이기도 하다. 3寸 취혈 요령은 부분과 같다.

[침향(鍼響)] 산(酸), 창(脹), 통감(痛感)이 요부와 등으로 방산한다.

[조작(操作)] 0.5 사자(斜刺)한다. 심자(沈刺)하지 않는다. 뜸을 뜰 수 있다.

[적응증(適應症)] 요통(腰痛), 신질환(腎疾患), 생식기질환(生殖器疾患-경부조[經不調], 조루[早漏]), 고혈압증(高血壓症), 하리(下痢), 유정(遺精), 양위(陽萎), 유뇨(遺尿), 만성요통(慢性腰痛), 대소변불리(大小便不利)

[배혈(配穴)] 신유, 관원, 삼음교와 배합하여 양위, 유정을 치료한다.

(53) 포황(胞肓) BL 53

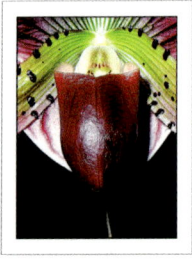

여기!
대둔근을 통과하여 소둔근 후부섬유가 자극된다. 대둔근의 긴장은 요추부를 후만시키고 하복부를 단축 긴장시키고 만성적인 경우 하복부 근육과 연계한다.

舒筋活絡

[명명(命名)] 포(胞)는 자궁을 뜻하고, 황(肓)은 여기서는 혈이라는 뜻으로 사용됐다. 그러므로 포황은 자궁에 병이 들었을 때 쓸 수 있는 혈이라는 뜻이다.

[취혈(取穴)] 복와위 자세로 둔부(臀部), 즉 볼기에서 취혈한다. 선골에 뚫려 있는 제2선골궁 높이로서 후정중선에서 양옆으로 3寸이 포황이다. 차료 상평선상(相平線上)에 있으며 방광유 외측 1.5寸이기도 하다.

[침향(鍼響)] 산(酸), 창(脹), 통감(痛感)이 골반과 다리로 방산한다.

[조작(操作)] 0.5~1寸 직자(直刺)한다. 뜸을 뜰 수 있다.

[적응증(適應症)] 좌골신경통(坐骨神經痛), 요통(腰痛), 월경이상(月經不調), 불임증(不姙症), 요폐(尿閉), 설사(泄瀉), 요저부병증(腰骶部病症)

[배혈(配穴)] 신유, 관원, 삼음교와 배합하여 양위, 유정을 치료한다.

(54) 질변(秩邊) BL 54

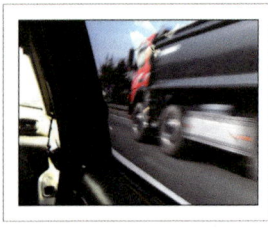

여기!
대둔근과 이상근을 자극한다. 이상근은 천골과 관련된 통증과 이상근의 경직 시 좌골신경을 폐색시켜 눌러진 신경이 지배하는 분절에서 신경증상이 나타난다. 이상근은 비뇨생식기 질환과 연계된다.

疏通經絡, 强健腰膝

[명명(命名)] 질(秩)은 차례로 흘러가는 모양을 말하며 변(邊)은 가장

자리, 곧 끝을 말하니 질변(秩邊)혈은 방광경의 유주가 여기에서 다음 차례로 옮겨가는 가장자리에 있는 혈이라는 뜻이다.

[취혈(取穴)] 복와위 자세로 둔부(臀部), 즉 볼기에서 취혈한다. 선골에 뚫려 있는 제4선골궁 높이로서 후정중선 제4선골능 밑에 있는 독맥의 요유 양옆으로 3寸이 질변이다. 하료 상평선상(相平線上)에 있으며 백환유 외측 1.5寸이기도 하다.

[침향(鍼響)] 산(酸), 창(脹), 통감(痛感)이 골반과 다리로 방산한다.

[조작(操作)] 1.5~2寸 직자(直刺)한다. 뜸을 뜰 수 있다.

[적응증(適應症)] 고관절통(股關節痛), 요통(腰痛), 치질(痔疾), 좌골신경통(坐骨神經痛), 요저통(腰骶痛), 하지위비(下肢痿痺), 소변불리(小便不利), 분강장기병(盆腔臟器病)

[배혈(配穴)] 승부, 은문, 양릉천, 부양, 곤륜과 배합하여 좌골신경통을 치료한다.

(55) 합양(合陽) BL 55

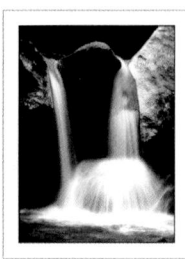

여기!
비복근 사이로 족저근, 슬와근이 심부에서 자극된다. 족저근의 발통점은 하퇴 후부로 방사되는 은근한 통증을 발생시키고 슬와근은 슬관절 후부에 통증을 일으킨다. 이 두 근육은 대퇴직근과 대퇴사두근에 긴장을 전달한다.

利腰膝

[명명(命名)] 족태양경인 방광경 제1선과 방광경 제2선이 합하여서 흐르는 가장처음 혈(위중혈)이기 때문에 합양(合陽)혈이라 부른다.

[취혈(取穴)] 복와위 자세로 슬와횡문(膝窩橫紋) 밑 장딴지 상부에서 취혈한다. 슬와횡문 중앙의 위중 직하 2寸이 합양(合陽)이다. 여기서 2寸이란 골도법상 슬중(膝中)과 외과첨(外踝尖)까지가 16寸이므로 이것을 등분한 치수이다.

[침향(鍼響)] 산(酸), 창(脹), 통감(痛感)이 허리와 다리로 방산한다.

[조작(操作)] 0.7.1寸 직자(直刺)한다. 뜸을 뜰 수 있다.

[적응증(適應症)] 좌골신경통(坐骨神經痛)), 비복근경련(腓腹筋痙攣), 슬관절통(膝關節痛), 요통(腰痛), 하지통(下肢痛), 월경과다(月經過多), 붕루(崩漏), 산통(疝痛)

[배혈(配穴)] 신유, 차료, 관원, 삼음교와 배합하여 양위, 대하, 월경통을 치료한다.

(56) 승근(承筋) BL 56

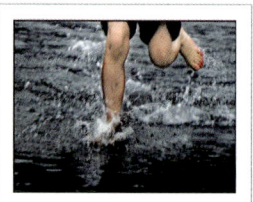

여기!

비복근을 자극한다. 가자미근의 발통점이 심부에서 자극된다. 종아리 심부의 따갑고 쓰린 통증이 방사된다. 비복근 경련 치료 시는 침의 방향을 내상향하여 비복근 경결점을 자극한다.

舒筋活絡

[명명(命名)] 승(承)은 받는다, 근(筋)은 근육을 말하므로 승근이란 근육을 받는다는 뜻이니 장딴지 근육의 경련이 일어났을 때 쓸 수 있는 혈이다.

[취혈(取穴)] 복와위 자세로 장딴지, 즉 비장근(腓腸筋)의 근복 중앙(筋腹中央)에서 취혈한다. 슬와횡문 중앙의 위중 직하 2寸에 있는 승산과 연선(連線)의 중앙점이 승근이다. 장딴지 중앙이 되기도 한다.

[침향(鍼響)] 산(酸), 창(脹), 통감(痛感)이 허리와 다리로 방산한다.

[조작(操作)] 0.5~1.5寸 직자(直刺)한다. 뜸을 뜰 수 있다.

[적응증(適應症)] 좌골신경통(坐骨神經痛), 간헐성파행증(間歇性跛行症), 두통(頭痛), 요배강통(腰背强痛), 소퇴통(小腿痛), 하지마비(下肢麻痺), 치창(痔瘡)

[배혈(配穴)] 족삼리, 위중, 삼음교와 배합하여 소퇴마비를 치료한다.

(57) 승산(承山) BL 57 - 異名: 魚腹, 肉柱, 腸山

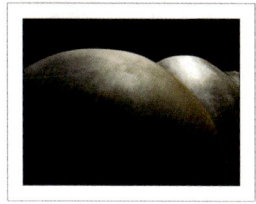

여기!
비복근, 가자미근을 자극한다. 슬관절 굴곡과 족관절의 족저굴곡이 발생하여 길항근인 대퇴사두근과 하퇴 전면부의 근육에 긴장을 주면 경근의 흐름을 방해할 수 있다.

舒筋凉血, 和腸療痔

[명명(命名)] 승(承)은 받는다, 산(山)은 언덕이나 구릉을 뜻하므로 승산혈은 볼록하여 도톰한 장딴지 근육 바로 아래에 있어 언덕 모양의 근육을 받치고 있다는 뜻도 되며 등의 양쪽 근육이 마치 산처럼 되어 있기 때문에 그 근육을 치료하는 혈이라는 뜻도 있다.

[취혈(取穴)] 복와위 자세로 장딴지의 비장근(腓腸筋) 끝에서 취혈한다. 슬와횡문 중앙의 위중과 외과첨 높이의 발뒤축과 중앙점이 승산이다. 골도법상 슬중(膝中)과 외과첨 사이가 16寸이므로 위중 직하 8寸이 되기도 한다. 또 장딴지에 힘을 주었을 때 장딴지 중간 부위에 나타나는 인자(人字) 모양의 무늬 중간이기도 하다.

[침향(鍼響)] 산(酸), 창(脹), 통감(痛感)이 허리와 다리로 방산한다.

[조작(操作)] 0.5~1.5寸 직자(直刺)한다. 뜸을 뜰 수 있다.

[적응증(適應症)] 비복근경련(腓腹筋痙攣), 치질(痔疾), 좌골신경통(坐骨神經痛), 간헐성 파행증(間歇性跛行症), 요퇴통(腰腿痛), 비장근경련(腓腸筋痙攣), 하지탄탄(下肢癱瘓), 치창(痔瘡), 탈항(脫肛).

[배혈(配穴)] 신유, 위중, 양릉천, 후계와 배합하여 허리와 등허리 동통을 치료한다.

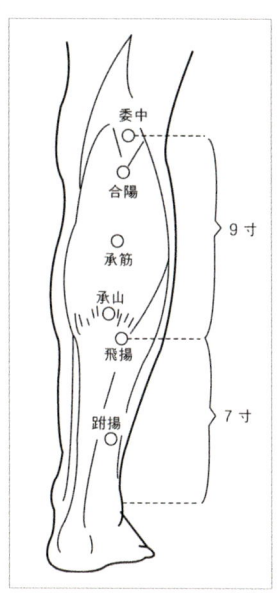

(58) 비양(飛陽) BL 58 - 異名: 闕陽

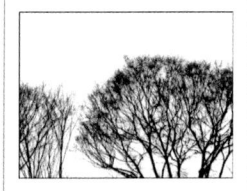

여기!
가자미근의 발통점을 자극한다. 심부는 장모지굴근을 자극한다. 천장골 부위의 통증 및 동측의 안면에 저린 증상을 일으킨다. 안면신경마비의 전조증으로 오진하기도 하며 통증의 만성화로 안면신경마비가 될 수도 있다.

祛太陽經邪, 散經絡風濕, 淸熱消腫

[명명(命名)] 비(飛)는 '날다'라는 뜻이 있으므로 비양(飛陽)혈은 족태양 방광경이 여기에서 갈라져 신경으로 날아가는 곳, 곧 방광경의 낙혈임을 알 수 있다.

[취혈(取穴)] 하퇴(下腿) 하부 외측에서 취혈한다. 외과첨 뒤쪽에 있는 곤륜 직상 7寸이 비양(飛陽)이다. 비골후연(腓骨后緣)으로 승산의 외하방(外下方) 1寸이기도 하다. 여기서 7寸은 골도법상 슬중과 외과첨이 16寸이므로 이것을 등분한 것이다.

[침향(鍼響)] 산(酸), 창(脹), 통감(痛感)이 다리와 발끝으로 방산한다.

[조작(操作)] 0.7~1寸 직자(直刺)한다. 뜸을 뜰 수 있다.

[적응증(適應症)] 하지통(下肢痛), 하지근운동마비(下肢 筋運動痲痺), 풍습성관절염(風濕性關節炎), 신염(腎炎), 방광염(膀胱炎), 각기(脚氣), 치창(痔瘡), 탈항(脫肛)

[배혈(配穴)] 환도, 족삼리, 삼음교와 배합하여 허리와 다리 통증을 치료한다.

[비고] 족태양경(足太陽經)의 락혈(絡穴)이다.

(59) 부양(跗陽) BL 59 - 異名: 附陽, 付陽

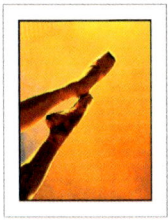

여기!
가자미근을 통과하여 장모지굴근이 자극된다. 발바닥 근육들의 긴장이 가자미근을 자극할 수 있다. 가자미근의 손상이 발바닥 근육들에 전이될 수도 있다. 발바닥의 문제는 신체 전체의 균형과 연관하여 생각한다.

舒筋活絡 (뜸 3~7壯)

[명명(命名)] 부(跗)라는 것은 발등을 말하니 부양혈은 발등 쪽에서도 바깥쪽에 있는 혈이 되는 것이다. 우리 선조들이 입었던 한복에서 대님을 이 부위에 묶었는데 이 부위를 압박하면 먼 길을 걸었을 때 훨씬 덜 피곤하다는 것을 알았음이 분명하다.

[취혈(取穴)] 하퇴(下腿) 하부외측에서 취혈한다. 외과첨 뒤쪽에 있는 곤륜 직상 7寸이 부양(跗陽)이다. 여기서 3寸은 골도법상 슬중과 외과첨이 16寸이므로 이것을 등분한 것이다.

[침향(鍼響)] 산(酸), 창(脹), 통감(痛感)이 다리와 발끝으로 방산한다.

[조작(操作)] 0.7~1寸 직자(直刺)한다. 뜸을 뜰 수 있다.

[적응증(適應症)] 좌골신경통(坐骨神經痛), 족관절통(足關節痛), 두항동통(頭項疼痛), 두현(頭眩), 과통(踝痛), 하지탄탄(下肢癱瘓)

[배혈(配穴)] 풍시, 위중, 행간과 배합하여 허리 다리의 통증을 치료한다.

[비고] 족태양경(足太陽經)의 극혈(隙穴)이다.

(60) 곤륜(崑崙) BL 60 - 異名: 下崑崙, 呂細

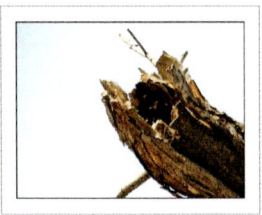

여기!
장모지굴근건, 장·단비골근건, 후경골근건, 장지굴근건 등이 지나간다. 아킬레스건염은 후경골근건의 강자극을 요한다.

祛太陽經邪, 理胞官淸血, 舒筋化濕, 健腰强腎, 消腫止痛 (뜸 3~7壯)

[명명(命名)] 곤륜산은 중국인들이 자랑하는 산중의 산인데 바깥 복사뼈를 그 산으로 보고 산 아래에 있는 우묵한 곳이라 하여 곤륜(崑崙)이라는 이름을 붙였다.

[취혈(取穴)] 발목 바깥 복사뼈, 즉 족관절 외과부에서 취혈한다. 외과첨과 아킬레스건(腱)과 중간 함요부가 곤륜(崑崙)이다.

[침향(鍼響)] 산(酸), 창(脹), 통감(痛感)이 다리와 발끝으로 방산한다.

[조작(操作)] 0.5 직자(直刺)한다. 뜸을 뜰 수 있다.

[적응증(適應症)] 족관절통, 좌골신경통(坐骨神經痛), 두통(頭痛), 설사(鷄鳴下痢), 요배통(腰背痛), 항강통(項强痛), 하지탄탄(下肢癱瘓)

[배혈(配穴)] 백회, 풍지, 합곡, 후계, 신맥과 배합하여 간질병을 치료한다. 발목이 굵은 사람은 잔병이 많다고 하였고 산을 잘 타는 사람들은 모두 발목이 가늘며 신이 약할 때는 발목 주위의 혈들을 많이 응용하라고 하였으니 발목은 신장의 기능을 알아볼 수 있는 곳이 된다. 이를 역으로 신장이 약한 사람은 발목을 돌려주거나, 많이 걷거나, 산을 많이 타면 신장이 강해지는 것을 짐작할 수 있다.

[비고] 족태양경(足太陽經)의 경혈(經穴)이다.

(61) 복삼(僕參) BL 61 - 異名: 安邪

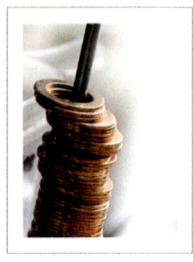

여기!
종골에 부착된 가자미근, 비복근의 거에 대한 강자극을 줄 때 사용한다. 가자미근, 비복근이 함스트링, 대둔근, 척추기립근 등에 과긴장을 초래하는 기전이 만성화될 때 치료된다.

通經活絡, 消腫止痛

[명명(命名)] 복(僕)은 머슴, 시중든다는 뜻이며 삼(參)은 교재한다, 참여한다는 뜻이니 복삼(僕參)이란 항시 우리 몸을 지탱해주고 시중들어 주는 발뒤꿈치 부위에 있으면서 신경의 태충혈과 서로 연결되어 있음

을 말하는 것이다.

[취혈(取穴)] 발목 밑 발뒤꿈치 뼈, 즉 족관절의 하부종골의 측하방에서 취혈한다. 외과첨 뒤쪽 곤륜 직하 종골(踵骨)의 함요부가 복삼(僕參)이다. 곤륜 직하 2횡지 즉약 1.5寸이 되는 부위이기도 하다.

[침향(鍼響)] 산(酸), 창(脹), 통감(痛感)이 다리와 발끝으로 방산한다.

[조작(操作)] 0.2~0.3 직자(直刺)한다. 뜸을 뜰 수 있다.

[적응증(適應症)] 종골통(踵骨痛), 족근통(足跟痛), 하지위약(下肢痿弱), 전간(癲癇), 각기(脚氣), 족과통(足踝痛)

[배혈(配穴)] 승산, 태계, 곤륜과 배합하여 발꿈치 통증을 치료한다. 아무 이상 없이 아픈 후두통에 시구한다.

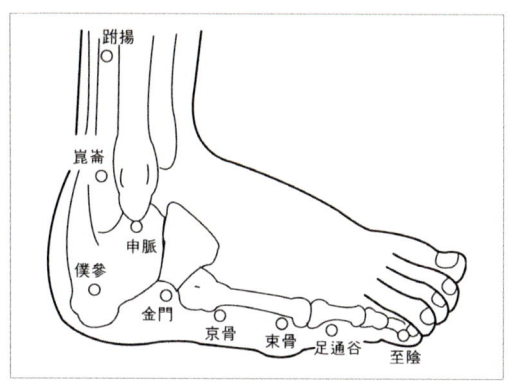

(62) 신맥(申脈) BL 62 - 異名: 鬼路

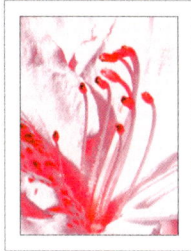

여기!

장·단비골건을 자극한다. 하퇴외측을 비롯한 대퇴의 외측을 통과하는 족소양경근의 증상이 함께 나타나거나 발목의 균형이 무너져 발목이 내반되어 있는 경우 압통을 확인 치료한다.

疏表邪, 治風痰, 寧神志, 舒筋脈

[명명(命名)] 신(申)은 펴다, 맥(脈)은 경맥을 뜻하니 신맥은 무엇인가

잘 펴지지 않을 때 펼 수 있는 혈이란 뜻이다. 또한 신자는 밭전(田)자에서 위아래로 점이 하나씩 더 나왔기 때문에 농사가 잘되기 위하여 하늘과 땅에 부탁한다는 뜻도 있어 우리 몸에 상·중·하초를 고루고루 통하는 혈도 되는 것이다.

[취혈(取穴)] 바깥 복사뼈, 즉 외과부(外踝部)에서 취혈한다. 외과하연의 중앙 함요부가 신맥이다. 바깥 복사뼈를 손끝으로 눌러보면 밑으로 뼈가 끝나며 약간 손끝이 들어가는 곳이다.

[침향(鍼響)] 산(酸), 창(脹), 통감(痛感)이 다리와 발끝으로 방산한다.

[조작(操作)] 0.2~0.3 직자(直刺)한다. 뜸을 뜰 수 있다.

[적응증(適應症)] 두통(頭痛), 족관절통(足關節痛), 현운(眩暈), 두항동통(頭項疼痛), 전간(癲癇), 정신병(精神病), 요퇴통(腰腿痛)

[배혈(配穴)] 백회, 풍지, 심유, 후계와 배합하여 간질병을 치료한다. 하지 전체와 족 전체 부인병에 신효하다.

(63) 금문(金門) BL 63

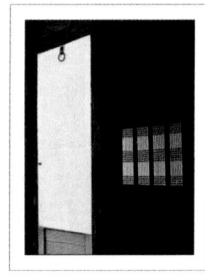

여기!
족저방형근, 단지굴근을 자극한다. 침의 방향에 따라 장·단비골근건을 자극한다. 발바닥의 외측으로 체중이 지지되는 경우 굳은살을 볼 수 있고 외측 족부의 이완이 일어날 수 있다.

導水濕祛痰

[명명(命名)] 금(金)은 황금을 뜻하기 때문에 금문혈은 방광경에서 생기는 급성병이나 통증이 심할 때 그 증상을 없애주는 황금같이 소중한 극혈이 되는 것이다.

[취혈(取穴)] 바깥 복사뼈 밑의 발등, 즉 외과하부 족배상에서 취혈한다. 손끝으로 외과전하방(外踝前下方)의 약 5分 되는 곳을 눌러보면 제5중족골의 조면(粗面―거친 곳)이 촉감되는데 이 조면의 후방 함요부

가 금문(金門)이다.

[침향(鍼響)] 산(酸), 창(脹), 통감(痛感)이 다리와 발끝으로 방산한다.

[조작(操作)] 0.3~0.5 직자(直刺)한다. 뜸을 뜰 수 있다.

[적응증(適應症)] 족관절통(足關節痛), 골단염(骨端炎), 전간(癲癇), 소아경풍(小兒驚風), 두통(頭痛), 정신병(精神病)

[배혈(配穴)] 소퇴의 시큰한 통증은 승산, 승근과 배합한다. 팔목 염좌에 강자극한다.

[비고] 족태양경(足太陽經)의 극혈(隙穴)이다.

(64) 경골(京骨) BL 64

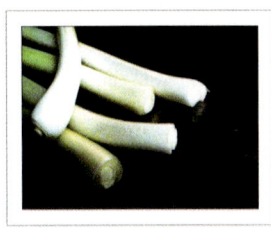

여기!!
소지 외전근을 자극한다. 심부자극 시는 단소지굴근이 자극된다. 가자미근이 신경을 폐색하는 경우 이 부위에서 마목감이 나타난다.

祛風疎邪, 寧心淸腦

[명명(命名)] 경(京)은 수도, 골(骨)은 뼈를 뜻하는데 옛날에는 발목뼈를 경골이라 하였고 다섯 번째 경골 바로 뒤에 있기 때문에 그대로 경골이란 이름을 붙인 것이다.

[취혈(取穴)] 발등 바깥쪽, 즉 족배 외측의 발바닥과 발등의 경계선인 족적백육제(足赤白肉際)의 중앙 부위에서 취혈한다. 적백육제(赤白肉際) 중앙에 손끝을 대고 살며시 뒤쪽으로 밀고 올라가면 뼈가 걸리고 함요부가 나타난다. 이곳이 제5중족골조면의 외측 함요부이다.

[침향(鍼響)] 산(酸), 창(脹), 통감(痛感)이 발목과 발끝으로 방산한다.

[조작(操作)] 0.3~0.5 직자(直刺)한다. 뜸을 뜰 수 있다.

[적응증(適應症)] 염좌(捻挫), 족배통(足背痛), 좌골신경통(坐骨神經痛), 두통(頭痛), 항통(項痛), 심근염(心筋炎), 뇌막염(腦膜炎), 전간(癲癇), 요퇴통(腰腿痛), 비질(鼻疾)

[배혈(配穴)] 내관, 통리, 심유와 배합하여 심통을 치료한다.
[비고] 족태양경(足太陽經)의 원혈(原穴)이다.

(65) 속골(束骨) BL 65 - 異名: 刺骨

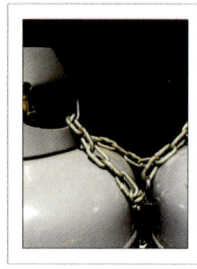

여기!
소지외전근, 단소지굴근이 자극된다. 소지측의 굳은살은 체중 분산이 잘되지 않아 소지측으로 체중 지탱이 되는 경우로 본다.

利氣降逆

[명명(命名)] 속(束)은 나무를 다발로 묶는다는 뜻이니 발목뼈와 발가락뼈가 만나서 서로 묶어지는 형태의 뼈 바로 뒤에 있기 때문에 속골이라는 이름을 붙인 것이다.

[취혈(取穴)] 발등 바깥쪽, 즉 족배 외측의 발바닥과 발등의 경계선인 족적백육제(足赤白肉際)의 중앙 부위에서 취혈한다. 손끝을 앞으로 살며시 밀고 올라가면 뼈가 걸리고 함요부가 나타난다. 이곳이 제5중족골소두(中足骨小頭)의 후외측(后外側)에 있는 함요부이다.

[침향(鍼響)] 산(酸), 창(脹), 통감(痛感)이 발목과 발끝으로 방산한다.

[조작(操作)] 0.3~0.5 직자(直刺)한다. 뜸을 뜰 수 있다.

[적응증(適應症)] 측두통(側頭痛), 두항통(頭項痛), 학질(瘧疾), 목예(目翳), 전간(癲癇), 정신병(精神病)

[배혈(配穴)] 대장유, 비유, 천추, 중완과 배합하여 이질, 설사를 치료한다.

[비고] 족태양경(足太陽經)의 유혈(俞穴)이다.

(66) 족통곡(足通谷) BL 66

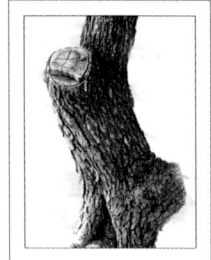

여기!
장지굴근에 자극된다. 소지에 통증이 나타나거나 발바닥 전체에 압통이 발생된다.

疎導經氣

[명명(命名)] 통(通)은 통한다, 곡(谷)은 계곡이므로 방광경이 이 부위를 흐를 때 마치 그 움푹 파인 느낌이 계곡과 같으므로 그 계곡을 통과한다는 뜻에서 통곡혈(通谷)이라 이름을 지었는데 이곳을 찌르면 통곡할 정도로 아픈 곳이다.

[취혈(取穴)] 새끼발가락, 즉 소지(小趾) 외측에서 취혈한다. 다섯째발가락과 발의 관절 전외측함요부(前外側陷凹部)가 족통곡(足通谷)이다. 새끼발가락을 안으로 구부렸을 때 나타나는 횡문의 끝에 해당하는 곳이다.

[침향(鍼響)] 산(酸), 창(脹), 통감(痛感)이 발목과 발끝으로 방산한다.

[조작(操作)] 0.2~0.3 직자(直刺)한다. 뜸을 뜰 수 있다.

[적응증(適應症)] 소지기절관절통(小指基節關節痛), 두통(頭痛), 목현(目眩), 비출혈(鼻出血), 정신병(精神病)

[배혈(配穴)] 천주, 대저와 배합하여 목의 통증을 치료한다.

[비고] 족태양경(足太陽經)의 형혈(滎穴)이다.

(67) 지음(至陰) BL 67

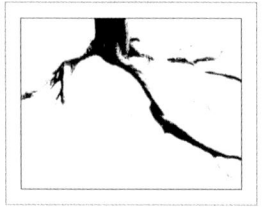

여기!
신체의 균형을 참고하고 경근상의 증상은 전체적으로 확인한다. 소지 발톱의 이상과 굳은살이 박혀 있다면 연관된 경근은 만성화된 증상을 보유하고 있다.

疎癲頭風邪, 淸頭明目, 宣下焦氣機, 矯正胎胃
(뜸 3~7壯) 태위부정, 난산 10~20壯

[명명(命名)] 지(至)는 도달한다, 음(陰)은 족소음신경을 뜻하니 이 지음(至陰)혈에서 신경으로 연결되기 때문에 지음(至陰)이라 했으며, 또한 음부까지도 도달할 수 있기 때문에 이름을 이렇게 지은 것이다.

[취혈(取穴)] 새끼발가락, 발톱 뒤쪽 모퉁이에서 취혈한다. 발톱 뒤의 모퉁이, 즉 지갑각(趾甲角)이 두 곳인데 바깥쪽 모퉁이인 외측 지갑각에서 뒤로 부추 한 잎 넓이만큼 떨어진 곳이다.

[침향(鍼響)] 산(酸), 창(脹), 통감(痛感)이 발목과 발끝으로 방산한다.

[조작(操作)] 0.1寸 천자(淺刺)한다. 뜸을 뜰 수 있다.

[적응증(適應症)] 난산(難産), 두정통(頭頂痛), 태아위치이상(胎兒位置異常), 두항통(頭項痛), 최산(催産), 비색(鼻塞)

[배혈(配穴)] 태양, 열결과 배합하여 편두통을 치료한다.

[비고] 족태양경(足太陽經)의 정혈(井穴)이다.

마무리

본경의 생리기능과 병리반응은 방광(膀胱)에 속(屬)하고 신(腎)에 락(絡)하며 목(目) 내각에서 시작하여 머리 정수리 귀상각을 지나 뇌에 통하고 척추를 따라 허리에 이르러 허리 외측을 따라 오금, 비장(腓腸) 족소지외 끝을 지나며 심, 뇌, 혀, 눈, 코, 귀와 상호 연계되고 그 생리특징은 다혈소기(多血少氣)이며 신시(申時)에 기혈(氣血)이 왕성(旺盛)하고 태양(太陽)은 표(表)를 주재하고 일신의 외위(外位)이고 육경을 총괄하고 따라서 영위를 거느리고 외사가 인체에 침습되면 표가 상하며 그 부는 주도이고 인체는 진액 기화에 의한 수액의 배설을 유지하기 때문에 방광의 개폐기능이 정상을 상실하면 질병이 발생된다. 본경은 힘줄에 생기는 병을 주재하는데 족태양 양기는 기화하여 영양물질을 만들며 내로는 양신하고 외로는 힘줄을 부드럽게 하여 걸음을 걷게 한다. 경기가 실조되면 기가 양기는 쇠약하여 태양한수가 병이 되며 힘줄에 영양을 주지 못하기에 하지, 척추, 등허리에 동통, 마목 운동장애가 생긴다. <영추> 본경이 감동되면 기가 위로 솟아올라 두통이 생기고 통증이 극렬하며 눈알이 빠질 듯하며 목은 뽑히는 듯하고 척주에 통증이 생기며 허리는 끊어지는 듯하고 대퇴는 굽히지 못하며 고금이 결리고 장딴지는 찢어지는 듯하는 등 이러한 증상을 과궐이라 부른다.

10 족소음신경(KI, Kidney Meridian)

[少血多氣]

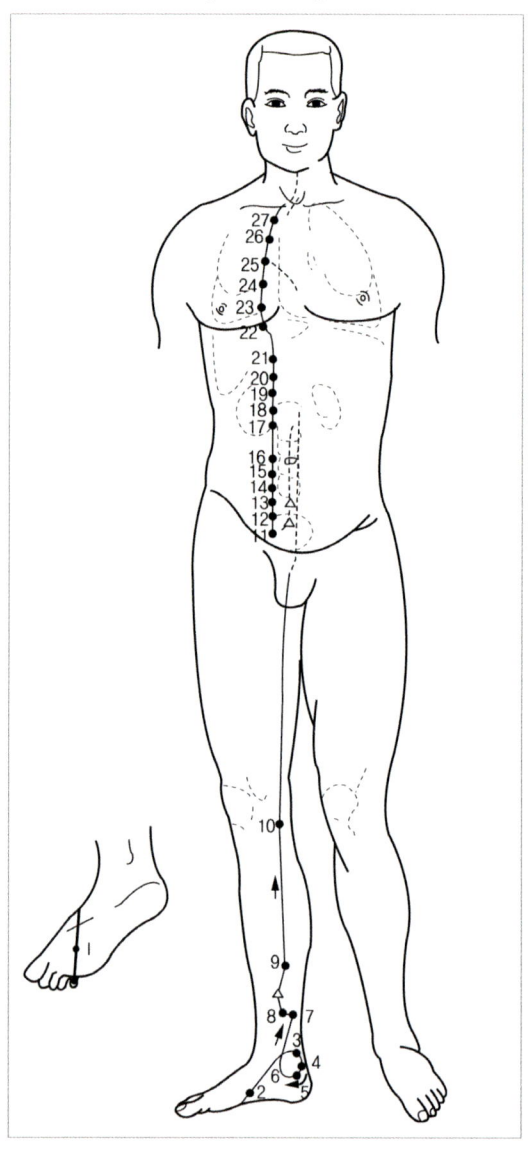

① 순행(循行)

　족소음 신경의 경맥은 족소지(足小趾)①의 하면에서 시작하여 비스듬히 족저 중심(足底中心)의 용천(湧泉)을 거쳐 발의 안쪽 주상골조융 하면(舟狀骨粗隆下面) 연곡(然谷)②으로 나오고, 안쪽 복숭아 뼈(內踝)의 후면(后面)③을 따라 발뒤꿈치④에 분포한다. 여기서 상향(上向)하여 족태음비경(足太陰脾經)과 삼음교(三陰交)에서 교회(交會)하고 장딴지 살⑤을 거쳐, 위로 올라가 슬와(膝窩)⑥의 안쪽을 경유하여 다시 위로 대퇴(大腿) 안쪽의 후방⑦을 쫓아 올라가 미골(尾骨) 끝에 있는 독맥(督脈)의 장강(長強)을 교회한다. 그리고 척추(脊椎)의 안쪽을 관통(貫通)하여 신(腎)⑧에 속(屬)하고, 방광(膀胱)⑨을 락(絡)한 후 아울러 임맥(任脈)의 관원(關元), 중극(中極)을 교회한다. 그 일조분지(一條分支)는 신(腎)에서 직상(直上)⑩하여 간(肝)과 횡격막(橫膈膜)⑪을 통과해서 폐(肺)⑫로 들어간 다음 후, 인두(喉, 咽頭)⑬를 따라 설(舌)⑭에 분포된다. 또 다른 일조분지(一條分支)는 폐(肺)에서 분출(分出)하여, 심(心)⑮과 서로 연락되며 흉부(胸部)에 산포(散布)된다.

② 병후(病候)

　현운(眩暈), 면부부종(面部浮腫), 면색회암(面色灰暗), 목시모호(目視模糊), 기단(氣短), 기수(嗜睡), 심번(心煩), 대변당박(大便溏薄), 구사(久瀉), 대변난삽(大便難澁), 복창(腹脹), 구오(嘔惡), 양위(陽萎), 척배동통(脊背疼痛), 요통(腰痛), 양족역냉(兩足逆冷), 족위무력(足痿無力), 구건인통(口乾咽痛), 비부급퇴부후면통(鼻部及腿部后面痛), 족저통(足底痛), 시동병(是動病)은 식욕부진이 있고 안면이 검게 변한다. 기침이 나오고 타액에 피가 섞여 나오며 심한 천명(喘鳴)이 일어난다. 시력장애가 나타나고 의식이 흐릿하게 된다. 기(氣)가 부족하여 공포감이나 정신 불안정 상태에 빠진다. 소생병(所生病)은 구내(口內)의 열감(熱感), 인후두부(咽喉頭部)의 종창(腫脹), 기(氣)의 역상(逆上) 등이 일어나 인두(咽頭)가 마르고 아프며 가슴 두근거림, 심부통(心部痛), 황달(黃疸), 하리(下痢) 등이 일어난다. 또한 척추와 대퇴부 내측(內側)에 통증이 있고 하지(下肢)에 운동마비와 냉감(冷感), 발바닥에 열감(熱感)과 통증이 나타난다.

③ 수혈(腧穴)

(1) 용천(湧泉) KI 1 - 異名: 地沖, 闕心, 地府

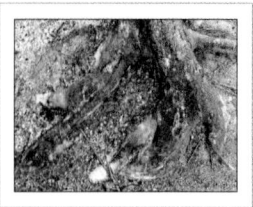

淸腎熱, 降陰火, 寧神志, 勞厥逆
(뜸 3~5壯)

여기!
장지굴근, 모지내전근, 제2측배측 골간근을 자극한다. 장지굴근은 발목의 내외 균형을 잡는 기능을 한다. 모지내전근은 발바닥 원위부의 통증과 부어 있는 듯한 느낌을 만들고 엄지발가락의 위치와 기능을 조절한다. 제2배측골간근은 족저면과 배측면에 통증을 주고 발가락의 변형을 만들 수 있다.

[명명(命名)] 용(涌)은 용솟음쳐서 나오는 것을 말하며 천(泉)은 샘물이니 용천(湧泉)혈은 신경의 경기가 마치 샘에서 용솟음쳐 나오는 듯한 혈이니 심경의 극천(極泉)혈과 유사한 혈임을 알 수 있다.

[취혈(取穴)] 족저 중앙부(足底中央部)인 족심(足心)에서 취혈한다. 발바닥의 중심선상에서 앞으로 3분의 1 되는 곳이 용천(湧泉)이다. 발바닥 앞쪽을 오그리면 사람 인 자 형상이 나타나는데 그 중심 함요부에 해당된다.

[침향(鍼響)] 산(酸), 창(脹), 통감(痛感)이 발바닥 전체로 방산한다.

[조작(操作)] 0.3~0.5寸 직자(直刺)한다. 심자(沈刺)하지 말 것. 뜸을 뜰 수 있다.

[적응증(適應症)] 고혈압증(高血壓症), 신질환(腎疾患), 심계항진(心悸亢進), 신경쇠약(神經衰弱), 휴극(休克), 중서(中暑), 뇌일혈(腦溢血), 소

아경풍(小兒驚風), 억병(癔病), 전간(癲癇)

[배혈(配穴)] 정신병, 혼미는 수구와 배합한다.

[비고] 족소음경(足少陰經)의 정혈(井穴)이다.

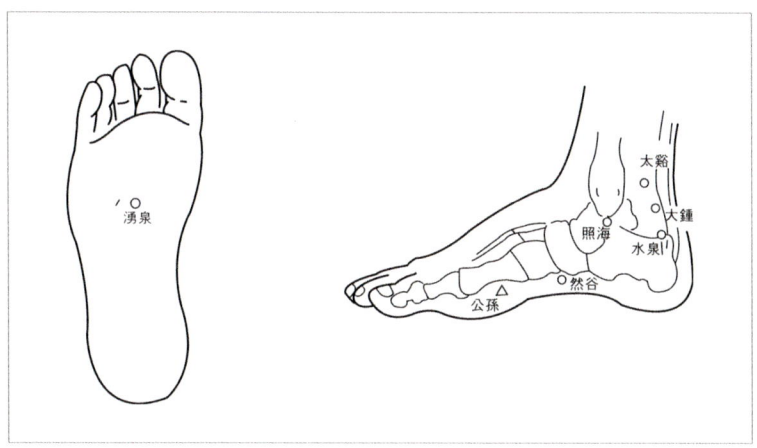

(2) 연곡(然谷) KI 2 - 異名: 龍淵, 龍泉, 然骨

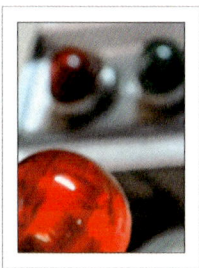

여기!

모지외전근의 근막통을 자극한다. 근막통은 뒤꿈치 내측에 통증을 만든다. 이 근육의 이완은 외반증을 만들 수 있다. 외반증은 신체 전반에 영향을 줄 수 있고 평발과 모지외반증을 만들기도 한다.

退腎熱. 疏厥氣. 理下焦

[명명(命名)] 연(然)은 당연하다, 곡(谷)은 계곡을 나타낸다. 옛날에는 울퉁불퉁한 뼈를 연골이라 하였으며 그 연골 사이 마치 계곡처럼 움푹 팬 곳이기에 연곡(然谷)이라고 이름 지었다.

[취혈(取穴)] 안쪽 복사뼈, 즉 내과전하방(內踝前下方)에서 취혈한다. 내과전하방에 있는 적백육제(赤白肉際) 부위를 손끝으로 가만히 눌러 보면 울퉁불퉁한 뼈 하나가 촉감된다. 이 뼈가 주상골조면(舟狀骨粗

面)인데 이 주상골의 하방 함요부가 연곡(然谷)이다. 주상골을 일명 연골(然骨)이라고도 한다.

[침향(鍼響)] 산(酸), 창(脹), 통감(痛感)이 발바닥 전체로 방산한다.

[조작(操作)] 0.3~1寸 직자(直刺)한다. 뜸을 뜰 수 있다.

[적응증(適應症)] 고혈압증(高血壓症), 뇌졸중후유증(腦卒中後遺症), 인후종통(咽喉腫痛), 외음부소양증(外陰部瘙痒症), 요로감염(尿路感染), 당뇨병(糖尿病), 소아경풍(小兒驚風)

[배혈(配穴)] 태충, 용천과 배합하여 발, 발가락 통증을 치료한다. 소변불리, 발에 쥐날 때

[비고] 족소음경(足少陰經)의 형혈(榮穴)이다.

(3) 태계(太谿) KI 3 - 異名: 呂細

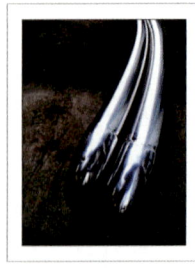

여기!
후경골근의 건이 자극된다. 후경골근은 하퇴 후부와 Achiles건, 발바닥에 통증을 방사하고 후경골근과 장지굴근은 발목을 안정시키는 근육이다.

滋腎陰, 退虛熱, 壯元陽, 理胞宮, 强健腰膝
(뜸 3~5壯)

[명명(命名)] 태(太)는 크다, 중요하다, 계(谿)는 계곡을 뜻하니 태계(太谿)란 방광경의 곤륜(崑崙)과 어울리는 큰 계곡임을 나타낸다.

[취혈(取穴)] 안쪽 복사뼈, 즉 내과후방(內踝後方)에서 취혈한다. 내과첨(內踝尖)과 아킬레스건을 이은 선의 중점 함요부가 태계(太谿)이다. 외과(外踝) 쪽의 방광경의 곤륜(崑崙)과 대(對)한다.

[침향(鍼響)] 산(酸), 창(脹), 통감(痛感)이 발바닥 전체로 방산한다.

[조작(操作)] 0.3~1寸 직자(直刺)한다. 뜸을 뜰 수 있다.

[적응증(適應症)] 족저통(足底痛), 냉증(冷症), 종골통(踵骨痛), 간헐성파행증(間歇性跛行症), 요통(腰痛), 유정(遺精), 치통(齒痛), 이명(耳鳴),

인후통(咽喉痛), 신염(腎炎), 방광염(膀胱炎), 유뇨(遺尿)

[배혈(配穴)] 복류, 열결, 합곡과 배합하여 기침, 토혈을 치료한다. 노인들의 족삼리혈이라고 하여 눈귀가 어둡고 잠이 잘 오지 않는 등 노쇠한 병에 잘 듣는 혈이다.

[비고] 족소음경(足少陰經)의 유혈(兪穴)이다.

(4) 대종(大鍾) KI 4

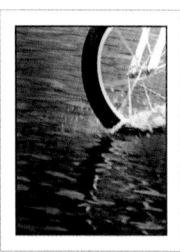

여기!
후경골근의 건이 자극된다. 후경골근의 이완은 평발을 만들고 고관절이 내회전되면서 내전근의 긴장이 증가하므로 길항근인 중둔근, 소둔근에 긴장이 전이되면 중둔근에 의해 요통이 발생할 수 있다.

調腎和血. 補益精神

[명명(命名)] 대(大)는 크다, 종(鍾)은 종을 뜻하기도 하나 여기서는 복(僕)과 같은 뜻이니 심부름을 뜻한다. 그러므로 대종(大鍾)혈도 복삼(僕參)혈과 같이 발뒤꿈치에 있으면서 여러모로 심부름을 하는 혈이다.

[취혈(取穴)] 안쪽 복사뼈, 즉 내과후하방(內踝后下方)에서 취혈한다. 내과후방에 있는 태계(太谿) 하 0.5寸의 약간 후방이다. 아킬레스건의 내측연(內側緣)이 종골(踵骨)과 교차(交叉)하는 곳이다.

[침향(鍼響)] 산(酸), 창(脹), 통감(痛感)이 발목과 발바닥 전체로 방산한다.

[조작(操作)] 0.3~1寸 직자(直刺)한다. 뜸을 뜰 수 있다.

[적응증(適應症)] 효천(哮喘), 학질(瘧疾), 신경쇠약(神經衰弱), 억병(癔病), 요폐(尿閉), 인통(咽痛), 각근통(脚跟痛)

[배혈(配穴)] 석관과 배합하여 변비를 치료한다. 발뒤축 이상, 아킬레스건 이상으로 잘 걷지 못할 때 시구한다.

[비고] 족소음경(足少陰經)의 락혈(絡穴)이다.

(5) 수천(水泉) KI 5

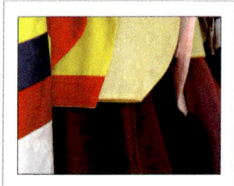

여기!
장모지굴근을 자극한다. 보행 시 체중의 1/3을 담당하는 엄지발가락의 기능에 기여한다. 모지외반은 발목의 균형을 훼손시켜 발목 통증과 긴장된 내전근에 의해 비뇨, 생식기 질환을 유발한다.

通調經, 疏泄下焦

[명명(命名)] 수(水)가 여기서는 신장에 해당하고, 천(泉)은 샘이니 수천(水泉)이란 신장의 기가 샘처럼 솟아나는 혈이라는 뜻이다.

[취혈(取穴)] 안쪽 복사뼈, 즉 내과후하방(內踝后下方), 종골(踵骨)의 상방에서 취혈한다. 내과 후방에 있는 태계(太谿) 직하(直下) 1寸이 수천(水泉)이다.

[침향(鍼響)] 산(酸), 창(脹), 통감(痛感)이 발목과 발바닥 전체로 방산한다.

[조작(操作)] 0.3~1寸 직자(直刺)한다. 뜸을 뜰 수 있다.

[적응증(適應症)] 종골통(踵骨痛), 월경부조(月經不調), 복통(腹痛), 소변불리(小便不利), 자궁탈수(子宮脫垂), 근시(近視)

[배혈(配穴)] 관원, 귀래, 삼음교와 배합하여 월경이상, 경폐, 월경통을 치료한다.

[비고] 족소음경(足少陰經)의 극혈(隙穴)이다.

(6) 조해(照海) KI 6 - 異名: 陰蹻

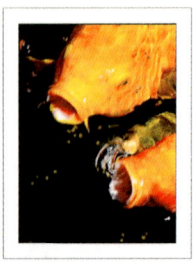

여기!
후경골근을 자극한다. 이근의 이완은 후경골근 위로 주행하는 정맥의 흐름을 방해할 수 있다. 내전근 긴장이 대퇴정맥의 간섭은 하지에서 위로 올라가는 정맥 흐름을 방해할 수 있다.

通經和熱, 泄火疏氣, 淸神志, 利咽喉

[명명(命名)] 조(照)는 햇빛이 비친다, 해(海)는 바다 곧, 경기가 많이 모여듦을 말한 것이니 신경에 이상이 있을 때 햇빛을 비추어 완화시킬 수 있는 자리이다.

[취혈(取穴)] 안쪽 복사뼈, 즉 내과하연(內踝下緣)에서 취혈한다. 내과하연 중앙에 있는 함요부가 조해(照海)이다. 내과첨에서는 약 1寸 되는 곳이다.

[침향(鍼響)] 산(酸), 창(脹), 통감(痛感)이 발목과 발바닥 전체로 방산한다.

[조작(操作)] 0.3~1寸 직자(直刺)한다. 뜸을 뜰 수 있다.

[적응증(適應症)] 인통(咽痛), 이질환(耳疾患), 요통(腰痛), 신질환(腎疾患), 족저통(足底痛), 월경부조(月經不調), 신경쇠약(神經衰弱), 전간(癲癎), 변비(便秘), 인후염(咽喉炎), 편도선염(扁桃腺炎), 불면(不眠)

[배혈(配穴)] 정명, 간유, 광명과 배합하여 양맹증을 치료한다.

[비고] <甲乙> 양교맥소출이다. 팔맥교회혈의 하나인 음교맥에 통한다.

(7) 복류(腹留) KI 7 - 異名: 昌陽, 外名, 伏兪

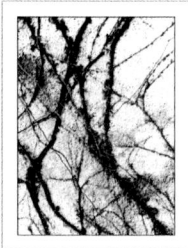

여기!
장모지굴근을 자극한다. 이근의 이완에 의한 모지외반증 내측광근, 내전근에 전이하여 내전근의 근 증상인 비뇨, 생식에 통증을 일으킨다.

疏調玄府, 利尊膀胱, 祛濕淸滯, 滋腎潤燥祛濕
(뜸 3~5壯)

[명명(命名)] 복(復)은 되돌아온다, 류(溜)는 떨어진다, 흐른다, 머무른다는 뜻이므로 복류(腹留)혈은 되돌아와 흐르는 혈이라는 뜻이니 신경의 유주가 태계(太谿)혈에서 아래로 내려가 대종(大鍾), 수천(水泉), 조해(照海)혈을 거쳐 다시 되돌아와 위로 흐르기 때문에 복류(腹留)라고 이름 지어진 것이다.

[취혈(取穴)] 내과후상부(內踝後上部)에서 취혈한다. 내과(內踝) 뒤쪽에 있는 태계 직상 2寸이 복류(腹留)이다. 여기에 2寸이란 골도법상 내과첨과 경골내과하연(經骨內踝下椽)이 13寸이므로 이것을 등분한 것이다.

[침향(鍼響)] 산(酸), 창(脹), 통감(痛感)이 발목과 다리로 방산한다.

[조작(操作)] 0.3~1寸 직자(直刺)한다. 뜸을 뜰 수 있다.

[적응증(適應症)] 족저통(足底痛), 요통(腰痛), 제중통(臍中痛), 허한(虛汗), 설사(泄瀉), 수종(水腫), 복창(腹脹), 신염(腎炎), 고환염(睾丸炎), 도한(盜汗)

[배혈(配穴)] 합곡과 배합하여 땀이 멎지 않는 증상과 수족 마목을 치료한다.

[비고] 족소음경(足少陰經)의 경혈(經穴)이다.

(8) 교신(交信) KI 8 - 異名: 內筋

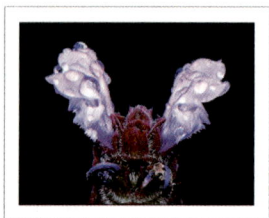

여기!
장지굴근건을 자극하고 심자 시 후경골근건을 자극한다. 이근이 이완되면 평발을 만들고 가자미근과 내전근의 근 긴장을 전달하고 내전근의 통증 부위인 비뇨, 생식기에 관련된 통증을 악화하는 요인으로 작용한다.

調營衛

[명명(命名)] 교(交)는 만난다는 뜻이고, 신(信)은 믿음, 진실이라는 뜻이니 교신(交信)이란 비경과 음교맥 그리고 신경이 만나는 진실된 자리라는 뜻이다. 음교맥의 극혈이다.

[취혈(取穴)] 내과상방(內踝上方) 경골후연(經骨后緣)에서 취혈한다. 내과 후방에 있는 태계(太谿)에서 직상 2寸이 복류(腹留)이고, 그 전방 0.5寸이 교신(交信)이다.

[침향(鍼響)] 산(酸), 창(脹), 통감(痛感)이 발목과 다리로 방산한다.

[조작(操作)] 0.3~1寸 직자(直刺)한다. 뜸을 뜰 수 있다.

[적응증(適應症)] 월경부조(月經不調), 붕루(崩漏), 요폐(尿閉), 이질(痢疾), 변비(便秘), 하지내측통(下肢內側痛)

[배혈(配穴)] 월경이상은 관원, 귀래와 배합하고, 남자의 산증, 부인의 생리불순에 신효하다.

[비고] <甲乙> 음교(陰橋)의 극혈(隙穴)이다.

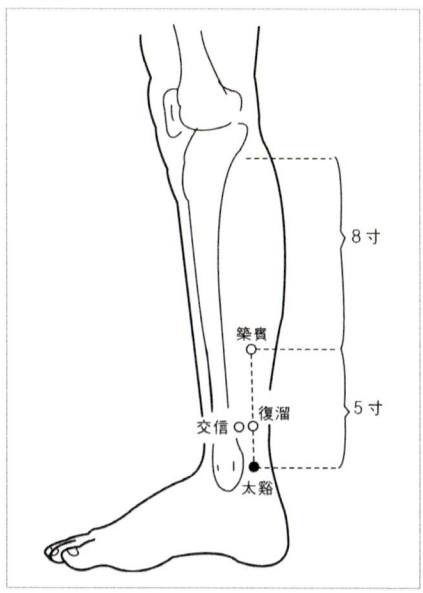

(9) 축빈(築賓) KI 9 - 異名: 腿肚

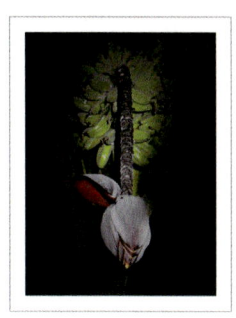

여기!
가자미근과 후경골근이 자극된다. 가자미근은 하퇴후부에서 뒤꿈치의 통증과 하퇴 후면이 터질 것 같고 화끈거림이 나타난다.

利少陰之氣

[명명(命名)] 축(築)은 다진다, 쌓다라는 뜻이며, 빈(賓)은 따른다 혹은 인도한다는 뜻인데 빈자 앞에 달월(月) 변을 붙이면 정강이뼈를 의미한다. 그러므로 축빈(築賓)은 정강이뼈 위 뒤에서 근육을 쌓아 올린 듯이 볼록한 곳에 있는 혈이 된다.

[취혈(取穴)] 하퇴중앙부후측(下腿中央部後側)에서 취혈한다. 내과 후방에 있는 태계(太谿) 직상 5寸이 축빈(築賓)이다. 이곳은 비장근(腓腸筋)의 내측근복하방(內側筋腹下方)에 해당한다.

[침향(鍼響)] 산(酸), 창(脹), 통감(痛感)이 종아리와 서혜부로 방산한다.

[조작(操作)] 0.5~1.2寸 직자(直刺)한다. 뜸을 뜰 수 있다.

[적응증(適應症)] 비복근경련(腓腹筋痙攣), 해독(解毒-식독[食毒], 약독[藥毒]), 치질(痔疾), 하복통(下腹痛), 월경통(月經痛), 신경관능증(神經官能症), 소퇴통(小腿痛)

[배혈(配穴)] 수종은 복류, 삼음교, 신유와 배합한다. 소아태독, 림병, 식상두드러기, 약물중독에 견우와 배합하여 해독한다.

[비고] <甲乙> 음유(陰維)의 극혈(隙穴)이다.

(10) 음곡(陰谷) KI 10

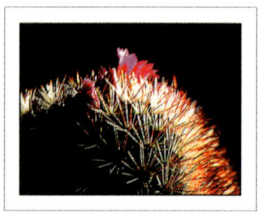

여기!
비복근을 자극한다. 슬관절과 족관절을 지나는 근육으로서 슬관절 굴곡과 족관절 족저 굴곡을 일으키는 근육이다.

祛濕通藪 滋腎淸熱 疏泄厥氣 利導下焦

[명명(命名)] 음(陰)이란 족소음 경, 곡(谷)은 계곡을 뜻하니 음곡(陰谷)혈은 오유혈 중 경기의 흐름이 가장 많은 합혈이란 뜻이다.

[취혈(取穴)] 반굴슬 자세(半屈膝姿勢)로 무릎 안쪽에서 취혈한다. 무릎 안쪽 오금이 끝나는 곳에 있는 반건양근건(半腱樣筋腱)의 하단(下端)과 반막양근건(半膜樣筋腱)의 하단 사이가 음곡이다. 이곳은 무릎

을 반 구부렸을 때 슬와횡문(膝窩橫紋)의 안쪽 끝에 해당된다.

[침향(鍼響)] 산(酸), 창(脹), 통감(痛感)이 무릎과 서혜부로 방산한다.

[조작(操作)] 0.5~1.5寸 직자(直刺)한다. 뜸을 뜰 수 있다.

[적응증(適應症)] 슬관절통(膝關節痛), 냉증(冷症), 대하(帶下), 월경장해(月經障害), 요로감염(尿路感染), 요저류(尿瀦留), 유정(遺精), 양위(陽萎), 월경과다(月經過多), 붕루(崩漏), 슬고내측통(膝股內側痛)

[배혈(配穴)] 무릎이 붓과 아픈 증상은 슬안, 학정과 배합한다. 신경의 대표 혈로서 다용하며 지혈혈로서 사용된다.

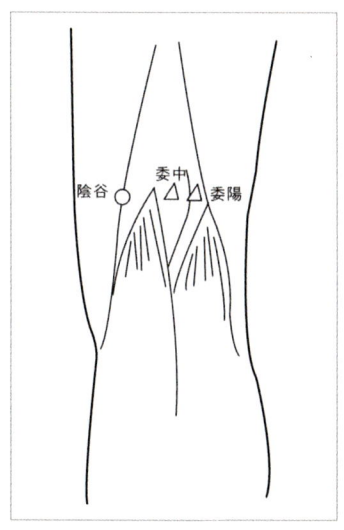

(11) 횡골(橫骨) KI 11 - 異名: 下極, 居骨, 髓空, 曲骨

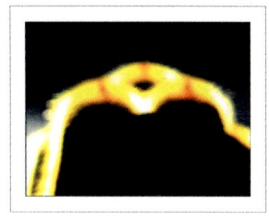

여기!

복직근을 자극한다. 복직근 하부는 소장, 방광, 자궁이 위치하는 곳이다. 근막통은 요추하부에 묵직한 통증과 허리가 무거운 증상을 유발한다. 복직근 하부는 치골을 통해 비뇨생식기의 통증과 질환을 유발한다.

和胃濕熱

[명명(命名)] 횡(橫)은 가로지르는 빗장, 가로라는 뜻이다. 따라서 횡골(橫骨)이라는 것은 배꼽 아래 가로로 길게 만져지는 뼈를 가리키는 것이고, 그 뼈 바로 위에 있기 때문에 그대로 횡골(橫骨)혈이라고 한다.

[취혈(取穴)] 외음부(外陰部) 치골상연(恥骨上椽)에서 반듯이 누운, 즉 앙와위 자세로 취혈한다. 치골결합(恥骨結合)의 바로 상방이 임맥의 곡골인데 이 곡골에서 양옆으로 0.5寸 되는 곳이 횡골(橫骨)이다. 이곳은 치골상연음부모제(恥骨上椽陰部毛際)에 해당된다. 여기에 0.5寸란 골도법상 전정중선과 유두선(乳頭線)이 4寸이므로 그 8분의 1에 해당된다.

[침향(鍼響)] 산(酸), 창(脹), 통감(痛感)이 생식기와 골반 내로 방산한다.
[조작(操作)] 1寸 직자(直刺)한다. 뜸을 뜰 수 있다.
[적응증(適應症)] 비뇨생식기질환(泌尿生殖器疾患), 방광염(膀胱炎), 요도염(尿道炎), 정력감퇴(精力減退), 월경장해(月經障害), 요저류(尿骶留), 유정(遺精), 음경통(陰莖痛), 유뇨(遺尿), 양위(陽萎)
[배혈(配穴)] 대거, 기문과 배합하여 하복창만을 치료한다.
[비고] <甲乙> 충맥, 족소음의 회이다.

(12) 대혁(大赫) KI 12 - 異名: 陰維, 陰闕

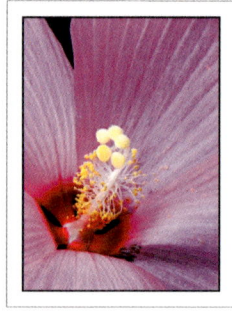

여기!
복직근을 자극한다. 복직근은 복식호흡과 관련된다. 횡격막의 수축과 이완은 복직근의 호흡을 방해해서 흉식호흡을 함으로써 호흡근인 사각근, 흉쇄유돌근, 대흉근, 소흉근, 복사근요방형근, 전거근에 과부하를 준다.

助經氣和胃
(뜸 3~7壯)

[명명(命名)] 대(大)는 중요하다, 크다는 뜻이고, 혁(赫)은 휘황하다는 뜻이니 대혁(大赫)혈은 남성의 중요한 상징인 음경이 새빨갛게 커지는

혈이라는 뜻으로 임포텐스에 잘 듣는다.

[취혈(取穴)] 앙와위 자세(仰臥位姿勢)로 하복부에서 취혈한다. 제중(臍中) 직하 4寸에 있는 임맥의 중극 양옆으로 0.5寸 되는 곳이 대혁(大赫)이다. 여기에 4寸이란 골도법상 제중과 치골결합상연(恥骨結合上椽)이 5寸이므로 5분의 4란 말이고, 0.5寸의 취혈 요령은 위에 있는 횡골(橫骨)과 같다.

[침향(鍼響)] 산(酸), 창(脹), 통감(痛感)이 생식기와 골반과 하복으로 방산한다.

[조작(操作)] 0.7~1寸 직자(直刺)한다. 뜸을 뜰 수 있다.

[적응증(適應症)] 성교불능(性交不能), 유정(遺精), 음경통(陰莖痛), 백대(白帶), 복통(腹痛)

[배혈(配穴)] 신유, 관원, 삼음교, 행간과 배합하여 음경수축, 하복팽창을 치료한다.

[비고] <甲乙> 충맥, 족소음의 회이다.

(13) 기혈(氣穴) KI 13 - 異名: 胞門, 子戶, 左胞門, 右子戶

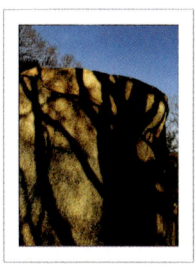

여기!
복직근을 자극한다.

利道下焦

[명명(命名)] 기(氣)는 신경의 기를 뜻하고 혈(穴)이란 살펴 알 수 있는 곳 혹은 치료할 수 있는 곳을 뜻하니, 기혈(氣穴)혈은 신경에 있어서 기의 성쇠를 알 수 있는 혈이라는 뜻이다.

[취혈(取穴)] 앙와위 자세(仰臥位姿勢)로 하복부에서 취혈한다. 제중(臍中) 직하 3寸에 있는 임맥의 관원 양옆으로 0.5寸 되는 곳이 기혈

(氣穴)이다.

[침향(鍼響)] 산(酸), 창(脹), 통감(痛感)이 생식기와 골반과 하복으로 방산한다.

[조작(操作)] 1寸 직자(直刺)한다. 뜸을 뜰 수 있다.

[적응증(適應症)] 월경불순(月經不順), 요통(腰痛), 대하(帶下), 요폐(尿閉), 불임증(不孕症), 요로감염(尿路感染), 설사(泄瀉)

[배혈(配穴)] 신유, 기해, 삼음교, 상구와 배합하여 월경이상, 불임증을 치료한다. 산후복통이나 하복의 적이 왕래하여 통증이 심할 때 쓴다.

[비고] <甲乙> 충맥, 족소음의 회(會)이다.

(14) 사만(四滿) KI 14 - 異名: 髓府, 髓中

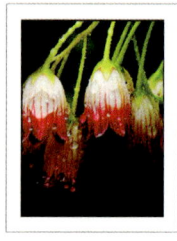

여기!
복직근을 자극한다.

和胃, 利腸胃

[명명(命名)] 사(四)는 동서남북 사방을 뜻하고 만(滿)은 가득 찬 것을 표시하니 이 혈 주위에 덩어리처럼 딴딴하게 만져지는 것이 있을 때 이곳을 치료하면 효과가 있다고 하는 뜻에서 사만혈이라고 붙여진 것이다.

[취혈(取穴)] 앙와위 자세(仰臥位姿勢)로 하복부에서 취혈한다. 제중(臍中) 직하 2寸에 있는 임맥의 석문 양옆으로 0.5寸 되는 곳이 사만(四滿)이다.

[침향(鍼響)] 산(酸), 창(脹), 통감(痛感)이 골반과 하복으로 방산한다.

[조작(操作)] 0.7~1寸 직자(直刺)한다. 뜸을 뜰 수 있다.

[적응증(適應症)] 복부냉감(腹部冷感), 복부팽만(腹部膨滿), 월경부조

(月經不調), 요폐(尿閉), 불임증(不孕症), 요로감염(尿路感染), 설사(泄瀉)

[배혈(配穴)] 격유, 삼초유, 족삼리, 삼음교와 배합하여 아랫배의 적을 치료한다.

[비고] <甲乙> 충맥, 족소음의 회이다.

(15) 중주(中注) KI 15

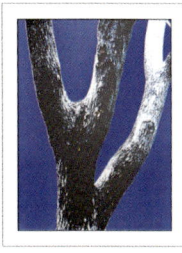

여기!
복직근을 자극한다.

調理脾胃

[명명(命名)] 중주(中注)는 가운데(中)로 주입(注)한다는 뜻이니, 신경은 이 중주(中注)혈에서 황유혈을 거쳐 신과 만나기(신에 주입되기) 때문에 이런 이름이 붙여지게 되었다.

[취혈(取穴)] 앙와위 자세(仰臥位姿勢)로 하복부에서 취혈한다. 제중(臍中) 직하 1寸에 있는 임맥의 음교 양옆으로 0.5寸 되는 곳이 중주(中注)이다.

[침향(鍼響)] 산(酸), 창(脹), 통감(痛感)이 골반과 하복으로 방산한다.

[조작(操作)] 0.7~1寸 직자(直刺)한다. 뜸을 뜰 수 있다.

[적응증(適應症)] 장산통(腸疝痛), 요통(腰痛), 월경부조(月經不調), 복통(腹痛), 변비(便秘)

[배혈(配穴)] 관원, 차료, 삼음교와 배합하여 월경이상을 치료한다. 사만, 중주는 단전의 전자의 뜻이 된다. 기해를 중심으로 양방 5푼 중앙의 기해혈에서 사방으로 그은 십자, 즉 전자(田字)가 된다.

[비고] <甲乙> 충맥, 족소음의 회이다.

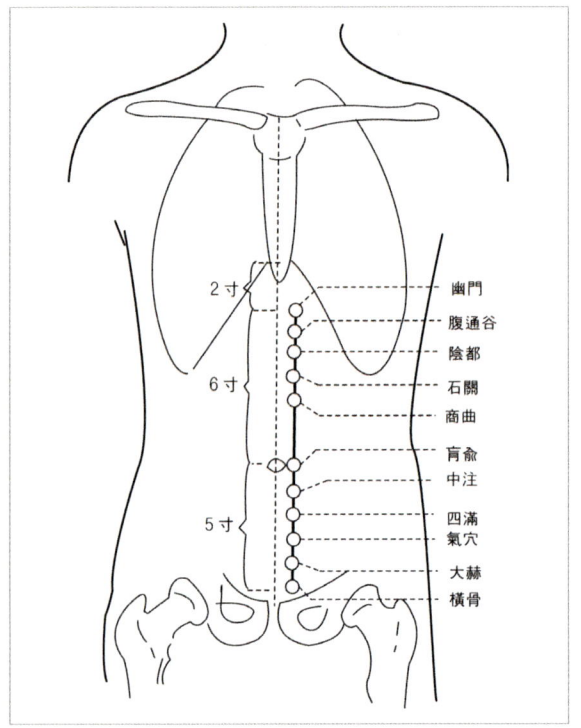

(16) 황유(肓俞) KI 16

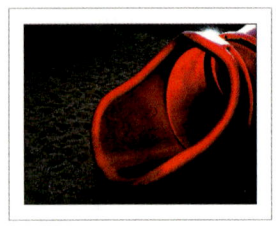

여기!
복직근을 자극한다. 배꼽 주위의 근 통증은 아랫배가 꼬이는 듯한 통증과 배앓이와 연관된다. 전체 복직근의 긴장을 검사한다.

淸腎熱. 疏厥氣. 調衝脈. 利下焦

[명명(命名)] 황(肓)과 유(俞) 모두 침을 놓을 수 있는 혈 자리이고 황유(肓俞)도 침을 놓을 수 있는 혈 자리라는 뜻이 된다. 신의 사기(邪氣)가 모이는 중요한 혈이다.

[취혈(取穴)] 반듯이 누운, 즉 앙와위 자세로 제와부(臍窩部)에서 취혈한다. 배꼽 중앙점이 임맥의 신궐(臍中)인데, 그 양옆으로 0.5寸 되는

곳이 황유(肓兪)이다.

[침향(鍼響)] 산(酸), 창(脹), 통감(痛感)이 하복과 옆구리로 방산한다.

[조작(操作)] 0.7~1寸 직자(直刺)한다. 뜸을 뜰 수 있다.

[적응증(適應症)] 신염(腎炎), 급성하리(急性下痢), 당뇨병(糖尿病), 복막염(腹膜炎), 위경련(胃痙攣), 산통(疝痛), 장염(腸炎), 습관성변비(習慣性便秘), 애역(呃逆)

[배혈(配穴)] 천추, 내관, 족삼리와 배합하여 복창, 복통을 치료한다. 노인성 복통과 불임증에 시구한다.

[비고] <甲乙> 충맥, 족소음의 회이다.

(17) 상곡(商曲) KI 17

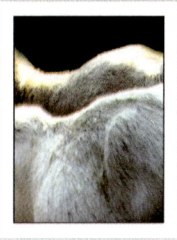

여기!
복직근 중상부가 자극된다. 복부의 불편감과 속이 더부룩한 감과 트림을 자주하게 만든다. 순간적인 근 긴장은 위장통증과 두통이 발생되기도 하며 식은땀이 나게 한다.

退腎熱 利氣通絡

[명명(命名)] 상(商)은 폐, 대장을 말하고, 곡(曲)은 구부러진 장소를 말한다. 그러므로 대장이 굽어지는 곳이니 대장에 자극을 줄 수 있는 혈의 뜻도 있으며, 신경은 황유(肓兪)혈에서 신으로 들어가 다시 굽어져서 위로 나와 폐로 향하는 유주 때문에 이런 이름을 붙였다고 한다.

[취혈(取穴)] 반듯이 누운, 즉 앙와위 자세로 상복부에서 취혈한다. 임맥의 제중 직상 2寸에있는 하완 양옆으로 0.5寸 되는 곳이 상곡이다.

[침향(鍼響)] 산(酸), 창(脹), 통감(痛感)이 상복과 옆구리로 방산한다.

[조작(操作)] 0.7~1寸 직자(直刺)한다. 뜸을 뜰 수 있다.

[적응증(適應症)] 복통(腹痛), 변비(便秘), 복막염(腹膜炎), 산통(疝痛)

[배혈(配穴)] 풍륭과 배합하여 변비를 치료한다. 위하수와 복명, 위장

장애로 목이 쉴 때

[비고] <甲乙> 충맥, 족소음의 회이다.

(18) 석관(石關) KI 18

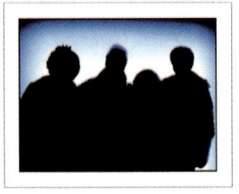

여기!
복직근 중상부가 자극된다. 복직근의 근 긴장이 상부의 외복사근으로 전이되면 명치아래가 뻐근하고 뭉치는 듯한 통증을 준다.

利下焦

[명명(命名)] 석(石)은 돌이고, 관(關)은 문빗장을 말하니 석관혈은 배 부위가 돌처럼 딱딱하고 돌출되었을 때 쓸 수 있는 혈이다.

[취혈(取穴)] 반듯이 누운, 즉 앙와위 자세로 상복부에서 취혈한다. 임맥의 제중 직상 3寸에있는 건리(建里) 양옆으로 0.5寸 되는 곳이 석관(石關)이다.

[침향(鍼響)] 산(酸), 창(脹), 통감(痛感)이 상복과 옆구리로 방산한다.

[조작(操作)] 0.7~1寸 직자(直刺)한다. 뜸을 뜰 수 있다.

[적응증(適應症)] 복통(腹痛), 불임(不姙), 위통(胃痛), 애역(呃逆), 변비(便秘), 식도경련(食道痙攣)

[배혈(配穴)] 격유, 중완, 족삼리와 배합하여 구토, 심하견만을 치료한다.

[비고] <甲乙> 충맥, 족소음의 회이다.

(19) 음도(陰都) KI 19

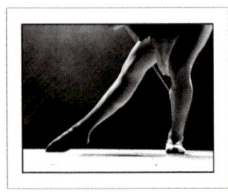

여기!
복직근 중상부가 자극된다. 상부 복직근과 하부 복사근에 전이되면 서혜부와 하복부의 근 통증으로 비뇨생식기의 긴장을 유도하여 비뇨생식기 질환을 일으킨다.

調氣腎虛

[명명(命名)] 음(陰)은 족소음을 뜻하고, 도(都)는 많은 사람이 모이는 것을 말하니, 음도(陰都)란 족소음 신경의 경기가 많이 모이는 곳의 뜻이다.

[취혈(取穴)] 반듯이 누운, 즉 앙와위 자세로 상복부에서 취혈한다. 임맥의 제중 직상 4寸에 있는 중완(中脘) 양옆으로 0.5寸 되는 곳이 음도(陰都)이다.

[침향(鍼響)] 산(酸), 창(脹), 통감(痛感)이 상복과 옆구리로 방산한다.

[조작(操作)] 0.7~1寸 직자(直刺)한다. 뜸을 뜰 수 있다.

[적응증(適應症)] 위질환(胃疾患), 해수(咳嗽), 구토(嘔吐), 복창(腹脹), 폐기종(肺氣腫), 흉막염(胸膜炎), 학질(瘧疾)

[배혈(配穴)] 복창, 장명, 복통은 장문, 천추와 배합한다.

[비고] <甲乙> 충맥, 족소음의 회이다.

(20) 복통곡(腹通谷) KI 20

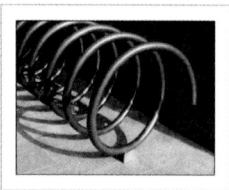

여기!
복직근 상부가 자극된다. 복직근 상부는 위로 늑골을 통해 외복사근, 대흉근, 흉쇄유돌근에 근 긴장을 전이하고 아래로는 치골을 통해 지골근과 내전근에 근 긴장을 전이한다.

淸邪熱 理膀胱

[명명(命名)] 통(通)은 지나는 길, 곡(谷)은 계곡을 뜻하나 여기서는 곡식을 뜻한다. 따라서 통곡(通谷)혈은 곡식이 지나는 통로라는 뜻이다.

[취혈(取穴)] 반듯이 누운, 즉 앙와위 자세로 상복부에서 취혈한다. 임맥의 제중 직상 5寸에있는 상완 양옆으로 0.5寸 되는 곳이 통곡이다.

[침향(鍼響)] 산(酸), 창(脹), 통감(痛感)이 상복과 가슴으로 방산한다.

[조작(操作)] 0.5~0.8寸 직자(直刺)한다. 뜸을 뜰 수 있다.

[적응증(適應症)] 위염(胃炎), 위궤양(胃潰瘍), 항강(項强), 전간(癲癎), 심계(心悸), 늑간신경통(肋間神經痛), 구토(嘔吐), 설사(泄瀉)

[배혈(配穴)] 불용, 중완, 족삼리, 격유와 배합하여 위통, 구토를 치료한다. 천식, 해수, 기침이 진정된다.

[비고] <甲乙> 충맥, 족소음의 회이다.

(21) 유문(幽門) KI 21

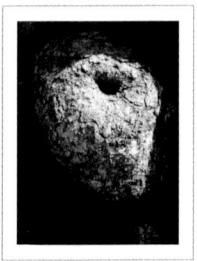

여기!
복직근 상부가 자극된다. 이완된 복직근은 정상적인 복식호흡을 방해하고 위장의 기능을 방해하여 위장이 하수되거나 위 확장을 유도한다.

淸腎熱 利腸胃

[명명(命名)] 유(幽)는 숨다, 어둡다, 희미하다는 뜻이니 신경의 경기가 배 부위에서 약간은 어둡고, 희미한 가슴 부위로 들어가는 문 역할을 하는 혈인 것이다.

[취혈(取穴)] 반듯이 누운, 즉 앙와위 자세로 상복부에서 취혈한다. 임맥의 제중 직상 6寸에있는 거궐 양옆으로 0.5寸 되는 곳이 유문(幽門)이다.

[침향(鍼響)] 산(酸), 창(脹), 통감(痛感)이 가슴과 등으로 방산한다.

[조작(操作)] 0.5~0.7寸 직자(直刺)한다. 뜸을 뜰 수 있다.

[적응증(適應症)] 심하민만(心下悶滿), 하리(下痢), 복통(腹痛), 구토(嘔吐), 협창(脇脹), 협통(脇痛), 위경련(胃痙攣)

[배혈(配穴)] 중완, 내관, 족삼리와 배합하여 위통을 치료한다.

[비고] <甲乙> 충맥, 족소음의 회이다.

(22) 보랑(步廊) KI 22

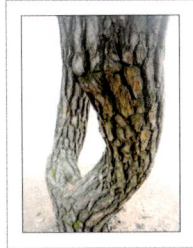

여기!
복직근, 대흉근을 자극한다. 대흉근의 질환은 복부의 근 긴장 상태가 원인이 된다. 대흉근은 흉통과 유두의 과민성으로 유방부위의 통증을 만들 수 있고 대흉근의 탄력 저하로 임파의 흐름을 방해하여 처지고 지방이 많은 가슴을 만든다.

通絡化積滯

[명명(命名)] 보(步)는 걸어간다, 랑(廊)은 본채에 붙은 좁은 마루, 따라서 보랑(步廊)은 가슴에 있어서 심장으로 가는 좁은 마루에 해당하는 혈이 되는 것이다.

[취혈(取穴)] 반듯이 누운, 즉 앙와위 자세로 전흉부(前胸部)에서 취혈한다. 흉골정중선(胸骨正中線), 즉 임맥의 중정 양옆으로 2寸 되는 곳이 보랑(步廊)이다. 제5늑간(肋間)에 해당된다. 여기서 2寸이란 전정중선과 유두선 사이가 골도법상 4寸이므로 그 절반이 되는 곳이다.

[침향(鍼響)] 산(酸), 창(脹), 통감(痛感)이 가슴과 등으로 방산한다.

[조작(操作)] 0.5~0.8寸 사자(斜刺) 또는 평자(平刺)한다. 심자(沈刺) 시 심폐(心肺)를 자(刺)할 수 있다. 뜸을 뜰 수 있다.

[적응증(適應症)] 늑간신경통(肋間神經痛), 흉통(胸痛), 해명(咳鳴), 해수(咳嗽), 천식(喘息), 구토(嘔吐), 흉막염(胸膜炎)

[배혈(配穴)] 격유, 삼양락을 극문에 투자하여 가슴이 꽉 차고 옆구리 통증을 치료한다.

(23) 신봉(神封) KI 23

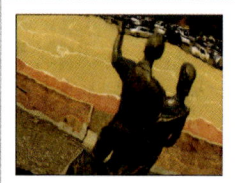

> 여기!
> 대흉근을 자극한다. 견관절의 내전, 내회전을 주관한다. 어깨 전면부의 통증과 심장성 질환과 유사한 심통을 만든다. 단축성 긴장은 배부의 능형근, 극하근 승모근 중부를 이완시켜 Round Shoulder 자세와 체중의 중심을 뒤꿈치에 두게 한다.

淸神營衛

[명명(命名)] 신(神)은 심장에 간직되어 있는 정신작용을 말하고 봉(封)은 '봉한다, 싸다'라는 뜻이 있으므로, 신봉(神封)이란 심장의 정신작용이 봉해져 있는 혈이라는 뜻이다.

[취혈(取穴)] 앙와위 자세로 전흉부(前胸部)에서 취혈한다. 양 유두 간의 중간점에 있는 임맥의 단중에서 양옆으로 2寸 되는 곳이 신봉(神封)이다. 또 단중과 유두의 중간이 되는 곳이기도 하며 제4늑간에 있다.

[침향(鍼響)] 산(酸), 창(脹), 통감(痛感)이 가슴과 등으로 방산한다. 과 앞가슴신경이 퍼져 있다.

[조작(操作)] 0.5~0.8寸 사자(斜刺) 또는 평자(平刺)한다. 심자(沈刺)시 심폐(心肺)를 자(刺)할 수 있다. 뜸을 뜰 수 있다.

[적응증(適應症)] 협심증(狹心症), 늑간신경통(肋間神經痛), 천식(喘息), 유선염(乳腺炎), 심계(心悸), 흉막염(胸膜炎)

[배혈(配穴)] 응창과 배합하여 유선염을 치료한다.

(24) 영허(靈墟) KI 24

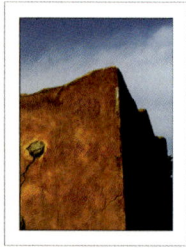

> 여기!
> 대흉근을 자극한다. 대흉근의 긴장은 쇄골에 영향을 주어 쇄골의 변위가 발생되면 임파의 흐름을 제한해 유방의 부종을 일으켜 처지는 유방과 유즙의 분비를 방해한다.

調三焦氣化

[명명(命名)] 영(靈)은 신령이며, 허(墟)는 큰 언덕을 뜻하니 영허(靈墟)는 신령이 머무는 큰 언덕이라는 뜻이다.

[취혈(取穴)] 반듯이 누운, 즉 앙와위 자세로 전흉부(前胸部)에서 취혈한다. 흉골정중선(胸骨正中線), 즉 임맥(任脈)의 옥당(玉堂) 양옆으로 2寸 되는 곳이 영허(靈墟)이다. 제3늑간(肋間)에 해당된다.

[침향(鍼響)] 산(酸), 창(脹), 통감(痛感)이 가슴과 등으로 방산한다.

[조작(操作)] 0.5~0.8寸 사자(斜刺) 또는 평자(平刺)한다. 심자(沈刺) 시 심폐(心肺)를 자(刺)할 수 있다. 뜸을 뜰 수 있다.

[적응증(適應症)] 전흉통(前胸痛), 해수(咳嗽), 늑간신경통(肋間神經痛), 협늑통(脇肋痛), 유선염(乳腺炎), 심계(心悸), 구토(嘔吐)

[배혈(配穴)] 폐유, 고황, 족임읍, 외관을 배합하여 가슴, 옆구리 창만을 치료한다.

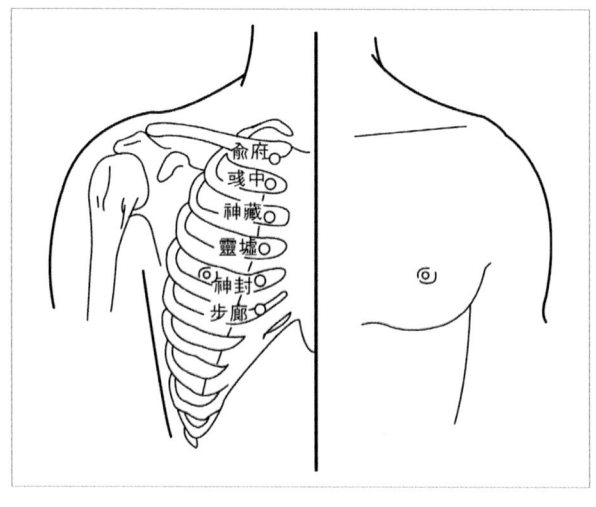

(25) 신장(神藏) KI 25

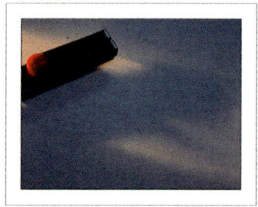

여기!
대흉근을 자극한다. 외전된 견갑골은 전거근의 단축긴장을 유도해 호흡 시 늑골의 확장을 제한해 폐와 관련된 증상을 일으키고 기관지의 흐름을 방해해서 기관지질환을 일으킨다.

淸宣上焦 化胃氣

[명명(命名)] 신(神)은 심장의 정신작용이고, 장(藏)은 감춘다는 뜻이니 신장은 신(神)이 감추어져 있는 곳, 심장을 뜻한다.

[취혈(取穴)] 반듯이 누운, 즉 앙와위 자세로 전흉부(前胸部)에서 취혈한다. 흉골정중선(胸骨正中線), 즉 임맥의 자궁(子宮) 양옆으로 2寸 되는 곳이 신장(腎臟)이다. 제2늑간(肋間)에 해당된다.

[침향(鍼響)] 산(酸), 창(脹), 통감(痛感)이 가슴과 등으로 방산한다.

[조작(操作)] 0.5~0.8寸 사자(斜刺) 또는 평자(平刺)한다. 심자(沈刺) 시 심폐(心肺)를 자(刺)할 수 있다. 뜸을 뜰 수 있다.

[적응증(適應症)] 고혈압증(高血壓症), 신경증(神經症), 기관지염(氣管支炎), 구토(嘔吐), 늑간신경통(肋間神經痛)

[배혈(配穴)] 풍문, 폐유, 척택과 배합하여 해수천식, 흉통을 치료한다.

(26) 욱중(彧中) KI 26

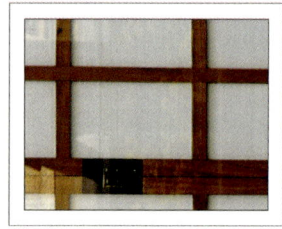

여기!
대흉근을 자극한다. 대흉근의 단축성 긴장으로 흉배부의 승모근 중부 능형근, 극한근이 이완되고 두부가 과신전된 자세는 흉쇄유돌근과 경추 전면부의 과긴장을 일으켜 기관지의 흐름을 방해한다. 흉쇄유돌근의 근 긴장은 마른 기침을 유발한다.

疏通胸中邪氣

[명명(命名)] 욱(彧)은 문채, 무성이다. 의심한다, 폐는 화개이며 문욱

의 부이고 혈은 폐장과 가깝기에 욱중(彧中)이라 한다. 또는 가슴을 뜻하기도 하며 중(中)은 가운데이니 욱중(彧中)이란 가슴 가운데의 혈이 되는 것이며 폐경의 중부(中府)혈의 반응이 나타나기도 하는 혈이다.

 [취혈(取穴)] 반듯이 누운, 즉 앙와위 자세로 전흉상부(前胸上部)에서 취혈한다. 흉골정중선(胸骨正中線), 즉 임맥의 화개 양옆으로 2寸 되는 곳이 혹중(彧中)이다. 제1늑간(肋間)에 해당된다.

 [침향(鍼響)] 산(酸), 창(脹), 통감(痛感)이 가슴과 목으로 방산한다.

 [조작(操作)] 0.5~0.8寸 사자(斜刺) 또는 평자(平刺)한다. 심자(沈刺)시 심폐(心肺)를 자(刺)할 수 있다. 뜸을 뜰 수 있다.

 [적응증(適應症)] 기관지천식(氣管支喘息), 기관지염(氣管支炎), 해수(咳嗽), 흉협창만(胸脇脹滿)

 [배혈(配穴)] 폐유, 고황, 전중과 배합하여 기침, 천식을 치료한다.

(27) 유부(俞府) KI 27

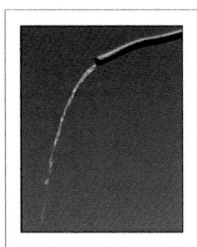

여기!
대흉근, 쇄골하근을 자극한다. 쇄골하근은 제1늑골과 쇄골하연에 위치하는 근육으로 쇄골 아랫부분과 이두박근 부위, 주관절 외측 부위와 1, 2, 3지의 손등, 바닥에 통증을 일으킨다.

扶中氣虛弱

 [명명(命名)] 유(俞)는 흘러간다, 부(府)는 창고를 뜻하니 여기에서 신경의 기(氣)는 목구멍(기관, 후두부)으로 올라가므로 유부(俞府)라고 이름을 붙인 것이다.

 [취혈(取穴)] 반듯이 누운, 즉 앙와위 자세로 전흉상부(前胸上部)에서 취혈한다. 흉골정중선(胸骨正中線), 즉 임맥의 선기 양옆으로 2寸 되는 곳이 유부(俞府)이다. 이곳은 쇄골내단하연(鎖骨內端下椽)의 함요부이기도 하다.

[침향(鍼響)] 산(酸), 창(脹), 통감(痛感)이 가슴과 목으로 방산한다.

[조작(操作)] 0.5~0.8寸 사자(斜刺) 또는 평자(平刺)한다. 심자(沈刺)시 심폐(心肺)를 자(刺)할 수 있다. 뜸을 뜰 수 있다.

[적응증(適應症)] 해수(咳嗽), 인통(咽痛), 다담(多痰), 구토(嘔吐), 복창(腹脹), 흉통(胸痛), 천식(喘息), 기관지염(氣管支炎), 갑상선비대

[배혈(配穴)] 풍문, 폐유, 고황, 전중을 배합하여 해수천식을 치료한다.

마무리

본경의 생리기능과 병리반응은 신(腎)에 속(屬)하고 방광(膀胱)에 락(絡)하며 임맥(任脈)의 중극(中極), 관원(關元)에 교회하고 그 지맥은 간(肝)으로 올라가 격(膈)을 지나 폐장에 진입되고 목구멍을 따라 혀뿌리를 끼고 그 분지는 폐에서 심장에 연락되어 흉중에 주입되며 수궐음심포경과 접한다. 소혈다기(少血多氣)이며 유시(酉時)에 기혈이 왕성하다. 본경은 신(腎)이 납기(納氣) 못하고 신기(腎氣)가 불고하며 신허수범(腎虛水泛) 및 음이 허하여 열이 나는 질병을 주치한다. 수소음심경과 육경상으로 밀접한 관계를 맺고 있으며 장부상으로는 수소양삼초경과 상통한다.

반환점

마라톤 코스로 환산하면 마(魔)의 30㎞ 지점이다. 달리기를 하는 사람들은 자신의 한계에 도전하고 그 한계를 뛰어넘기 위해서라고 한다. 나의 경우는 좀 다르다. 달리고 난 후에 온 몸을 엄습하는 뻐근한 통증이 짜릿하면서 살아 있음을 느끼게 한다. 이런 나를 비정상이라고 한다. 매일 채찍으로 맞아야 한다고 아내는 말한다. 여기까지 달리신 당신도 예외는 아닌 듯하다. 준비운동으로 뇌가 좀 풀리기 시작했다면 이제 좀 더 속도를 내보도록 하자.

"少陰, 太陽, 太陽, 少陰"

소음(少陰)은 군화(君火)이고 태양(太陽)은 한수(寒水)이다. 서로 대대(待對)하면서 조절하고 있다. 경락(經絡)의 참 모습은 조절하는 데 있다.

11 수궐음심포경(PC, Pericardium Meridian)

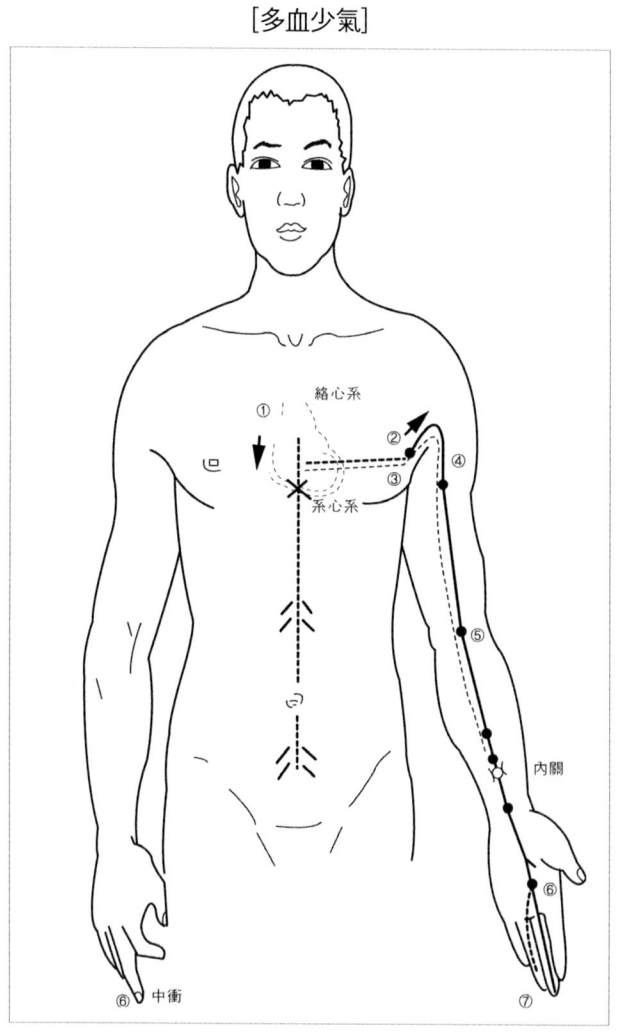

1 순행(循行)

　수궐음심포의 경맥은 흉중(胸中)에서 시작하여 우선 심포(心包)①에 통속(統屬)하고, 향하 횡격막(橫膈膜)②을 통과하여 삼초(三焦)③와 연락(聯絡)된다. 일조분지(一條分支)는 흉부(胸部)를 따라 천출(淺出)하여 옆구리, 즉 협늑(脇肋)④에 분포하고, 액하(腋下)의 3寸⑤ 부위에 이르러 또 상향(上向)하여 액와하면(腋窩下面)⑥에 도달한 후, 상완(上腕) 안쪽을 따라 수태음폐경(手太陰肺經)의 수소음심경(手少陰心經)의 중간⑦에 분포되며, 주와(肘窩)의 중앙⑧으로 진입(進入)된 후, 하향(下向)하여 전완(前腕)에 이른다. 전완의 장장근건(掌長筋腱)과 요측완굴근건(橈側腕屈筋腱)의 중간⑨을 주행하여 손바닥 속, 즉 수장중(手掌中)⑩으로 진입한 다음, 중지내측(中指內側)을 따라 중지(中指)의 끝 중충(中衝)⑪에서 끝난다. 또 다른 일조분지(一條分支)는 손바닥 속의 노궁(勞宮)에서 갈라져 무명지(無名指) 척측(尺側)을 따라 무명지 즉 넷째손가락 끝⑫까지 연장된다.

2 병후(病候)

　수족경련(手足痙攣), 면적(面赤), 목통(目痛), 액하종(腋下腫), 주비부 구련불능굴신(肘臂部拘攣不能屈伸), 수심열(手心熱), 섬어(譫語), 현운(眩暈), 흉협만민(胸脇滿悶), 설불능언(舌不能言), 심계불영(心悸不寧), 심통(心痛), 희소불휴등정신이상(喜笑不休等精神異常), 시동병(是動病)은 손바닥의 열감(熱感), 전완(前腕)의 경련, 액하의 부종(浮腫), 측흉(側胸)의 팽만감, 가슴 두근거림이 있고 안면이 적색으로 변하며 눈이 황색이 되고 늘 웃고 싶어 한다. 소생병(所生病)은 가슴 두근거림, 심부통(心部痛), 손바닥 열감(熱感) 등이 나타난다.

③ 수혈(腧穴)

(1) 천지(天池) PC 1

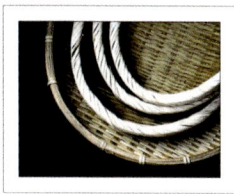

和營衛, 淸營凉血

> 여기!
> 대소 흉근을 자극한다. 심통을 주로 일으키고 상지 내측 면을 따라 손가락에 통증이 방사된다. 흉쇄유돌근과 복근부 근육들과도 연계되며 대흉근의 긴장은 임파절에 대한 폐색으로 가슴이 부풀어 오르는 증상을 일으켜 액하종을 일으킬 수 있다.

[명명(命名)] 천(天)은 하늘, 지(池)는 연못을 말하니 천지란 하늘의 기운이 많이 모여 있는 혈이라는 뜻이다.

[취혈(取穴)] 반듯이 누운, 즉 앙와위(仰臥位) 자세 또는 좌위(坐位) 자세로 유두 바로 바깥쪽에서 취혈한다. 유두(乳頭) 바깥쪽으로 1寸 되는 곳이 천지이다. 제4늑간에 있다. 또 이것은 유두와 비경(脾經)의 천계(天谿) 중간 되는 곳이기도 하다.

[침향(鍼響)] 산(酸), 창(脹), 통감(痛感)이 가슴과 겨드랑이로 방산한다.

[조작] 침 끝을 외측으로 0.3~0.5촌 사자한다. 뜸을 뜰 수 있다.

[적응증(適應症)] 심장질환(心臟疾患), 늑간신경통(肋間神經痛), 흉민(胸悶), 흉협통(胸脇痛), 액하종통(腋下腫痛)

[배혈(配穴)] 지구와 배합하여 가슴, 옆구리의 통증을 치료한다.

[비고] <甲乙> 수궐음(手厥陰), 수소양(手少陽)의 회(會)이다.

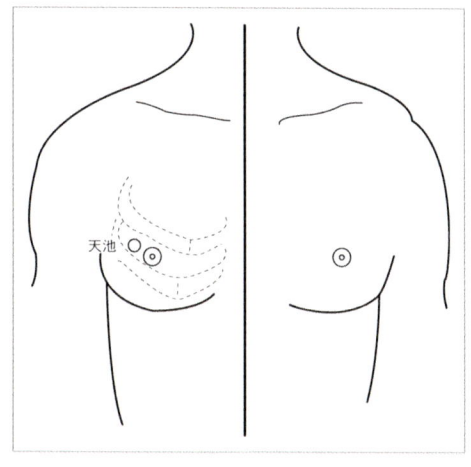

(2) 천천(天泉) PC 2

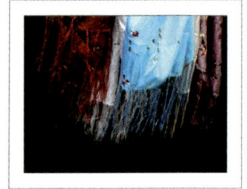

여기!
이두박근, 상완근을 자극한다. 이두박근은 상완부 전면 통과 횡문부 전면에 증상을 일으키고, 상완근은 모지기 저부 통증을 일으켜 신전근을 약화시킨다.

淸神志, 寧神安心

[명명(命名)] 천(天)은 하늘, 천(泉)은 샘이니 천천(天泉)이란 하늘의 기운이 샘처럼 용솟음 치는 곳이라는 뜻이다.

[취혈(取穴)] 손바닥을 앞으로 향하고 팔을 늘어뜨린 자세로 위팔, 즉 상완 위쪽 이두박근(二頭膊筋)의 내측에서 취혈한다. 전액와횡문(前腋窩橫紋)의 끝에서 주횡문상(肘橫紋上)에 있는 같은 심포경의 곡택을 향하여 밑으로 2寸 되는 곳이 천천이다. 상완 이두박근의 양두(兩頭)인 장두(長頭)와 단두(短頭) 사이에 위치한다.

[침향(鍼響)] 산(酸), 창(脹), 통감(痛感)이 어깨와 손끝으로 방산한다.

[조작] 0.5~0.8寸 직자(直刺)한다. 뜸을 뜰 수 있다.

[적응증(適應症)] 상지통(上肢痛), 흉협통(胸脇痛), 오구돌기염(烏口突起炎), 흉통(胸痛), 견비통(肩臂痛)

[배혈(配穴)] 완골과 배합하여 어깨와 팔의 통증을 치료한다.

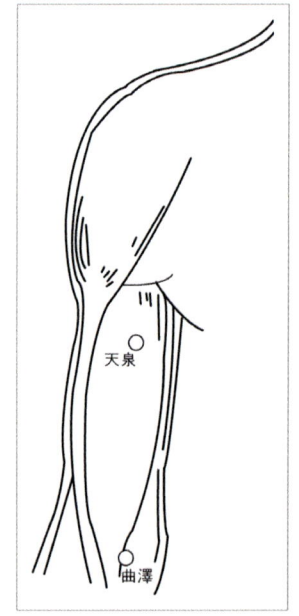

(3) 곡택(曲澤) PC 3

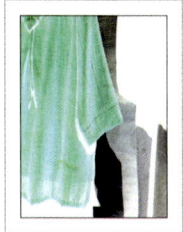

여기!
주관절 굴곡근의 긴장은 주관절에서의 길항근인 삼두근을 긴장시킨다. 대흉근의 단축은 내회전근인 광배근을 긴장시키고 광배근은 삼두근을 긴장시킨다.

疎降上焦逆氣. 淸心火. 除血熱. 鎭痙攣. 止痛止瀉

[명명(命名)] 곡(曲)은 굽힌다, 택(澤)은 연못이니 곡택(曲澤)이란 팔을 굽힌 자세에서 혈을 잡을 수 있다.

[취혈(取穴)] 손바닥을 앞으로 향하고 팔꿈치를 약간 구부린 자세로 주와횡문상(肘窩橫紋上)에서 취혈한다. 바로 횡문상의 중앙에 있는 상완이두박근건(上腕二頭膊筋腱), 즉 힘줄의 바로 안쪽 함요처가 곡택(曲澤)이다. 바깥쪽 함요처는 폐경의 척택이다.

[침향(鍼響)] 산(酸), 창(脹), 통감(痛感)이 팔꿈치와 손끝으로 방산한다.

[조작] 0.5~1寸 직자(直刺)한다. 점자 출혈시킨다. 뜸을 뜰 수 있다.

[적응증(適應症)] 주관절염(肘關節炎), 경완증후군(頸腕症候群), 심계(心悸), 심교통(心絞痛), 주비통(肘臂痛), 수전(手顫), 중서(中暑), 급성위장염 시 구토설사(急性胃腸炎時嘔吐泄瀉)

[배혈(配穴)] 급성토사, 서병 후의 고열에는 위중 점자 출혈한다. 3, 4, 5지 손가락을 오므리지 못할 때

[비고] 수궐음심포경(手厥陰心包經)의 합혈(合穴)이다.

(4) 극문(郄門) PC 4

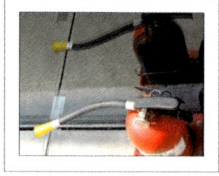

여기!
천, 심지굴근을 자극한다. 손가락 끝까지 통증이 전해진다. 회내방형근의 회내 작용은 대흉근의 회전기능을 개입시켜 심통을 일으키고 풍습성 심장통에 관여된다. 수도하는 사람이 가슴에 열이 차는 것을 예방하기 위하여 뜸을 뜬다. 사찰에서 계를 받을 때 향불이 닿는 곳이다.

寧心安神. 寬胸理氣. 通絡止血

[명명(命名)] 극(郄)은 살과 뼈의 깊숙한 곳을 말하며 문(門)은 출입구를 뜻하니 극문(郄門)은 심포경의 극혈이 되어 심포경에서 생기는 급성병 혹은 통증이 심한 병증에 사용되는 혈이다.

[취혈(取穴)] 손바닥을 앞으로 향한 자세로 전완(前腕)에서 취혈한다. 손목, 즉 수근횡문(手根橫紋)의 정중에서 직상 5寸 되는 곳이 극문이다.

[침향(鍼響)] 산(酸), 창(脹), 통감(痛感)이 팔꿈치와 손바닥으로 방산한다.

[조작] 0.5~1寸 직자(直刺)한다. 점자 출혈시킨다. 뜸을 뜰 수 있다.

[적응증(適應症)] 심계항진(心悸亢進), 상지통(上肢痛), 심교통(心絞痛), 심동과속(心動過速), 유선염(乳腺炎), 오심구토(惡心嘔吐).

[배혈(配穴)] 내관, 곡택과 배합하여 심통, 흉통을 치료한다. 심통, 역기 상충하여 출혈할 때 지혈법으로 시구한다.

(5) 간사(間使) PC 5

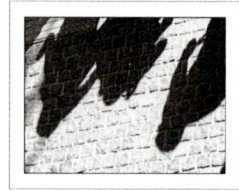

여기!
요측 수근굴근을 자극한다. 이 근육은 손목의 장측면 횡문 요측의 통증을 일으킨다. 천, 심지굴근은 중지 장측면 끝까지 방사되는 섬광통의 원인이 된다.

調心氣. 淸神志. 和胃祛痰. 通經治絡 (뜸 3~5壯)

[명명(命名)] 간(間)은 사이를 뜻하고 사(使)는 사용한다, 쓴다를 뜻하니 간사(間使)혈은 손을 사용할 때 움직이는 근육의 사이에 있는 혈을

뜻한다.

[취혈(取穴)] 손바닥을 앞으로 향한 자세로 전완(前腕)에서 취혈한다. 손목, 즉 수근횡문(手根橫紋)의 정중에서 직상 3寸 되는 곳이 간사이다.

[침향(鍼響)] 산(酸), 창(脹), 통감(痛感)이 팔꿈치와 손바닥으로 방산한다.

[조작] 0.5~1.2寸 직자(直刺)한다.

[적응증(適應症)] 오심(惡心), 심계항진(心悸亢進), 애기(噯氣), 풍습성 심장병(風濕性心臟病), 위통(胃痛), 학질(瘧疾), 억병(癔病), 전간(癲癇), 정신분열증(精神分裂症), 흉통(胸痛)

[배혈(配穴)] 학질은 대추, 풍지와 배합한다.

(6) 내관(內關) PC 6

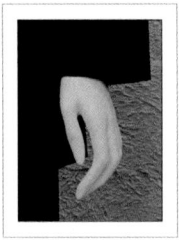

여기!
요측 수근굴근, 천, 심지굴근을 자극한다. 흉부에 늘어진 가슴을 지닌 사람들의 풍습성 심장통과 연결된다. 지방 축적이 만성화되면 혈관적 병변을 일으킬 수 있고 심장의 운동성에 장애를 준다.

疏三焦, 寧心安神, 寬胸理氣, 和胃, 鎭驚鎭痛 (뜸 3~5壯)

[명명(命名)] 내(內)는 안쪽 관(關)은 관문을 뜻하기 때문에 안으로 통하는 관문을 말하니 내부에 생긴 병에 일반적으로 적용할 수 있는 혈이다.

[취혈(取穴)] 손바닥을 앞으로 향한 자세로 전완(前腕)에서 취혈한다. 손목, 즉 수근횡문(手根橫紋)의 정중에서 직상 2寸 되는 곳이 내관(內關)이다.

[침향(鍼響)] 산(酸), 창(脹), 통감(痛感)이 팔꿈치와 손바닥으로 방산한다.

[조작] 0.5~1寸 직자(直刺)한다. 뜸을 뜰 수 있다.

[적응증(適應症)] 구기(嘔氣), 구토(嘔吐), 신경증(神經症), 불면증(不眠症), 위통(胃痛), 흉통(胸痛), 중지마비(中指痲痺), 건초염(腱鞘炎), 흉협통(胸脇痛), 오심구토(惡心嘔吐), 인후종통(咽喉腫痛), 억병(癔病), 부정맥(不整脈)

[배혈(配穴)] 극문과 배합하여 심통을 치료한다. 손을 펴지 못할 때, 간사와 배합한다.

[비고] 수궐음심포경(手厥陰心包經)의 락혈(絡穴)이다. 팔맥교회혈의 하나이다. 음유맥에 통한다.

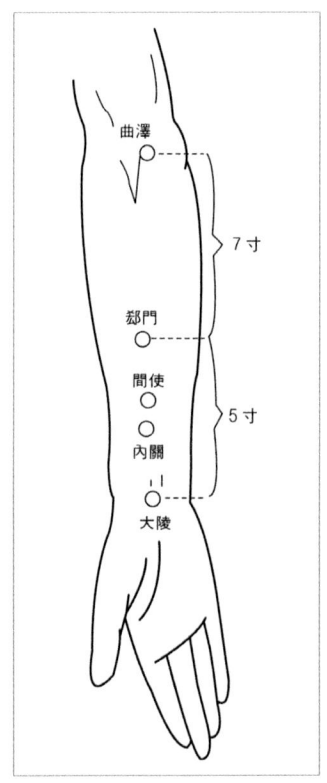

(7) 태릉(太陵) PC 7

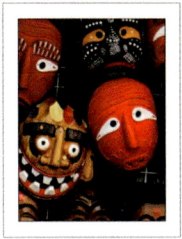

여기!
천, 심지굴근을 자극한다. 장모지굴근은 모지 장측면 전체에 통증을 방사하고 탄발모지의 원인이 되기도 한다.

淸心寧神, 和胃寬胸, 淸營凉血

[명명(命名)] 태(太)는 크다는 뜻이고 릉(陵)은 커다란 언덕으로 태릉(太陵)혈은 손목 부위 약간 두툼한 곳에 있는 혈이다.

[취혈(取穴)] 손바닥을 앞으로 향한 자세로 전완(前腕)에서 취혈한다. 손목, 즉 수근횡문(手根橫紋)의 정중앙이 태릉(太陵)이다.

[침향(鍼響)] 산(酸), 창(脹), 통감(痛感)이 팔꿈치와 손바닥으로 방산한다.

[조작] 0.3~0.5寸 직자(直刺)한다. 뜸을 뜰 수 있다.

[적응증(適應症)] 수관절통(手關節痛), 건초염(腱鞘炎), 탄발지(彈發指), 심질환(心疾患), 심계(心悸), 흉통(胸痛), 전광(癲狂), 늑간신경통(肋間神經痛)

[배혈(配穴)] 내관, 극문, 소부와 배합하여 심통, 흉통, 심계를 치료한다. 비위허에 보혈로 사용한다. 관절류머티즘에 다용한다.

[비고] 수궐음심포경(手厥陰心包經)의 유혈(兪穴)이다.

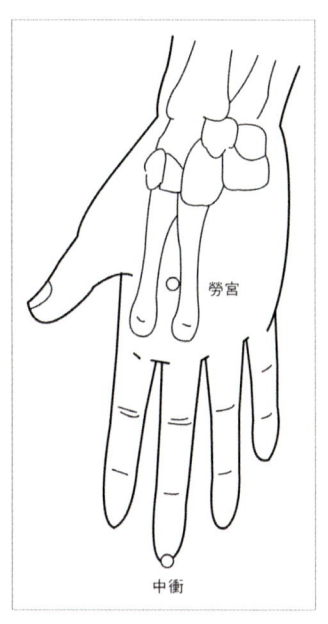

(8) 노궁(勞宮) PC 8

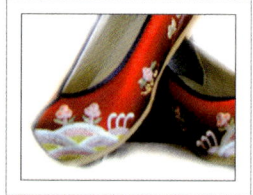

여기!
제2골간근에 대한 증상은 시지 내측을 따라 손가락 끝까지 방사되는 통증과 마지막 마디 지골관절에서 관절마디의 융기가 특징이다.

淸心火, 除濕熱, 熄風凉血, 安神和胃鎭靜, 開竅回陽
(뜸 3~5壯)

[명명(命名)] 노(勞)는 노동, 궁(宮)은 궁전을 뜻하니 노궁(勞宮)이란 과로 시에 반응이 나타나는 혈이다. 또한 우리 인간은 손으로 수고하기 때문에 그 손바닥 가장 중앙이라는 뜻에서 노궁(勞宮)이라고 한 것이다.

[취혈(取穴)] 손바닥의 중앙, 즉 수심부위(手心部位)에서 취혈한다. 손가락을 구부리고 주먹을 쥐었을 때 가운데손가락, 즉 중지 끝이 닿는 곳이 노궁이다. 제2중수골과 제3중수골 사이에 있다.

[침향(鍼響)] 산(酸), 창(脹), 통감(痛感)이 손바닥과 손끝으로 방산한다.

[조작] 0.3~0.5寸 직자(直刺)한다. 뜸을 뜰 수 있다.

[적응증(適應症)] 탄발지(彈發指), 흉통(胸痛), 정신병(精神病), 전간(癲癇), 중서(中暑), 구토(嘔吐), 구강염(口腔炎)

[배혈(配穴)] 수구, 백회, 합곡과 배합하여 정신병을 치료한다. 중풍, 뇌졸중에 강자극한다.

[비고] 수궐음심포경(手厥陰心包經)의 형혈(滎穴)이다.

(9) 중충(中衝) PC 9

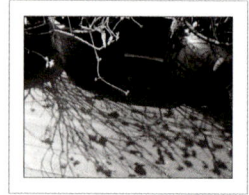

여기!
손가락의 가동성에 영향을 미치며 어둔한 손가락 동작은 연관 근육들을 긴장시키는 원인으로 작용한다. 손가락 증상과 상지 전체 그리고 대흉근 지역의 흉통을 유발시키는 주 원인근은 사각근이 될 수 있다.

開竅勞厥, 淸心退熱, 回陽救逆(뜸 1~3壯)

[명명(命名)] 중(中)은 가운데 손가락, 충(衝)은 통로, 막힌 곳을 뜻하니 중충은 가운데 손가락 맨 끝에 있는 혈이다.

[취혈(取穴)] 가운데손가락, 손톱 뒤쪽 모퉁이에서 취혈한다. 손톱 뒤의 모퉁이, 즉 지갑각이 두 곳인데 안쪽 모퉁이, 즉 요측 지갑각에서 부추 잎 한 잎 넓이만큼 떨어진 곳이다.

[침향(鍼響)] 산(酸), 창(脹), 통감(痛感)이 손바닥으로 방산한다.

[조작(操作)] 침 끝을 약간 상향(上向) 사자(斜刺)하거나 혹은 점자 출혈한다.

[적응증(適應症)] 중지마비(中指麻痺), 발열(發熱), 혼미(昏迷), 번조(煩躁), 설강(舌强), 중서(中暑), 심교통(心絞痛), 두통여파(頭痛如破)

[배혈(配穴)] 수구, 내관과 배합하여 혼미를 치료한다.

[비고] 수궐음심포경(手厥陰心包經)의 정혈(井穴)이다.

마무리

본경의 생리기능과 병리반응은 심포(心包)에 속하고 삼초(三焦)에 락(絡)하며 가슴, 옆구리, 겨드랑이, 상지(上肢) 등 체표 부위에 직접 연계된다. 본경은 다혈소기(多血少氣)이며 술시(戌時)에 기혈(氣血)이 왕성하다. 외사(外邪)가 침입하면 외경(外經)에는 경(經)을 따라 지나는 곳에 병리변화를 볼 수 있다. 심포락(心包絡)은 심(心)의 호위이고 심장(心臟)을 보호하며 심(心)을 대체하여 사기(邪氣)를 받는 작용이 있기에 외사(外邪)가 심에 침입되면 먼저 심포에 병리반응이 생긴다. 족궐음간경과 육경상 같으므로 공동의 치료효과가 있고 족양명위경과 장부 상통관계가 있다.

12 수소양삼초경(TE, Triple Energizer Meridian)

[少血多氣]

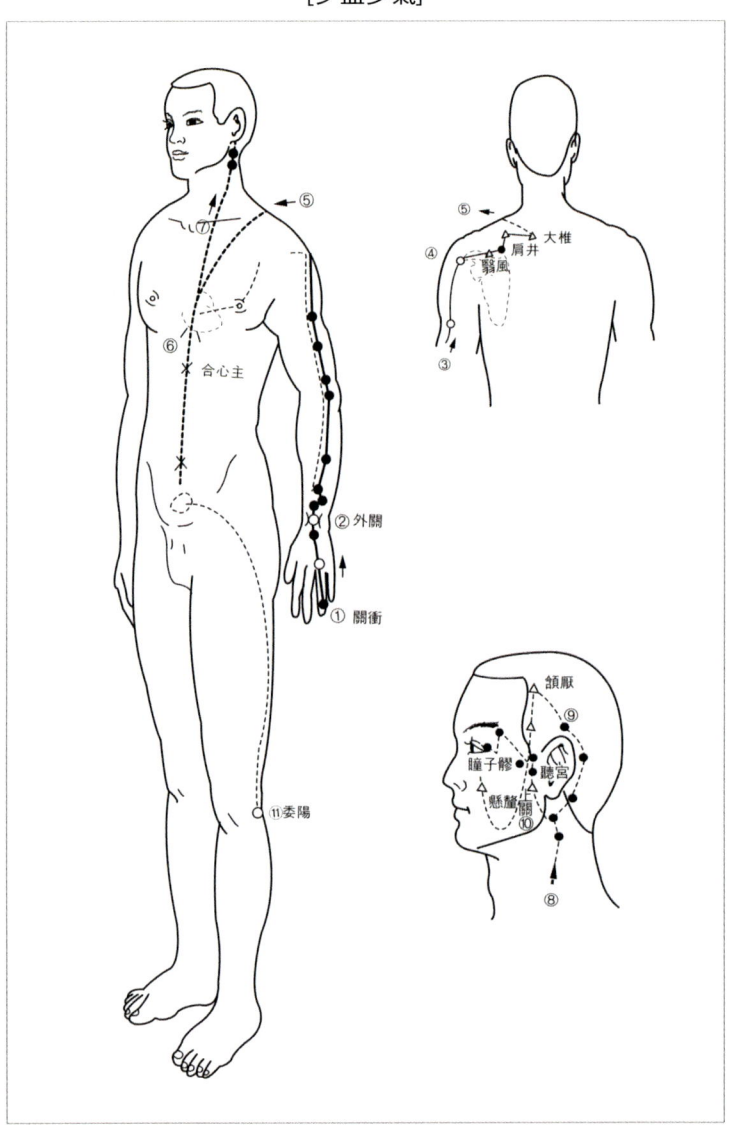

1 순행(循行)

　수소양삼초의 경맥은 무명지(無名指)의 척측말단(尺側末端)에 있는 관충(關衝)①에서 시작하여, 상향(上向)해서 제4, 5중수골(中手骨)의 중간②을 따라 수관절(手關節)③의 배측(背側) 중앙④에 이르고, 전완(前腕)의 요골(橈骨)과 척골(尺骨) 사이를 지나, 위로 팔꿈치의 첨단(尖端)⑤을 통과해서 상완외측(上腕外側)⑥을 따라 견부(肩部)⑦에 분포된다. 족소양 담경(足少陽膽經)의 후면을 따라 가다가 족소양 담경의 견정(肩井)⑧을 교회(交會)하고 쇄골상와(鎖骨上窩)⑨로 진입하여 양유(兩乳)위 중앙 단중부위(膻中部位)에 분포한다. 그리고 맥기(脈氣)는 분산(分散)하여 심포(心包)⑩와 연락되며, 향하(向下) 횡격막(橫膈膜)⑪을 통과해서 삼초(三焦)에 통속(統屬)한다. 일조분지(一條分支)는 단중(膻中)⑫에서 분출(分出)하여, 향상(向上) 쇄골상와(鎖骨上窩)⑬로 천출(淺出)하여 위로 항부(項部)⑭에 달(達)하며, 등 뒤로 돌아가 독맥(督脈)의 대추(大椎)를 교회하고 다시 향상 귀 뒤⑮로 분포된다. 직상(直上)하여 귀(耳)의 상각(上角)으로 나와서 족소양 담경의 현리(懸釐), 함염(頷厭)을 교회한 후 다시 구부러져 하행(下行)하여 안면협부(顔面頰部)에 이르며, 안정(眼睛)의 하면(下面)으로 가서 수태양 소장경(手太陽小腸經)의 권료(顴髎)와 교회한다. 또 다른 일조분지(一條分支)는 귀 뒤쪽에서 귓속, 즉 이중(耳中)으로 진입(進入)하여, 다시 귀의 전면으로 나와서 수태양 소장경의 청궁(聽宮)을 교회한다. 그리고 족소양 담경의 상관(上關) 앞을 지나, 면협부(面頰部)에 교접(交接)되고 외안각(外眼角)에 도달한다.

2 병후(病候)

　인후종통(咽喉腫痛), 시협부동통(腮頰部疼痛), 목적통(目赤痛), 이농(耳聾) 이후(耳后) 견비외측부동통(肩臂外側部疼痛), 복부창만(腹部脹

滿), 소복경만(少腹硬滿), 소변불통(小便不通), 빈뇨(頻尿), 뇨급(尿急), 유뇨(遺尿), 피부허종(皮膚虛腫), 시동병(是動病)은 청력 감퇴, 인후두(咽喉頭)의 부종과 통증, 폐색 등이 있다. 또한 소생병(所生病)으로는 발한이 일어나고 외안각(外眼角)이나 협부(頰部)가 아프다. 귀 뒤쪽, 어깨, 상지(上肢)의 내・외측, 팔꿈치 등이 아프며 넷째손가락이 마비되어 움직이지 않게 된다.

3 수혈(腧穴)

(1) 관충(關衝) TE 1

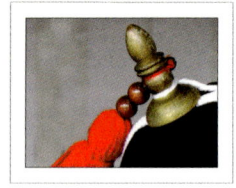

여기!
심지굴근을 통한 총지신근 자극이 된다. 심지굴근은 원위지골과 근위지골 관절을 굴곡한다. 4지와 관련된 긴장이 경근상의 전이를 유발한다.

疎經絡氣火, 解三焦鬱熱

[명명(命名)] 관(關)은 관문을 뜻하는데 여기서는 넷째손가락을 뜻하는 환(環)과 통하며 충(衝)은 말단이란 뜻이니 관충(關衝)은 넷째손가락 끝에 있는 혈이다.

[취혈(取穴)] 넷째손가락(환지[環指]) 손톱(指甲) 뒤쪽 모퉁이(指甲角)에서 취혈한다. 손톱 뒤의 모퉁이, 즉 지갑각(指甲角)이 두 곳인데 바깥쪽 모퉁이, 즉 척측지갑각(尺側指甲角)에서 부추 한 잎 넓이만큼 떨어진 곳이다.

[침향(鍼響)] 산(酸), 창(脹), 통감(痛感)이 손바닥과 손등으로 방산한다.

[조작] 0.1寸 천자(淺刺)하거나 점자 출혈(點刺出血)한다. 뜸을 뜰 수 있다.

[적응증(適應症)] 두통(頭痛), 이명(耳鳴), 현훈(眩暈), 협심증(狹心症), 후통(喉痛), 언어불리(言語不利), 결막염(結膜炎), 발열(發熱), 심번(心煩)

[배혈(配穴)] 수구, 내관, 합곡과 배합하여 현훈을 치료한다.

[비고] 수소양삼초경(手少陽三焦經)의 정혈(井穴)이다.

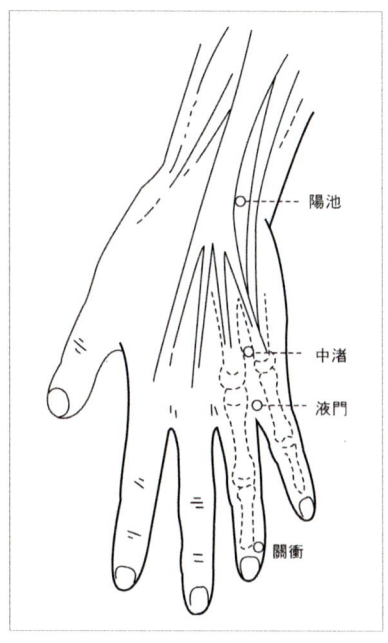

(2) 액문(液門) TE 2

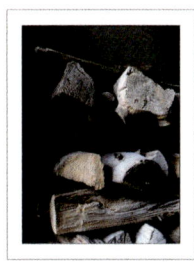

여기!
제3배측 골간근을 자극한다. 심부에서 제4충양근이 자극된다. 근위지골이 굴곡되어 있을 때 원위의 두 지골들을 신전한다. 수궐음심포경이 이 근육을 통해 제4지로 연결된다.

消火散熱 淸頭開竅

[명명(命名)] 액(液)은 액체, 축축하다는 뜻이며 문(門)은 출입구를 뜻하니 삼초경의 경기가 정혈에서 흘러나와 적셔주기 때문에 액문(液門)이라 한 것이다.

[취혈(取穴)] 손바닥을 밑으로 한 자세로 손등, 즉 수배(手背)에서 취혈한다. 환지(環指)와 소지(小指) 사이에 있는 무늬 끝이 액문(液門)이니, 제4중수골(中手骨)과 제5중수골 간에 있다.

[침향(鍼響)] 산(酸), 창(脹), 통감(痛感)이 손끝과 손등으로 방산한다.

[조작] 0.3~0.5寸 직자(直刺)한다. 뜸을 뜰 수 있다.

[적응증(適應症)] 두통(頭痛), 발열(發熱), 장지관절통(掌指關節痛), 이농(耳聾), 학질(瘧疾), 이명(耳鳴), 수비통(手臂痛), 수지종통(手指腫痛)

[배혈(配穴)] 어제와 배합하여 인후통을 치료한다. 발한혈이다.

[비고] 수소양삼초경(手少陽三焦經)의 형혈(滎穴)이다.

(3) 중저(中渚) TE 3

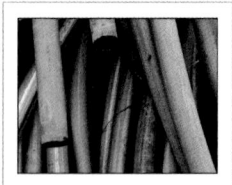

여기!
제4배측 골간근이 자극된다. 배측, 장측 골간근은 관절에서의 굴곡과 지절간 관절에서의 신전에 협력한다. 4, 5지 원위지절관절통, 헤베르덴 결절이 생길 수 있다.

疏少陽熱, 解三焦邪熱, 開竅益聽 (뜸 3~5壯)

[명명(命名)] 중(中)은 가운데, 저(渚)는 물가의 물이 갈라지는 곳을 뜻하니 네 번째 다섯 번째 손목뼈 사이가 갈라지는 형태인데 그 가운데가 중저(中渚)혈이란 뜻이다.

[취혈(取穴)] 손을 가볍게 쥐고 손바닥을 밑으로 한 자세로 손등 제5중수골두(中手骨頭)와 제4중수골두를 연결하는 중점에서 뒤로 1寸 되는 곳이 중저(中渚)이다.

[침향(鍼響)] 산(酸), 창(脹), 통감(痛感)이 손끝과 손등으로 방산한다.

[조작] 0.3~0.5寸 직자(直刺)한다. 뜸을 뜰 수 있다.

[적응증(適應症)] 척골신경마비(尺骨神經麻痺), 난청(難聽), 이농(耳聾), 이명(耳鳴), 인후종통(咽喉腫痛), 두, 항, 견, 배부질환(頭項肩背部疾患), 수지불능굴신(手指不能屈伸)

[배혈(配穴)] 태계와 배합하여 인후종통을 치료한다.

[비고] 수소양삼초경(手少陽三焦經)의 유혈(兪穴)이다.

(4) 양지(陽池) TE 4

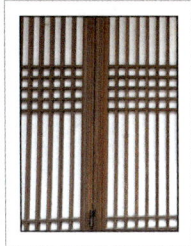

여기! 소지신전건근을 자극한다. 소지굴곡불능 치료하며 척골 측 손목관절의 통증 발생 시 척측 수근신근의 발통점을 연계 치료한다. 자궁후굴의 좌양지혈에 3~5장 뜸을 뜬다.

解半表半裏之邪, 淸三焦經絡之熱, 舒筋通絡

[명명(命名)] 양(陽)은 양 부위를 뜻하고 지(池)는 못, 호수를 뜻한다. 양지는 손등에 있으면서 삼초경의 경기가 많이 모여 있는 곳이다.

[취혈(取穴)] 손바닥을 아래로 향한 자세로 손등의 수근횡문상(手根橫紋上) 제4중수골과 제3중수골 사이에 수근횡문상에 움푹 들어가는 함요처가 나온다.

[침향(鍼響)] 산(酸), 창(脹), 통감(痛感)이 손목과 손등으로 방산한다.

[조작] 0.3~0.5寸 직자(直刺)한다. 뜸을 뜰 수 있다.

[적응증(適應症)] 건초염(腱鞘炎), 이농(耳聾), 학질(瘧疾), 완관절 부질환(腕關節部疾患), 견비통(肩臂痛)

[배혈(配穴)] 양계, 완골과 배합하여 팔목관절 동통, 팔목 하수를 치료한다.

[비고] 수소양삼초경(手少陽三焦經)의 원혈(原穴)이다.

(5) 외관(外關) TE 5

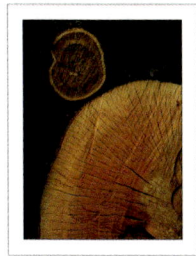

여기! 시지신근, 지신근을 자극한다. 내관혈을 향해 투자하는 경우 회내방형근을 자극할 수 있다. 상완골의 내회전 근육인 대흉근의 긴장을 이완시키는 경우 견갑통을 일으키는 근육들에도 영향을 줄 수 있다.

祛六淫表邪, 疏三焦壅熱, 通經絡氣滯, 疏風解表
(뜸 3~5壯)

[명명(命名)] 외관은 내관혈과 상대되기 위한 이름으로 바깥으로 통하는 관문이 되니 외부에서 들어오는 병에 대해 효과가 있는 혈이다.

[취혈(取穴)] 손바닥을 앞으로 향하고 팔을 늘어뜨린 자세나 또는 손바닥이 얼굴을 향하게 하고 팔꿈치를 완전히 구부린 자세로 전완(前腕) 손등 쪽에서 취혈한다. 손등 쪽 손목, 즉 수배측횡문(手背側橫紋)의 중간에서 위로 2寸 되는 곳이 외관(外關)이다.

[침향(鍼響)] 산(酸), 창(脹), 통감(痛感)이 상박과 손등으로 방산한다.

[조작] 0.3~0.5寸 직자(直刺)한다. 뜸을 뜰 수 있다.

[적응증(適應症)] 두통(頭痛), 상완신경통(上腕神經痛), 완관절통(腕關節痛), 감모(感冒), 폐렴(肺炎), 이농(耳聾), 편두통(偏頭痛), 협늑통(脇肋痛), 장염(腸炎), 항통(項痛)

[배혈(配穴)] 족임읍과 배합하여 옆구리 통증, 충혈, 이명을 치료한다. 손가락을 펴지 못하는 만성병에 시구한다.

[비고] 수소양삼초경(手少陽三焦經)의 락혈(絡穴)이다. 팔맥교회혈의 하나, 양유맥과 통한다.

(6) 지구(支溝) TE 6

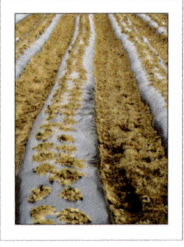

여기!
총지신근, 시지신근이 자극된다. 견갑거근과 함께 치료한다. 견갑거근은 후두하근의 긴장을 유도하기에 뇌혈관 질환(고혈압) 증상에도 효과가 있다.

淸三焦, 通腑氣, 通關開竅, 活絡散瘀
(뜸 3~5壯)

[명명(命名)] 지(支)는 가지를 뜻하니 사람에서 팔을 의미하고, 구(溝)는 도랑을 뜻하니 지구란 팔에서 근육 사이 도랑과 같은 우묵한 곳에 있는 혈인 것이다.

[취혈(取穴)] 손바닥을 앞으로 향하고 팔을 늘어뜨린 자세 또는 손바

닥이 얼굴을 향하게 하고 팔꿈치를 완전히 구부린 자세로 전완(前腕) 손등 쪽에서 양지혈 위 1촌에서 취혈한다.

[침향(鍼響)] 산(酸), 창(脹), 통감(痛感)이 상박과 손끝으로 방산한다.

[조작] 0.8~1.2寸 직자(直刺)한다. 뜸을 뜰 수 있다.

[적응증(適應症)] 흉늑통(胸肋痛), 인통(咽痛), 견배통(肩背痛), 수관절통(手關節痛), 건초염(腱鞘炎), 견비통(肩臂痛), 변비(便秘), 흉막염(胸膜炎), 편탄(偏癱), 이하선염(耳下腺炎), 이농(耳聾), 이명(耳鳴).

[배혈(配穴)] 양릉천과 배합하여 늑골 통증을 치료한다. 열병에 땀이 나지 않을 때 쓴다.

[비고] 수소양삼초경(手少陽三焦經)의 경혈(經穴)이다.

(7) 회종(會宗) TE 7

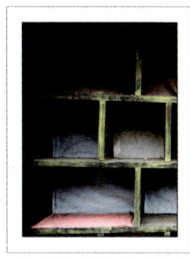

여기!
척측수근신근, 시지신근을 자극한다. 척측수근신근은 완관절통을 발생시킨다.

泄經絡風濕

[명명(命名)] 회(會)는 만나다, 종(宗)은 높다 만나다, 근본이란 뜻이 있으니 회종(會宗)이란 근본 되는 경맥이 만나는 곳이다.

[취혈(取穴)] 손바닥을 앞으로 향하고 팔을 늘어뜨린 자세나 손바닥이 얼굴을 향하게 하고 팔꿈치를 완전히 구부린 자세로 전완(前腕) 손등 쪽에서 지구혈 척측 0.5촌에서 취혈한다.

[침향(鍼響)] 산(酸), 창(脹), 통감(痛感)이 상박과 손끝으로 방산한다.

[조작] 0.5~1寸 직자(直刺)한다. 뜸을 뜰 수 있다.

[적응증(適應症)] 난청(難聽), 건초염(腱鞘炎), 이명(耳鳴), 이농(耳聾), 상지통(上肢痛), 전간(癲癎)

[배혈(配穴)] 소아간질은 백회, 대추, 거궐과 배합한다. 팔굽에서 삼초경의 전박까지 화농성질환에 시구한다.

[비고] 수소양삼초경(手少陽三焦經)의 극혈(隙穴)이다.

(8) 삼양락(三陽絡) TE 8

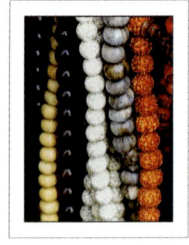

여기!
총지신근을 자극한다. 총지신근의 발통점은 주관절의 외측에 통증을 발생시키고 4지와 3지의 근위지절관절의 통증을 발생시킨다.

開竅通絡, 鎭痛

[명명(命名)] 삼양락이란 수태양 소양명 수소양경의 세 가지 양경이 만나는 곳이니 팔등 부위에 격렬한 통증이 있을 때 자침하면 통증이 사라진다.

[취혈(取穴)] 손바닥을 앞으로 향하고 팔을 늘어뜨린 자세 또는 손바닥이 얼굴을 향하게 하고 팔꿈치를 완전히 구부린 자세로 전완(前腕) 손등 쪽에서 지구혈 위의 1촌 척, 요골 사이에서 취혈한다.

[침향(鍼響)] 산(酸), 창(脹), 통감(痛感)이 상박과 손끝으로 방산한다.

[조작] 0.8~1.2寸 직자(直刺)한다. 뜸을 뜰 수 있다.

[적응증(適應症)] 두통(頭痛), 수관절통(手關節痛), 이농(耳聾), 이통(耳痛), 실어(失語), 전비부병증(前臂部病症)

[배혈(配穴)] 풍지, 염천과 배합하여 실어를 치료한다.

(9) 사독(四瀆) TE 9

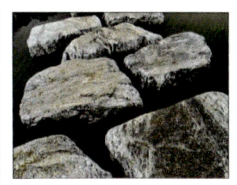

여기!
총지신근의 발통점, 장모지외전근과 장모지신근이 자극된다. 주로 상완골 외과통을 치료하며 4, 5지 근위지절 관절통으로 인해 손가락 굴신이 어려울 경우의 치료 혈이다.

寧神志, 理水濕

[명명(命名)] 사(四)는 사방, 독(瀆)은 도랑 혹은 흐려진다는 뜻이 있으므로 사독(四瀆)이란 사방의 더러워진 찌꺼기들을 흘려보낼 수 있는 도랑 역할을 하는 혈이라는 뜻이다.

[취혈(取穴)] 손바닥을 앞으로 향하고 팔을 늘어뜨린 자세 또는 손바닥이 얼굴을 향하게 하고 팔꿈치를 완전히 구부린 자세로 전완(前腕) 손등 쪽에서 팔굽 끝 아래 5촌 척, 요골 사이에서 취혈한다.

[침향(鍼響)] 산(酸), 창(脹), 통감(痛感)이 팔굽과 손끝으로 방산한다.

[조작] 0.8~1.2寸 직자(直刺)한다. 뜸을 뜰 수 있다.

[적응증(適應症)] 상지(上肢), 견(肩), 배통(背痛), 편두통(偏頭痛), 두통(頭痛), 이명(耳鳴), 아통(牙痛), 전비통(前臂痛), 상지탄탄(上指癱瘓), 신경쇠약(神經衰弱)

[배혈(配穴)] 곡지와 배합하여 팔굽, 팔의 동통을 치료한다.

(10) 천정(天井) TE 10

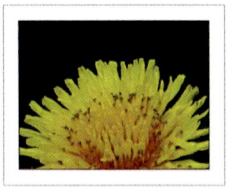

여기!
삼두박근 내측두의 내측을 자극한다. 주관절 통증과 주두의 통증과 압박 자극에 민감할 때 사용한다.

化經絡痰濕, 疏三焦氣火

[명명(命名)] 천(天)은 하늘, 정(井)은 샘을 뜻하므로 천정이란 하늘의 샘으로 오유혈 중 경기의 흐름이 가장 왕성한 혈에 해당한다.

[취혈(取穴)] 팔꿈치를 구부린 자세로 팔꿈치, 즉 주두(肘頭) 상방에서 취혈한다. 팔꿈치를 구부리면 뒤로 툭 튀어나온 뼈가 주두인데, 이 주두첨(肘頭尖)에서 위로 1寸 되는 곳에 함요처가 있다. 바로 이곳이 천정(天井)이다.

[침향(鍼響)] 산(酸), 창(脹), 통감(痛感)이 팔굽과 손끝으로 방산한다.

[조작] 0.5~1寸 직자(直刺)한다. 뜸을 뜰 수 있다.

[적응증(適應症)] 주관절통(肘關節痛), 상완신경통(上腕神經痛), 협늑통(脇肋痛), 상지부병증(上肢部病症), 경임파선염(頸淋巴腺炎), 갑상선종대(甲狀腺腫大), 두견항통(頭肩項痛)

[배혈(配穴)] 외관, 곡지와 배합하여 상지마비를 치료한다.

[비고] 수소양삼초경(手少陽三焦經)의 합혈(合穴)이다.

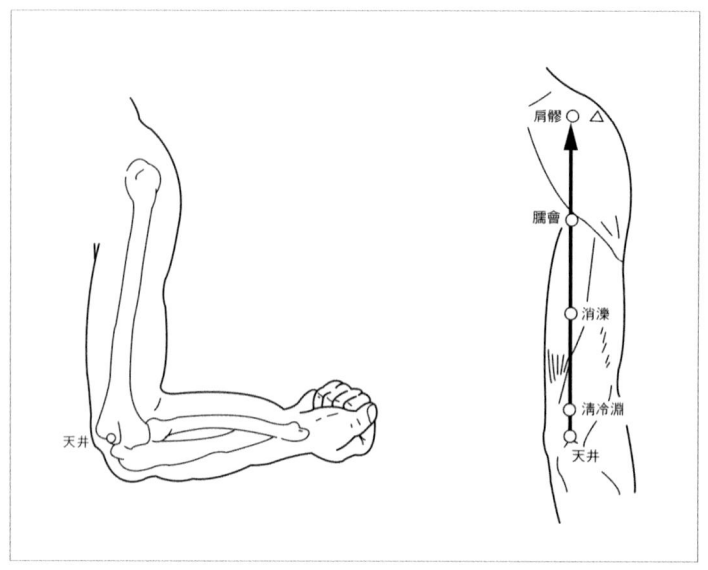

(11) 청냉연(淸冷淵) TE 11

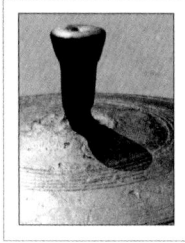

여기!
천정혈보다 강하게 삼두박근 내측두의 내측 통증을 치료한다. 삼두박근의 통증은 사각근에서 방사된 통증인지 구분하여 치료한다.

疏肝. 利氣. 通絡

[명명(命名)] 청(淸)은 맑고 깨끗하다, 냉(冷)은 차갑다, 연(淵)은 연못을 뜻하니 청냉연은 맑고 찬 연못과 같이 경기를 조절할 수 있는 혈이다.

[취혈(取穴)] 팔꿈치를 구부린 자세로 팔꿈치, 즉 주두(肘頭) 상방에서 취혈한다. 팔꿈치를 구부리면 뒤로 툭 튀어나온 뼈가 주두인데, 이 주두첨(肘頭尖)에서 위로 2寸 되는 곳에 함요처가 있다. 바로 이곳이 청냉연(淸冷淵)이다. 천정(天井)에서 1寸 위가 된다.

[침향(鍼響)] 산(酸), 창(脹), 통감(痛感)이 팔굽과 어깨로 방산한다.

[조작] 0.5~1寸 직자(直刺)한다. 뜸을 뜰 수 있다.

[적응증(適應症)] 견관절주위염(肩關節周圍炎), 상완신경통(上腕神經痛), 두통(頭痛), 견비통불능거(肩臂痛不能擧)

[배혈(配穴)] 견우, 거골과 배합하여 어깨와 팔 통증으로 들지 못하는 증상을 치료한다.

(12) 소락(消濼) TE 12

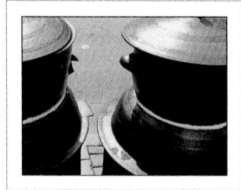

여기!
삼두박근 장두를 자극한다. 장두는 견갑골에 부착하여 주관절 신전과 견관절 신전에도 관여한다. 주관절 외측 상과에 통증이 나타나기도 하며 견관절 후부의 통증은 삼각근 후부섬유와 함께 검사하여야 한다.

散風熱. 化濕滯

[명명(命名)] 소(消)는 사라지다, 락(濼)은 기뻐하다는 뜻이므로 소락이란 질병이 사라지자 기뻐한다는 의미의 혈인 것이다.

[취혈(取穴)] 팔꿈치를 구부린 자세로 상완후면(上腕後面)에서 취혈한다. 삼각근(三角筋)의후연(後緣)에 있는 노회와 청냉연(淸冷淵)을 연결한 선의 중점이 소락(消濼)이다.

[침향(鍼響)] 산(酸), 창(脹), 통감(痛感)이 팔굽과 어깨로 방산한다.

[조작] 0.8~1.2寸 직자(直刺)한다. 뜸을 뜰 수 있다.

[적응증(適應症)] 상완신경통(上腕神經痛), 경완증후군(頸腕症候群), 두통(頭痛), 경항강급(頸項强急), 비통(臂痛), 전간(癲癇)

[배혈(配穴)] 대추, 견정과 배합하여 어깨, 등허리 통증을 치료한다.

(13) 노회(臑會) TE 13

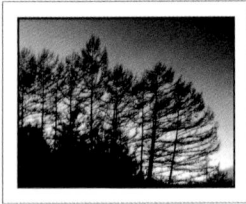

여기!
삼두박근 장두와 외측두를 자극한다. 견관절 후면 통증 및 삼두박근 자체 내 압통, 산통을 주로 이루며 광배근, 대원근과의 교차 주행의 관점을 살핀다.

理氣消痰

[명명(命名)] 노(臑)는 팔죽지를 말하며 회(會)는 만난다는 뜻이니 팔죽지에서 삼초경과 대장경이 만난다는 뜻을 가진 혈이다.

[취혈(取穴)] 팔꿈치를 구부린 자세로 상완후면(上腕後面)의 삼각근후연(三角筋後緣)에서 취혈한다. 견료와 주두를 연결한 선상, 견료의 직하 3寸 되는 곳이 노회(臑會)이다.

[침향(鍼響)] 산(酸), 창(脹), 통감(痛感)이 팔굽과 어깨로 방산한다.

[조작] 0.8~1.2寸 직자(直刺)한다. 뜸을 뜰 수 있다.

[적응증(適應症)] 견관절주위염(肩關節周圍炎), 상완신경통(上腕神經痛), 견비통불능거(肩臂痛不能擧), 갑상선질환(甲狀腺疾患)

[배혈(配穴)] 곡지, 견료와 배합하여 어깨와 팔의 통증을 치료한다.

[비고] <갑을> 수양명의 락이다. <소문> 수양명, 소양경의 기의 회이다. <영추> 수소양, 양유의 회이다.

(14) 견료(肩髎) TE 14

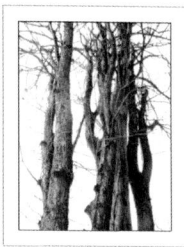

여기!
삼각후부섬유를 자극한다. 심부자극 시 소원근, 대원근이 자극된다. 만성적 견관절염, 견관절 외회전이 제한적일 때 자극한다.

祛經絡風濕, 調氣血阻滯

[명명(命名)] 견(肩)은 어깨, 료(髎)는 모서리를 뜻하므로 견료란 어깨 모서리에 있는 혈이란 뜻이다.

[취혈(取穴)] 팔꿈치를 구부리고 팔을 어깨 높이로 든 자세로 견관절(肩關節)의 상부후면(上部後面)에서 취혈한다. 견관절 위에 툭 튀어나온 뼈인 견봉돌기(肩峰突起)가 있는데 그 뒤쪽 바로 밑에 함요처가 있다.

[침향(鍼響)] 산(酸), 창(脹), 통감(痛感)이 견관절과 어깨로 방산한다.

[조작] 0.8~1.2寸 직자(直刺)한다. 뜸을 뜰 수 있다.

[적응증(適應症)] 견관절주위염(肩關節周圍炎), 상완신경통(上腕神經痛), 견관절통(肩關節痛), 비통(臂痛), 중풍편탄(中風偏癱), 고혈압(高血壓), 다한(多汗)

[배혈(配穴)] 견우, 곡지와 배합하여 어깨가 아파서 들지 못하는 증상을 치료한다.

(15) 천료(天髎) TE 15

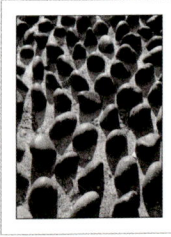

여기!
승모근 상부섬유와 중부섬유가 자극된다. 심부에는 극상근과 견갑거근이 자극된다. 경추의 회전이 통증으로 인해 제한적일 경우 치료한다.

淸神志, 解表熱

[명명(命名)] 천(天)은 목 이상을 말하고 료(髎)는 모서리를 뜻하므로 천료(天髎)란 어깨 모서리에 있는 혈이 된다.

[취혈(取穴)] 반듯하게 앉아 개갑 자세(開胛姿勢)로 어깨 뒤쪽에서 취혈한다. 어깨 제일 높은 곳에 있는 담경의 견정과 소장경의 곡원을 연결한 선상의 중점이 천료(天髎)이다.

[침향(鍼響)] 산(酸), 창(脹), 통감(痛感)이 견관절과 어깨로 방산한다.

[조작] 0.8~1.2寸 직자(直刺)한다. 뜸을 뜰 수 있다.

[적응증(適應症)] 고혈압증(高血壓症), 상지통(上肢痛), 두통(頭痛), 경근통(頸筋痛), 견비통(肩臂痛), 경항강급(頸項强急)

[배혈(配穴)] 천종, 견우, 곡지와 배합하여 어깨와 팔 통증을 치료한다.

[비고] <갑을> 수소양, 양유의 회이다. <외대> 족소양, 양유의 회이다.

(16) 천유(天牖) TE 16

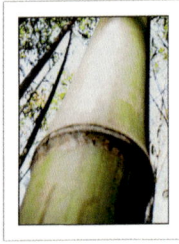

여기!
두판상근을 자극한다. 두판상근은 유양돌기 부착근육으로 흉쇄유돌근과 긴장을 서로 전이시킨다. 두판상근의 손상은 뻣뻣한 목을 만들어 회전을 제한시킨다.

宣氣機 調營衛

[명명(命名)] 천(天)은 하늘, 유(牖)는 창문을 뜻하니 천유는 하늘의 창으로서 목 부위의 병에 효과 있는 혈이란 뜻이다.

[취혈(取穴)] 반듯이 앉은 자세나 옆으로 누운, 즉 측와위(側臥位) 자세로 귀 뒤에 있는 유양돌기(乳樣突起)의 밑에서 취혈한다. 귀 뒤를 손끝으로 만져보면 툭 튀어나온 뼈가 있다.

[침향(鍼響)] 산(酸), 창(脹), 통감(痛感)이 목과 어깨로 방산한다.

[조작] 0.5~1寸 직자(直刺)한다. 뜸을 뜰 수 있다.

[적응증(適應症)] 이명(耳鳴), 난청(難聽), 인통(咽痛), 이농(耳聾), 항강(項强), 후통(喉痛)

[배혈(配穴)] 곤륜, 풍문, 관원과 배합하여 머리가 어지럽고 아픈 증상을 치료한다.

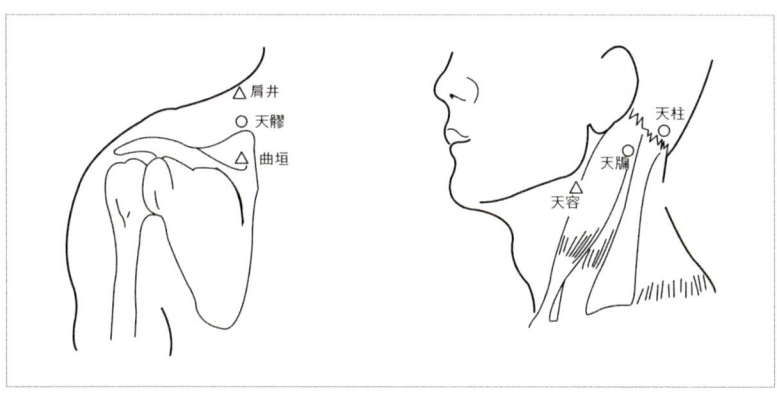

(17) 예풍(翳風) TE 17

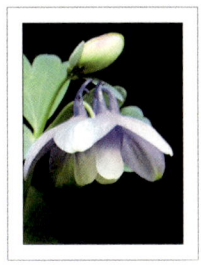

여기!
이복근 후부를 자극한다. 이복근 후부는 편도선의 폐색과 흉쇄유돌근과 유사한 증상을 나타내는 근육으로 귀가 멍하거나 귓속에 미약한 통증을 유발한다.

宣氣機 調營衛
(뜸 3~5壯)

[명명(命名)] 예(翳)는 가린다, 풍(風)은 풍사를 의미하니 예풍(翳風)이란 중풍 등 풍사로부터 몸을 가릴 수 있는 혈이 되는 것이다.

[취혈(取穴)] 반듯이 앉은 자세나 옆으로 누운, 즉 측와위(側臥位) 자세로 귀 밑 뒤쪽에서 취혈한다. 귓불, 즉 이수(耳垂)의 바로 뒤 유양돌기(乳樣突起)와 아래턱뼈인 하악골(下顎骨) 사이를 손끝으로 눌러보면 함요처가 생긴다. 이곳이 예풍(翳風)이다.

[침향(鍼響)] 산(酸), 창(脹), 통감(痛感)이 귀와 머릿속으로 방산한다.

[조작] 0.5~1.2寸 직자(直刺)한다. 뜸을 뜰 수 있다.

[적응증(適應症)] 이질환(耳疾患), 인통(咽痛), 안면신경마비(顔面神經麻痺), 삼차신경통(三叉神經痛), 치통(齒痛), 이관염(耳管炎), 이하선염(耳下腺炎), 농아(聾啞), 아통(牙痛), 안병(眼病)

[배혈(配穴)] 합곡, 이문, 청회, 삼리와 배합하여 이명증을 치료한다.

[비고] 수족소양의 회이다.

(18) 계맥(瘈脈) TE 18

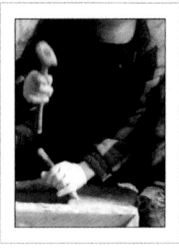

여기!
흉쇄유돌기에서 나오는 흉쇄유돌근건을 자극한다. 안면질환자나 견갑골과 견관절 통증 시에 압통이 나타난다.

調三焦氣機 開竅益聽 祛風泄熱 鎭痛

[명명(命名)] 계(瘈)는 미치다, 광란, 정신병 등을 말하고 맥(脈)은 맥이니 계맥이란 정신이상이 있을 때 바르게 할 수 있는 혈이란 뜻이다.

[취혈(取穴)] 반듯이 앉은 자세나 옆으로 누운, 즉 측와위(側臥位) 자세로 귀 뒤 뼈 위에서 취혈한다. 이근(耳根)을 따라 귀 위쪽에 있는 각손과 이수하(耳垂下) 뒤쪽에 있는 예풍(翳風)을 연결한 선의 하방 3분의 1이 되는 곳이 계맥(瘈脈)이다.

[침향(鍼響)] 산(酸), 창(脹), 통감(痛感)이 귀와 머릿속으로 방산한다.

[조작] 0.5~1.2寸 직자(直刺)한다. 뜸을 뜰 수 있다.

[적응증(適應症)] 난청(難聽), 두통(頭痛), 이명(耳鳴), 중이염(中耳炎), 이농(耳聾), 구토(嘔吐)

[배혈(配穴)] 장강과 배합하여 소아경풍, 계종을 치료한다.

(19) 노식(顱息) TE 19

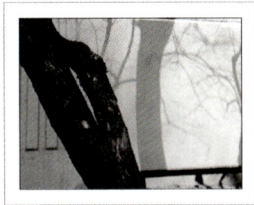

여기!
이개근을 자극한다.

宣肺風熱 淸火降逆氣

[명명(命名)] 노(顱)는 두개골이고 식(息)은 휴식, 그치게 한다는 뜻이니 노식(顱息)이란 머리가 아플 때 이것을 멎게 하는 혈이다.

[취혈(取穴)] 반듯이 앉은 자세나 옆으로 누운, 즉 측와위(側臥位) 자세로 귀 뒤 뼈 위에서 취혈한다. 이근(耳根)을 따라 귀 위쪽에 있는 각손(角孫)과 이수하(耳垂下) 뒤쪽에 있는 예풍을 연결한 선의 상방 3분의 1이 되는 곳이 노식(顱息)이다. 계맥(瘛脈)상 1寸 되는 곳이기도 하다.

[침향(鍼響)] 산(酸), 창(脹), 통감(痛感)이 귀와 머릿속으로 방산한다.

[조작] 0.3~0.5寸 평자(平刺)한다. 뜸을 뜰 수 있다.

[적응증(適應症)] 두통(頭痛), 이명(耳鳴), 이통(耳痛), 구토(嘔吐)

[배혈(配穴)] 태양과 배합하여 두통을 치료한다.

(20) 각손(角孫) TE 20

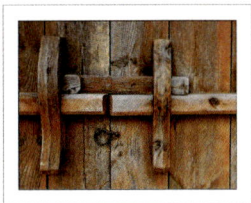

여기!
이개근을 자극한다. 심자 시 측두근이 자극된다. 편두통과 상치 중에서 앞 치아 통증의 경우 측두근의 대표 증상이다.

淸頭明目. 疎風活絡 (뜸 3~5壯)

[명명(命名)] 각(角)은 이마의 모서리를 뜻하며 손(孫)은 자손대를 잇는 자식이므로 연결된다는 뜻이 있다. 각손은 이마의 모서리에서 담경, 대장경이 삼초경과 연결되는 곳임을 나타내는 이름이다.

[취혈(取穴)] 반듯이 앉은 자세나 옆으로 누운, 즉 측와위(側臥位) 자세로 귀 뒤 뼈 위에서 취혈한다. 귀를 옆으로 꺾어 귀 끝 이첨(耳尖)이 닿는 곳의 상방 발제부위(髮際部位)가 각손(角孫)이다.

[침향(鍼響)] 산(酸), 창(脹), 통감(痛感)이 귀와 얼굴로 방산한다.

[조작] 0.3~0.5寸 평자(平刺)한다. 뜸을 뜰 수 있다.

[적응증(適應症)] 백내장(白內障), 편두통(偏頭痛), 각막실질염(角膜實質炎), 이개홍종(耳介紅腫), 아통(牙痛), 두통(頭痛), 각막백반(角膜白斑)

[배혈(配穴)] 정명, 찬죽과 배합하여 목적종통을 치료한다.

[비고] <갑을> 수족소양, 수양명의 회이다. <소문> 수태양, 수족소양의 회이다.

(21) 이문(耳門) TE 21

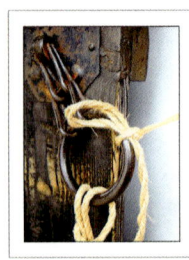

여기!
측두근의 건을 자극한다. 측두근은 교근의 심부 섬유와 연계되므로 교근의 심부섬유가 손상되어 생기는 이명 증상을 치료할 수 있다.

疏通經絡, 開竅益聽, 疏邪熱
(뜸 1~3壯)

[명명(命名)] 귀(耳)의 문(門)으로서 이문이란 귓병에 잘 듣는 혈임을 알 수 있다

[취혈(取穴)] 똑바로 앉은 자세나 옆으로 누운, 즉 측와위 자세로 바로 귀 앞에서 취혈한다. 입을 벌리면(開口) 귓불 앞에 함요처가 생긴다. 이 함요처의 제일 위쪽 귓불이 끝나는 곳의 전방이 이문이다. 이 함요처에는 삼초경의 이문, 소장경의 청궁, 담경의 청회의 세 혈이 있다.

[침향(鍼響)] 산(酸), 창(脹), 통감(痛感)이 귀와 얼굴로 방산한다.

[조작] 0.5~1寸 직자(直刺)한다. 뜸을 뜰 수 있다.

[적응증(適應症)] 이명(耳鳴), 난청(難聽), 이통(耳痛), 현훈(眩暈), 이농(耳聾), 아통(牙痛)

[배혈(配穴)] 예풍, 합곡과 배합하여 중이염을 치료한다.

(22) 화료(和髎) TE 22

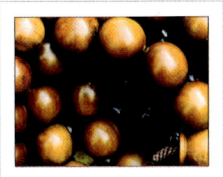

여기!
측두근, 이개근을 자극한다. 편두통 중에서 눈이 시린 증상이 나타나는 경우 각손과 맥관성 편두통의 경우 교근섬유와 함께 치료한다.

寧心安神

[명명(命名)] 화(和)는 온화하다, 화목하다, 료(髎)는 모서리를 말하므로 화료(삼)란 이마 모서리에 있으면서 삼초경을 온화하게 할 수 있는 혈인 것이다. 대장경의 화료(不髎)와 구분하기 위하여 화료(和髎)라고 표시한다.

[취혈(取穴)] 똑바로 앉은 자세나 옆으로 누운 자세, 즉 측와위(側臥位) 자세로 바로 귀 앞 위쪽에서 취혈한다. 이문에서 약간 위로 귀밑머리 뒤쪽에 맥박이 뛰는 곳이 화료(和髎)이다. 또 이곳은 이문에서 눈썹 바깥쪽 끝에 있는 사죽공(絲竹空)을 향하여 약 5分 되는 곳이기도 하다.

[침향(鍼響)] 산(酸), 창(脹), 통감(痛感)이 귀와 얼굴, 눈으로 방산한다.

[조작] 동맥을 피하여 내측으로 0.3~0.5寸 사자(斜刺)한다. 뜸을 뜰 수 있다.

[적응증(適應症)] 비폐(鼻閉), 비염(鼻炎), 안면신경마비(顔面神經麻痺), 치통(齒痛), 이명(耳鳴), 두통(頭痛), 목현(目眩)

[배혈(配穴)] 풍지, 태양과 배합하여 편두통을 치료한다.

[비고] <甲乙> 수족소양, 수태양의 회(會)이다.

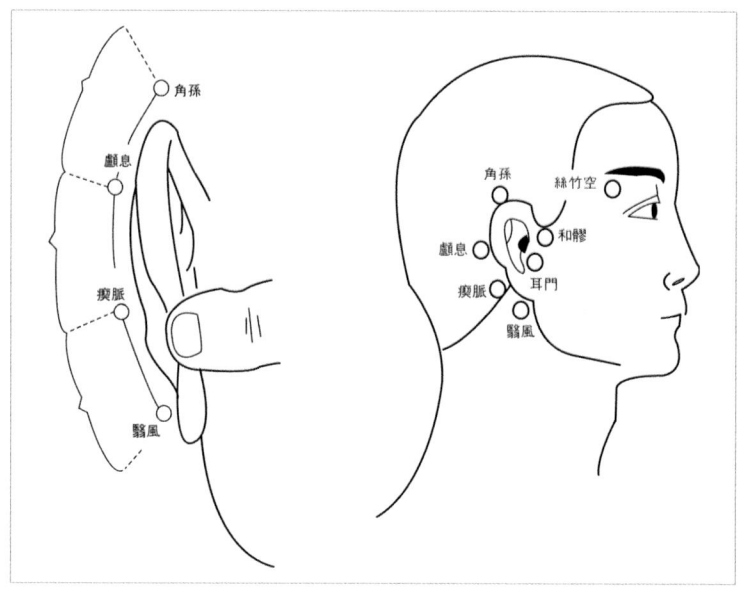

(23) 사죽공(絲竹空) TE 23

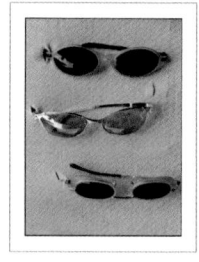

여기!
안륜근, 측두근을 자극한다. 안면신경마비와 눈에 관한 증상은 안륜근을 향해 자입한다. 안면에 대한 증상은 흉쇄유돌근을 우선적으로 한다.

平肝熄風, 明目鎭痛, 淸火泄熱, 通調三焦氣機

[명명(命名)] 사(絲)는 실, 죽(竹)은 대나무를 뜻하나 여기서는 둘 다 눈썹을 뜻하며 공(空)은 구멍, 곧 혈 자리를 뜻한다. 그러므로 사죽공(絲竹空)은 눈썹 바깥쪽에 있는 혈이 되는 것이다.

[취혈(取穴)] 눈 위쪽, 즉 안와상부외측(眼窩上部外側)에서 취혈한다. 눈썹 바깥쪽 끝의 함요부가 사죽공(絲竹空)이다. 즉, 미초(眉梢)에 있다.

[침향(鍼響)] 산(酸), 창(脹), 통감(痛感)이 귓속과 얼굴로 방산한다.

[조작] 후방이나 어요혈로 향하여 0.5~1寸 횡자(橫刺)한다. 뜸은 뜨지 않는다.

[적응증(適應症)] 안면신경마비(顏面神經麻痺), 삼차신경통(三叉神經痛), 안검경련(眼瞼痙攣), 두통(頭痛), 사시(斜視)

[배혈(配穴)] 찬죽, 태양, 정명과 배합하여 눈병을 치료한다.

[비고] 족소양맥기가 나온다. <聚英> 수족소양맥기가 나온다.

마무리

본경의 생리기능과 병리반응은 삼초(三焦)에 속하고 심포(心包)에 락(絡)하며 귀, 눈, 무명지, 상지외면 중간, 어깨, 경, 결분, 전중, 항, 뺨 등 체표 부위에 직접 연계된다. 본경은 소혈다기(少血多氣)이며 해시(亥時)에 기혈(氣血)이 왕성하다. 경락이 지나는 손, 팔굽, 머리, 눈, 인후, 열이 나는 병을 주치한다. 육경상으로는 족소양담경과 연관된 증상을 치료하고 장부상으로는 족소음신경과 상통한다.

13 족소양담경(GB, Gall Bladder Meridian)

[少血多氣]

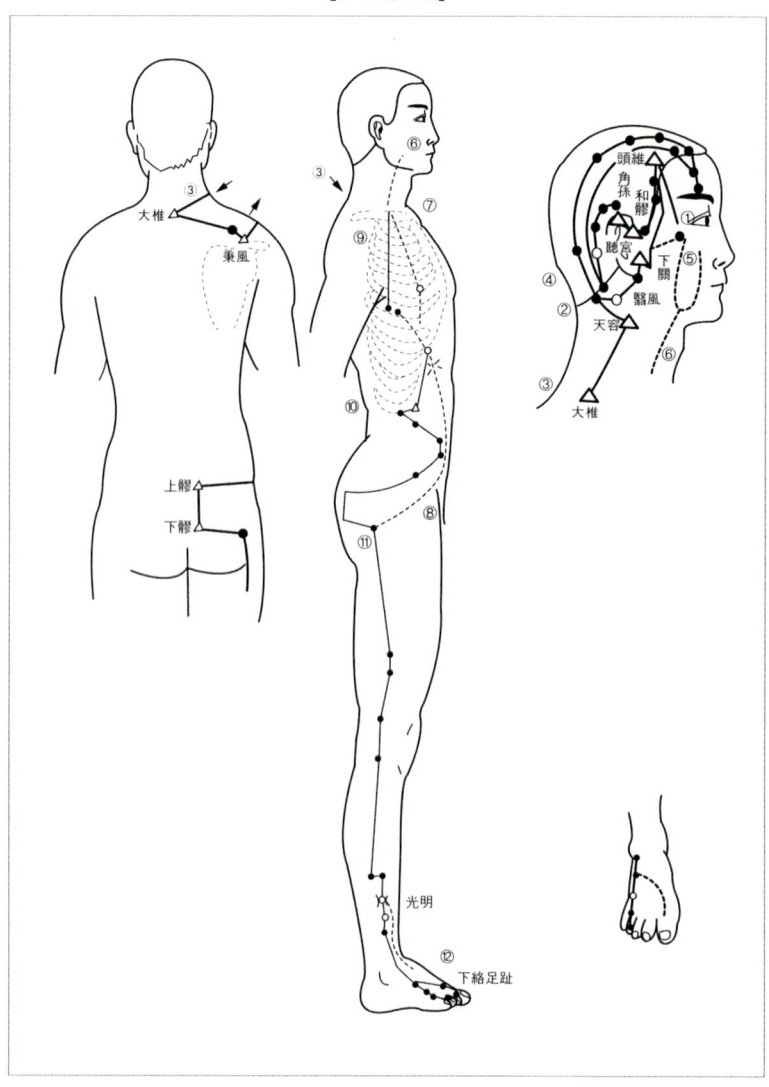

1 순행(循行)

족소양담의 경맥은 외안각(外眼角) 동자료(瞳子髎)①에서 시작하여, 상향(上向) 수소양삼초경(手少陽三焦經)의 화료(和髎)②를 지나 두각부위(頭角部位)에 이르러 족양명 위경(足陽明胃經)의 두유(頭維)를 교회(交會)한 후, 다시 하향(下向)하여 귀 뒤에 이르러 수소양삼초경(手少陽三焦經)의 각손(角孫)③을 교회하고, 두경부(頭頸部)를 따라 수소양 삼초경의 앞을 지나 수태양 소장경(手太陽小腸經)의 천용(天容)을 교회한다. 더 밑으로 내려가 어깨 위에 도달한 후에 되돌아와서, 수소양 삼초경의 후면에서 교출(交出)하여 배부(背部)를 향하여 가서 독맥(督脈)의 대추(大椎)④를 교회하고, 수태양 소장경의 병풍(秉風)을 경과하여 쇄골상와함중(鎖骨上窩陷中)⑤으로 진입(進入)한다. 일조분지(一條分支)는 귀 뒤에서 수소양 삼초경의 예풍(翳風)을 지나 귓속, 즉 이중(耳中)으로⑥ 진입하고, 또 귀 앞으로 천출(淺出)하여 수태양 소장경의 청궁(聽宮)⑦, 족양명 위경(足陽明胃經)의 하관(下關)⑧을 지나 외안각(外眼角)의 뒤쪽에 이른다. 또 다른 일조분지는 외안각⑧에서 갈라져 하향(下向)하여 족양명 위경의 대영(大迎)⑩혈 부위에 도달하여, 수소양 삼초경과 회합(會合)한 후 안정(眼睛), 즉 눈동자의 하면⑪에까지 온다. 다시 하향하여 협거(頰車)⑫를 지나 경부(頸部)에 이르러 상술(上述)한 맥(脈)과 쇄골상와(鎖骨上窩)⑬에서 회합한 후, 다시 흉중(胸中)⑭으로 하향하여 심부(深部)에서 수궐음 심포경(手厥陰心包經)의 천지(天池)⑮를 지나 횡격막을 통과해서 간(肝)과 연락(聯絡)되며, 담(膽)에 통속(統屬)한다. 그리고 난 후 다시 협늑(脇肋)의 이면(裏面)을 따라 서혜부(鼠蹊部)로 나와서 음모(陰毛)의 주위를 환요(環繞)하고 횡향(橫向)하여 관관절(髖關節) 속으로 진입한다. 또 다른 직행(直行)하는 일조분지는 쇄골상와(鎖骨上窩)(21)에서 하향(下向)하여 액부(腋部)(22)에 이르러 흉측(胸側)(23)을 따라 계륵부(季肋部)(24)를 지나 족궐음간경(足厥陰肝經)의 장문(章門)을 교회(交會)(25)한 후, 또 족태양 방광경(足太陽膀胱經)의 상료(上髎), 차료(次髎)와 상교(相交)하고 하향(下向)하여 관관절(髖關節)의 부위에서 회합한다. 여기서 하향하여 대퇴(大腿)(26) 바깥쪽을 따라 슬관절(膝關節)(27)의 외측(外側)으로 나와 아래로 비골(腓骨)의 전면(28)에 분포되며, 다시 직하(直下)하여 비골하단(腓骨下端)의 절골(絶骨)(29) 부위에 도달한다. 다시 외과(外踝)(30) 앞으로 내려가 족배(足背)의 상면(上面)을 따라서 넷째발가락, 즉 제4지 외측 말단의 규음(竅陰)에서 끝난다. 또 다른 하나의 분지(分支)는 족배상(足背上)에서 분출(分出)하여 제1~2중족골(中足骨) 사이를 따라 엄지발가락, 즉 무지의 말단(32)으로 나오고, 되돌아와서 무지갑을 관통하여 무지상의 총모부(叢毛部) 부위에 분포한다.

2 병후(病候)

한열왕래(寒熱往來), 두통(頭痛), 학질(瘧疾), 면색회암(面色灰黯), 목통(目痛), 함통(頷痛), 액하종(腋下腫), 임파결핵(淋巴結核), 이농(耳聾), 비부혹퇴(髀部或腿), 슬급비골부통(膝及腓骨部痛), 협늑동통(脇肋疼痛), 구토(嘔吐), 구고(口苦), 흉통(胸痛) 본경의 시동병은 입이 씁쓸하거나 한숨을 자주 내쉬게 된다. 측흉부(側胸部)가 아프며 자면서 몸을 뒤척일 수 없게 된다. 중증이 되면 안면이 재와 먼지를 덮어쓴 것처럼 되며, 모든 기육(肌肉)은 윤기를 잃고 발의 외측(外側)에 열감이 느껴진다. 또한 소생병(所生病)으로는 두통이 나타나고 하악(下顎)이나 외안각(外眼角)이 아프며 쇄골상와(鎖骨上窩)는 부어서 통증이 생긴다. 또한 액하(腋下)나 머리의 양측에 멍울이 생기며 땀이 나고 오한(惡寒), 발열(發熱)이 일어난다. 그리고 측흉부(側胸部)에서 하지(下肢)에 걸친 담경맥(膽經脈) 통로에서 관절통이 있거나 넷째발가락이 운동마비를 일으킨다.

3 수혈(腧穴)

(1) 동자료(瞳子髎) GB 1

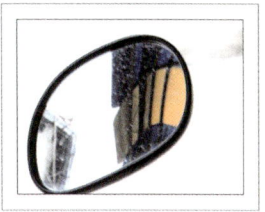

여기!
측두근, 안륜근을 자극한다. 안륜근은 눈을 감고 뜨는 동작을 한다. 손상되면 눈 주변의 질환들이 나타나고 측두근과 연관되어 두통에 관여한다.

祛風泄熱, 淸頭明目, 消腫止痛

[명명(命名)] 동자(瞳子)는 눈동자를 뜻하며 료(髎)는 뼈의 구석진 곳을 뜻하니 눈의 가장자리에 있으면서 눈병을 치료하는 혈이 된다. 객주인(상관)혈의 앞쪽에 있어 전관혈이라고도 하며 소장경, 삼초경이 담경과 만나는 곳이다.

[취혈(取穴)] 눈 바깥쪽에서 취혈한다. 외안각(外眼角)에서 바깥쪽으로 약 5分 되는 곳이 동자료(瞳子髎)이다.

[침향(鍼響)] 산(酸), 창(脹), 통감(痛感)이 눈과 얼굴로 방산한다.

[조작] 태양혈 방향으로 0.5~0.8寸 횡자(橫刺)한다. 뜸을 뜰 수 있다.

[적응증(適應症)] 결막염(結膜炎), 각막실질염(角膜實質炎), 삼차신경통(三叉神經痛), 두통(頭痛), 제안질환(諸眼疾患), 안면신경마비(顔面神經麻痺)

[배혈(配穴)] 찬죽, 사백과 배합하여 목적종통을 치료한다. 눈에서 불꽃이 일어날 때 쓴다.

[비고] <甲乙> 수태양, 수족소양의 회이다.

(2) 청회(聽會) GB 2

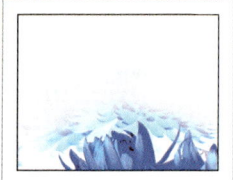

여기!
교근심부와 측두근건을 자극한다. 교근심부는 귓속 깊숙이 통증을 방사하고 이명증을 일으키는 근육이다. 측두근과 함께 하악의 거상작용에 관여하고 치통, 측두통을 일으킨다.

疎經活絡, 淸泄肝膽濕火, 祛風邪, 開耳竅益聽

[명명(命名)] 청(聽)은 듣는다는 뜻이니 귀와 관계있으며 잘 듣지 못할 때 쓸 수 있는 혈이다. 위경의 하관혈 뒤에 있으므로 후관혈이라고 한다.

[취혈(取穴)] 입을 벌린, 즉 개구 자세(開口姿勢)로 귀 앞에서 취혈한다. 입을 벌리면 귓불, 즉 이주(耳珠) 전방에 움푹 들어가는 함요처가 생긴다. 이 함요처에서 취혈하는데 이주하절흔(耳珠下切痕), 즉 이주가 그치는 곳의 앞쪽 함요처가 바로 청회이다. 이 함요처에는 위로부터 삼초경의 이문, 소장경의 청궁, 담경의 청회 세 혈이 있다.

[침향(鍼響)] 산(酸), 창(脹), 통감(痛感)이 하악과 얼굴로 방산한다.

[조작] 입을 벌리고 0.5~1寸 직자(直刺)한다. 뜸을 뜰 수 있다.

[적응증(適應症)] 중이염(中耳炎), 난청(難聽), 악관절염(顎關節炎), 안면신경마비(顔面神經麻痺), 이명(耳鳴), 이농(耳聾), 치통(齒痛), 아관긴폐(牙關緊閉)

[배혈(配穴)] 장문, 예풍, 외관과 배합하여 이명, 귀먹는 증상을 치료한다.

(3) 상관(上關, 객주인[客主人]) GB 3

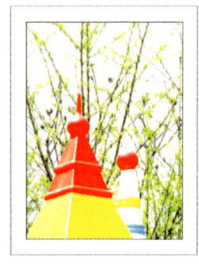

여기!
교근, 측두근 건을 자극한다. 구안와사, 아관긴급으로 턱을 벌리지 못하는 증, 치통, 중이염 등의 질환을 일으킨다.

通經活絡, 開竅益聽

[명명(命名)] 뼈를 건너뛴 바로 아래 부분이 하관혈이고 동자료(瞳子髎)혈이 전관혈이고 청회(聽會)혈이 후관혈이 되는 것이니 모두 광대뼈를 중심으로 주인과 손님이 앉아 있는 모양이니 이 혈을 객주인이라고 한다. 다른 이름은 상관(上關)혈이다.

[취혈(取穴)] 입을 다물고 귀 앞에서 취혈한다. 귀젖, 즉 이주(耳珠) 앞에 손을 가볍게 대고 광대뼈 쪽으로 가볍게 밀고 가면 약 1寸 전방에 함요처가 있다. 이 함요처가 위경의 하관인데 이 하관에서 위로 뼈가 있다. 이 뼈가 권골궁(顴骨弓)이며, 바로 하관 직상방 권골궁상연의 함요처가 바로 상관(上關)이다. 이 상관(上關)을 일명 객주인이라고도 한다.

[침향(鍼響)] 산(酸), 창(脹), 통감(痛感)이 하악과 얼굴로 방산한다.

[조작] 0.5~0.8寸 횡자(橫刺)한다. 뜸을 뜰 수 있다.

[적응증(適應症)] 안통(眼痛), 안면신경마비(顔面神經麻痺), 삼차신경통(三叉神經痛), 고혈압증(高血壓症), 이명(耳鳴), 이농(耳聾), 중이염(中耳炎), 치통(齒痛), 아관긴폐(牙關緊閉)

[배혈(配穴)] 풍지, 태양, 합곡과 배합하여 두통을 치료한다.

[비고] <甲乙> 수소양, 족양명의 회이다. 심자하면 귀가 듣지 못한다.

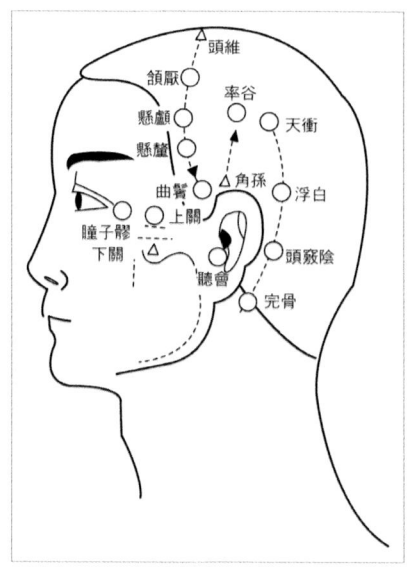

(4) 함염(頷厭) GB 4

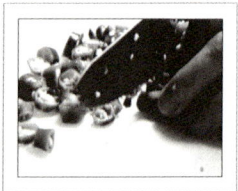

여기!
측두근의 전부섬유를 자극한다. 앞 윗니의 치통과 눈썹을 따라 방사되는 통증을 일으킨다.

疏風活絡, 止痛益聽

[명명(命名)] 함(頷)은 아래턱이며 염(厭)은 꺼리다, 누르다는 뜻이니 함염(頷厭)이란 아래턱에 힘을 주고 이로 악물듯이 누르면 근육이 움직이는 곳이란 뜻이다.

[취혈(取穴)] 측두부에서 취혈한다. 액발각상(額髮角上)에 있는 위경의 두유와 귀 끝, 즉 이첨전방(耳尖前方)의 귀밑머리가 굽어지는 발제상(髮際上)에 있는 곡빈을 연결한 선상의 상(上) 4분의 1점이 바로 함염(頷厭)이다.

[침향(鍼響)] 산(酸), 창(脹), 통감(痛感)이 편두와 얼굴로 방산한다.

[조작] 뒤로 0.3~0.5寸 평자(平刺)한다. 뜸을 뜰 수 있다.

[적응증(適應症)] 편두통(偏頭痛), 현훈(眩暈), 이명(耳鳴), 비염(鼻炎), 전간(癲癇)

[배혈(配穴)] 태양, 풍지, 열결과 배합하여 편두통을 치료한다.

[비고] <甲乙> 수소양, 족양명의 회이다.

(5) 현로(懸顱) GB 5

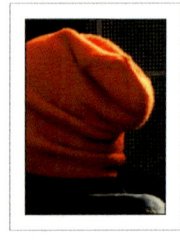

여기!
측두근을 자극한다. 편두통은 측두근의 근 증상이다.

疏風活絡, 止痛益聽

[명명(命名)] 현(懸)은 매달아서 몹시 고통을 받는다는 뜻이며 로(顱)

는 머릿골을 뜻하므로 현로는 머리가 몹시 아플 때 효과가 있는 혈이니 보통 골치 아플 때 수건 등으로 머리를 싸매면 압박을 받는 곳이기도 하다.

[취혈(取穴)] 측두부에서 취혈한다. 액발각상(額髮角上)에 있는 위경의 두유와 귀 끝, 즉 이첨전방(耳尖前方)의 귀밑머리가 굽어지는 발제상(髮際上)에 있는 곡빈을 연결한 선상의 중간점이 바로 현로(懸顱)이다.

[침향(鍼響)] 산(酸), 창(脹), 통감(痛感)이 편두와 얼굴로 방산한다.

[조작] 뒤로 0.3~0.5寸 평자(平刺)한다. 뜸을 뜰 수 있다.

[적응증(適應症)] 삼차신경통(三叉神經痛), 안질환(眼疾患), 편두통(偏頭痛), 외자통(外眥痛), 치통(齒痛), 면종(面腫), 신경쇠약(神經衰弱)

[배혈(配穴)] 풍지, 태양, 외관과 배합하여 편두통을 치료한다.

[비고] <聚英> 수족소양, 양명의 會이다.

(6) 현리(懸釐) GB 6

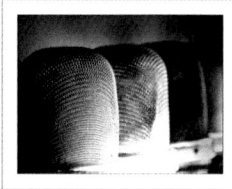

여기!
측두근을 자극한다. 측두근의 긴장은 삼차신경에서 기출 분지하는 하악신경들에 대해 폐색적 긴장을 전달할 수도 있으며 교근의 손상이 동반되어 이명을 일으킬 수 있다.

瀉少陽相火之氣

[명명(命名)] 리(釐)는 다스린다는 뜻이니 현로(懸顱) 혈과 마찬가지로 머리 아픈 것을 다스리는 혈이 된다.

[취혈(取穴)] 측두부에서 취혈한다. 액발각상(額髮角上)에 있는 위경의 두유와 귀 끝, 즉 이첨전방(耳尖前方)의 귀밑머리가 굽어지는 발제상(髮際上)에 있는 곡빈을 연결한 선상의 하(下) 4분의 1점이 바로 현리(懸釐)이다.

[침향(鍼響)] 산(酸), 창(脹), 통감(痛感)이 편두와 얼굴로 방산한다.

[조작] 뒤로 0.5~0.8寸 평자(平刺)한다. 뜸을 뜰 수 있다.

[적응증(適應症)] 편두통(偏頭痛), 외자통(外眦痛), 치통(齒痛), 면종(面腫), 신경쇠약(神經衰弱)

[배혈(配穴)] 수구, 영향, 하관, 합곡과 배합하여 면신경마비, 삼차신경통을 치료한다.

[비고] <甲乙> 수족소양, 양명의 회이다.

(7) 곡빈(曲鬢) GB 7

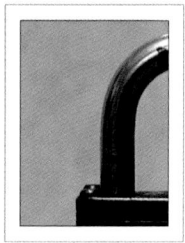

여기!
측두근을 자극한다. 측두근에 과부하는 하악골 부착지점에 통증을 방사할 수 있고 자세적 불균형은 승모근, 흉쇄유돌근, 두판상근의 측굴적 작용으로 사경을 일으킬 수 있다. 사경은 두통을 일으키고 두통의 증상은 머리 전체에 방사할 수 있다.

洩少陽濕熱

[명명(命名)] 곡(曲)은 굽는다, 빈(鬢)은 귀밑머리를 뜻하므로 귀밑머리가 꺾어져 내려오는 곳에 위치한 혈이 된다.

[취혈(取穴)] 측두부 귀 끝 전방에서 취혈한다. 귀 끝 높이의 귀밑머리가 꼬부라지는 바로 발제(髮際)가 곡빈(曲鬢)이다. 이곳은 이첨상평선(耳尖相平線)과 이전방수직선(耳前方垂直線)의 교차점이기도 하다.

[침향(鍼響)] 산(酸), 창(脹), 통감(痛感)이 편두와 얼굴로 방산한다.

[조작] 뒤로 0.5~0.8寸 평자(平刺)한다. 뜸을 뜰 수 있다.

[적응증(適應症)] 편두통(偏頭痛), 치통(齒痛), 삼차신경통(三叉神經痛), 안면근경련(顔面筋痙攣)

[배혈(配穴)] 풍지, 각손, 간유, 신유, 태양, 합곡과 배합하여 눈병을 치료한다.

[비고] <甲乙> 족태양, 소양의 회(會)이다.

(8) 솔곡(率谷) GB 8

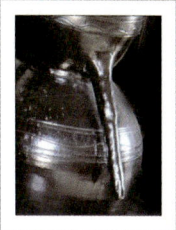

여기!
측두근, 이개근을 자극한다. 측두통과 상악치통을 일으킨다.

利氣機 化濕熱

[명명(命名)] 솔(率)은 따른다. 곡(谷)은 계곡을 뜻하므로 계곡 사이를 따라 흘러가는 모양을 본뜬 이름이다.

[취혈(取穴)] 측두부 귀 위쪽에서 취혈한다. 귀를 앞으로 반 꺾으면 귀 끝이 닿는 곳이 삼초경의 각손(角孫)인데 이 각손에서 직상방 1.5寸 되는 곳이 솔곡(率谷)이다.

[침향(鍼響)] 산(酸), 창(脹), 통감(痛感)이 편두와 얼굴로 방산한다.

[조작] 0.5~0.8寸 평자(平刺)한다. 뜸을 뜰 수 있다.

[적응증(適應症)] 편두통(偏頭痛), 현훈(眩暈), 구토(嘔吐), 이명(耳鳴), 안병(眼病)

[배혈(配穴)] 합곡, 통곡, 태양과 배합하여 편두통을 치료한다.

[비고] <甲乙> 족태양, 소양의 회(會)이다.

(9) 천충(天衝) GB 9

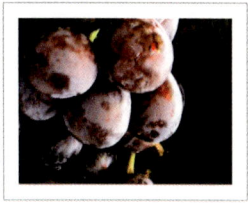

여기!
측두근을 자극한다. 편두통과 상악치통과 이명을 일으킨다.

淸頭明目, 疏風活絡

[명명(命名)] 천(天)은 목 부위의 이상을 말하고 충(衝)은 맥박이 뛰는 곳이니 천충(天衝)혈은 옆머리에 있으면서 가만히 만져보면 혈관이 뛰

는 곳을 말한다.

[취혈(取穴)] 측두부 귀 위쪽에서 취혈한다. 귀를 앞으로 반 꺾으면 귀 끝이 닿는 곳이 삼초경의 각손인데 이 각손에서 직상방 1.5寸 되는 곳에서 솔곡(率谷)을 찾는다. 솔곡(率谷)에서 뒤로 5分 되는 곳이 천충(天衝)이다.

[침향(鍼響)] 산(酸), 창(脹), 통감(痛感)이 머리와 얼굴로 방산한다.

[조작] 0.5~0.8寸 평자(平刺)한다. 뜸을 뜰 수 있다.

[적응증(適應症)] 편두통(偏頭痛), 두통(頭痛), 치통(齒痛), 치은종통(齒齦腫痛), 전간(癲癇), 갑상선종(甲狀腺腫)

[배혈(配穴)] 풍지, 태양과 배합하여 편두통을 치료한다.

[비고] <甲乙> 족태양, 소양의 회(會)이다.

(10) 부백(浮白) GB 10

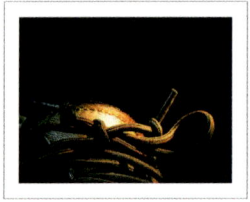

여기!
측두근을 자극한다. 측두근 긴장이 모상건막을 통해 전이되거나 자세적 긴장으로 인해 승모근, 판상근의 손상이 발생되면 목에 뻣뻣한 통증을 일으킨다.

祛經絡風濕

[명명(命名)] 부(浮)는 뜨다, 백(白)은 분명하다는 뜻이니 부백(浮白)은 열이 있거나 혈압에 이상이 있을 때 충혈성의 불쾌감이 떠올라오는데 그럴 때 분명하게 치료할 수 있는 혈이 되는 것이다.

[취혈(取穴)] 측두부의 이후유양돌기후상방(耳後乳樣突起後上方)에서 취혈한다. 천충(天衝)의 후하방 1寸 되는 곳이 부백(浮白)이다. 이곳은 천충(天衝)과 규음의 중간이 된다.

[침향(鍼響)] 산(酸), 창(脹), 통감(痛感)이 머리와 얼굴로 방산한다.

[조작] 0.5~0.8寸 평자(平刺)한다. 뜸을 뜰 수 있다.

[적응증(適應症)] 두통(頭痛), 이명(耳鳴), 이농(耳聾), 치통(齒痛), 기관

지염(氣管支炎)

[배혈(配穴)] 풍지, 태양, 외관과 배합하여 편두통을 치료한다.

[비고] <甲乙> 족태양, 소양의 회(會)이다.

(11) 두규음(頭竅陰) GB 11

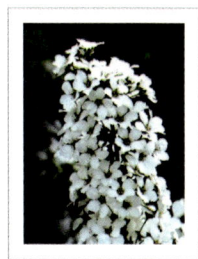

여기!
이개근을 자극한다. 이개근과 모상건막을 통해 두통을 일으키고 턱근육과 관련하여 이명, 흉쇄유돌근을 통해 이농 증상을 일으킬 수 있다.

淸頭開竅

[명명(命名)] 규(竅)는 뼈 속의 틈, 곧 혈을 말하고 음(陰)은 귓바퀴 뒤를 뜻하니 귓바퀴 뒤에 있는 혈을 두규음(頭竅陰)이라고 한다.

[취혈(取穴)] 측두부 유양돌기 뒤쪽에서 취혈한다. 부백의 하방 1寸되는 곳이 두규음(浮白)이다. 이곳은 유양돌기기저부(乳樣突起基底部)로서 부백(浮白)과 완골(完骨)의 중간점이기도 하다.

[침향(鍼響)] 산(酸), 창(脹), 통감(痛感)이 뒷머리로 방산한다.

[조작] 0.5~0.8寸 평자(平刺)한다. 뜸을 뜰 수 있다.

[적응증(適應症)] 두통(頭痛), 이통(耳痛), 현훈(眩暈), 두항통(頭項痛), 이농(耳聾), 이명(耳鳴), 기관지염(氣管支炎), 후염(喉炎), 흉통(胸痛), 갑상선종(甲狀腺腫)

[배혈(配穴)] 예풍, 청궁, 청회와 배합하여 이명을 치료한다.

[비고] <甲乙> 족태양, 소양의 회(會)이다.

(12) 완골(完骨) GB 12

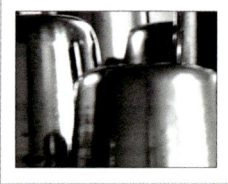

여기!
흉쇄유돌근을 자극한다. 흉쇄유돌근은 안면부에 통증을 방사하는 근육으로 현기증, 안구에 관련하는 증상, 비염, 난청 등의 자율신경증상에 관여한다.

和胃利氣

[명명(命名)] 예전에 유양돌기를 완골(完骨)이라고 하였는데 그 뒷부분에 있기 때문에 완골(完骨)혈이라 하였으며 침을 찌를 땐 반대쪽 눈을 향하여야 한다.

[취혈(取穴)] 측두부의 유양돌기 뒤쪽에서 취혈한다. 귀 뒤에 젖 모양으로 툭 튀어나온 뼈, 즉 유양돌기후연(乳樣突起後緣)의 중간 함요처가 바로 완골(完骨)이다. 이곳은 두규음(頭竅陰) 하방 7分 되는 곳이며, 독맥의 풍부와 상평위치(相平位置)에 있다.

[침향(鍼響)] 산(酸), 창(脹), 통감(痛感)이 뒷머리로 방산한다.

[조작] 0.5~0.8寸 평자(平刺)한다. 뜸을 뜰 수 있다.

[적응증(適應症)] 불면증(不眠症), 현훈(眩暈), 편두통(偏頭痛), 이명(耳鳴), 중이염(中耳炎), 두통(頭痛), 실면(失眠), 이농(耳聾), 경항통(頸項痛), 안면신경마비(顔面神經痲痺)

[배혈(配穴)] 열결과 배합하여 면신경마비를 치료한다.

[비고] <甲乙> 족태양, 소양의 회(會)이다.

(13) 본신(本神) GB 13

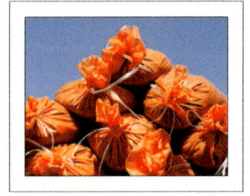

여기!
측두근을 자극한다. 모상건막을 통해 두개부의 근육들로 긴장이 전이된다. 뇌졸중에도 관여하며 정신장애, 치매 등에도 관여한다.

寧神安神

[명명(命名)] 본(本)은 근본, 혹은 진정시킨다, 신(神)은 정신을 뜻하므로 본신혈은 마음을 진정시키는 혈임을 알 수 있다.

[취혈(取穴)] 전두(前頭) 발제부상방(髮際部上方)에서 취혈한다. 두정 중선상 독맥의 신정에서 양옆으로 3寸 되는 곳이 본신이다. 이곳은 전발제(前髮際)에서는 뒤로 5分 거리이며 액발각(額髮角)에 있는 위경의 두유에서는 안쪽으로 1.5寸에 있다.

[침향(鍼響)] 산(酸), 창(脹), 통감(痛感)이 머리와 얼굴로 방산한다.

[조작] 0.5~0.8寸 평자(平刺)한다. 뜸을 뜰 수 있다.

[적응증(適應症)] 두통(頭痛), 현훈(眩暈), 전간(癲癇), 협늑통(脇肋痛), 편탄(偏癱), 경항강통(頸項强痛)

[배혈(配穴)] 행간, 대릉, 합곡과 배합하여 간질병을 치료한다.

[비고] <甲乙> 족태양, 소양의 회(會)이다.

(14) 양백(陽白) GB 14

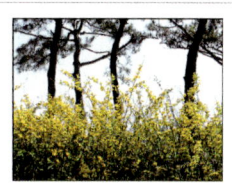

여기!
전두근을 자극한다. 전두통을 일으키는 근육으로 흉쇄유돌근의 긴장으로 발생될 수 있다. 흉쇄유돌근은 시력장애를 동반하고 두부에 의한 자세적 긴장 시 흉쇄유돌근도 긴장된다.

祛風泄火. 宣氣明目 (뜸 3~5壯)

[명명(命名)] 양(陽)은 높고 양지 바른 곳이니 이마를 뜻하고 백(白)은 희다, 분명하다는 뜻이니 시험공부를 하다가 눈이 침침하거나 머리가 개운치 않을 때 이 부위를 누르면 곧 시원해짐을 느낄 수 있는 혈이다.

[취혈(取穴)] 앞이마, 즉 액부(額部) 눈 위쪽에서 앞을 똑바로 바라보는 자세로 취혈한다. 동공(瞳孔) 직상방 눈썹 중앙에 있는 기혈(奇穴) 어요(魚腰)에서 위로 1寸 되는 곳이 양백(陽白)이다.

[침향(鍼響)] 산(酸), 창(脹), 통감(痛感)이 머리와 얼굴로 방산한다.

[조작] 0.5~0.8寸 평자(平刺)한다. 뜸을 뜰 수 있다.

[적응증(適應症)] 삼차신경통(三叉神經痛), 안과질환(眼科疾患), 안면신경마비(顔面神經麻痺), 편탄(偏癱), 두통(頭痛), 안병(眼病), 안면근경련(顔面筋痙攣)

[배혈(配穴)] 간유, 신유, 풍지, 정명과 배합하여 눈 질환을 치료한다.

[비고] <甲乙> 족태양, 소양, 양유의 회(會)이다.

(15) 두임읍(頭臨泣) GB 15

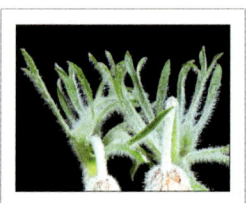

여기!
전두근을 자극한다. 흉쇄유돌근의 긴장을 시켜 눈물 분비, 각막의 충혈 등 안구에 관련된 증상에 관여한다.

調血氣

[명명(命名)] 다리에도 같은 이름이 있으므로 두임읍이라고 하였으며 방광경의 양유맥이 담경과 만나는 곳이다.

[취혈(取穴)] 전두(前頭) 발제부상방(髮際部上方)에서 취혈한다, 두정중선상 독맥의 신정과액발각상(額髮角上)에 있는 위경의 두유와 연결한 중앙점이 바로 두임읍(頭臨泣)이다. 이곳은양백(陽白)의 직상방으로 발제(髮際)에서 뒤로 5分 되는 곳이다.

[침향(鍼響)] 산(酸), 창(脹), 통감(痛感)이 머리와 얼굴로 방산한다.

[조작] 0.5~0.8寸 평자(平刺)한다. 뜸을 뜰 수 있다.

[적응증(適應症)] 두통(頭痛), 현훈(眩暈), 비폐색(鼻閉塞), 목현(目眩), 목예(目翳), 중풍(中風), 혼미(昏迷), 학질(瘧疾), 전간(癲癇), 급만성결막염(急慢性結膜炎)

[배혈(配穴)] 찬죽, 동자료, 합곡과 배합하여 영풍루출을 치료한다.

[비고] <甲乙> 족태양, 양유의 회(會)이다.

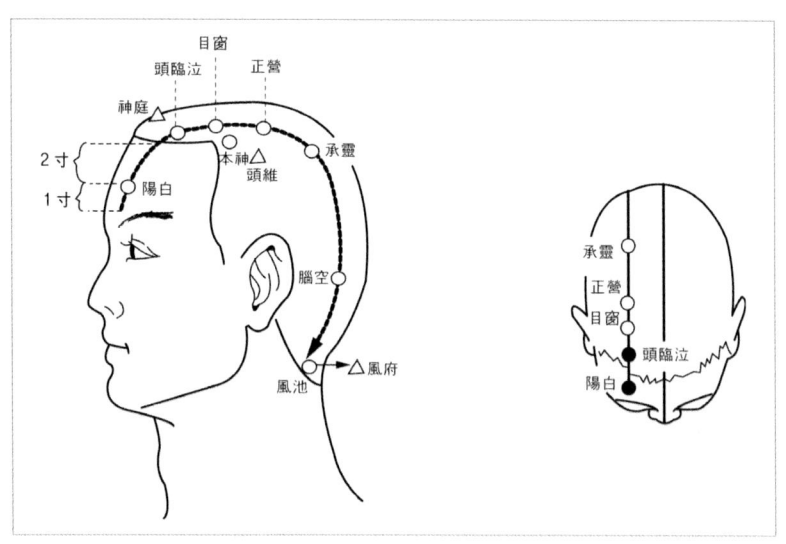

(16) 목창(目窓) GB 16

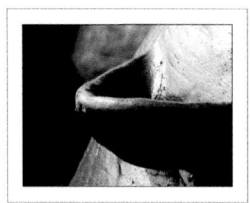

여기!
전두근을 자극한다. 전두에 대한 폐색을 일으키며 코에 대한 증상들은 흉쇄유돌근의 혈들과 연계한다.

疏通經絡, 淸頭明目

[명명(命名)] 목(目)은 눈동자, 창(窓)은 창문이니 목창(目窓)혈은 모든 눈병을 치료하는 혈이다.

[취혈(取穴)] 전두(前頭) 발제부상방(髮際部上方)에서 취혈한다, 두정 중선상 독맥의 신정과액발각상(額髮角上)에 있는 위경의 두유와 연결한 중앙점이 바로 두임읍(頭臨泣)이다. 두임읍(頭臨泣)에서 뒤로 1.5寸되는 곳이 목창이다.

[침향(鍼響)] 산(酸), 창(脹), 통감(痛感)이 앞머리와 얼굴로 방산한다.
[조작] 0.5~0.8寸 평자(平刺)한다. 뜸을 뜰 수 있다.
[적응증(適應症)] 인통(咽痛), 삼차신경통(三叉神經痛), 두통(頭痛), 목현

(目眩), 두면부종(頭面浮腫), 안결막염(眼結膜炎), 치통(齒痛), 중풍(中風)

[배혈(配穴)] 천충, 풍지와 배합하여 두통을 치료한다.

[비고] <甲乙> 족태양, 양유의 회(會)이다.

(17) 정영(正營) GB 17

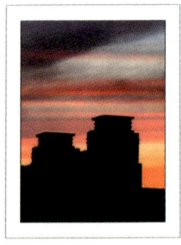

여기!
모상건막을 자극한다. 모상건막은 좌우로 측두근이 있고 앞에는 전두근이 부착되어 있다. 후두로는 후두근이 부착되어 있다. 측두근의 증상이 두정부로 올라오는 경우 삼초경과 연계한다.

和營衛

[명명(命名)] 정(正)은 바르다, 영(營)은 경영하다, 다스린다는 뜻이니 머리의 기능을 바르게 다스리는 혈이다.

[취혈(取穴)] 전두(前頭) 발제부상방(髮際部上方)에서 취혈한다. 두정 중선상 독맥의 신정과액발각상(額髮角上)에 있는 위경의 두유와 연결한 중앙점이 바로 두임읍(頭臨泣)이다. 두임읍(頭臨泣)에서 뒤로 3寸이 정영(正營)이다.

[침향(鍼響)] 산(酸), 창(脹), 통감(痛感)이 앞머리와 얼굴로 방산한다.

[조작] 0.5~0.8寸 평자(平刺)한다. 뜸을 뜰 수 있다.

[적응증(適應症)] 편두통(偏頭痛), 두통(頭痛), 두항강통(頭項强痛), 현훈(眩暈), 치통(齒痛), 구토(嘔吐)

[배혈(配穴)] 현훈은 풍지, 태양, 인당과 배합한다.

[비고] <甲乙> 족소양, 양유의 회(會)이다.

(18) 승령(承靈) GB 18

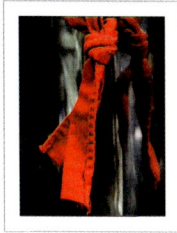

여기!
후두통, 측두통이 연결되어 만성적인 경우 족태양경근과 연계한다. 두통은 후두 하근의 혈과 흉쇄유돌근의 혈들과 관련되므로 만성적인 두통에 사용한다.

安神志, 淸心安神

[명명(命名)] 승(承)은 받들다, 영(靈)은 영혼을 뜻하니 승령(承靈)혈은 머리 이상을 치료하는 혈이 되며 양유맥과 담경이 만나는 곳이다.

[취혈(取穴)] 전두(前頭) 발제부상방(髮際部上方)에서 취혈한다. 두정 중선상 독맥의 신정과 액발각상(額髮角上)에 있는 위경의 두유와 연결한 중앙점이 바로 두임읍(頭臨泣)이다. 두임읍(頭臨泣)에서 뒤로 4.5寸이 승령(承靈)이다. 정영(正營)에서 뒤로 1.5寸이다.

[침향(鍼響)] 산(酸), 창(脹), 통감(痛感)이 앞머리와 얼굴로 방산한다.

[조작] 0.5~0.8寸 평자(平刺)한다. 뜸을 뜰 수 있다.

[적응증(適應症)] 편두통(偏頭痛), 상지통(上肢痛), 두통(頭痛), 감모(感冒), 기관지염(氣管支炎), 현훈(眩暈), 비색(鼻塞), 비출혈(鼻出血)

[배혈(配穴)] 백회, 태충과 배합하여 두정통을 치료한다.

(19) 뇌공(腦空) GB 19

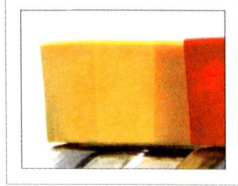

여기!
후두근을 자극한다. 후두통을 일으키고 모상건막을 통해 전두근, 측두근에 긴장을 전이해 여러 두통을 일으킨다. 후두근 긴장은 승모근을 긴장시켜 경추 후부의 뻣뻣함을 일으킨다.

通經活絡, 調理氣血, 淸頭明目

[명명(命名)] 공(空)은 구멍을 뜻하니 뇌공혈은 뇌로 통하는 혈이 되어 삼국지에서 조조의 극심한 뇌통을 화타선생이 이 혈 하나로 치료

할 수 있었다.

[취혈(取穴)] 후두의 중앙 부위에서 취혈한다. 후두정중선상 독맥의 뇌호에서 양옆으로 2.25寸 되는 곳이 뇌공(腦空)이다. 이곳은 침골외 조융외측(枕骨外粗隆外側)에 해당하며, 풍지의 직상방 1.5寸 되는 곳이기도 하다.

[침향(鍼響)] 산(酸), 창(脹), 통감(痛感)이 뒷머리로 방산한다.

[조작] 0.5~0.8寸 평자(平刺)한다. 뜸을 뜰 수 있다.

[적응증(適應症)] 두통(頭痛), 후두신경통(後頭神經痛), 감모(感冒), 효천(哮喘), 전간(癲癇), 정신병(精神病), 심계(心悸), 이명(耳鳴), 비색(鼻塞), 항강(項强)

[배혈(配穴)] 대추, 신주, 요유와 배합하여 간질병을 치료한다.

(20) 풍지(風池) GB 20

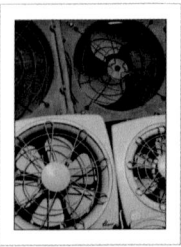

여기!
승모근 두판상근을 자극한다. 두개신전근으로 두통에 관여한다. 후두하근육은 추골동맥에 영향을 미쳐 뇌 내 혈압에 관여한다.

調氣血. 祛風解表. 疏邪淸熱. 淸頭開竅. 明目益聽. 利氣關
(뜸 3~7壯)

[명명(命名)] 풍지(風池)란 풍사(風邪)를 치료하는 대표적인 혈인데 풍기운(風氣運)이 생기려고 하거나 이미 침범한 경우에는 반드시 이 부위가 뻣뻣하거나 충혈되어 있으니 침 방향을 같은 쪽 눈동자 쪽으로 향하여 찌르거나 점자 출혈할 수 있다.

[취혈(取穴)] 뒷목, 즉 후항부(後項部)의 발제직상방(髮際直上方)에서 취혈한다. 두개골의 밑 유양돌기 뒤쪽으로 승모근(僧帽筋)과 흉쇄유돌근 상단 사이의 함요처가 풍지(風池)이다.

[침향(鍼響)] 산(酸), 창(脹), 통감(痛感)이 뒷머리와 입안으로 방산한다.

[조작] 침 끝을 반대 방향의 눈 외면 상방으로 자침한다. 로강 및 척수 손상을 피하기 위하여 심자(沈刺)하지 않는다.

[적응증(適應症)] 두통(頭痛), 현훈(眩暈), 감모(感冒), 불면(不眠), 시력감퇴(視力減退), 항배통(項背痛), 두훈(頭暈), 항강통(項强痛), 안병(眼病), 비염(鼻炎), 이명(耳鳴), 이농(耳聾), 고혈압(高血壓), 편탄(偏癱), 뇌부질환(腦部疾患)

[배혈(配穴)] 혈해, 두임읍과 배합하여 코피를 치료한다.

[비고] <甲乙> 족소양, 양유의 회(會)이다.

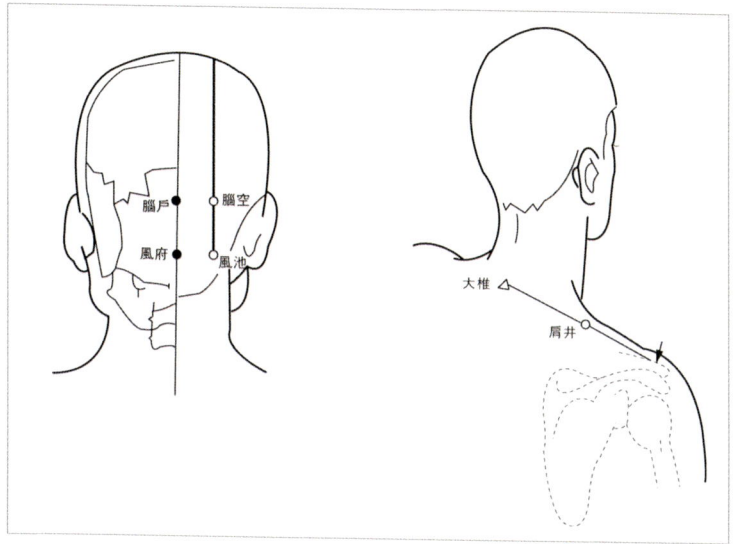

(21) 견정(肩井) GB 21

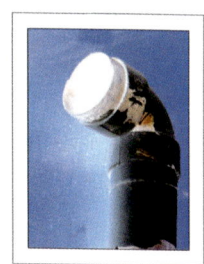

여기!

승모근을 자극한다. 승모근과 두반극근은 대후두신경 폐색을 통해 후두부 통증을 일으킨다. 어깨의 통증이 만성적일 수 있으며 견갑거근에 의해서도 어깨 통증과 후두하근 긴장이 유발될 수 있다.

通經活絡, 豁痰開竅 (뜸 3~7壯)

[명명(命名)] 정(井)이란 물이 솟아나는 샘이란 뜻이니 어깨에서 경기가 마치 물처럼 솟아나오는 혈이니 어깨 병에 광범위하게 응용할 수 있는 혈이다.

[취혈(取穴)] 어깨의 제일 높은 곳, 즉 견부최고처(肩部最高處)에서 취혈한다. 후정중선상독맥의 대추와 견봉을 연결한 선의 중간점이 바로 견정(肩井)이다.

[침향(鍼響)] 산(酸), 창(脹), 통감(痛感)이 어깨와 목으로 방산한다.

[조작] 0.5~0.6寸 직자(直刺)한다. 심자하지 않는다. 뜸을 뜰 수 있다. 임신부는 금침혈이다.

[적응증(適應症)] 견배통(肩背痛), 두통(頭痛), 경견완통(頸肩腕痛), 견관절주위염(肩關節周圍炎), 현훈(眩暈), 두항강(頭項强), 척배통(脊背痛), 상지불거(上肢不擧), 유선염(乳腺炎)

[배혈(配穴)] 천종, 견우와 배합하여 어깨, 등허리 통증을 치료한다.

(22) 연액(淵液) GB 22

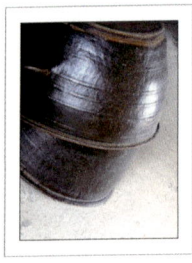

여기!
전거근, 내외늑간근을 자극한다. 전거근은 승모근의 이완 시 견갑골이 외전되는 것에 의해, 체간에서 발생된 측만의 증상들에 의해 손상될 수 있으며 측만에 의해 손상된 흉추는 늑간근 손상에 관여한다.

通經活絡 豁痰開竅

[명명(命名)] 연(淵)은 못, 웅덩이, 액(腋)은 겨드랑이를 말한다. 그러므로 겨드랑이 밑에서 경기가 많이 모여 있는 혈이다.

[취혈(取穴)] 팔을 올린 자세로 겨드랑이 밑의 옆구리, 즉 협륵부(脇肋部)에서 취혈한다. 겨드랑이 정중에서 직하로 3寸 되는 곳이 연액이다.

[침향(鍼響)] 산(酸), 창(脹), 통감(痛感)이 겨드랑이와 가슴으로 방산한다.

[조작] 0.5~0.8寸 사자(斜刺)한다. 뜸을 뜰 수 있다.

[적응증(適應症)] 오한발열(惡寒發熱), 늑간신경통(肋間神經痛), 흉막염(胸膜炎), 액와임파선염(腋窩淋巴腺炎), 견비통(肩臂痛), 협통(脇痛)

[배혈(配穴)] 천종, 견우, 조구와 배합하여 팔 통증으로 들지 못하는 증상을 치료한다.

(23) 첩근(輒筋) GB 23

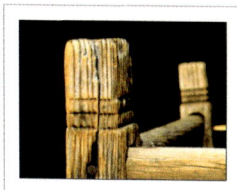

여기!
전거근을 자극한다. 심자 시 내외 늑간근을 자극한다. 전거근은 견갑골을 외전시키는 근육으로 심부에 내외 늑간근이 있다. 근 증상은 흉곽 외측의 통증과 가슴이 조여오고 심하게 긴장되면 견갑골의 외전 장애로 오십견의 치료 근육으로 사용된다.

疎肝和胃 平喘降逆

[명명(命名)] 첩(輒)은 수레의 양쪽 옆 윗부분이 솟아 나온 것을 뜻하므로 첩근(輒筋)혈의 위치가 네 번째, 다섯 번째 갈비뼈 사이에 있어 수레의 모습과 비슷하기 때문에 붙여진 이름이다. 방광경과 담경이 만나는 곳이다.

[취혈(取穴)] 팔을 올린 자세로 겨드랑이 밑의 옆구리, 즉 협륵부(脇肋部)에서 취혈한다. 겨드랑이 정중에서 직하로 3寸 되는 곳이 연액이다. 연액의 전방 1寸이 첩근(輒筋)이다. 이곳은 제5늑간에 해당하는 곳이다.

[침향(鍼響)] 산(酸), 창(脹), 통감(痛感)이 유방과 가슴으로 방산한다.

[조작] 0.5~0.8寸 사자(斜刺)한다. 뜸을 뜰 수 있다.

[적응증(適應症)] 흉막염(胸膜炎), 효천(哮喘), 구토(嘔吐), 탄산(呑酸), 흉만(胸滿)

[배혈(配穴)] 내관, 중완, 위유와 배합하여 구토를 치료한다.

(24) 일월(日月) GB 24

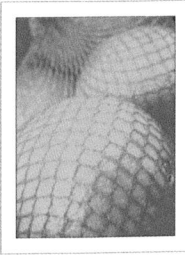

여기!
외복사근을 자극한다. 늑골, 늑골하부의 심하통을 만들어 소화불량과 위장질환을 겪게 한다. 우측 외복사근 긴장은 간, 담과 관련된 질환을, 좌측 복사근의 긴장은 위장을 압박해 위장 관련 질환을 일으킨다.

疏膽氣 化濕熱 和中焦

[명명(命名)] 일(日)은 태양, 월(月)은 달을 뜻하므로 일월혈은 음과 양이 서로 도와가면서 건강을 유지하게 한다는 뜻이며 담의 모혈이기 때문에 담에 병이 들었을 땐 반드시 이 자리(특히 우측, 좌측은 위경련의 반응점이기도 함)에 반응이 나타난다. 비경과 담경이 만나는 곳이다.

[취혈(取穴)] 전흉부(前胸部)의 유두하부(乳頭下部)에서 취혈한다. 유두 직하방의 제5늑간에 위경의 유근(乳根)이 있고 이 유근 직하방 제6늑간에 가점을 치고 이 가점에서 안으로 5分되는 곳이 간경의 기문이다. 기문 직하 제7늑간의 내측단(內側端)이 일월(日月)이다.

[침향(鍼響)] 산(酸), 창(脹), 통감(痛感)이 유방과 가슴으로 방산한다.

[조작] 0.5~0.8寸 사자(斜刺)한다. 뜸을 뜰 수 있다.

[적응증(適應症)] 담낭담도질환(膽囊膽道疾患), 늑간신경통(肋間神經痛), 횡격막경련(橫膈膜痙攣), 위통(胃痛), 간염(肝炎), 견부질환(肩部疾患), 애역(呃逆), 협늑통(脇肋痛)

[배혈(配穴)] 천돌, 족삼리와 배합 딸꾹질을 치료한다.

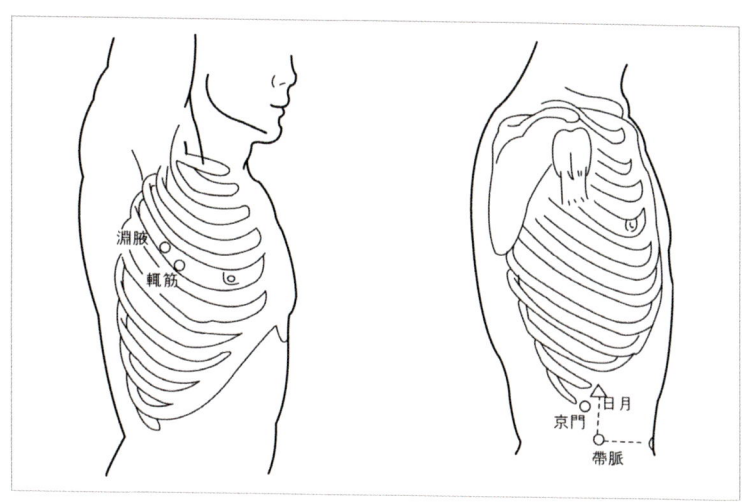

(25) 경문(京門) GB 25

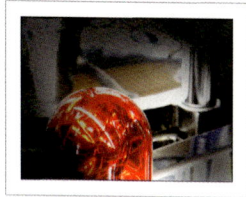

여기!
내외 복사근을 자극한다. 좌측 외복사근의 상부 긴장에 의해 늑골 하부와 검상돌기 아래가 뒤틀리는 듯한 통증과 속이 더부룩하고 거북한 증상이 나타난다.

溫腎寒 導水濕 降胃逆 舒筋活絡

[명명(命名)] 경(京)은 원기가 모이는 곳을 의미하니 우리 몸에서는 신장을 뜻한다. 그러므로 이 혈은 신(腎)의 모혈이 되어 신에 이상이 있을 때 반응이 있고 이 자리에 반응이 있으면 신유혈 혹은 신경락에도 반응이 있음을 알아야 한다.

[취혈(取穴)] 옆으로 누운 자세나 엎드려 누운 자세, 즉 측와위 자세(側臥位姿勢)나 복와위 자세(伏臥位姿勢)로 측복부(側腹部)에서 취혈한다. 제12늑골단의 하연(下椽)이 바로 경문(京門)이다.

[침향(鍼響)] 산(酸), 창(脹), 통감(痛感)이 옆구리와 배꼽으로 방산한다.

[조작] 0.5~0.8寸 사자(斜刺)한다. 뜸을 뜰 수 있다.

[적응증(適應症)] 요통(腰痛), 하리(下痢), 늑간신경통(肋間神經痛), 하

복신경통(下腹神經痛), 신장질환(腎臟疾患), 복통(腹痛), 설사(泄瀉), 장산통(腸疝痛), 요퇴통(腰腿痛)

[배혈(配穴)] 신유, 위중, 삼음교와 배합하여 신장의 기가 약해서 생긴 요통을 치료한다.

(26) 대맥(帶脈) GB 26

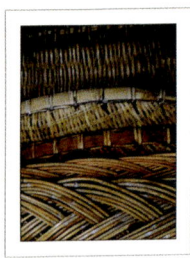

여기!
내외 복사근의 자극한다. 심자 시 복횡근이 자극된다. 근 긴장은 요방형근과 광배근을 자극해 요통과 둔부의 통증과 전거근의 근 증상인 늑골의 통증을 일으킨다.

束帶脈 調營血 滋潤肝腎 淸理下焦濕熱 調經止帶下
(뜸 5~7壯)

[명명(命名)] 장문혈에서 시작하여 이 대맥(帶脈) 혈을 싸고, 돌아 마치 몸을 허리띠처럼 빙 둘러 일회전한 대맥(帶脈)을 총괄하는 혈이라는 뜻에서 대맥(帶脈)이라 하였다.

[취혈(取穴)] 측복부에서 취혈한다. 측복부에는 간경의 장문이 제11 늑골단의 하연(下椽)에 있는데, 이 장문의 직하(直下)로서 제중(臍中)과 상평(相平)이 되는 교차점의 대맥(帶脈)이다.

[침향(鍼響)] 산(酸), 창(脹), 통감(痛感)이 옆구리와 배꼽으로 방산한다.

[조작] 0.8~1.2寸 직자(直子)한다. 뜸을 뜰 수 있다.

[적응증(適應症)] 요복신경통(腰腹神經痛), 대하(帶下), 월경부조(月經不調), 백대다(白帶多), 산기(疝氣), 자궁내막염(子宮內膜炎), 방광염(膀胱炎)

[배혈(配穴)] 중극, 지기, 삼음교와 배합하여 월경통, 폐경을 치료한다.

(27) 오추(五樞) GB 27

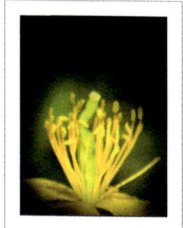

여기!
내외복사근. 복횡근을 자극한다. 심자 시 장골근이 자극된다. 복사근의 긴장은 복직근을 긴장시켜 치골을 앞으로 나오게 하며 장골근과 대소요근이 긴장되게 한다. 장골근은 장요근의 한 부분으로 고관절의 굴곡근이면서 골반 장기의 기초를 이루는 근육이다.

和胃氣 和中焦

[명명(命名)] 오(五)란 음양이 서로 만나 교류하는 형상을 본뜬 것이고 추(樞)란 문의 지도리를 뜻하니 오추란 담경에 있어서 음양이 서로 교차되는 지도리와 같은 혈이란 뜻이다. 특히 오른쪽 대맥은 충수염(虫垂炎)의 반응점이며 대맥과 담경이 만나는 곳이다.

[취혈(取穴)] 똑바로 누운, 즉 앙와위 자세(仰臥位姿勢) 측복부에서 취혈한다. 제중(臍中) 직하 3寸에 있는 임맥의 관원과 상평(相平)되는 가전상극(髂前上棘)의 전방이 바로 오추(五樞)이다.

[침향(鍼響)] 산(酸), 창(脹), 통감(痛感)이 골반과 하복으로 방산한다.

[조작] 0.8~1.2寸 직자(直子)한다. 뜸을 뜰 수 있다.

[적응증(適應症)] 요통(腰痛), 복통(腹痛), 서경부통(鼠徑部痛), 대하(帶下), 산기(疝氣), 변비(便秘), 자궁내막염(子宮內膜炎)

[배혈(配穴)] 대맥, 관원과 배합하여 하복통을 치료한다.

(28) 유도(維道) GB 28

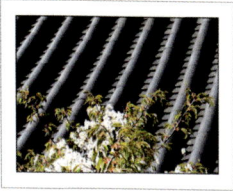

疏氣滯 理二腸 束帶脈

여기!
장골 쪽 자입 시는 중·소둔근과 근막장근을 자극하고 복부 쪽 자입 시는 내외 복사근이 자극된다. 중·소둔근은 골반을 안정시키는 근육으로 긴장 시는 복사근을 긴장시킨다. 근막장근은 장골을 전방전위 시킬 수 있으며 장골의 변위는 비뇨, 생식기 질환을 일으킬 수 있다.

[명명(命名)] 유(維)는 동아줄 혹은 잇는다는 뜻이며 도(道)는 길이니

여기서는 대맥을 뜻한다. 그러므로 유도란 대맥과 연결되는 혈이 되는 것이다.

[취혈(取穴)] 똑바로 누운, 즉 앙와위 자세(仰臥位姿勢) 측복부에서 취혈한다. 제중(臍中) 직하 3寸에 있는 임맥의 관원과 상평(相平)되는 가전상극(髂前上棘)의 전하방, 즉 오추(五樞)에서 앞으로 약 5分 밑이 유도(維道)이다.

[침향(鍼響)] 산(酸), 창(脹), 통감(痛感)이 골반과 하복으로 방산한다.

[조작] 전하방으로 0.8~1.2寸 사자(斜刺)한다. 뜸을 뜰 수 있다.

[적응증(適應症)] 서경부통(鼠徑部痛), 구기(嘔氣), 식욕부진(食慾不振), 자궁내막염(子宮內膜炎), 자궁탈수(子宮脫垂), 장산통(腸疝痛), 습관성변비(習慣性便秘), 소복통(少腹痛)

[배혈(配穴)] 위유, 관원, 삼음교와 배합하여 대하를 치료한다.

(29) 거료(居髎) GB 29

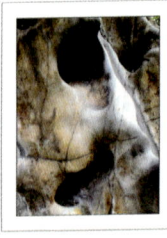

여기!
중·소 둔근을 자극한다. 골반의 외측에 위치하며 골반의 외측 편위를 조절하여 늑골과 견갑대를 안정시키는 근육이다.

舒筋活絡 強健腰腿

[명명(命名)] 거(居)는 걸터앉는다는 뜻이고 료(髎)는 뼈와 뼈 사이의 틈을 말하니 걸터앉으면 구석진 곳의 뼈와 뼈 사이가 거료(居髎)혈이다. 양교맥과 담경이 만난다.

[취혈(取穴)] 옆으로 누운, 즉 측와위 자세(側臥位姿勢)로 둔부외측(臀部外側)에서 취혈한다. 대퇴골 대전자(大腿骨大轉子)의 제일 높은 곳과, 가전상극(髂前上棘)을 이은 선의 중간점이 바로 거료이다. 옆으로 누우면 둔부 외측에 아래위로 길게 함요처가 생기는데 이 함요처의 중간이 되기도 한다.

[침향(鍼響)] 산(酸), 창(脹), 통감(痛感)이 대퇴와 하지로 방산한다.

[조작] 전하방으로 0.8~1.2寸 사자(斜刺)한다. 뜸을 뜰 수 있다.

[적응증(適應症)] 고관절통(股關節痛), 요통(腰痛), 요퇴통(腰腿痛), 방광염(膀胱炎), 고환염(睾丸炎), 관관절급주위연조직질병(髖關節及周圍軟組織疾病)

[배혈(配穴)] 풍시, 양릉천, 환도와 배합하여 허리, 다리의 통증을 치료한다.

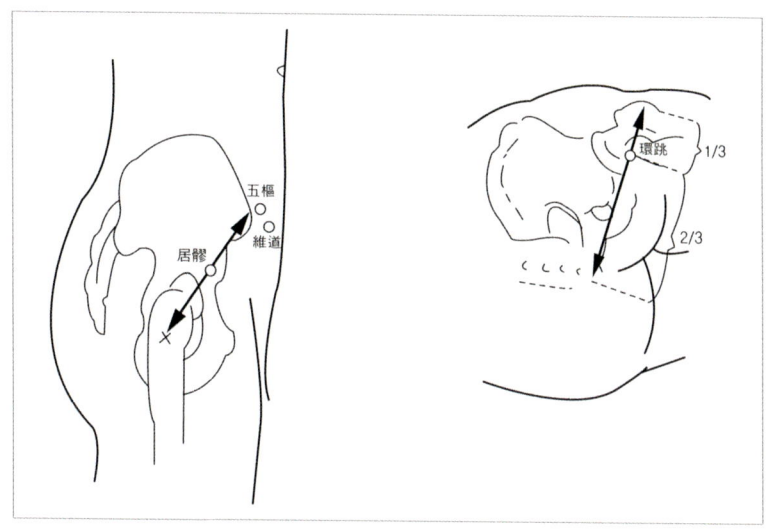

(30) 환도(環跳) GB 30

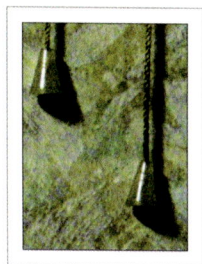

▶여기!

대둔근을 자극한다. 심자 시 이상근을 자극한다. 이상근의 긴장은 좌골신경을 압박해 하지의 통증과 저림, 마목감을 일으킨다.

通經活絡 疏散經絡風濕 宣利腰胯氣滯
(뜸 5~10壯)

[명명(命名)] 환(環)은 가락지와 같이 둥근 모양 혹은 순환한다는 뜻

이며 도(跳)는 뛰다, 솟구치다라는 뜻이니 환도란 다리를 잘못 쓰거나 혹은 굉장히 아플 때 이 움푹 파인 곳(둥근 모양)에 침을 찌르면 나아서 돌아가는 모습이 뛰어 솟구치는 듯하기 때문이다.

[취혈(取穴)] 옆으로 누운 자세나 또는 엎드려 누운 자세, 즉 측와위 자세(側臥位姿勢)나 복와위 자세(伏臥位姿勢)로 둔부(臀部)에서 취혈한다. 대퇴골 대전자(大腿骨大轉子)의 제일 높은 곳과 천골관열공(薦骨管裂孔)—독맥의 요유에 해당됨—을 이은 선에서 취혈하는데, 대전자 제일 높은 곳에서 3분의 1 되는 곳이 환도이다. 이곳을 엄지손가락에 힘을 주어 누르면 움푹 들어가고 또 다리 끝까지 감전(感電)되는 것 같은 느낌이 확산된다.

[침향(鍼響)] 산(酸), 창(脹), 통감(痛感)이 대퇴와 하지로 방산한다.

[조작] 2~3寸 直刺한다. 심자 시는 유침하지 않는다. 좌골신경의 손상을 피하기 위하여 상하로 제삽하지 않는다. 뜸을 뜰 수 있다.

[적응증(適應症)] 좌골신경통(坐骨神經痛), 고관절통(股關節痛), 요통(腰痛), 요퇴통(腰腿痛), 하지마비(下肢麻痺)

[배혈(配穴)] 대장유, 신유, 풍시, 족삼리, 위중, 절골, 곤륜과 배합하여 하지마비를 치료한다.

(31) 풍시(風市) GB 31

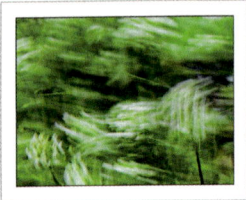

여기!
외측광근을 자극한다. 외측광근의 약간 위쪽에 자극된다. 근 증상은 고관절에서 슬관절까지의 통증과 무릎 외측면에 통증을 준다.

通經活絡 疎風邪 淸濕熱 强健腰腿 止痒止痛
(뜸 5~7壯)

[명명(命名)] 시(市)는 사람들이 많이 모여 있는 곳을 뜻하니 풍시(風市)란 풍사(風邪)가 많이 모여 있으며 또한 제거할 수도 있는 혈이다.

[취혈(取穴)] 대퇴골의 외측 중앙부에서 취혈한다. 대퇴골 외측의 정중으로서 슬중(膝中)에서 상방 7寸 되는 곳이 풍시이다. 이곳은 직립하여 팔을 늘어뜨렸을 때 손가락 끝이 닿는 곳이기도 하다.

[침향(鍼響)] 산(酸), 창(脹), 통감(痛感)이 대퇴와 무릎으로 방산한다.

[조작] 1~2寸 직자(直刺)한다. 뜸을 뜰 수 있다.

[적응증(適應症)] 편마비(片麻痺), 하지마비(下肢麻痺), 하지탄탄(下肢癱瘓), 고외측마목(股外側麻木) 와사증에 반대측에 뜸뜬다.

[배혈(配穴)] 곡지, 외관, 혈해, 삼음교와 배합하여 두드러기를 치료한다.

(32) 중독(中瀆) GB 32

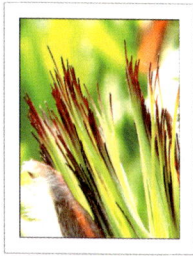

여기!
외측광근을 자극한다. 외측광근은 다리를 뻣뻣하게 하며 다리에 마목감을 준다. 장경인대를 통해 고관절 외전근인 중·소 둔근에 긴장을 주어 요통, 하지 외측의 당김 증상과 통증, 하지 후면에 통증, 장딴지의 당기고 쑤시는 증상을 일으킨다.

舒筋活絡 驅風散寒

[명명(命名)] 중(中)은 가운데를 독(瀆)은 도랑을 뜻하니 근육과 근육 사이에 있는 혈이다.

[취혈(取穴)] 대퇴골의 외측 중앙부에서 취혈한다. 대퇴골 외측의 정중으로서 슬중(膝中)에서 상방 7寸 되는 곳에서 풍시를 찾고 풍시 직하 2寸이 중독이다.

[침향(鍼響)] 산(酸), 창(脹), 통감(痛感)이 대퇴와 무릎으로 방산한다.

[조작] 1~1.5寸 직자(直刺)한다.

[적응증(適應症)] 요통(腰痛), 하복통(下腹痛), 측흉통(側胸痛), 각기(脚氣), 좌골신경통(坐骨神經痛), 하지마비급탄탄(下肢麻痺及癱瘓)

[배혈(配穴)] 환도, 양릉천, 족삼리와 배합하여 하지마비를 치료한다.

(33) 슬양관(膝陽關) GB 33

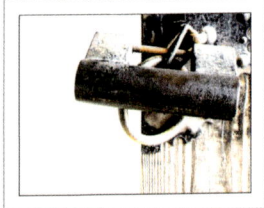

여기!
외측광근을 자극한다. 외측광근의 하부의 발통점지점이다. 하퇴 외측, 외측 측부 인대 지점에 통증이 방사되고 슬개골 하연을 따라 뜨끔거리는 증상을 일으킨다. 외측광근은 무릎의 굴신을 방해하여 무릎을 펴기가 힘들다.
舒筋活絡

[명명(命名)] 양(陽)은 무릎 바깥쪽의 양 부위를 뜻하고 관(關)은 관문을 뜻하니 양관은 무릎을 오그리고 폈다 할 때 양 뼈(넓적다리와 아래다리)를 잇는 문고리와 같은 혈이다. 다른 이름은 한부(寒府)라고도 한다.

[취혈(取穴)] 굴슬(屈膝)한 자세로 슬관절 외측에서 취혈한다. 무릎 관절 바깥쪽 위로 대퇴골외측상과(大腿骨外側上顆)의 상방에 있는 함요처가 양관이다. 이곳은 양릉천에서 위로 3寸이 되는 곳이기도 하다.

[침향(鍼響)] 산(酸), 창(脹), 통감(痛感)이 대퇴와 무릎으로 방산한다.

[조작] 1~1.2寸 직자(直子)한다. 뜸을 뜰 수 있다.

[적응증(適應症)] 슬관절통(膝關節痛), 좌골신경통(坐骨神經痛), 대퇴외측통(大腿外側痛), 하지마비급탄탄(下肢麻痺及癱瘓), 소퇴병증(小腿病症)

[배혈(配穴)] 내외 슬안, 양릉천, 학정과 배합하여 슬관절통을 치료한다.

(34) 양릉천(陽陵泉) GB 34

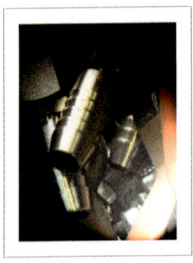

여기!
장지신근, 장비골근을 자극한다. 장비골근의 손상은 발목 외과통을 일으키며 염좌 치료에 응용된다. 근 긴장은 경장인대를 통해 외측광근과 중소둔근에 긴장이 전이해서 요통과 하지통증을 유발한다.

舒筋脈　淸泄濕熱　驅腿膝風邪　疏經絡濕滯　强健腰腿

[명명(命名)] 음릉천(陰陵泉)과 반대되게 양(陽)의 방향에 있어서 양릉천(陽陵泉)이라 하였다.

[취혈(取穴)] 굴슬한 자세로 슬관절외측하방(膝關節外側下方)에서 취혈한다. 무릎을 구부리면 슬관절 외측 하부에 툭 불거진 뼈가 보인다. 이 뼈가 비골소두(腓骨小頭)인데, 이 뼈의 전방 약간 밑에 있는 함요처가 양릉천(陽陵泉)이다. 이곳은 위경의 족삼리 상(上) 1寸 되는 곳이기도 하다.

[침향(鍼響)] 산(酸), 창(脹), 통감(痛感)이 무릎과 발가락으로 방산한다.

[조작] 1~1.2寸 직자(直子)한다. 뜸을 뜰 수 있다.

[적응증(適應症)] 간담계질환(肝膽系疾患), 담낭염(膽囊炎), 흉협통(胸脇痛), 요통(腰痛), 반신불수(半身不隨), 하지통(下肢痛)(슬통膝痛), 위산과다(胃酸過多), 슬관절통(膝關節痛), 좌골신경통(坐骨神經痛), 편탄(偏癱), 협늑통(脇肋痛), 하지마목(下肢麻木)

[배혈(配穴)] 지구, 장문, 족임읍과 배합하여 옆구리 동통을 치료한다.

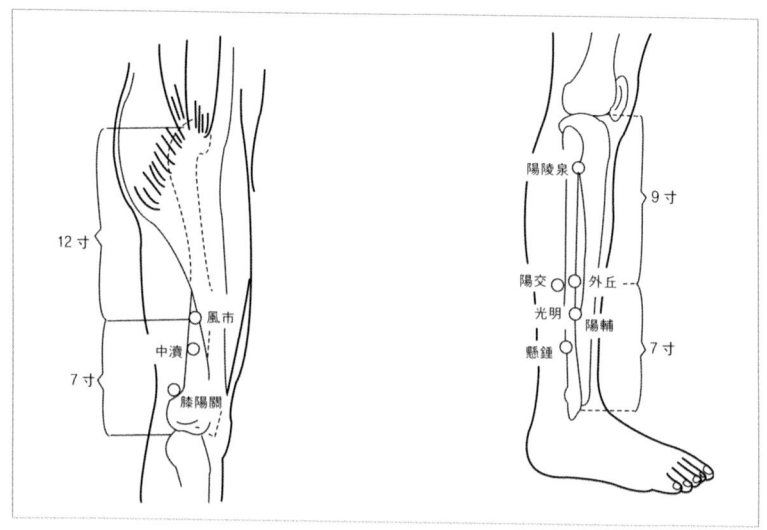

(35) 양교(陽交) GB 35

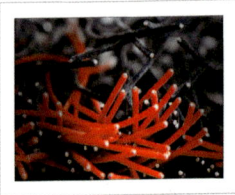

여기!
장비골근을 자극한다. 장단비골근의 근 증상인 발목의 외측과두의 통증을 치료한다.

疏經絡濕滯

[명명(命名)] 양(陽)은 양의 부위, 교(交)는 사귄다는 뜻이니 양유맥과 담경이 만나는 곳이 양교(陽交) 혈이다.

[취혈(取穴)] 하퇴외측상부(下腿外側上部)에서 취혈한다. 외과첨(外踝尖)의 직상 7寸 비골(腓骨)의 후연(後緣)이 바로 양교(陽交)이다. 이곳은 외구(外丘)의 약 1寸 후방이기도 하다.

[침향(鍼響)] 산(酸), 창(脹), 통감(痛感)이 정강이와 발가락으로 방산한다.

[조작] 1~1.2寸 직자(直子)한다. 뜸을 뜰 수 있다.

[적응증(適應症)] 비골신경통(腓骨神經痛), 흉만(胸滿), 비골근운동장해(腓骨筋運動障害), 흉협창통(胸脇脹痛), 슬통(膝痛), 족위무력(足痿無力)

[배혈(配穴)] 현종, 양릉천, 족삼리와 배합하여 슬경통을 치료한다.

(36) 외구(外丘) GB 36

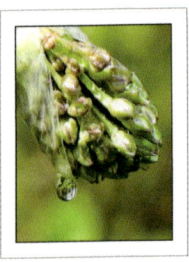

여기!
장단비골근을 자극한다. 심자 시 장모지신근, 장지신근을 자극한다. 긴장된 장비골근은 총비골신경을 압박해 하퇴전면이 저리게 하고 하퇴 외측의 당기는 증상을 만든다.

疏散經絡風濕

[명명(命名)] 외(外)는 바깥, 구(丘)는 언덕을 뜻하니 양교(陽交)혈에서 앞쪽으로 높은 언덕과 같은 근육 위에 있다는 뜻이다.

[취혈(取穴)] 하퇴외측상부(下腿外側上部)에서 취혈한다. 외과첨의 직상 7寸 비골전연(腓骨前緣)이 바로 외구(外丘)이다. 이곳은 양교의 약 1寸 전방이기도 하다.

[침향(鍼響)] 산(酸), 창(脹), 통감(痛感)이 정강이와 발가락으로 방산한다.

[조작] 1~1.2寸 직자(直刺)한다. 뜸을 뜰 수 있다.

[적응증(適應症)] 좌골신경통(坐骨神經痛), 항강(項强), 측흉통(側胸痛), 편마비(片麻痺), 파킨슨씨병, 두통(頭痛), 간염(肝炎), 하지탄탄(下肢癱瘓), 경항강통(頸項强痛), 흉협창만(胸脇脹滿)태독(太毒), 광견병에 뜸을 100장 정도 뜨면 효과가 있다.

[배혈(配穴)] 풍지, 후계와 배합하여 목이 뻣뻣하고 아픈 증상을 치료한다.

(37) 광명(光明) GB 37

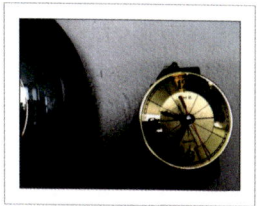

여기!
장, 단비골근, 장지신근, 장모지신근을 자극한다. 심자 시 후경골근이 자극된다. 하지길이의 불일치, 구조적 불균형은 좌우 흉쇄유돌근의 불균형을 점검해야한다.

調干明目 祛風利濕 (뜸 3~5壯)

[명명(命名)] 광(光)은 빛난다, 명(明)은 밝음이란 뜻이니 담경의 만성 증상에 확실하게 효과를 볼 수 있는 낙혈이라는 뜻과 간에 연결이 되니 간에도 영향을 미쳐 눈을 밝게 할 수 있는 혈이다.

[취혈(取穴)] 하퇴외측하부(下腿外側下部)에서 취혈한다. 외과첨(外踝尖)의 상방 5寸 비골전연(腓骨前緣)이 바로 광명(光明)이다. 이곳은 양보(陽輔) 직상방 1寸 되는 곳이기도 하다.

[침향(鍼響)] 산(酸), 창(脹), 통감(痛感)이 정강이와 발가락으로 방산한다.

[조작] 1寸 직자(直刺)한다. 뜸을 뜰 수 있다.

[적응증(適應症)] 안질환(眼疾患), 좌골신경통(坐骨神經痛), 하지운동마비(下肢運動麻痺), 야맹(夜盲), 시신경위축(視神經萎縮), 편두통(偏頭痛), 소퇴외측통(小腿外側痛)

[배혈(配穴)] 정명, 승읍, 간유, 풍지와 배합하여 눈병을 치료한다.

(38) 양보(陽輔) GB 38

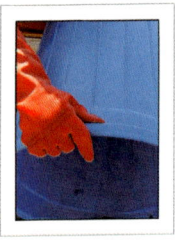

여기!
장지신근, 장모지신근을 자극한다. 장지신근은 발등의 통증을 일으키고 긴장이 만성되면 심비골 신경을 폐색하여 태충혈 부위의 감각이상을 초래한다. 장모지신근은 엄지발가락의 통증을 일으키고 보행에 이상을 초래한다.

祛痰活血

[명명(命名)] 보(輔)는 돕는다는 뜻이니 양보혈은 장딴지 뼈 바깥쪽에 있으면서 다른 담경의 혈들을 도와주는 혈이 된다.

[취혈(取穴)] 하퇴외측하부(下腿外側下部)에서 취혈한다. 외과첨(外踝尖)의 상방4寸 비골전연(腓骨前緣)이 바로 양보이다. 이곳은 광명의 1寸 직하방이기도 하다.

[침향(鍼響)] 산(酸), 창(脹), 통감(痛感)이 정강이와 발가락으로 방산한다. 정강이뼈 힘살 사이에 있고, 얕은 가는 정강이뼈 신경이 퍼져 있다.

[조작] 0.8~1寸 직자(直刺)한다. 뜸을 뜰 수 있다.

[적응증(適應症)] 편두통(偏頭痛), 경임파선염(頸淋巴腺炎), 편탄(偏癱), 하지마비(下肢麻痺), 협늑통(脇肋痛)

[배혈(配穴)] 풍지, 태양, 외관과 배합하여 편두통을 치료한다.

(39) 현종(懸鍾) GB 39

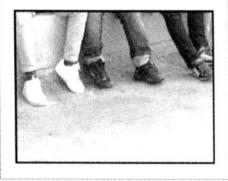

여기!
단비골근을 자극한다. 전측으로 자입되면 장지신근을 자극한다. 단비골근의 증상은 발목 외과통을 만들고 발목 염좌 시 발목의 부종을 치료할 때 응용된다.

泄膽火 淸髓熱 驅經絡風濕(뜸 3~7壯)

[명명(命名)] 현(懸)은 걸다, 매달리다, 종(鍾)은 종을 뜻하니 바깥 복사뼈의 모양이 마치 종을 닮았으므로 그 종을 매달 수 있는 위치에 있는 혈이다.

[취혈(取穴)] 하퇴외측하부(下腿外側下部)에서 취혈한다. 외과첨(外踝尖)의 상방 3寸으로서 비골후연(腓骨後緣)과 장비골근건(長腓骨筋腱)과의 사이에 현종이 있다. 이 현종의 대측(對側)이 비경의 삼음교이다. 이 현종을 일명 절골(絶骨)이라고도 한다.

[침향(鍼響)] 산(酸), 창(脹), 통감(痛感)이 정강이와 발등으로 방산한다.

[조작] 0.5~0.7寸 직자(直刺)한다. 뜸을 뜰 수 있다.

[적응증(適應症)] 족관절통(足關節痛), 고혈압증(高血壓症), 슬관관절통(膝膝關節痛), 협통(脇痛), 낙침(落枕), 반신불수(半身不隨), 좌골신경통(坐骨神經痛), 소퇴통(小腿痛), 수회(髓會)혈이 되기 때문에 골수염이나 척수염

[배혈(配穴)] 신유, 환도, 풍시, 위중, 족삼리와 배합하여 반신불수를 치료한다.

(40) 구허(丘墟) GB 40

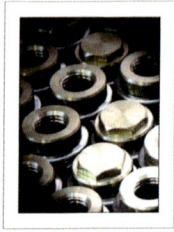

여기!
제3비골근과 장지신근건을 자극한다. 제3비골근은 발목 염좌 후 발목 전면부의 통증과 부종을 만들고 보행 시 뒤꿈치, 발 외측에 체중을 지지하는 경우 통증이 심하다. 발목의 균형을 잡아 주는 것이 담경 질환의 치료에 효과적이다.

祛半表半裏之邪 活絡化瘀 淸肝膽 化濕熱 疏厥氣

[명명(命名)] 구(丘)는 높은 언덕, 허(墟)는 구덩이를 뜻하니 구허혈은 높은 언덕(바깥 복사뼈) 아래 우묵한 구덩이에 위치하고 있는 혈인 것이다.

[취혈(取穴)] 발목 외측 전하방에서 취혈한다. 바깥 복사뼈, 즉 외과(外踝)의 전하방에 있는 함요처가 구허이다. 이곳은 외과첨(外踝尖)에서 약 1寸 되는 곳이다. 외과첨 직하방에는 방광경의 신맥이 있다.

[침향(鍼響)] 산(酸), 창(脹), 통감(痛感)이 발목과 복사뼈로 방산한다.

[조작] 0.5~0.7寸 직자(直刺)한다. 뜸을 뜰 수 있다.

[적응증(適應症)] 족관절통(足關節痛), 흉협통(胸脇痛), 항근긴장(項筋繁張), 담낭염(膽囊炎), 액와임파선염(腋窩淋巴腺炎), 좌골신경통(坐骨神經痛), 과관절급주위연조직질병(膝關節及周圍軟組織疾病)

[배혈(配穴)] 해계, 상구, 곤륜과 배합하여 발과 복사뼈 통증을 치료한다.

(41) 족임읍(足臨泣) GB 41

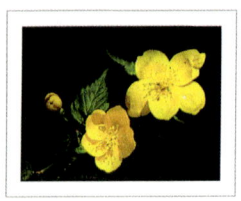

여기!
제3배측골간근을 자극한다. 근 손상은 발 외측면의 체중 지지를 회피하게 하여 족저 내측면에 체중 지지를 하여 장단비골근, 장지신근, 제3비골근을 긴장시킨다.

淸火熄風 明目聰耳 疏肝膽氣滯 化痰熱 阻逆

[명명(命名)] 임(臨)은 마주 대한다, 읍(泣)은 울다, 눈물을 뜻하니 임읍(臨泣)이란 우는 것을 마주 바라본다는 뜻이니 눈병에 효과가 있다.

[취혈(取穴)] 발등, 즉 족배외측(足背外側)에서 취혈한다. 제4, 5중족골 접합부(接合部)의 전방에 있는 함요부가 족임읍이다. 이곳은 다음과 같이 취혈하여도 된다.

[침향(鍼響)] 산(酸), 창(脹), 통감(痛感)이 발등과 발가락으로 방산한다.

[조작] 0.5寸 직자(直子)한다. 뜸을 뜰 수 있다.

[적응증(適應症)] 담석증(膽石症), 족배통(足背痛), 요통(腰痛), 족관절염좌(足關節捻挫), 편두통(偏頭痛), 유선염(乳腺炎), 협늑통(脇肋痛), 안병(眼病), 이병(耳病), 항통(項痛), 담석증 압통점

[배혈(配穴)] 중극, 삼음교와 배합하여 월경이상을 치료한다.

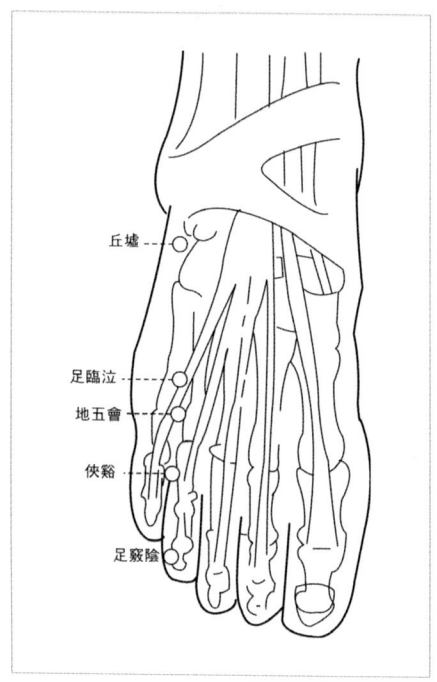

(42) 지오회(地五會) GB 42

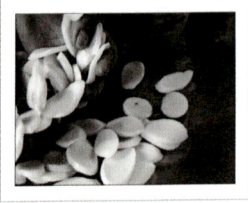

여기!
제4배측골간근이 자극된다. 근 증상은 족저 내측면에 굳은살이 생기게 하며 발목의 원활한 족저, 족배 굴곡의 각도를 제한한다.

調營衛

[명명(命名)] 지(地)는 땅, 사람에게서는 발을 뜻하며, 오(五)는 음과 양이 서로 만나는 형상이니 지오회란 발 부위에서 음양이 서로 만나는 혈이 된다.

[취혈(取穴)] 발등, 즉 족배외측전방(足背外側前方)에서 췰혈한다. 제4, 5중족골간으로 제4~5지봉단(趾縫端)에서 위로 1.5寸 되는 곳이다. 이곳은 협계에서 5分 상방이기도 하다.

[침향(鍼響)] 산(酸), 창(脹), 통감(痛感)이 발등과 발가락으로 방산한다.

[조작] 0.3~ 0.5寸 직자(直子)한다. 뜸을 뜰 수 있다.

[적응증(適應症)] 이통(耳痛), 안통(眼痛), 족배통(足背痛), 목적통(目赤痛), 족배홍종(足背紅腫), 이명(耳鳴), 유선염(乳腺炎), 요통(腰痛)

[배혈(配穴)] 양보, 족임읍, 구허와 배합하여 겨드랑이가 붓고 아픈 증상을 치료한다.

(43) 협계(俠谿) GB 43

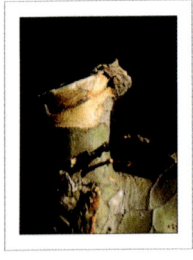

여기!
장지굴근건과 단지굴근을 자극한다. 근 증상은 발의 종족골두의 쑤시고 열이 나는 통증을 일으킨다. 발바닥을 바늘로 찌르는 듯한 통증을 일으킨다.

淸熱 熄風 止痛

[명명(命名)] 협(俠)은 끼우다는 뜻이고 계(谿)는 계곡을 말하니 협계

란 넷째와 다섯째발가락 사이에 끼워져 있는 혈이 된다.

[취혈(取穴)] 발등, 즉 족배외측전방(足背外側前方) 발가락 사이에서 취혈한다. 제4, 5발가락 봉단(縫端)에서 위로 5分 되는 곳이 협계이다.

[침향(鍼響)] 산(酸), 창(脹), 통감(痛感)이 발등과 발가락으로 방산한다.

[조작] 0.3~ 0.5寸 직자(直子)한다. 뜸을 뜰 수 있다.

[적응증(適應症)] 목현(目眩), 족배수종(足背水腫), 편두통(偏頭痛), 고혈압(高血壓), 이명(耳鳴), 현훈(眩暈), 늑간신경통(肋間神經痛), 발열(發熱)

[배혈(配穴)] 내관, 삼양락, 격유, 장문과 배합하여 가슴, 옆구리 통증을 치료한다.

(44) 족규음(足竅陰) GB 44

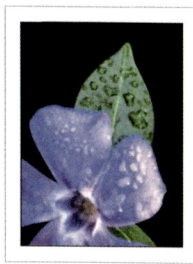

여기!
단지굴근건이 자극된다. 발가락 종족골두의 쑤시는 통증과 평발인 경우 단지굴근건에 통증이 있다.

熄風陽 淸肝膽 疏氣火

[명명(命名)] 머리에 있는 두규음혈과 구별하기 위하여 족규음(足竅陰)이라고 하였는데 두 혈은 서로 연관성이 있다.

[취혈(取穴)] 넷째발가락, 즉 제4지 끝에서 취혈한다. 넷째발가락 발톱의 외측지갑각(外側趾甲角)에서 0.1寸, 즉 1分 떨어진 곳이 족규음(足竅陰)이다.

[침향(鍼響)] 산(酸), 창(脹), 통감(痛感)이 발바닥과 발가락으로 방산한다.

[조작] 0.1寸 천자(淺刺) 또는 점자(點刺) 출혈한다.

[적응증(適應症)] 측두통(側頭痛), 현훈(眩暈), 종창(腫脹), 두통(頭痛),

고혈압(高血壓), 결막염(結膜炎), 이농(耳聾), 협통(脇痛)

[배혈(配穴)] 예풍과 배합하여 이명, 이롱을 치료한다.

마무리

본경의 생리기능과 병리 반응은 담(膽)에 속(屬)하고 간(肝)에 락(絡)하며 격(膈)을 지나 심(心)을 뚫고 눈, 귀, 인(咽), 유방, 음기와 직접 관계를 주의해야 한다. 생리 특징은 중청(中淸)의 부(腑)이다. 다기소혈(多氣少血)이며 자시(子時)에 기혈(氣血)이 왕성(旺盛)하다. 본경의 주병은 두통, 눈병, 가슴과 옆구리 통증, 귓병, 경맥이 지나가는 부위의 병리변화를 치료할 수 있다. 수소양삼초경과 같은 육경으로 연관된 질환을 치료하고 수소음심경과 상통한다.

14 족궐음간경(LR, Liver Meridian)

[多血少氣]

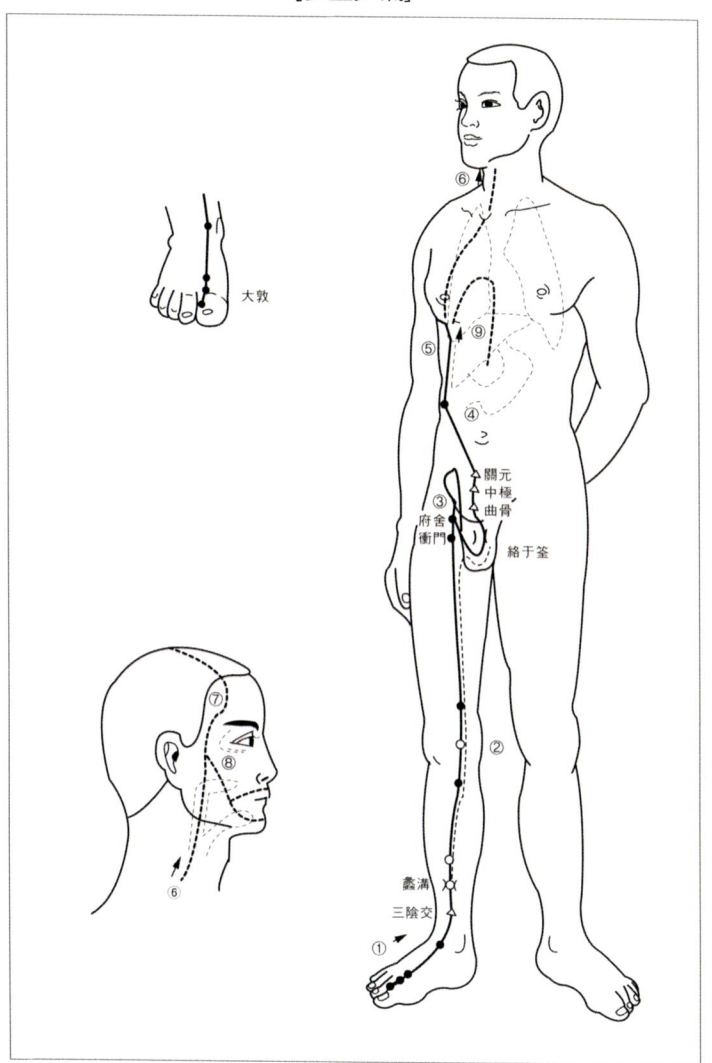

1 순행(循行)

족궐음 간의 경맥은 족무지외측지갑각(足무趾外側趾甲角) 뒤쪽①에서 시작하여 상향(上向)해서 발등을 따라 내과전(內踝前) 1寸 되는 부위(部位)②에 이른다. 다시 상향 족태음 비경(足太陰脾經)의 삼음교(三陰交)③를 교회(交會)하고, 내과상방(內踝上方) 8寸(部位)④에서 다시 족태음 비경과 교차(交叉)하며 비경(脾經)의 후면으로 행한다. 그리고 슬내연(膝內緣)⑤에 이르고 대퇴내측(大腿內側)⑥을 따라 복부로 진입하여 족태음 비경의 충문(衝門), 부사(府舍)⑦를 교회하고 하행 음모부위(陰毛部位)⑧에 분포한다. 생식기(生殖器)를 환요(環繞)하고 상향(上向) 소복(小腹)⑨으로 와 임맥(任脈)의 곡골(曲骨), 중극(中極), 관원(關元) 등을 교회하고 위(胃)⑩를 끼고 올라와 간(肝)에 통속(統屬)하고 담(膽)에 연락된다. 다시 상향하여 횡격막(橫膈膜)⑪을 통과(通過)하여 맥기(脈氣)가 협륵부위(脇肋部位)⑫에 분포된다. 그 후 기관(氣管), 후두(喉頭)의 후면을 따라 더 위로 인두부(咽頭部)⑬로 진입하고 상악(上顎)⑭을 지나 눈(眼)까지 올라와 눈의 주위조직(周圍組織)⑮에 연접(連接)된다. 다시 상향하여 전액부(前額部)에 분포되고 또 독맥(督脈)과 두정부(頭頂部)에서 회합(會合)한다. 일조분지(一條分支)는 눈에서 하향하여 면협(面頰)을 거쳐 입술에 도달, 입술을 환요(環繞)한다. 또 다른 일조분지는 간(肝)에서 분출(分出)하여 횡격막(橫膈膜)(21)을 통과해 서폐(肺)(22)에 분포한다.

2 병후(病候)

두통(頭痛), 현운(眩暈), 시물모호(視物模糊), 이명(耳鳴), 발열(發熱), 수족경련(手足痙攣), 협늑창만통(脇肋脹滿疼痛), 비괴(痞塊), 흉완부만민동통(胸脘部滿悶疼痛), 구토(嘔吐), 황달(黃疸), 소복통(少腹痛), 산기(疝氣), 유뇨(遺尿), 융폐(癃閉), 소변색황(小便色黃) 시동병(是動病)은 요통(腰痛)이나 엎드리거나 누울 수 없는 증상이 있다. 남자는 음낭이 붓고 하복부가 아프며 여자는 성기가 종창(腫脹)한다. 중증이 되면 목이 마르고 얼굴은 때가 낀 것처럼 광택이 없어진다. 소생병(所生病)은 흉부긴만감(胸部緊滿感)이 일어나고 구토나 하리(下痢)가 나타나며 탈장(脫腸), 요실금(尿失禁), 요폐(尿閉) 등이 생긴다.

③ 수혈(腧穴)

(1) 대돈(大敦) LR 1

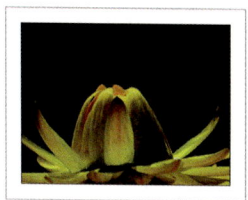

여기!!
장모지굴근건이 자극된다. 보행 시 엄지발가락의 기능에 중요한 역할을 한다. 이완되면 모지 외반증이 일어난다. 모지외반은 발목이 균형을 훼손하여 보행 시 발 내 측면으로 지지하며 보행한다.

疏泄厥氣 調經和營 理下焦 回厥逆 淸神志

[명명(命名)] 대(大)는 중요하다, 돈(敦)은 두텁다 혹은 크다는 뜻이므로 발가락의 근육 중 가장 두터운 곳이기 때문에 대돈(大敦)이라고 하였으며 다른 이름이 수천(水泉)이기 때문에 우리 몸의 수분 대사, 가령 어린이들이 오줌을 잘 가리지 못할 때 사용할 수 있다.

[취혈(取穴)] 엄지발가락 끝, 즉 무지단 발톱(趾甲) 뒤쪽 모퉁이(趾甲角)에서 취혈한다. 발톱 뒤의 모퉁이, 즉 지갑각(趾甲角)이 두 곳인데 안쪽 모퉁이에서 부추 잎 한 잎 넓이만큼 떨어진 곳이다.

[침향(鍼響)] 산(酸), 창(脹), 통감(痛感)이 발등과 발가락으로 방산한다.

[조작] 위로 향하여 0.2~0.3寸 사자(斜刺)한다.

[적응증(適應症)] 구급소생(求急蘇生), 자궁탈수(子宮脫垂), 산통(疝痛), 붕루(崩漏), 유뇨(遺尿), 혼궐(昏厥)

[배혈(配穴)] 백회, 삼음교, 조해와 배합하여 자궁탈수를 치료한다.

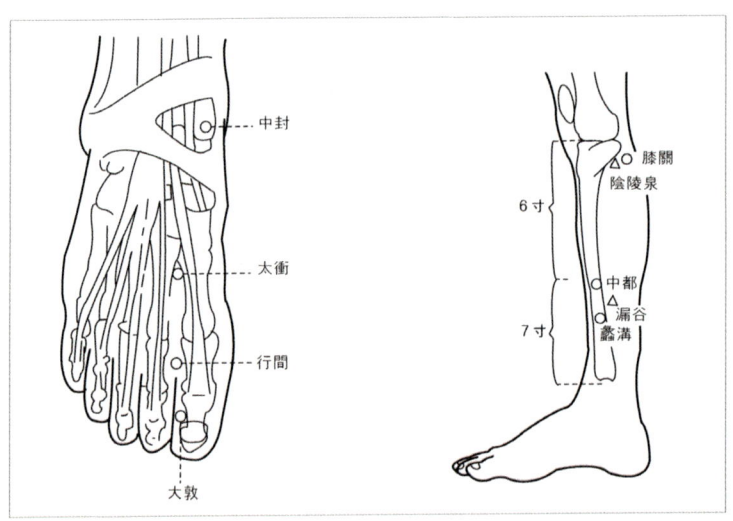

(2) 행간行間) LR 2

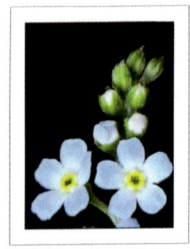

여기!
장모지굴근건이 자극된다. 모지외반증은 족궁을 낮추어 전경골근을 긴장시켜 전경골근은 하퇴 후부의 후경골근, 가자미근을 이완시켜 더욱 모지외반을 촉진하고 가자미근의 근 증상은 천장골관절과 같은 쪽 턱에 통증을 준다.

泄肝火凉血熱 淸下焦 熄風陽 (뜸 3壯)

[명명(命名)] 행(行)은 가다, 간(間)은 사이라는 뜻이므로 발가락 사이로 흐르는 혈을 나타내며 오유혈 중 형혈에 속한다. 그러므로 간병이 있으면서 몸에 열이 있을 때 응용할 수 있다.

[취혈(取穴)] 발의 앞쪽 엄지발가락과 둘째발가락(次趾) 사이에서 취혈한다. 엄지발가락과 둘째발가락이 만나는 접합부의 무늬 발등 쪽 끝이 바로 행간이다.

[침향(鍼響)] 산(酸), 창(脹), 통감(痛感)이 발등과 발가락으로 방산한다.

[조작] 0.5~0.7寸 사자(斜刺)한다. 뜸을 뜰 수 있다.

[적응증(適應症)] 족저통(足底痛), 안질환(眼疾患), 월경부조(月經不調), 폐경(閉經), 두통(頭痛), 실면(失眠), 정신병(精神病), 전간(癲癇), 소아경풍(小兒驚風), 소변불리(小便不利)

[배혈(配穴)] 신문, 내관, 백회와 배합하여 실면을 치료한다.

(3) 태충(太衝) LR 3

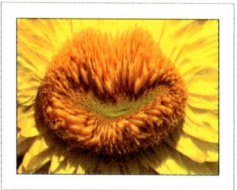

여기!
제1배측 골간근, 모지내전근, 단모지굴근을 자극한다. 모지내전근은 엄지에서 넷째발가락까지 종족골두 원위부에 통증과 마목감을 주며 발바닥이 부어 있는 듯한 느낌을 만든다.

淸熄肝火肝陽 疏泄下焦濕熱 舒翔肝理氣 通絡活血
(뜸 3壯)

[명명(命名)] 태(太)는 중요하다, 충(衝)은 통로 혹은 맥박이 뛰는 곳을 말하니 태충은 중요한 통로이면서 맥박이 뛰는 곳임을 나타내고 있다.

[취혈(取穴)] 발등, 즉 족배(足背)의 앞쪽 제1중족골과 제2중족골 사이에서 취혈한다. 첫째발가락과 둘째발가락의 접합부에 있는 행간에서 2횡지(橫指) 상방이태충(太衝)이다.

[침향(鍼響)] 산(酸), 창(脹), 통감(痛感)이 발등과 발바닥으로 방산한다.

[조작] 0.5~1寸 직자(直刺)한다. 뜸을 뜰 수 있다.

[적응증(適應症)] 월경통(月經痛), 두통(頭痛), 하지통(下肢痛), 현훈(眩暈), 고혈압증(高血壓症), 족저통(足底痛), 간질환(肝疾患), 붕루(崩漏), 유선염(乳腺炎), 산기(疝氣), 복창(腹脹)

[배혈(配穴)] 풍지, 족삼리, 삼음교와 배합하여 두목현훈을 치료한다.

(4) 중봉(中封) LR 4

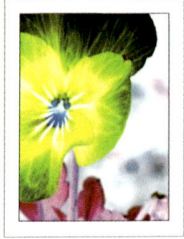

여기!
전경골근건을 자극한다. 전경골근은 족배굴곡, 회외시키는 기능이 있으며 내측 설상골의 저측면과 제1중족골 기저부 내측 원위부에 종지를 하여 족궁의 유지에 관여한다. 근 통증은 발목의 근 내측면과 엄지발가락의 배측 내측면에 통증을 주며 경골 전면을 따라 아래로 내려간다.

疏肝通絡

[명명(命名)] 중(中)은 적중한다, 봉(封)은 봉한다, 두텁다는 뜻이니 밑에 근육이 받치고 있어 옆의 해계 상구혈보다는 두터운 느낌이 드는 바로 그곳이 중봉(中封)혈이다. 주로 몸이 약한 사람에게 사용되는 혈이다.

[취혈(取穴)] 과관절(踝關節)의 내측에서 취혈한다. 안쪽 복사뼈 끝(內踝尖)에서 앞으로 1寸 되는 곳이 중봉(中封)이다. 이곳은 바로 복사뼈가 끝나는 가장자리로, 손끝으로 누르면 움푹 들어가는 곳이기도 하다. 또 위경의 해계와 비경의 상구 중간점이기도 하다.

[침향(鍼響)] 산(酸), 창(脹), 통감(痛感)이 발등과 발바닥으로 방산한다.
[조작] 0.5~0.7寸 직자(直刺)한다. 뜸을 뜰 수 있다.
[적응증(適應症)] 요통(腰痛), 족관절통(足關節痛), 위산과다(胃酸過多), 신경증(神經症), 유정(遺精), 소변곤란(小便困難), 산기(疝氣), 간병(肝病), 과통(踝痛)

[배혈(配穴)] 합곡, 곡지, 간유, 담유와 배합하여 간병을 치료한다.

(5) 여구(蠡溝) LR 5

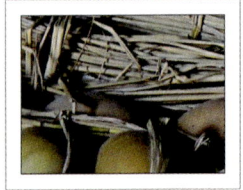

여기!
장지굴근과 후경골근을 자극한다. 장지굴근은 2, 3, 4, 5지의 발가락 근위부인 발바닥 앞쪽 족저면 중앙에 통증을 주고 후경골근과 함께 발목 내외 균형을 잡는 기능을 한다.

疏肝 理氣 通絡

[명명(命名)] 여(蠡)는 나무를 좀먹는 벌레요 구(溝)는 도랑을 뜻하니 여구란 도랑이 흐르는데 한쪽으로 좀이 먹듯이 새어 나간다는 뜻이니 간경의 낙혈이 된다. 특히 이곳에서 담경으로 가기 때문에 간과 담에 이상이 있을 때 좋은 혈이 된다.

[취혈(取穴)] 하퇴 안쪽 복사뼈 위, 즉 내과상방(內踝上方)에서 취혈한다. 내과첨단(內踝尖端)의 상방 5寸이 되는 곳으로 장딴지 살에 힘을 주었을 때 경골후연(經骨後緣)에 생기는 함요처가 바로 여구(蠡溝)이다.

[침향(鍼響)] 산(酸), 창(脹), 통감(痛感)이 발목과 무릎으로 방산한다.

[조작] 0.5~0.8寸 평자(平刺)한다. 뜸을 뜰 수 있다.

[적응증(適應症)] 요폐(尿閉), 여성생식기질환(女性生殖器疾患), 전간(癲癇), 월경부조(月經不調), 소변불리(小便不利), 소퇴산통(小腿酸痛), 통경(痛經)

[배혈(配穴)] 중극, 관원, 삼음교와 배합하여 고환이 붓는 증상, 산기를 치료한다.

(6) 중도(中都) LR 6

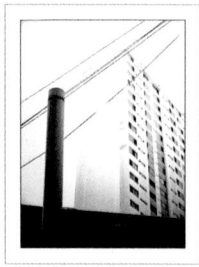

여기!
장지굴근을 통과하여 후경골근을 자극한다. 장지굴근의 단축은 장모지굴근, 후경골근, 가자미근, 비복근의 근 긴장을 초래하며 발가락과 장딴지 내측연으로 통증을 일으키고 보행 시 발의 통증으로 보행을 제한한다.

通經絡 調氣血 鎭痛止痛

[명명(命名)] 중(中)은 맞힌다, 적중한다, 도(都)는 사람들이 많이 모이는 곳을 말하니 중도는 간경상으로 병이 급작스럽게 왔을 때 혹은 통증이 몹시 심할 때 적중하여 완화시킬 수 있는 혈이다.

[취혈(取穴)] 하퇴 안쪽 복사뼈 위, 즉 내과상방(內踝上方)에서 취혈한다. 내과첨단(內踝尖端)의 상방 5寸이 되는 곳으로 장딴지 살에 힘을

주었을 때 경골후연(經骨後緣)에 생기는 함요처인 여구의 직상방 2寸이 중도이다.

[침향(鍼響)] 산(酸), 창(脹), 통감(痛感)이 발목과 정강이로 방산한다.
[조작] 0.5~0.8寸 평자(平刺)한다. 뜸을 뜰 수 있다.
[적응증(適應症)] 월결불순(月經不順), 대하(帶下), 신경증(神經症), 붕루(崩漏), 산통(酸痛), 소복통(小腹痛), 하지관절통(下肢關節痛), 간병(肝病)
[배혈(配穴)] 위중, 관원, 태충과 배합하여 산기를 치료한다.

(7) 슬관(膝關) LR 7

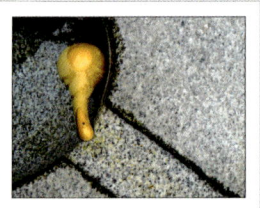

여기!
비복근 내측을 자극한다. 비복근은 슬관절과 족관절을 지나는 근육으로 슬관절굴곡과 족관절의 족저굴곡을 일으킨다.

舒筋活絡

[명명(命名)] 슬(膝)은 무릎을 뜻하고 관(關)은 관문을 뜻하니 슬관은 무릎관절에 이상이 있을 때 쓸 수 있는 혈임을 금방 알 수 있다.
[취혈(取穴)] 무릎, 즉 슬관절(膝關節)의 내측하연(內側下緣)에서 취혈한다. 바로 경골내과하연(經骨內踝下緣)에 비경의 음릉천이 있는데 이 음릉천에서 후방 1寸 되는 곳이 슬관이다.
[침향(鍼響)] 산(酸), 창(脹), 통감(痛感)이 무릎과 정강이로 방산한다.
[조작] 1~1.2寸 직자(直刺)한다. 뜸을 뜰 수 있다.
[적응증(適應症)] 슬관절통(膝關節痛), 인후통(咽喉痛)
[배혈(配穴)] 독비, 양구, 혈해와 배합하여 슬관절의 병을 치료한다.

(8) 곡천(曲泉) LR 8

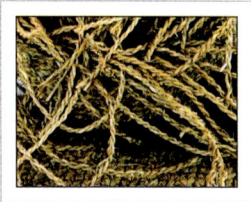

淸濕熱 利膀胱 泄肝火 通下焦 舒筋活絡 (뜸 3~5壯)

여기!
봉공근, 박근이 자극된다. 봉공근은 대퇴의 천층근육으로 대퇴의 위아래, 무릎 내측의 천층의 통증을 만들며 대퇴외측 피신경을 폐색해 대퇴전외측상의 통증과 지각 이상을 만든다. 박근은 내전근 중 가장 내측에 위치한다. 대퇴내측의 국소적인 뜨겁고 따가운 천층의 통증을 일으킨다.

[명명(命名)] 곡(曲)은 굽는다, 천(泉)은 샘물을 뜻하니 무릎을 굽어지는 곳에 있으면서 오유혈 중 경기의 흐름이 가장 많은 합혈에 해당하기 때문에 샘이라 표현한 것이다.

[취혈(取穴)] 무릎, 즉 슬관절(膝關節)의 안쪽에서 무릎을 구부린 자세로 취혈한다. 장딴지가 넓적다리에 닿도록 무릎을 완전히 구부렸을 때 나타나는 슬와횡문(膝窩橫紋)의 내측단(內側端)에 있는 함요처가 바로 곡천(曲泉)이다. 이곳은 대퇴골 내측과의 뒤쪽에 해당된다.

[침향(鍼響)] 산(酸), 창(脹), 통감(痛感)이 무릎과 서혜부로 방산한다.

[조작] 1~1.5寸 직자(直刺)한다. 뜸을 뜰 수 있다.

[적응증(適應症)] 뇨의빈촉(尿意頻數), 하복통(下腹痛), 성욕감퇴(性慾減退), 슬통(膝痛), 자궁탈수(子宮脫垂), 음부소양통(陰部瘙痒痛), 소변불리(小便不利), 유정(遺精), 슬급대퇴내측통(膝及大腿內側痛)

[배혈(配穴)] 백회, 기해, 삼음교와 배합하여 자궁탈수를 치료한다.

(9) 음포(陰包) LR 9

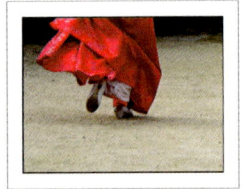

滋陰養血

여기!
봉공근을 자극한다. 심자 시 대내전근이 자극된다. 대내전근은 서경인대, 서혜부, 대퇴의 전, 내측에 통증을 일으키고 골반 주조물인 치골, 질, 방광, 직장 등 비뇨, 생식기질환에 연관되며 자궁내의 순간적인 통증을 만들어 골반 안의 여러 장기에 긴장과 스트레스를 주어 만성화되면 월경부조, 요실금을 일으킨다.

[명명(命名)] 음(陰)은 여기서는 음부를 뜻하며 포(包)는 싸다, 포장한다는 뜻이니 음포란 음부를 싸고 있는 곳이니 음부의 병을 치료할 수 있으며 불감증이나 불면증에도 응용할 수 있다.

[취혈(取穴)] 무릎, 즉 슬관절(膝關節)의 안쪽에서 무릎을 구부린 자세로 취혈한다. 장딴지가 넓적다리에 닿도록 무릎을 완전히 구부렸을 때 나타나는 슬와횡문(膝窩橫紋)의 내측단(內側端), 즉 가로무늬의 끝에 있는 함요처가 바로 곡천(曲泉)이다. 이 곡천에서 하복부의 치골결합(恥骨結合) 상방에 있는 위경의 기충을 향하여 4寸 되는 곳이 음포(陰包)이다.

[침향(鍼響)] 산(酸), 창(脹), 통감(痛感)이 무릎과 서혜부로 방산한다.

[조작] 0.8~1寸 직자(直刺)한다. 뜸을 뜰 수 있다.

[적응증(適應症)] 폐쇄신경통(閉鎖神經痛), 슬관절통(膝關節痛), 월경부조(月經不調), 하복통(下腹痛), 소변불리(小便不利), 유뇨(遺尿)

[배혈(配穴)] 중극, 수도, 음릉천과 배합하여 소변불리를 치료한다.

(10) 족오리(足五里) LR 10

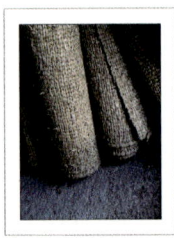

여기!
장, 단내전근을 자극한다. 근통증은 서혜부 깊숙한 곳에 통증과 대퇴 내측면과 무릎 상부 통증과 무릎이 뻣뻣한 마목감과 경골 위로 퍼지는 통증을 만든다.

理氣和胃

[명명(命名)] 대장경의 수오리혈과 구별하기 위하여 족오리라 하였다.

[취혈(取穴)] 반듯이 누운, 즉 앙와위 자세(仰臥位姿勢)로 넓적다리 안쪽에서 취혈한다. 같은 간경의 음렴에서 밑으로 1寸 되는 곳이 족오리(足五里)이다.

[침향(鍼響)] 산(酸), 창(脹), 통감(痛感)이 무릎과 서혜부로 방산한다.

[조작] 0.8~1寸 직자(直刺)한다. 뜸을 뜰 수 있다.

[적응증(適應症)] 대퇴내측통(大腿內側痛), 안질환(眼疾患), 소변불리(小便不利), 복창(腹脹), 기수(嗜睡), 유뇨(遺尿), 음랑습진(陰囊濕疹), 고내측통(股內側痛)

[배혈(配穴)] 혈해와 배합하여 음낭습진을 치료한다.

(11) 음렴(陰廉) LR 11

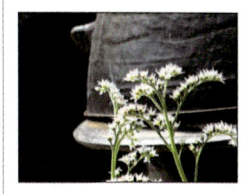

여기!
장·단내전근을 자극한다. 심부 자극 시 대내전근이 자극된다. 근 증상인 골반 장기들의 순간적인 통증으로 인해 골반 장기들이 긴장을 함으로써 자궁이나 방광과 관련된 질환을 일으킨다.

滋腎凉血

[명명(命名)] 음(陰)은 음부, 렴(廉)은 모서리를 뜻하니 음부의 한쪽 구석에 있으면서 음부의 병을 치료할 수 있는 곳이다.

[취혈(取穴)] 반듯이 누운, 즉 앙와위 자세로 넓적다리 안쪽 서경부(鼠徑部) 밑에서 취혈한다. 치골결합 바로 위에 있는 임맥의 곡골 양옆 2寸 되는 곳에 있는 위경의 기충(氣衝)에서 직하 2寸이 바로 음렴(陰廉)이다.

[침향(鍼響)] 산(酸), 창(脹), 통감(痛感)이 골반과 서혜부로 방산한다.

[조작] 0.8~1寸 직자(直刺)한다. 뜸을 뜰 수 있다.

[적응증(適應症)] 폐쇄신경통(閉鎖神經痛), 요퇴통(腰腿痛), 고신경통

(股神經痛), 월경부조(月經不調), 하지동통(下肢疼痛), 산통(疝痛)

[배혈(配穴)] 관원, 귀래, 삼음교와 배합하여 월경이상을 치료한다.

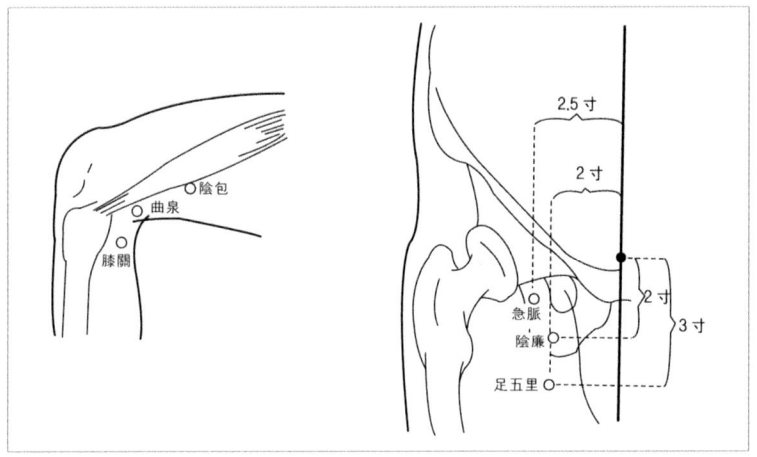

(12) 급맥(急脈) LR 12

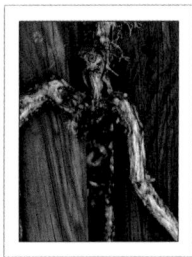

여기!
치골근을 자극한다. 심부는 외폐쇄근을 자극한다. 치골근은 내전근의 가장 심부에 위치하는 근육으로서 서혜부 깊숙한 곳에 통증과 함께 보행 시 고관절의 굴곡이 제한된 보행을 만든다.

通絡活血

[명명(命名)] 급(急)은 급하다, 맥(脈)은 경맥을 뜻한다.

[취혈(取穴)] 반듯이 누운, 즉 앙와위 자세로 넓적다리 안쪽 서경부(鼠徑部) 바로 밑에서 취혈한다. 치골결합 바로 밑에서 양옆으로 2.5寸 뇌는 곳이 급맥이다.

[침향(鍼響)] 산(酸), 창(脹), 통감(痛感)이 골반과 서혜부로 방산한다.

[조작] 동맥을 피하고 심자하지 않는다. 0.5~0.8寸 직자(直刺)한다.

[적응증(適應症)] 자궁탈수(子宮脫垂), 산통(疝痛), 음경통(陰莖痛)

[배혈(配穴)] 족삼리, 혈해와 배합하여 고(股) 내측이 붓고 아픈 증상을 치료한다.

(13) 장문(章門) LR 13

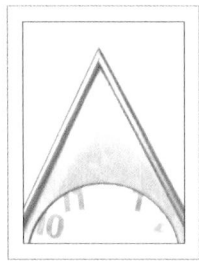

여기!
내외 복사근을 자극한다. 복사근은 늑골과 골반대를 연결하는 체간의 외측에 위치한 근육으로 골반대와 늑골을 통해 흉부와 견갑대를 연결하는 근육으로 기능하고 옆구리를 형성해준다.

散五臟寒氣 化中焦積滯 疏肝理氣 消痰瘀 調運化
(뜸 3~5壯)

[명명(命名)] 장(章)은 어떤 것이 한 단락 끝나는 것을 말하며 문(門)은 출입구를 뜻하니 간경의 유주를 잘 살펴보면 여기에서 어느 정도 일단락을 짓고 그 다음 기문혈로 나가 나눠지기 때문에 장문이라고 한 것이다.

[취혈(取穴)] 옆으로 누운, 즉 측와위 자세(側臥位姿勢)로 갈비가 끝나는 계륵부(季肋部)에서 취혈한다. 제11늑골단의 바로 밑이 장문(章門)이다.

[침향(鍼響)] 산(酸), 창(脹), 통감(痛感)이 가슴과 겨드랑이로 방산한다.

[조작] 0.5~0.8寸 직자(直刺)한다. 뜸을 뜰 수 있다.

[적응증(適應症)] 늑간신경통(肋間神經痛), 복수(腹水), 위장질환(胃腸疾患), 복창장명(腹脹腸鳴), 구토(嘔吐), 설사(泄瀉), 황달(黃疸), 흉배협늑동통(胸背脇肋疼痛), 간비종대(肝脾腫大)

[배혈(配穴)] 천추, 상거허와 배합하여 방명, 설사를 치료한다.

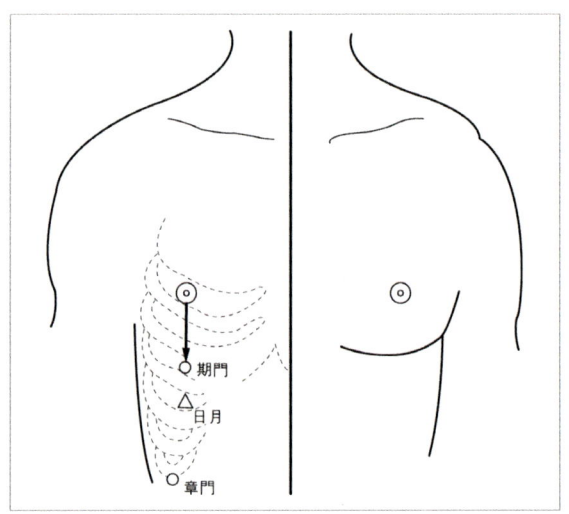

(14) 기문(期門) LR 14

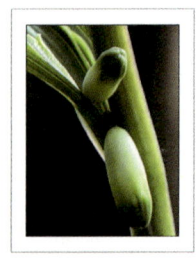

여기!
내외 복사근을 자극한다. 늑골을 통해 대흉근의 복근지와 연결되는 곳으로서 복사근의 긴장은 흉근을 긴장시켜 심통과 늑골의 운동을 방해해서 횡격막에 긴장을 주어 호흡과 관련된 질환에 사용된다.

祛血室邪熱 調半表半裏 化痰消瘀 平肝理氣
(뜸 3~5壯)

[명명(命名)] 기(期)란 여덟 갈래 길을 뜻하는데 간경의 유주를 보면 여기에서 여러 갈래 길로 나누어져 결국에 가서는 수태음 폐경과 연결되는 곳이며 12정경 중 가장 마지막 혈로서 앞으로의 일을 또다시 기약하는 뜻에서 기문이라고 하였다.

[취혈(取穴)] 반듯이 누운, 즉 앙와위 자세로 유두(乳頭) 밑에서 취혈한다. 제중(臍中) 위의 6寸에 있는 임맥의 거궐에서 양옆으로 3.5寸 되는 곳이 기문(期門)이다.

[침향(鍼響)] 산(酸), 창(脹), 통감(痛感)이 가슴과 겨드랑이로 방산한다.

[조작] 0.5~0.8寸 사자(斜刺) 또는 평자(平刺)한다. 뜸을 뜰 수 있다.

[적응증(適應症)] 간장질환(肝臟疾患), 해수발작돈좌(咳嗽發作頓挫), 늑간신경통(肋間神經痛), 흉막염(胸膜炎), 간염(肝炎), 간종대(肝腫大), 담낭염(膽囊炎), 흉막염(胸膜炎), 협늑통(脇肋痛), 위신경관능증(胃神經官能症)

[배혈(配穴)] 전중, 내관과 배합하여 흉만흉통을 치료한다.

[비고] 족궐음의 모혈(募穴)이다.

마무리

본경의 생리기능과 병리변화는 속(屬) 간(肝)하고, 락(絡) 담(膽)한다. 아울러 폐(肺), 위(胃), 신(腎), 뇌(腦) 등과도 직접 연계된다. 그 기능은 혈을 저장하고 모려를 주장하며 소설, 조달을 하며 억울, 옹체를 두려워하며 비위기 기능의 승강을 협조하고 비위의 정상적인 운행과 소화기능을 보조한다. 체표는 근을 주장하고 그 빛은 손톱에 있으며 눈에 통하고 음기를 감돌며 본경은 소기다혈(少氣多血)이고 기혈(氣血)이 축시(丑時)에 왕성하다. 수궐음심포경과 같은 육경 소속이며 수양명대장경과 상통한다.

"厥陰, 少陽, 少陽, 厥陰"

경락의 짝은 이렇게 네 경락씩 3조이다. 기혈다소(氣血多少)와 함께 육경(六經)을 기억하시기를 바란다.

4단원

경락(經絡)의 분류

1 경맥(經脈)의 이름

 십이경맥(十二經脈)은 수족(手足), 음양(陰陽), 장부(臟腑)의 세 가지 개념을 결합시킨 이름이 붙어 있다. 수족(手足)은 손과 발을 시작점과 종착점으로 한다는 의미이며, 음양은 몸통에 위치한 장부를 중심으로 육부(六腑)에서 사지(四肢)의 바깥쪽으로 나가는 것은 양경(陽經), 오장(五臟)에서 사지의 안쪽으로 가는 것을 음경(陰經)이라 한다. 음양(陰陽)은 다시 각각 세 가지로 분류된다. 양(陽)은 소양(少陽), 양명(陽明), 태양(太陽)으로 음(陰)은 궐음(厥陰), 소음(少陰), 태음(太陰)으로 나눈다. 소양(少陽)은 양기(陽氣)가 처음으로 발생한 것이며, 왕성해지면 태양(太陽)이 되고, 가장 왕성한 단계가 되면 양명(陽明)이 된다. 양기가 정점(頂點)에 이르면 음기(陰氣)가 처음 생겨난다. 이 단계를 소음(少陰)이라고 하며, 음기가 가장 왕성한 단계를 태음(太陰)이라고 한다. 음기가 정점(頂點)을 지나서 소멸되어 가는 단계는 궐음(厥陰)이다. 이 여섯 가지를 수족(手足)에 배합시켜서 열두 가지로 분류하고, 장(臟)은 음(陰)에 부(腑)는 양(陽)에 결합하면 십이경맥(十二經脈)의 개념이 완성된다. 장(臟)을 음(陰), 부(腑)를 양(陽)이라 한 것은, 장(臟)이 인체의 에너지원이 되는 물질을 저장하는 기능을 하고 있으며, 부

(腑)가 소화(消化), 전도(傳導), 배설(排泄) 등의 적극적인 기능을 수행하기 때문이다. 몸 안에서 위치하고 있는 형태를 보아서도 장(臟)은 깊은 곳에 감추어져 있으며, 부(腑)는 일종의 개방적인 형태로 입과 항문을 통하여 외부와 연결되어 있다. 장부(臟腑)는 음양에 배속되는 것 외에도 오행에 배속되기도 한다. 장부는 원래 오장육부(五臟六腑)라고 하여 11개의 기능적 분류를 하였으나, 오장(五臟) 중에서 심장에서 심포(心包)를 따로 분리하여 6가지로 분류하고 6부와 배우관계(配偶關系)를 맺었다. 폐(肺)와 대장(大腸)을 금(金)에, 신(腎)과 방광(膀胱)을 수(水)에, 간(肝)과 담(膽)을 목(木)에, 심(心)과 소장(小腸)을 화(火)에, 비(脾)와 위(胃)를 토(土)에 각각 배속하고 심포(心包)를 삼초(三焦)와 배합시켜 다시 화(火)에 배속했다. 삼초는 일정한 형태를 가지고 있지 않고, 온몸에 고루 분포되어 있는 것이 다른 장부와 달라서 그 기능이 심포와 음양의 배우관계가 된다. 동의학적 건강관은 음양(陰陽)의 균형(均衡)과 조화(調和)에 있다. 따라서 배우관계(配偶關系)를 정한 것은 음(陰)이 가장 왕성한 태음(太陰)과 양(陽)이 가장 왕성한 양명(陽明)을 짝으로 하고, 음(陰)이 시작되는 소음(少陰)과 양(陽)이 왕성해지는 태양(太陽)을 짝으로 하며, 음(陰)이 쇠락(衰落)하는 궐음(厥陰)과 양(陽)이 시작되는 소양(少陽)을 짝으로 한다. 음양오행(陰陽五行)에 의한 경락을 이해하게 되면 경락들이 서로 촉진하고 돕는 작용을 하면서, 한편으로는 서로 견제하고 제약하는, 상생상극(相生相剋)의 관계를 의학에 적용하여 몸의 생리적·병리적 기능을 이해할 수 있다.

2 경락의 분포규율

1) 경맥의 배치

수족지(手·足趾)의 말단(末端)은 모두 경맥(經脈)의 종시(終始)가 되어 음양(陰陽)의 극점(極点)이 되기 때문에 음극생양(陰極生陽)하고 양극생(陽極生) 음(陰)하는 중요한 곳이다. 그러므로 수족지 말단(末端)의 정혈(井穴)에서 음양(陰陽)의 기(氣)가 솟아나는 것이다.

2) 경맥(經脈)과 개합추(開闔樞)

수지(手指)의 경맥(經脈)은 무지(拇指)로부터 태음(太陰), 양명(陽明), 궐음(厥陰), 소양(少陽), 소음(少陰), 태양(太陽)의 순서(順序)로 되어 있다. 개합추(開闔樞)로 보면 개(開), 합(闔), 합(闔), 추(樞), 추(樞), 개(開)로 되어 있다. 개문(開門)이 수지(手指)의 내측(內側)과 외측(外側)에 위치(位置)하여 양기(陽氣)를 받아들이고 태음(太陰)과 태양(太陽)의 기운(氣運)으로 양명(陽明), 궐음(厥陰), 심포(心包), 소양(少陽), 소음(少陰)을 보호하고 있다. 소장경(小腸經)과 폐경(肺經)의 개문(開門)에서 대장경(大腸經)과 심포경(心包經)의 합문(闔門)으로 기가 전달되고 삼초경(三焦經)과 심경(心經)의 추문(樞門)으로 전달된다. 족지(足趾)의 경맥(經脈)은 무지(拇趾)로부터 태음(太陰), 궐음(厥陰), 양명(陽明), 소음(少陰), 소양(少陽), 태양(太陽)의 순서(順序)로 되어 있다. 개합추(開闔樞)로 보면 개(開), 합(闔), 합(闔), 추(樞), 추(樞), 개문(開門)으로 되어 있는데 개문(開門)이 족지(足趾)의 내측(內側)과 외측(外側)에 위치(位置)하여 양기(陽氣)를 받아들이고 태음(太陰)과 태양(太陽)의 기운(氣運)으로 궐음(厥陰), 양명(陽明), 소음(少陰), 소양(少陽)을 보호하고 있다. 발가락에 있는 태음(太陰)과 태양(太陽)의 나머지 경맥(經脈)은 합문(闔門)은 합문(闔門)끼리 추문(樞門)은 추문(樞門)끼리 위치하여 그 효율을 극대화하고 있다. 비경(脾經)과 방광경(膀胱經)의 개문(開門)에서 간경(肝經)과 위경(胃經)의 합문(闔門)으로 기(氣)가 전달되고 신경(腎經)과 담경(膽經)의 추문(樞門)으로 전달된다.

3) 경맥(經脈)과 기혈다소(氣血多少)

　수지(手指)의 경맥(經脈)은 무지(拇指)로부터 태음(太陰), 양명(陽明), 궐음(厥陰), 소양(少陽), 소음(少陰), 태양(太陽)의 순서이다. 기혈다소(氣血多少)에서 수경(手經)은 기(氣)를 주관하므로 기(氣)의 분포를 보면 다기(多氣), 다기(多氣), 소기(少氣), 다기(多氣), 다기(多氣), 소기(少氣)로 되어 있다. 주먹을 쥐면 대지(大指)는 나머지 네 개의 손가락을 통솔하므로 무지(拇指)라 한다. 차지(次指)는 무지(拇指)를 보조하여 물건을 집고 비위를 대신하여 음식물을 먹는 역할을 하므로 식지라 한다. 그러므로 대지와 차지는 다기가 필요하여 수태음(手太陰)과 수양명(手陽明)이 다기(多氣)가 된다. 중지(中指)는 손가락 중에서 형체가 제일 길어 자체의 기(氣)가 왕성하므로 수궐음(手厥陰)은 소기(少氣)가 된다. 사지(四指)는 소지(小指) 다음으로 무력하므로 이를 보충하기 위해 수소양(手少陽)의 폭급한 상화(相火)가 배치되어 다기(多氣)가 된다. 소지는 가장 작고 무력하므로 수소음(手少陰)과 수태양(手太陽)의 두 개 경맥이 배치되어 소음(少陰)의 다기(多氣)와 태양(太陽)의 소기(少氣)로 소지(小指)의 무력(無力)을 지탱한다. 그리고 태양(太陽)은 거양(巨陽)으로 다기(多氣)가 필요 없어 소기가 된다.

　족지(足趾)의 경맥(經脈)은 무지(拇趾)로부터 태음(太陰), 궐음(厥陰), 양명(陽明), 소음(少陰), 소양(少陽), 태양(太陽)의 순으로 되어 있다. 기혈다소(氣血多少)에서 족경은 혈(血)을 주관하므로 혈(血)의 분포를 보면 소혈(少血), 다혈(多血), 다혈(多血), 소혈(少血), 소혈(少血), 다혈(多血)로 되어 있다. 발가락은 혈(血)을 주관하므로 기(氣)를 주관하는 손가락처럼 마음대로 움직이지 못한다. 음식을 먹는 데 손가락이 중심이므로 발가락보다 손가락이 더 중요하다고 볼 수 있다

　무지(拇趾)의 태음(太陰)은 그 자체가 가장 큰 음(陰)이어서 다혈(多血)이 필요(必要)치 않으므로 족태음(足太陰)은 소혈(少血)이 된다. 발가락에서 엄지발가락은 가장 커서 다른 발가락을 통솔해야 하지만 엄

지손가락처럼 마음대로 움직일 수 없고 태음(太陰)은 소혈(少血)이기 때문에 족궐음(足厥陰)의 다혈(多血)을 무지(拇趾)에 배치하였다. 차지(次趾)는 무지(拇指)를 도와주어야 하므로 족양명(足陽明)은 다혈(多血)이 된다. 족심은 땅과 가장 은밀하게 닿아서 지기(地氣)를 받아 수기(水氣)가 상승(上昇)하는 곳이므로 용천(湧泉)이라고 하고 신기(腎氣)인 수기(水氣)가 상승하기 때문에 항상 혈이 부족하여 족소음(足少陰)은 소혈(少血)이 된다. 사지(四趾)의 족소양담경(足少陽膽經)과 차지(次趾)의 족양명위경(足陽明胃經)은 상극(相剋)의 관계로 중지(中趾)를 건너뛰어 사지(四趾)에 족소양(足少陽)이 배치된다. 그리고 담경(膽經)은 상화(相火)를 주관하여 모든 풍(風)이 일어나는 자리이므로 족소양(足少陽)은 소혈(少血)이 된다. 소지(小趾)는 발가락 중에서 무력하므로 족태양은 다혈(多血)이 된다. 그리고 태양(太陽)은 거양(巨陽)으로 혈(血)이 부족하여 다혈(多血)이 된다.

3 기경팔맥(奇經八脈)

1) 기경팔맥의 정의

경맥(經脈) 중에는 십이정경맥(十二正經脈)의 통제(統制)를 받거나 표리관계(表裏關係)가 없는 것이 있다. 이들을 기경(奇經)이라고 하며 8가지가 있다. 이들 가운데 임독맥(任督脈)을 제외한 6맥은 12경맥 사이에서 서로 조절하는 작용을 하며, 임독맥은 몸의 정중선(正中線)을 앞뒤로 순행하면서 각각 음경(陰經)과 양경(陽經)을 통괄하면서 독자적인 혈(穴)을 가지고 있다. 나머지 기경(奇經)은 십이정경맥과 혈(穴)을 공유한다. 대개 십이정경맥(十二正經脈)이 하천(河川)과 같다면 기경팔맥(奇經八脈)은 호수(湖水)나 연못과 같다. 하천이 호수나 연못으로 모여서 다시 흘러가듯 기경팔맥은 비슷한 성격을 가진 몇 개의 경맥을 연결(連結), 조절(調節), 조합(組合), 제어(制御)하는 작용을 한다.

따라서 기경팔맥에서 나타나는 병의 증세는 종합적이다. 임상(臨床)에서 병증이 동시에 몇 가지의 경맥에 나타나면 이러한 증상들을 분류, 조합하여 병의 원인과 구조를 분석하고 진단한다.

2) 기경팔맥과 기항지부(奇恒之腑)의 관계

오장육부(五臟六腑)가 인체의 주된 기능을 유지하고 있다. 이 외에도 뇌(腦), 수(髓), 골(骨), 맥(脈), 자궁(子宮), 담(膽)과 같이 특수한 기능을 담당하는 기관이 있는데 이들을 기항지부(奇恒之腑)라고 한다. 이들은 기능적으로는 오장(五臟)과 비슷하고, 형태로는 육부(六腑)와 비슷하지만, 담(膽)을 제외하고는 배합(配合)되는 장부(臟腑)가 없는 것이 특징이다. 기항지부는 비교적 인체의 깊은 곳에 있으면서, 진액(津液) 중에서 맑은 물질을 저장한다. 기경팔맥(奇經八脈)은 이들 기항지부(奇恒之腑)의 일부와도 연계되어 있다. 이 가운데 독맥(督脈)과 임맥(任脈)은 십이정경맥(十二正經脈)과 마찬가지로 경혈(經穴)을 지니고 있어 십이정경맥과 함께 '십사경맥'이라고 한다. 독맥(督脈), 임맥(任脈), 충맥(衝脈)은 자궁(子宮)과 연계되어 있으며, 특히 독맥(督脈)은 뇌(腦)와도 연계가 되어 있다.

3) 기경팔맥(奇經八脈)의 작용

(1) 십이정경맥(十二正經脈)을 서로 연계 또는 소통시키는 작용

기경팔맥(奇經八脈)은 거의 십이정경맥에서 나왔으므로 순행과정에서 다른 경맥(經脈)과 교차하거나 접속되어, 각 경맥 간의 상호연계를 밀접하게 하여 원활한 소통이 이루어지도록 한다. 예를 들면 양경(陽經)은 모두 독맥(督脈)의 대추혈(大椎穴)에서 만나며, 독맥(督脈)은 수삼양경(手三陽經)과 족삼양경(足三陽經)을 연계시킨다. 또한 족삼음경(足三陰經)은 모두 임맥의 관원혈(關元穴)과 중극혈(中極穴)에서 만나며, 임맥(任脈)과 삼음경(三陰經)을 밀접하게 연결시킨다. 다른 기맥(奇脈)도 이와 같이 작용한다. 임독맥(任督脈)과 다른 기맥(奇脈)과의 관계도 마찬가지로 서로 연계된다. 충맥(衝脈)은 족양명(足陽明) 및 족소음(足少陰)과 밀접하게 연계하지만, 가슴에서는 임맥(任脈)과 만나며, 척주(脊柱)의 리면(裏面)을 순행하면서 독맥(督脈)과도 연계된다. 따라서 충맥(衝脈)을 '십이경맥의 바다'라고 한다. 대맥(帶脈)은 허리와 배를 한 바퀴 돌면서 세로로 순행하는 각 경맥(經脈)과 연계가 된다. 양유맥(陽維脈), 음유맥(陰維脈), 양교맥(陽蹻脈), 음교맥(陰蹻脈) 등도 관련된 음경(陰經) 또는 양경(陽經)과 연계되고 있다. 음유맥과 양유맥은 그물 모양으로 연계되며, 음교맥과 양교맥은 서로 교차(交叉) 또는 교회(交會)한다. 이러한 사실은 기경팔맥(奇經八脈)이 십이정경맥(十二正經脈) 및 관련된 장부(臟腑)와 연계되고 있음을 말해주고 있다.

(2) 십이정경맥(十二正經脈)을 분류하고 조합하며 주도하는 작용

 십이정경맥(十二正經脈)은 각자의 고유한 기능이 있으면서도 일부는 서로 동일하거나 근사한 점이 있다. 기경팔맥(奇經八脈)은 성질 또는 작용이 유사한 십이정경맥과 연계되어 있으므로 이들을 분류하거나 조합한다. 예를 들어서 십이경맥 중에서 양경(陽經)은 양유맥(陽維脈), 음경(陰經)은 음유맥(陰維脈)을 통과하면서 조합되고 양교맥(陽蹻脈)과 음교맥(陰蹻脈)은 인체를 음양(陰陽), 좌우(左右), 내외(內外)로 나누는 기준이 된다. 즉, 기경(奇經)은 십이경맥을 분류와 조합하면서 이들을 통솔하고 주도한다. 예를 들어 독맥(督脈)은 여러 가지 양경(陽經)들이 모이는 동시에 신(腎)과 뇌(腦)와 관계가 있으며 족궐음간경(足厥陰肝經)에도 일정한 영향을 미친다. 따라서 그 주된 기능은 양기(陽氣)를 지휘하며 진원(眞元-腎의 작용)을 통괄한다. 임맥(任脈)은 음경(陰經)의 맥기(脈氣)를 맡아서 기르며 조정(調整)한다. 인체의 기(氣)가 양(陽)이라면 혈(血)은 음(陰)이다. 여자의 임신(姙娠), 출산(出産),

월경(月經), 대하(帶下) 등은 음혈(陰血)과 관계가 깊다. 따라서 임맥(任脈)은 이들 기능을 주관한다. 충맥(衝脈)은 포중(胞中)에서 시작되므로 혈해(血海)라고 하며 십이경맥과 오장육부에 비교적 큰 영향을 미친다. 충맥이 이러한 중요한 작용을 하는 것은 족소음신경(足少陰腎經), 족양명위경(足陽明胃經)과 연계가 되어 있으며 동시에 임독맥(任督脈)과 함께 포중(胞中)에서 시작되기 때문이다. 신(腎)은 선천(先天)의 근본으로 원기(元氣)를 발생시키며 오장육부(五臟六腑)의 본원(本源)이고 십이경맥의 근본이 된다. 이에 비하여 위(胃)는 후천(後天)의 근본으로 영위(營衛)의 기(氣)가 여기에서 나온다. 즉, 신(腎)이 부모로부터 받은 생명의 근원이라면 위(胃)는 음식물을 소화시켜 생겨나는 정기(精氣)를 폐(肺)로 보내어 다른 장부(臟腑)로 이동시키도록 한다. 따라서 위(胃)는 오장육부와 십이경맥의 맥기(脈氣)를 받아들이는 곳이다. 독맥(督脈)은 전신(全身)의 양기(陽氣), 임맥(任脈)은 음기(陰氣)를 주관하며 충맥(衝脈)은 이들 경맥과 특수한 연관이 있으므로 당연히 오장육부나 십이경맥에 중요한 영향을 미친다. 대맥(帶脈)은 몸통을 가로지르는 각 경맥을 한 다발로 묶어서 경기(經氣)를 원활하게 유통시키며 조절하는 기능이 있다. 따라서 다리를 흘러가는 모든 경맥은 대맥(帶脈)의 통솔을 받는다. 음교맥(陰蹻脈)과 양교맥(陽蹻脈)은 무릎과 허벅지의 안팎에 분포된 경맥(經脈)을 통솔하고 협조하도록 한다. 이 두 기경(奇經)은 머리로 올라가서 눈의 안쪽에서 족태양방광경(足太陽膀胱經)과 만나며 머리를 지나는 경맥을 통솔한다. 음유맥(陰維脈)과 양유맥(陽維脈)은 음경맥과 양경맥의 기능을 이어지도록 한다. 양(陽)은 표(表-겉)이고 음(陰)은 리(裏-속)이므로 양유맥은 인체의 겉을 주관하고 음유맥은 속을 주관한다. 경락(經絡)을 종합적으로 말하면 십이경맥은 주체가 되고 기경(奇經)의 대부분은 십이경에서 갈라진 가지가 된다. 이들 가지들은 서로 연계되어 몇 갈래의 경맥을 조합하는 종합 기능을 발휘한다.

(3) 십이정경맥의 기능을 보충하고 생명활동의 필수물질인 영위기혈(營衛氣血)을 조절하는 작용

 십이경맥 사이에 분포되어 순행하면서 십이경맥과 장부(臟腑)의 기(氣)가 왕성하면 넘치는 기를 모아들여 인체의 생리기능을 유지하는데, 기(氣)가 필요하면 모아두었던 기(氣)를 십이경맥에 공급한다. 따라서 기경(奇經)은 창고와 같은 역할을 한다. 예를 들어서 신기(腎氣)가 가득 차면 임맥(任脈)이 순조롭게 통하여 충맥(衝脈)이 충만해지고 월경(月經)이 때에 맞추어 있게 된다. 이는 임맥과 충맥이 신장(腎臟)의 맥기(脈氣)를 함축하고 월경이 나오도록 한다는 의미이다.

4) 기경팔맥의 종류

(1) 독맥(督脈)

 독맥(督脈)은 모든 맥(脈)을 감독하고 지휘한다는 의미로서 수족(手足)의 삼음경(三陰經)과 연계하여 온몸의 양경(陽經)을 통솔하여 양경의 바다라고 하며 뇌(腦), 척추(脊椎), 회음부(會陰部)와도 연계되어 있다. 미추골(尾椎骨) 아래에서 시작하여 척추(脊椎) 속을 따라서 올라가다가 풍부혈(風府穴) 부위에서 뇌(腦) 속으로 들어갔다가 정수리로 나온 다음 이마와 콧마루를 지나서 윗입술 끝을 넘어 윗잇몸 속으로 들어간다. 실증(實證)이 있으면 후궁반장(後弓反張), 척주가 뻣뻣하고 아프며, 허증(虛證)이 있을 때는 머리가 무겁다.

(2) 임맥(任脈)

 임맥(任脈)은 독맥(督脈)과 배우관계에 있으면서 실질적인 임무를 수행한다는 의미이며 온 몸의 음경(陰經)을 통솔하여 음맥(陰脈)의 바다라고 한다. 배, 가슴 부위의 장부(臟腑)와 연계하고 음유맥(陰維脈), 충맥(衝脈)과 만난다. 족삼음경(足三陰經)과 음유맥(陰維脈), 충맥(衝脈)이 갈라지는 가지는 모두 임맥(任脈)과 직접 만나서 온몸의 음기(陰氣)

를 조절한다. 몸의 앞 정중선에 분포된 경맥으로 회음(會陰)에서 시작하여 음부(陰部)와 뱃속을 지나 관원혈(關元穴)에 이르고 몸의 앞 정중선을 따라서 직상(直上)하여 목구멍으로 간다. 입술을 돈 다음에 뺨을 지나 눈 속으로 들어가며 눈 아래에 있는 승읍혈(承泣穴)에서 위경(胃經)과 연계된다. 임맥(任脈)에 병이 들면 남자는 산증(疝症), 여자는 월경부조, 자궁출혈, 이슬, 불임증, 유산 등의 병증이 나타난다.

(3) 충맥(衝脈)

충맥(衝脈)은 요충지, 즉 주요한 길목이라는 의미로 자궁(子宮)에서 시작하여 척주(脊柱)를 따라서 올라간다. 몸의 표면을 지나는 가지는 자궁에서 아랫배로 나와 족소음신경(足少陰腎經)과 함께 배꼽 옆을 지나 가슴으로 흩어진 다음 다시 모여서 목구멍을 지나 입술에 퍼진다. 충맥(衝脈)은 오장육부(五臟六腑)의 바다로서 온몸의 기혈(氣血)을 조절한다. 태충맥(太衝脈) 또는 경맥지해(經脈之海)라고도 한다. 충맥(衝脈)에는 족소음신경(足少陰腎經)의 횡골(橫骨), 대혁(大赫), 기혈(氣穴), 사만(四滿), 중주(中注), 황유(肓兪), 상곡(商曲), 석관(石關), 음도(陰都), 통곡(通谷), 유문(幽門) 등의 경혈(經穴)과 임맥(任脈)의 회음혈(會陰穴), 위경의 기충혈(氣衝穴)을 교회혈(交會穴)로 한다. 충맥(衝脈)에 이상이 생기면 산증(疝症), 아랫배 통증, 심장의 통증, 기가 거꾸로 올라가는 증상이 나타난다.

(4) 대맥(帶脈)

옆구리의 장문혈(章門穴) 부위에서 시작하여 허리를 한 바퀴 돌면서 몸통을 지나는 모든 경맥을 띠처럼 묶어준다. 담경(膽經)의 대맥혈(帶脈穴)과 오추혈(五樞穴)을 교회혈(交會穴)로 한다. 보통 허리띠를 매는 지점과 비슷하게 일치하고 허리띠처럼 허리를 한 바퀴 두르고 있다고 하여 대맥(帶脈)이라고 한다. 대맥(帶脈)에 이상이 생기면 헛배가 부르고 물속에 앉아있는 느낌이 든다. 여자는 아랫배가 아프고 달거리가 고르지 못하며 이슬이 생긴다.

(5) 음교맥(陰蹻脈)

'교(蹻)'는 민첩하다는 의미와 발뒤축을 나타낸다. 발 안쪽 복사뼈 아래의 조해혈(照海穴)에서 시작하여 안쪽 복사뼈를 지나 족소음신경(足少陰腎經)의 교신혈(交信穴)→넓적다리 안쪽 뒷면→음부(陰部)→아랫배→가슴→목→족양명위경(足陽明胃經)의 결분혈(缺盆穴)→인영혈(人迎穴)→광대뼈 윗 기슭→눈 안쪽 족태양방광경(足太陽膀胱經)의 정명혈(睛明穴)에서 양교맥(陽蹻脈)과 만나고 인후(咽喉)에서는 충맥(衝脈)과 서로 통한다. 음교맥(陰蹻脈)에 이상이 생기면 구부리고 펴는 운동(屈伸運動-굴신운동)에 장애가 생기고 목구멍이 아프며 잠을 많이 자고 눈꺼풀의 운동 장애, 전간(癲癎), 아랫배 통증, 산증(疝症), 대하(帶下) 등이 나타난다.

(6) 양교맥(陽蹻脈)

발뒤꿈치 바깥쪽에서 시작하여 바깥쪽 복사뼈 아래의 족태양방광경(足太陽膀胱經)의 신맥혈(申脈穴), 복삼혈(僕參穴)을 지나 부양혈(跗陽穴)→넓적다리 바깥쪽→허리와 가슴의 옆선→겨드랑이선의 뒤편→뇌유혈→견우혈(肩髃穴)→거골혈(巨骨穴)→목→입 가장자리→지창혈(地倉穴)→거료혈→승읍혈(承泣穴)→정명혈(睛明穴)에서 음교맥(陰蹻脈)과 만나고 족태양방광경(足太陽膀胱經)을 따라 이마로 올라가서 족소양담경(足少陽膽經)의 풍지혈(風池穴)에 이른다. 양교맥(陽蹻脈)에 이상이 생기면 불면증, 요통, 전간 등의 증상이 나타난다.

(7) 음유맥(陰維脈)

'유(維)'는 얽어맨다는 의미이다. 발 안쪽 복사뼈 위의 축빈혈(築賓穴)에서 시작하여 다리 안쪽→배→족태음비경(足太陰脾經)의 복애혈(腹哀穴)→대횡혈(大橫穴)에서 회합하고 족태음비경(足太陰脾經), 족궐음간경(足厥陰肝經)과는 부사혈(府舍穴)과 기문혈(期門穴)에서 만나며 가슴을 타고 유방으로 들어갔다가 목구멍에 올라가 목덜미에서 임맥(任脈)의 천돌혈(天突穴) 및 염천혈(廉泉穴)과 만난다. 음유맥(陰維脈)에 이상이 생기면 가슴과 위 부위가 아프다.

(8) 양유맥(陽維脈)

발의 바깥쪽 복사뼈 아래 금문혈(金門穴)에서 시작하여 족소양담경(足少陽膽經)의 뒷면을 따라서 올라가 비추(脾樞)를 지나 가슴뼈 옆의 액와선(腋窩線) 뒷면을 따라 올라가 천료혈(天髎穴)과 견정혈(肩井穴)을 지나 목으로 간다. 목 뒤로 돌아가 아문혈(瘂門穴)과 풍부혈(風府穴)에서 독맥(督脈)과 만나고 풍지혈(風池穴)로 들어가서 머리의 족소양담경(足少陽膽經)을 따라 눈썹 위에 있는 양백혈(陽白穴)에서 멈춘다.

양유맥(陽維脈)에 병이 생기면 오슬오슬 춥고 열(熱)이 나며 팔다리에 힘이 없다.

5단원

특정혈(特定穴)

1 오유혈(五俞穴)

12경맥 중 팔 관절 및 무릎 이하의 다섯 개의 특정 혈을 말한다.

정혈(井穴): 맥기가 처음 일어나는 곳. 심하만(心下滿)
형혈(滎穴): 맥기가 처음으로 번성하여지는 곳. 신열(身熱)
유혈(俞穴): 맥기를 받아들이는 곳. 체중절통(體重節痛)
경혈(經穴): 맥기가 크게 흘러 들어간 곳. 천해한열(喘咳寒熱)
합혈(合穴): 맥기가 장부로 들어가 합하는 곳. 역기이설(逆氣而泄)
此五臟六腑井滎俞經合所主病也 <難經>

(1) 정혈(井穴)

장(臟)에 있어서 속목속간(屬木屬肝): 간(肝)은 담즙(膽汁)을 분비하여 십이지장(十二指腸)에 보내어 소화를 돕는다.

심하만(心下滿): 만약 간이 조달하는 작용을 잃어 울결케 되면 중완이 반드시 비만(痞滿)을 나타내게 되므로 정혈(井穴)을 취한다.

(2) 형혈(滎穴)

장(臟)에 있어서 속화속심(屬火屬心): 심주혈맥(心主血脈)하니 맥(脈)은 전신을 영양(營養)하는 근본이다.

신열(身熱): 외부의 침입으로 영양(營養) 공급이 저해되면 체내에 변화가 발생하여 나타나니 형혈(滎穴)을 자(刺)한다.

(3) 유혈(俞穴)
장(臟)에 있어서 속토속비(屬土屬脾): 비는 소화를 돕는데 이것은 실제로 현대의학에서는 임파(淋巴)에 해당한다.

(4) 경혈(經穴)
장(臟)에 있어서 속금속폐(屬金屬肺): 폐(肺)는 피부(皮膚)에 합하며 호흡(呼吸)과 체온조절(體溫調節) 작용을 한다.

(5) 합혈(合穴)
장에 있어서 속수속신: 신은 사수기관(溮水器官)이고 방광은 배수(排水)시키는 총추(總樞)이다.

역기이설(逆氣而泄): 사열이 방광에 객(客)하면 방광이 제 기능을 잃어 수분이 대변을 따라 배출되어 발생하므로 마땅히 합혈(合穴)을 자(刺)한다.

2 팔회혈(八會穴)

구분	혈명	치료범위
장회(臟會)	장문(章門)	오장의 병 (肺. 心. 肝. 腎. 脾)
부회(腑會)	중완(中脘)	육부의 병 (胃. 大腸. 小腸. 膽. 膀胱. 三焦)
기회(氣會)	전중(膻中)	기병(氣病). 기체(氣滯). 기울(氣鬱). 기허(氣虛)
혈회(血會)	격유(膈俞)	모든 혈병 (瘀血. 出血. 血虛)
골회(骨會)	대저(大杼)	모든 골병(骨病) (골위 骨痿부골저 附骨疽)
수회(髓會)	현종(縣鍾)	모든 수병(隨病) (腦髓. 脊髓. 骨髓)
근회(筋會)	양릉천(陽陵泉)	모든 근병(筋病) (痙攣. 筋痲痺關節痛)
맥회(脈會)	태연(太淵)	모든 혈맥(血脈)의 병(病) (出血)

3 요혈

1) 사관혈: 합곡(合谷). 태충(太衝)
2) 귀곡혈(鬼哭穴): 소상(少商) 은백(隱白) → 정신질환
3) 사만혈(四彎穴): 위중(委中) 곡택(曲澤) → 출혈질환. 급성관격. 급체. 중서(中暑)
   * 선사만출혈(先四彎出穴): 건측(健側)부터 남좌여우(男左女右)
4) 삼재혈(三才穴): 百會(天) 선기(璇氣-人), 용천(湧泉-地)
5) 삼부혈: 대포(大包-上), 천추(中), 지기(下) → 내상질환(內傷疾患)
6) 중풍칠처혈(中風七處穴): 백회(百會), 견정(肩井), 곡빈(曲鬢), 곡지(曲池), 풍시(風市), 족삼리(足三里), 현종(懸鍾) →중풍 예방, 치료
7) 회양구침혈(回陽九針穴): 아문, 노궁, 삼음교, 용천, 태계, 중완, 환도, 족삼리, 합곡
8) 각기팔처혈(脚氣八處穴): 풍시, 복토, 독비, 내슬안, 족삼리, 상거허, 하거허, 현종
9) 음양이총혈(陰陽二總穴): 합곡 補, 삼음교 瀉 → 통경(通經) 낙태(주의)

6단원

임상 응용

1) 시동병(是動病)과 소생병(所生病)

『난경』에는 "경맥에 시동병(是動病)이 있고 소생병(所生病)이 있다는데 한 경맥에 갑자기 두 개의 병이 생기는가?" 하였다. 그것은 『내경』에 "시동병은 기병이고 소생병은 혈병이다."라고 한 것과 같이 사기가 기에 있으면 시동병이 되고 사기가 혈에 있으면 소생병이 된다. 기는 숨 쉬는 것을 주관하고 혈은 축이는 것을 주관하는데 기가 머물러 있으면서 돌아가지 못하면 기가 먼저 병이 들고 혈이 막히어 축여 주지 못하면 혈이 나중에 병이 된다. 그러므로 먼저 시동병이 되고 다음에 소생병이 된다.

2) 경락(經絡)의 속성

경락(經絡)의 속성이라는 것은 일률성(一律性), 표리성(表裏性), 동질성(同質性), 동시성(同時性)으로 경락(經絡)의 관념적인 개념을 이 네 가지에 귀착시켜서 경락(經絡)에 침을 놓으면 왜 병이 치료되는가 혹은 이 경락(經絡)과 저 경락(經絡), 이 경혈(經穴)과 저 경혈(經穴)들이 상호 어떤 관계가 있는지를 우리는 네 가지 개념으로 이해를 하고자 하는 것이다.

(1) 일률성(一律性)

일률성이라고 하는 것, 예를 들면 족태양방광경(足太陽膀胱經)이라고 하는 것은 허리를 굽혀 물건을 집을 때 머리끝에서 발끝까지 쭉 펴지면서 긴장을 하는 동작을 만드는데 일률적으로 사용되는 그 근육들 선상에 있는 것들은 일률성에 의해서 서로 비슷한 성격을 가지고 있다는 것을 말한다. 곤륜혈(崑崙穴)과 천주혈(天柱穴), 배유혈(背兪穴) 이러한 것은 동시에 펴졌다 오므려졌다 하는 근육의 일률적인 성품이 있기 때문에 하나의 경락(經絡)으로서 동일한 어느 정도 비슷한 성격을 가지고 있다고 하는 것이 일률성(一律性)이다. 또 몸을 옆으로 움직였을 때 쓰이는 근육들, 족소양담경(足少陽膽經)이나 족궐음간경(足厥陰肝經)으로 보는 것이다. 특히 경락(經絡)을 봤을 때 선으로 쭉 이어진 것도 있지만 어떤 것은 쭉 이어지지 않고 들어갔다 나오는 것도 있고 구부러진 것도 있는 것은 근육을 용수철과 같은 개념으로 생각한 것이다. 족태양방광경의 둔부의 팔료혈을 보면 꺾여서 들어가는 부분이 있는데 굽혔을 때 근육이 펴지고 오am려지는 개념들이 충분히 배려되었기 때문이라고 볼 수 있다. 예를 들면 수소양삼초경(手少陽三焦經)이나 손목 부분을 보면 경혈(經穴)이 꺾여 있는 것도 손을 좌우로 충분히 움직이기 위해서 근육의 신전을 배려해서 근육이 꺾여 있는 것을 볼 때 근육의 일률적인 운동에 관계하는 것이 경락(經絡)이라고 하는 것을 이해할 수 있고 일률적인 동작 속에 경혈(經穴)의 성품을 이해하겠다고 하는 것이 일률성(一律性)이다. 위중(委中), 은문(殷門), 배유혈(背兪穴) 등은 일률성(一律性)에 의해서 비슷한 속성을 가지고 있다고 볼 수 있다.

(2) 표리성(表裏性)

표리성은 우리 몸에서 대표적인 것이 배유혈(背兪穴)이다. 심, 폐의 병증이 있으면 그 심, 폐가 있는 바깥, 즉 체표의 폐유혈(肺兪穴), 심유혈(心兪穴), 궐음유혈(厥陰兪穴)에 자침을 하거나 뜸을 떠서 심, 폐 기능을 유지시키고 개선시킨다는 것이 표리성(表裏性)이다. 왜심유혈(心兪穴), 폐유혈(肺兪穴)에 침을 놓으면 심, 폐 기능이 개선되느냐 하는 것은 안쪽의 장기가 심, 폐이기 때문이라고 대답할 수 있다. 예를 들어 감모, 외감 등 풍한에 감촉되었을 때 대표적인 혈로 대추혈(大椎穴)이 있는데 그곳에 침이나 뜸을 놓으면 감기가 치료될 수 있는 기전이 무엇인가 하는 것은 대추혈(大椎穴) 안쪽에 기관지나 인후가 있기 때문이다. 대추혈에 뜸을 뜨게 되면 밖의 풍한이 들어와서 땀구멍이 막히고 한기에 의해 기관지나 인후 구강에 있는 근육과 혈관들이 수축하면서 안에 있는 혈액의 소통이 나빠지고 인후 안쪽에 있는 혈액, 열이 밖으로 나가지 못하고 울체하면서 안쪽에는 염증과 열이 있고 밖에는 한기가 있을 경우에 바깥의 대추혈(大椎穴)에 뜸을 뜨게 되면 인후 기관지 주위에 수축되어 있던 근육과 혈관들이 다 이완되면서 그 부분에 혈액이 충분히 공급되고 안쪽의 울체되어 있던 열이 호흡을 통해 나갈 수 있기 때문에 대추혈(大椎穴)이 표리성(表裏性)에 의해 안쪽에 있는 기관지와 인후의 혈관, 근육을 충분히 이완시키고 혈액을 증강시키기 때문에 감기를 치료한다고 대추혈(大椎穴)을 해석할 수 있다. 그것이 표리성(表裏性)이다.

(3) 동질성(同質性)

동질성이라고 하는 것은 예를 들어 중풍으로 인해 안면근육 등에 이상이 있을 경우에 풍시(風市), 양릉천(陽陵泉)과 같은 근육에 자침을 해줌으로써 근육의 병을 다스려주는 것이다. 근육에 자침을 해주는 것으로 인해 뇌의 근육중추를 각성시키고 각성된 근육에 의해 우리 몸의 안면에 있는 근육의 질환이 개선된다는 것이다. 근육에 자침을 하면 근육을 치료할 수 있다는 것은 뇌 안에 있는 반사중추가 어떠한 것인지는 구체적으로 알 수 없지만 그러한 것이 있다는 것은 근육의 자극에 의해서 근육을 치료할 수 있다는 상식적인 개념이 있을 수 있기 때문에 이러한 동질성(同質性)이라고 하는 것을 개념으로 만들 수 있을 것이다. 예를 들면 태연혈(太淵穴)이라든지 열결혈(列缺穴), 경거혈(經渠穴)은 우리 몸의 혈관이 지나가는 부분으로 자극을 주게 되면 심, 폐의 혈관이나 혈액의 유통량을 개선시킬 수 있는, 혈관 옆에 자침을 해서 혈액의 양 혹은 심, 폐에서 조절할 수 있는 혈액의 양을 조절할 수 있다는 것을 이해할 수 있을 것이다. 동질성(同質性)으로 혈관을 자극함으로써 혈액의 양이나 혈압을 조절할 수 있는 것이 태연(太淵) 경거혈(經渠穴) 외에 인영혈(人迎穴) 옆에 침을 놓아서 혈압을 내린다든지 혈관의 흥분을 가라앉히는 흔히 말하는 동자침법도 동질성(同質性)이라고 할 수 있다.

(4) 동시성(同時性)

동시성은 경락(經絡)의 관념적인 성격을 이해하는 데 있어 동질성(同質性), 일률성(一律性), 표리성(表裏性)과 같은 이러한 개념과는 조금 다른 개념이 필요하기 때문에 동시성(同時性)이라는 개념을 만들었다. 예를 들어 노여움이나 슬픔으로 인해서 감정을 극도로 손상시켜 요통이나 체통 혹은 다른 증상이 오면 안면 부위에 자침을 해주면 효과가 좋다. 왜냐하면 감정이라는 것은 얼굴의 표정근육과 동시적인 관계가 있기 때문에 감정으로 인한 슬픔이나 노여움, 특히 태양인(太陽人)들의 노여움으로 인해 요각이 약해지는 병증일 경우에 안면에 침을 놓으면 동시성(同時性)에 의해 그 병을 치료하는 데 효과가 좋다. 태양인(太陽人)들의 근육이완증 같은 경우에는 인중(人中), 승장(承漿) 혹은 지창(地倉) 등 얼굴 안면에 있는 이러한 혈(穴)들을 쓰게 되면 태양인(太陽人)들의 근육질환 개선에 상당히 효과가 좋다. 그러한 것은 동시성(同時性)이라고 볼 수 있다. 그 다음에 우리 몸에서 가장 많은 동시성(同時性)을 가지고 있는 것은 손이다. 음식을 먹을 때 손을 쓰기 때문에 소화가 안 될 경우에 장의 소화운동을 개선시켜주는데, 손에서 혈(穴)을 찾을 수 있다. 또 우리 몸의 손이라고 하는 것은 허리, 머리, 손바닥, 발바닥 등 몸의 어느 곳에나 갈 수 있기 때문에 손에 있는 혈(穴)을 취해서 아픈 부위를 다스려줄 수 있다고 하는 것은 일종의 동시성(同時性)이라고 할 수 있다. 손이라고 하는 것은 우리 몸의 모든 부분이나 어떠한 현상과도 관계가 있다. 예를 들어 생각을 많이 하면서 생각을 글로 표현한다고 할 때 생각과 손은 밀접한 관계가 있고, 말을 할 때 감정표현을 손으로도 하기 때문에 손의 혈(穴)로 감정을 다스려줄 수 있다. 따라서 손이 가지고 있는 많은 동시적인 현상인 감정, 정신, 음식 등은 동시성(同時性)을 갖고 있기 때문에 손의 혈(穴)로써 질병을 치료할 수 있다고 보는 것이다. 그래서 손에 있는 동시성(同時性)을 광범위하게 사용함으로써 수지침(手指鍼) 같은 것이 몸의 많은 장기를 다스려주고 증상을 완화해줄 수 있는 것도 손이 가지고 있는 동시성(同時性)을 이용했다고 할 수 있다.

3) 음경(陰經)·양경(陽經)의 성격

합곡(合谷), 외관혈(外關穴)을 비롯해서 손, 손등 바깥 부분에 있는 양경락(陽經絡)의 혈(穴)을 자침하게 되면, 대개 근육을 강화시키는 효과가 있다. 손등이나 외관혈(外關穴) 쪽에 있는 손등에 있는 혈(穴)들에 자침을 하면 장기, 소화기, 위장, 소장, 대장 쪽에 있는 근육들을 움직이는 공효가 있다. 안쪽, 내관혈(內關穴)과 어제혈(魚際穴), 음경락(陰經絡) 쪽에 자침을 하면 심흉 부분에 혈액이 모이고, 체표나 근육 혹은 위장 쪽에 많이 나갔던 혈(血)들이 심폐 쪽에 취합되면서 심폐가 안정되는 경향이 있다. 만일 내관혈(內關穴)에 침을 놓고, 내관(內關)에서 외관(外關)으로, 외관(外關)에서 내관(內關)으로 투자를 하면 혈액이 심폐로 모인 다음에 심폐가 안정되고 강화되면서 장위 소화기 쪽의 근육이 왕성해지면서 음식이 내려가는 것이 빨라진다고 해석할 수 있다. 양경락(陽經絡)과 음경락(陰經絡)이 가지고 있는 혈액이 모이는 것을 응용해서 살펴볼 수 있다.

족부, 다리에 있는 음경락(陰經絡)에 침을 놓게 되면 혈액이 복부나 심폐, 흉에 모이는 경향이 있다. 예를 들어 손의 안쪽 경락(經絡))에 침을 놓으면 심폐 쪽으로는 많이 모이지만 장 위쪽으로는 취합되지 않는다. 그렇지만 족부에 있는 음경락(陰經絡) 쪽에 자침을 하면 심폐 쪽으로 모이면서 복부 쪽으로도 혈액이 많이 간다.

발에 있는 양경락(陽經絡) 쪽에다 침을 놓게 되면, 역시 손에 있는 양경락(陽經絡)과 마찬가지로 근육의 운동을 활발하게 해주는데, 안면이나 흉, 허리에 있는 근육도 강화시키고, 또 복부에 있는 장위의 운동도 상당히 강화시킨다. 예를 들어 발의 족삼리(足三里) 혈(穴)에다 침을 놓으면 기혈이 복부 쪽으로도 모이고 근육 쪽으로도 모이는데, 손이나 다른 부분의 혈(穴)을 어떻게 배합하느냐에 따라 혈액이 위장 쪽으로 많이 모일 수도 있고, 얼굴 쪽으로도 많이 갈 수 있는 그런 배합법을 생각할 수 있다.

4) 12경근(經筋)

(1) 족태양근(足太陽筋)

족소지(足小指)로부터 일어나서 복사뼈에 맺히고 비껴 올라 다시 무릎에 맺히며 또 별도로 장딴지와 오금을 둘러서 볼기 위에 맺혔다가 척주(脊柱)를 끼고 목으로 올라간다. 그 지근(支筋)은 혀 밑으로 들어가서 맺히며, 그 직근(直筋)은 뒤통수에 맺히고 머리를 지나 얼굴에 내려서 코에 맺힌다. 또 다른 지근(支筋)은 눈의 윗시울이 되고 밑으로 광대뼈에 맺힌다. 그 병(病)은 소지(小指)가 붓고 아프며, 오금이 경련하고 척주(脊柱)가 뒤틀리고 목이 부러지는 듯 하로부터 발꿈치와 힘줄이 땅기며 어깨를 들지 못하니 다스리는 법은 번침(燔針)으로 자(刺)

하여 아픔을 알기까지 침(鍼)을 계속하는 방법인데 아픔을 알면 나은 법이다.

(2) 족소양근(足少陽筋)

소지(小指)와 차지(次指)에서 일어나 바깥 복사뼈에 맺혀서 다시 무릎에 맺히고 그 지근(支筋)은 위로 넓적다리뼈에 달려서 앞의 것은 복토(伏兎)에 맺히고 뒤의 것은 궁둥이에 맺히며, 그 곧은 것은 위로 겨드랑이로 달려서 가슴과 젖에 연락되고 거기서 또 직근(直筋)이 겨드랑이를 거쳐 결분(缺盆)을 관통하여 액각(額角)으로 올라 턱으로 달려 광대뼈에 맺힌다. 그 병(病)은 소지(小指)와 차지(次指)가 뒤틀리고 무릎을 굴신(屈伸)하지 못하며, 오금의 힘줄이 켕기고 결분(缺盆)을 당기니 침법(鍼法)은 위와 같다.

(3) 족양명근(足陽明筋)

중이지(中二指)로부터 일어나서 발등에 맺혀서 보골(輔骨)에 첨가하고 위로 무릎에 맺혀서 넓적다리뼈에 오르고 갈비로 올라서 척주(脊柱)에 속(屬)하고, 그 직근(直筋)은 복토(伏兎)를 따라 넓적다리에 맺히고, 음부(陰部)에 모여 배에 올라서 퍼지고, 결분(缺盆)에 이르러 목에 올라 입을 끼고 광대뼈에 합(合)하고 코에 맺히며 태양(太陽)에 합(合)하니, 태양(太陽)은 눈의 윗시울이 되고 양명(陽明)은 눈의 아랫시울이 된다. 그 병(病)은 발의 중지(中指)가 뒤틀리고 넓적다리에 퇴산(㿗疝)이 생기며, 복근(腹筋)이 켕기고 결분(缺盆)이 당기며 눈을 감지 못하니 침법(鍼法)은 위와 같다.

(4) 족태음근(足太陰筋)

대지(大指)의 끝으로부터 일어나서 안쪽 복사뼈에 맺히고 그 직근(直筋)은 무릎에 연락되므로 음고(陰股)를 따라 넓적다리뼈에 맺히고 음부(陰部)에 모이며, 배로 올라와서 배꼽에 맺히고 배 속을 따라 가슴에 흩어져서 등에 합(合)한다. 그 병(病)은 발의 대지(大指)가 뒤틀리고 무릎이 넓적다리뼈를 당겨서 아프고 음부(陰部)가 아프며, 배꼽을 당기고 등이 아프니 침법(鍼法)은 위와 같다.

(5) 족소음근(足少陰筋)

소지(小指)의 밑으로부터 일어나서 안쪽 복사뼈의 밑으로 사주(斜走)하므로 발꿈치에 맺히고 내보(內輔)의 밑에 올라서 사타구니를 따라 음부(陰部)에 맺히고 척주(脊柱)를 따라서 위로 목에 이르러 침골(枕骨)에 맺혀서 족태양(足太陽)의 근(筋)으로 더불어 합(合)해진다. 그 병(病)은 발바닥이 땅기고 근(筋)이 지나는 곳에 맺히는 것은 다 아픈데 밖에 있어서는 구부리지 못하고 안에 있어서는 우러러보지 못하니 침법(鍼法)은 위와 같다.

(6) 족궐음근(足厥陰筋)

대지(大趾)의 위로부터 일어나서 안쪽 복사뼈에 맺히고 위로 종아리를 따라 올라서 내보(內輔)의 밑에 맺히고 다시 위로 사타구니를 따라서 음부(陰部)에 맺히며 모든 힘줄과 연락된다. 이 병(病)은 발바닥과 안 복사뼈로부터 지나는 곳이 다 아프고, 음부(陰部)가 안으로 상하면 발기(勃起)하지 못하고, 추위에 상(傷)하면 오므라지고, 열(熱)에 상(傷)하면 늘어져서 거두지 못하니 침법(鍼法)은 위와 같다.

(7) 수태양근(手太陽筋)

새끼손가락의 위로부터 일어나 팔에 맺히고 다시 어깨 밑을 둘러서 팔꿈치에 맺히며 다시 겨드랑이 밑에 들어가서 맺히고, 지근(支筋)은 위로 어깨를 둘러 목을 따라 귀 뒤의 완골(完骨)에 맺히고, 또 한 가닥의 지근(支筋)은 귓속으로 들어가고 곧은 힘줄이 귀 위로 나와서 눈 바깥쪽 눈초리에 속한다. 이 병(病)은 작은 손가락과 팔꿈치와 겨드랑이 밑이 아프고 어깨를 둘러서 목을 당겨 아프고 귀가 울고 눈이 어둡다. 침법(鍼法)은 위와 같다.

(8) 수소양근(手少陽筋)
  소지(小指), 차지(次指)의 끝으로부터 일어나서 팔에 맺히고 위로 팔꿈치에 맺히며 어깨로 올라 목에 이르고 그 지근(支筋)은 혀로 들어가서 연락되고 또 거기서 지근(支筋)이 뻗쳐서 곡아(曲牙)에 오르고 귀 앞을 따라 눈의 바깥 눈초리에 속한다. 이 병(病)은 힘줄이 지나는 곳마다 지근(支筋)이 땅기고 혀가 말리는데 침법(鍼法)은 위와 같다.

(9) 수양명근(手陽明筋)
  대지(大指)와 차지(次指)의 끝으로부터 팔목에 맺히고 다시 올라가서 팔뚝 위의 팔꿈치에 맺히며 또 올라서 어깻죽지에 맺히고, 그 지근(支筋)은 어깻죽지를 돌아서 척주를 끼고, 직근(直筋)은 또 어깻죽지를 좇아서 목에 오르고 또 거기서 지근(支筋)이 뺨에 올라서 광대뼈에 맺힌다. 이 병(病)은 힘줄이 지나는 곳마다 지근(支筋)이 땅기고 어깨와 목을 돌리지 못하니 침법(鍼法)은 위와 같다. (靈樞)

(10) 수태음근(手太陰筋)
  엄지손가락이 위에서 일어나서 어제(魚際)에 맺히고, 팔을 따라 팔뚝 위의 팔꿈치에 맺혀서 어깻죽지에 오르고 겨드랑이 밑에 들어가서 결분(缺盆)으로 나왔다가 어깻죽지의 上, 下에 맺히며 또 가슴속에 맺히고 분하(賁下)에 흩어져서 계륵(季肋)에 이른다. 이 병(病)은 힘줄이 지나는 곳마다 지근(支筋)이 땅기고 가슴이 아프며 숨이 커진다. 침법(鍼法)은 위와 같다.

(11) 수심주근(手心主筋)
  중지(中指)에서 일어나 팔뚝에 맺히고 비음(臂陰)에 올라서 겨드랑이 밑에 맺히며 갈비를 끼고, 그 지근(支筋)은 겨드랑이로 들어가 가슴에 흩어지고 팔에 맺힌다. 이 병(病)은 지나는 곳마다 지근(支筋)이 땅기고 가슴이 아프며 숨이 크다. 침법(針法)은 위와 같다.

(12) 수소음근(手少陰筋)

새끼손가락의 안으로부터 일어나서 예골(銳骨)과 팔뚝에 맺히며 겨드랑이로 들어가 젖 속을 끼고 가슴에 맺히며 또 내려와서 배꼽에 맺힌다. 이 병(病)은 속이 급하고, 심장이 복량(伏粱)을 이어 내려서 주강(肘綱)이 되며 지나는 곳마다 지근(支筋)이 땅기고 힘줄이 아프다. 침법(鍼法)은 위와 같다. 복량(伏粱)이 되어 피고름을 뱉으면 죽는다.

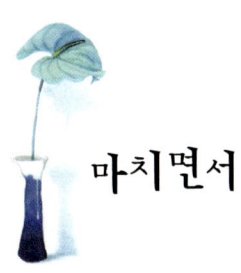

마치면서

　동네 초등학교 문방구 앞에서 저보다 더 큰 가방을 메고 땀을 뻘뻘 흘리며 꼬마들이 둘러 서 있다. 한 녀석이 고무망치를 들고 휘두르고 나머지 친구들은 응원에 열중한다. 두더쥐 잡기 오락기이다. 구멍 속에 숨어 있던 두더지가 톡톡 튀어나오면 고무망치로 두드려주면 점수가 올라간다. 입을 딱 다물고 야무지게 내리친다. 짝꿍과 싸우기라도 한 건가? 전날 밤에 부부싸움을 한 아내는 저의 얼굴을 그리면서 두드릴 것이고 경락 공부하는 사람은 피부 속에 숨어 있는 경혈을 생각하면서 두드릴 것이다. 사지(四肢)는 인체에 붙어 있지만 통증이 없을 때는 존재감을 느끼지 못하고 다치거나 통증이 있어야 느낄 수 있다. 경락의 개념이란 이와 같아서 평소에는 느낄 수 없지만 증(證)이 나타나거나 외상을 입었을 때 경락의 작용을 느낄 수 있다. 경락 공부는 종합예술이다. 본초의 작용도 사기(四氣)와 오미(五味), 귀경(歸經)으로 설명한다. 분석된 성분으로 본초를 본다면 이미 본초가 아니다. 방제 구성의 기본이 되는 것은 경락이기 때문이다. 침구 임상서나 처방집에만 집착하는 사람이 많다. 이것은 책 내용이 아닌 책표지에 연연하는 것(Don't judge a book by it's cover)과 같다. 각 경혈의 혈성과 점선 안에 있는 근육의 작용을 눈여겨보고 배혈법을 익혀야 한다. 시작이 반이라면 절반의 시작은 완주라고 말한다. 완주하신 여러분에게 축하의 말을 전한다.

2010년 여름 松岩 安承烈 씀

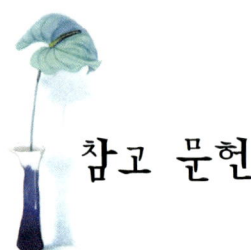

참고 문헌

황제내경영추	여강출판사
황제내경소문	여강출판사
동의보감	학력개발사
최신침구학	성보사
침구대성	중국문광도서공사
침구경위	양유걸
근육학총설	목과토
동의학사전	까치
중국침구학술사대강	법인문화사